W0244627

Ulrike Bommas-Ebert

Anatomie Band 1

MEDI-LEARN Skriptenreihe

7., komplett überarbeitete Auflage

MEDI-LEARN Verlag GbR

Autorin: Ulrike Bommas-Ebert
Fachlicher Beirat: PD Dr. Rainer Viktor Haberberger

Teil 1 des Anatomiepaketes, nur im Paket erhältlich
ISBN-13: 978-3-95658-010-9

Herausgeber:
MEDI-LEARN Verlag GbR
Dorfstraße 57, 24107 Ottendorf
Tel. 0431 78025-0, Fax 0431 78025-262
E-Mail redaktion@medi-learn.de
www.medi-learn.de

Verlagsredaktion:
Dr. Marlies Weier, Dipl.-Oek./Medizin (FH) Désirée
Weber, Denise Drdacky, Jens Plasger, Sabine
Behnsch, Philipp Dahm, Christine Marx, Florian
Pyschny, Christian Weier

Layout und Satz:
Fritz Ramcke, Kristina Junghans,
Christian Gottschalk

Grafiken:
Dr. Günter Körtner, Irina Kart, Alexander Dospil,
Christine Marx

Illustration:
Daniel Lüdeling

Druck:
Löhnert Druck

7. Auflage 2015
© 2015 MEDI-LEARN Verlag GbR, Kiel

Wichtiger Hinweis für alle Leser
Die Medizin ist als Naturwissenschaft ständigen Veränderungen und Neuerungen unterworfen. Sowohl die Forschung als auch klinische Erfahrungen führen dazu, dass der Wissensstand ständig erweitert wird. Dies gilt insbesondere für medikamentöse Therapie und andere Behandlungen. Alle Dosierungen oder Applikationen in diesem Buch unterliegen diesen Veränderungen.
Obwohl das MEDI-LEARN Team größte Sorgfalt in Bezug auf die Angabe von Dosierungen oder Applikationen hat walten lassen, kann es hierfür keine Gewähr übernehmen. Jeder Leser ist angehalten, durch genaue Lektüre der Beipackzettel oder Rücksprache mit einem Spezialisten zu überprüfen, ob die Dosierung oder die Applikationsdauer oder -menge zutrifft. Jede Dosierung oder Applikation erfolgt auf eigene Gefahr des Benutzers. Sollten Fehler auffallen, bitten wir dringend darum, uns darüber in Kenntnis zu setzen.

Vorwort

Liebe Leserin, lieber Leser,

zu viel Stoff und zu wenig Zeit – diese zwei Faktoren führen stets zu demselben unschönen Ergebnis: Prüfungsstress!

Was soll ich lernen? Wie soll ich lernen? Wie kann ich bis zur Prüfung noch all das verstehen, was ich bisher nicht verstanden habe? Die Antworten auf diese Fragen liegen meist im Dunkeln, die Mission Prüfungsvorbereitung erscheint vielen von vornherein unmöglich. Mit der MEDI-LEARN Skriptenreihe greifen wir dir genau bei diesen Problemen fachlich und lernstrategisch unter die Arme.

Wir helfen dir, die enorme Faktenflut des Prüfungsstoffes zu minimieren und gleichzeitig deine Bestehenschancen zu maximieren. Dazu haben unsere Autoren die bisherigen Examina (vor allem die aktuelleren) sowie mehr als 5000 Prüfungsprotokolle analysiert. Durch den Ausschluss von „exotischen", d. h. nur sehr selten gefragten Themen, und die Identifizierung immer wiederkehrender Inhalte konnte das bestehensrelevante Wissen isoliert werden. Eine didaktisch sinnvolle und nachvollziehbare Präsentation der Prüfungsinhalte sorgt für das notwendige Verständnis.

Grundsätzlich sollte deine Examensvorbereitung systematisch angegangen werden. Hier unsere Empfehlungen für die einzelnen Phasen deines Prüfungscountdowns:

Phase 1: Das Semester vor dem Physikum
Idealerweise solltest du schon jetzt mit der Erarbeitung des Lernstoffs beginnen. So stehen dir für jedes Skript im Durchschnitt drei Tage zur Verfügung. Durch themenweises Kreuzen kannst du das Gelernte fest im Gedächtnis verankern.

Phase 2: Die Zeit zwischen Vorlesungsende und Physikum
Jetzt solltest du täglich ein Skript wiederholen und parallel dazu das entsprechende Fach kreuzen. Unser „30-Tage-Lernplan" hilft dir bei der optimalen Verteilung des Lernpensums auf machbare Portionen. Den Lernplan findest du in Kurzform auf dem Lesezeichen in diesem Skript bzw. du bekommst ihn kostenlos auf unseren Internetseiten oder im Fachbuchhandel.

Phase 3: Die letzten Tage vor der Prüfung
In der heißen Phase der Vorbereitung steht das Kreuzen im Mittelpunkt (jeweils abwechselnd Tag 1 und 2 der aktuellsten Examina). Die Skripte dienen dir jetzt als Nachschlagewerke und – nach dem schriftlichen Prüfungsteil – zur Vorbereitung auf die mündliche Prüfung (siehe „Fürs Mündliche").

Weitere Tipps zur Optimierung deiner persönlichen Prüfungsvorbereitung findest du in dem Band „Lernstrategien, MC-Techniken und Prüfungsrhetorik".

Eine erfolgreiche Prüfungsvorbereitung und viel Glück für das bevorstehende Examen wünscht dir

Dein MEDI-LEARN Team

Inhalt

1 Allgemeine Entwicklungsgeschichte und Plazentation

 Fragen in den letzten 10 Examen: 21

Die Entwicklung des Kindes kann man in die Embryonalentwicklung (Zeitraum der Entwicklung der Keimblätter und der einzelnen Organe) und die Fetalentwicklung (Zeitraum der Organreifung) unterteilen. Im schriftlichen Examen wird die Embryonalentwicklung jedoch eingeteilt in

- die **allgemeine Entwicklungsgeschichte und Plazentation** und
- die **Organentwicklung**.

In der Gliederung des Gegenstandskatalogs und damit auch in vielen Büchern wie z. B. der Schwarzen Reihe wird die allgemeine Entwicklungsgeschichte und Plazentation im ersten Kapitel behandelt und die Organentwicklung häufig den Kapiteln der einzelnen Organe voran gestellt. In diesem Skript wird – zum besseren Verständnis – die gesamte Entwicklung chronologisch dargestellt, also vom Anfang bis zum Ende.

„Allgemeine Entwicklungsgeschichte" bezeichnet den Vorgang der Entwicklung von der Befruchtung bis zum Beginn der Entwicklung der einzelnen Organe. Die Entwicklung der Organe selbst gehört dagegen schon zum speziellen Teil der Entwicklungsgeschichte. Der Begriff Plazentation umfasst die Einnistung der befruchteten Eizelle in der Plazenta und die Entwicklung der Plazenta.

Aus diesem Kapitel wird im Examen besonders die Entwicklung der Plazenta und der Keimblätter geprüft.

1.1 Embryonalentwicklung

Hier werden zunächst noch allgemeine Fakten zur Entwicklung des Embryos besprochen, um die Orientierung im Dschungel der unterschiedlichen Begriffe zu erleichtern.

1.1.1 Einteilung der pränatalen Zeit

Der Zeitraum vor der Geburt wird in drei verschiedene Stadien eingeteilt:

- **Die Vorembryonalperiode** = 1. bis 7. Tag p.c. (post conceptionem = nach der Befruchtung). Dies ist der Zeitraum von der Befruchtung bis zur Einnistung der Eizelle. Missbildungen in diesem Zeitraum sind Spalt- und Doppelmissbildungen.
- **Die Embryonalperiode** = 2. bis 8. Entwicklungswoche. Dies ist der Zeitraum der Entwicklung der einzelnen Organe (Organogenese) und der menschlichen Gestalt. Missbildungen in diesem Zeitraum sind Organ- und Extremitätenmissbildungen.
- **Die Fetalperiode** = 9. bis ca. 38. Entwicklungswoche (bis zur Geburt). Dies ist der Zeitraum der Organreifung (am langsamsten reift übrigens die Lunge, s. 2.7.4, S. 49). Eine Schädigung des Embryos in dieser Zeit kann zum Abort führen.

Am **Anfang der Embryonalperiode** (3.–4. Entwicklungswoche) ist auf der Körperoberfläche des Embryos das Relief der **Somiten** noch zu erkennen. Die Somiten sind würfelförmige Segmente (zunächst 1 bis 4, am Ende bis zu 35), aus denen sich das Sklerotom (Anlage für die Wirbelsäule), das Dermatom (Anlage zur Bildung der Dermis) und das Myotom (Anlage zur Bildung der Muskulatur) entwickeln.

Am **Ende der Embryonalperiode** ist die Entwicklung der Organe beendet, und der Embryo weist keine Somiten mehr auf. Zu diesem Zeitpunkt sieht er dem „fertigen" Kind schon sehr ähnlich, obwohl er nur eine Größe von ca. **30 mm** hat. Ebenfalls am Ende der Embryonalperiode befinden sich bei weiblichen Embryos die Eizellen (für die nächste Generation) in der Pause während der ersten Reifeteilung. Diese Pause dauert bis jeweils kurz vor dem Eisprung der einzelnen Eizelle (s. Abb. 2, S. 4).

Die Bezeichnungen **Entwicklungs- und Schwangerschaftswochen** sind **NICHT** synonym! Die erste **Entwicklungswoche** beginnt direkt **nach** der Befruchtung der Eizelle. Die Entwicklungswochen bezeichnen also das tatsächliche Alter des Embryos. Die Rechnung erfolgt in Tagen/Wochen **post conceptionem**, also vom genauen Zeitpunkt der Befruchtung ausgehend. Schwangere Frauen können zumeist aber den genauen Tag der Befruchtung nicht angeben. Vom Gynäkologen wird deshalb zurückgerechnet bis zur letzten **Menstruationsblutung**. Die Rechnung beginnt also **post menstruationem**, und den errechneten Zeitraum gibt man in **Schwangerschaftswochen** an. Zwischen der Menstruation und dem Eisprung (und damit der Befruchtung) liegen 14 Tage. Schwangerschaftswochen entsprechen daher den Entwicklungswochen plus zwei Wochen: die 1. Entwicklungswoche entspricht also der 3. Schwangerschaftswoche etc.

1.2   Keimzellentwicklung

Die Eizellen und Spermien, die für die Entstehung eines Kindes erforderlich sind, entstehen bereits im Embryo der Eltern. Um die komplette Entwicklung ganz von Anfang an zu beschreiben, wird hier mit der Entwicklung der Keimzellen (Eizellen und Spermien) begonnen.

1.2.1   Allgemeines zur Entstehung von Zellen

Nach der Vereinigung von Spermium und Eizelle (Befruchtung) entsteht als Erstes eine Zygote (s. Abb. 1, S. 2, Abb. 4 a, S. 11, Abb. 4 b, S. 11 und Abb. 5, S. 12), dann folgt das Blastomeren- und das Morulastadium. Die Zellen dieser drei Stadien sind **omnipotent**, d. h., aus jeder Zelle kann alles (jede Struktur und jedes Organ des Körpers, also auch Keimzellen) entstehen. Im darauf folgenden Blastozys

tenstadium erfolgt eine erste Differenzierung. Die Blastozyste weist bereits zwei verschiedene Zelltypen auf:
– die **Trophoblastenzellen**, die für die Entstehung der Plazenta verantwortlich sind und
– die **Embryoblastenzellen**, die den Embryo mit allen Organen und Strukturen bilden, also auch mit den Keimzellen, dem Dottersack, dem Amnion etc.

Diese Zellen sind nur noch **pluripotent**, d. h., sie können viele verschiedene Dinge bilden, haben aber bereits eine erste Spezialisierung durchlaufen.

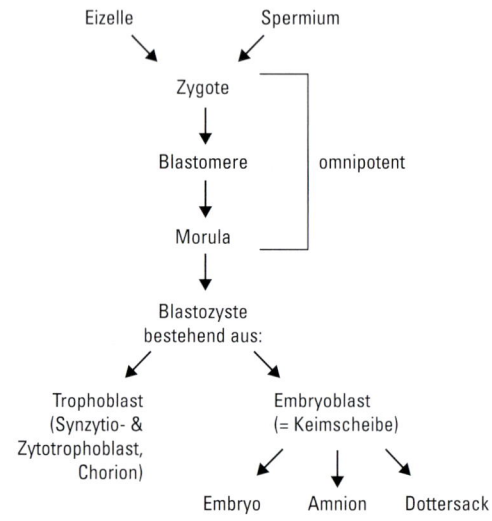

Abb. 1: Zelldifferenzierung

medi-learn.de/7-ana1-1

1.2.2   Entstehung der Keimzellen

Etwa in der 2. Entwicklungswoche bildet der Embryo ein flüssigkeitsgefülltes Säckchen vor dem Bauch aus, den (sekundären) Dottersack. In den Zellen der Dottersackwand beginnt die Blutbildung. Aus der Wand des Dottersacks wandern einige Zellen amöboid in den Embryo ein. Diese Zellen bezeichnet man auch als Urkeimzellen. Sie wandern in die Gonadenanlage ein und entwickeln sich, je nach Geschlecht des Embryos, zu Oozyten oder Spermatozyten weiter.

Der Dottersack spielt beim physiologischen Nabelbruch (s. Abb. 20, S. 60) eine wichtige Rolle.

Berücksichtigt man die Entwicklungsstadien der Zellen im Allgemeinen, so lässt sich sagen, dass Keimzellen u. a. entstehen können aus

– Blastomeren,
– Embryoblastenzellen und
– Zellen der Dottersackwand.

Alle Zellen, aus denen Keimzellen entstehen können, bezeichnet man auch als zugehörig zur **Keimbahn**. Keimzellen entstehen dagegen NICHT aus Trophoblastenzellen. Trophoblastenzellen bilden ausschließlich die Zellen der Plazenta (s. Abb. 1, S. 2).

> **Übrigens ...**
> Zur Präimplantationsdiagnostik (PID) nutzt man entweder die omnipotenten Zellen der Blastomeren/Morula oder die pluripotenten Zellen des Embryoblasten.

Oogenese (Entwicklung der Eizelle)

Eine Eizelle hat zwei verschiedene Bezeichnungen, die vom Chromosomensatz der Eizelle abhängen:

– **primäre Oozyten** weisen den doppelten Chromosomensatz auf,
– **sekundäre Oozyten** den halben.

Die Bezeichnung des Follikels (Primordial-, Primär-, Sekundär-, Tertiär- und Graaf-Follikel) beschreibt das histologische Aussehen und das Reifestadium des Follikels (s. Abb. 2, S. 4).

Reifeteilungen der Oozyte: In der frühen Fetalperiode erfolgt eine starke Vermehrung der Oogonien. Noch vor der Geburt starten die primären Oozyten mit der ersten Reifeteilung, und dann kommt das Päuslein – inmitten der ersten Reifeteilung (Meiose I). Diese Pause dauert bis kurz vor dem jeweiligen Eisprung, da erst zu diesem Zeitpunkt die erste Reifeteilung beendet wird. Man nennt diese Ruhephase Diktyotän. Während des Eisprungs beginnt die zweite Reifeteilung. Diese wird nur beendet, wenn die Eizelle befruchtet wird. Für die Oogenese des Menschen gilt daher:

– Die Oozyten verbleiben im Zeitraum vor der Geburt bis zur Pubertät – bzw. bis kurz vor dem Eisprung der einzelnen Oozyte – in der Prophase der Meiose I.
– Während eines Zyklus vollendet jeweils eine Oozyte die Meiose I und tritt vor der Ovulation in die Meiose II ein.
– Während die Meiose II noch im Gang ist, kommt es bereits zur Ovulation.
– Die Meiose II wird nur beendet, wenn es zur Befruchtung der Eizelle kommt.

Da aus einer primären Oozyte nur EINE reife Oozyte entsteht, bleiben bei jeder Reifeteilung Chromosomen übrig. Diese werden als **Polkörperchen** am Rand der Eizelle abgelagert und haben keine weitere Funktion.

Histologie der Oozyte: Jede Oozyte ist von Anfang an von einer Zellmembran – der **Zona pellucida** (Eihaut) – umgeben; sie wird erst im Blastozystenstadium vom Trophoblasten ersetzt.

– Der Primordialfollikel weist ein einschichtig flaches, der Primärfollikel ein einschichtig kubisches Epithel auf.
– Der Sekundärfollikel weist ein mehrschichtiges Epithel (Follikelepithel = Stratum granulosum) und eine Theca folliculi auf.
– Der Tertiärfollikel (Graaf-Follikel) bildet eine Follikelhöhle aus; die eigentliche Eizelle liegt auf einer Art Zellhügel, dem Cumulus oophorus. Der reife Follikel weist zusätzlich eine Theca externa und eine Theca interna (wichtigste Produktionsquelle für Östrogene) auf.

Im Graaf-Follikel liegt der Eizelle die Zona pellucida unmittelbar an, gefolgt von der Corona radiata, der Theca interna und der Theca externa.

1

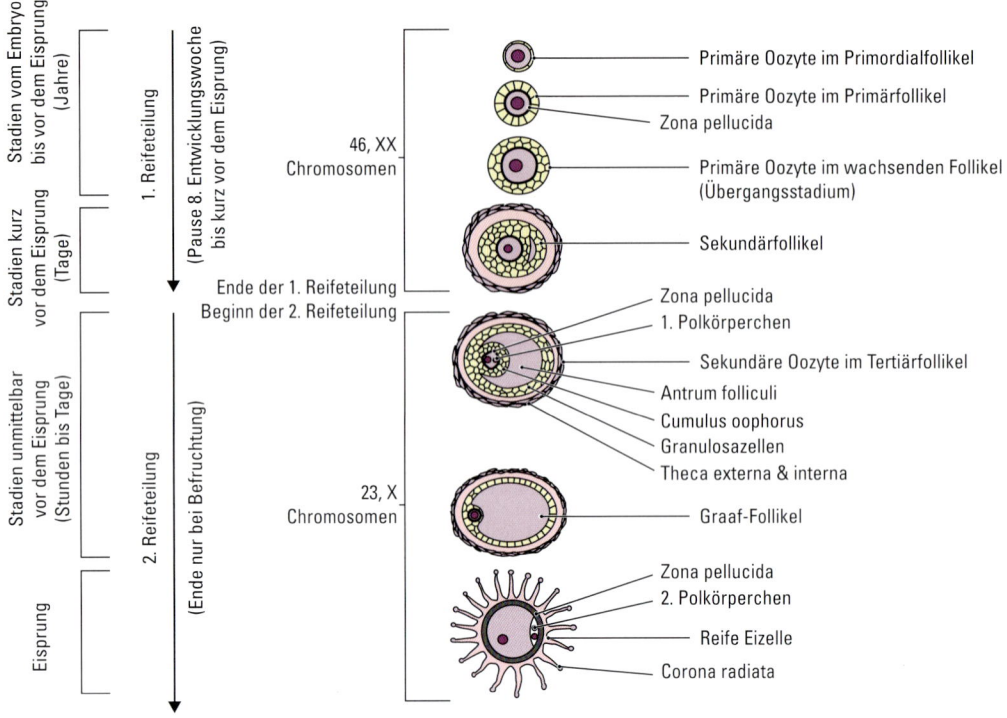

Abb. 2: Oogenese und reife Eizelle

medi-learn.de/7-ana1-2

Übrigens ...
Manche Bücher (allerdings NICHT die Fragen des schriftlichen Examens) zählen den sprungreifen Follikel als Quartärfollikel extra auf. In den Physikumsfragen steht in der Regel einfach „sprungreifer Follikel".

Beim Eisprung lösen sich einige Follikelepithelzellen und Bindegewebe mit ab und umgeben die Eizelle zu **Beginn der Tubenwanderung** als **Corona radiata**. Eine eigenständige Aufgabe hat diese Corona nicht. Die sie bildenden Zellen werden im weiteren Verlauf der Tubenwanderung einfach abgeschilfert. Bei der Ovulation durchbricht die Oozyte folgende Schichten:
– die Granulosa-Zellschicht,
– die Theca interna,
– die Theca externa und
– das Peritonealepithel (Ovarialepithel).

Die **Corona radiata** und die **Zona pellucida** aber umgeben die Eizelle und werden somit bei der **Ovulation NICHT** durchbrochen (dafür dann aber später vom Spermium).

Übrigens ...
Der menschliche Keim ist von seiner Entstehung bis kurz vor seiner Implantation von der Zona pellucida umgeben.

Spermatogenese

Die Bezeichnung **primäre** und **sekundäre** Spermatozyte bezeichnet genau wie bei der Eizelle, den Chromosomensatz:
– Primäre Spermatozyten haben einen doppelten Chromosomensatz,
– sekundäre Spermatozyten einen halben.

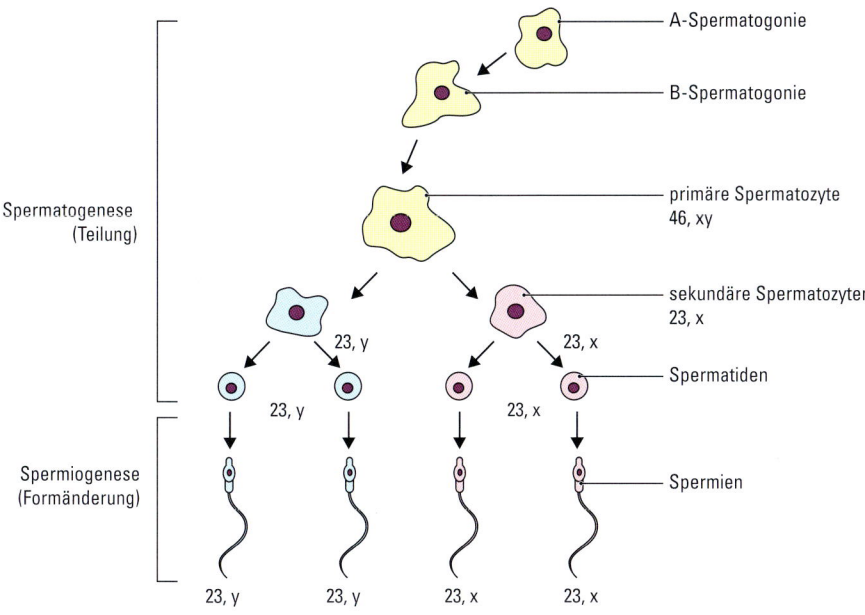

A-Spermatogonie

B-Spermatogonie

Spermatogenese
(Teilung)

primäre Spermatozyte
46, xy

sekundäre Spermatozyten
23, x

23, y

23, x

Spermatiden

23, y

23, x

Spermiogenese
(Formänderung)

Spermien

23, y

23, y

23, y

23, x

23, x

Abb. 3 a: Spermato- und Spermiogenese

medi-learn.de/7-ana1-3a

Im Gegensatz zu den Oozyten beginnen die Spermatozyten erst in der **Pubertät** mit der Reifeteilung und es werden keine Pausen während oder zwischen den Teilungen gemacht. Außerdem entstehen aus einer Spermatogonie vier Spermien (s. Abb. 3 a, S. 5).

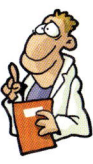

Übrigens ...
Den Zeitraum der Teilung bezeichnet man als **Spermatogenese**, den Zeitraum der Differenzierung der Form als **Spermiogenese**.

Vom Kopf bis zum Schwanz enthält ein Spermium folgende Strukturen:
– das Akrosom befindet sich an der Spitze des Kopfes,
– ebenfalls im Kopf befindet sich der Chromosomensatz (23, X oder 23, Y),
– im Spermienhals sitzt das Zentriol,
– im Schwanz findet man die Mitochondrien und
– ebenfalls im Schwanz sitzen die Mikrotubuli.

Neben dieser Einteilung kann man den Schwanz des Spermiums auch in Haupt-, Mittel- und Endstück gliedern. In den reifen Spermien befinden sich die Mitochondrien vorwiegend im Mittelstück (ein Teil des Schwanzes), die Mikrotubuli dagegen im Hauptstück (ebenfalls ein Teil des Schwanzes). Das letzte Stück des Spermiums bezeichnet man auch als Endstück (s. Abb. 4 a, S. 11).

Die am Kopf des Spermiums lokalisierten **Akrosomen** sind **Lysosomenäquivalente**. Die lysosomalen Enzyme benötigt das Spermium für die **Imprägnation** (sein Eindringen in die Eizelle).

Von der Spermatogonienteilung bis zur Einlagerung befruchtungsfähiger Spermatozoen im Speicher des Nebenhodens vergehen ca. **64 – 80 Tage** oder in Wochen gesprochen: ca. **9 – 11 Wochen**.

Merke!

In 80 Tagen durch den Hoden.

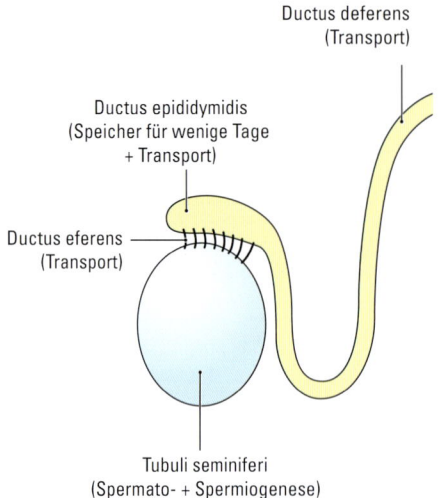

Ductus deferens
(Transport)

Ductus epididymidis
(Speicher für wenige Tage
+ Transport)

Ductus eferens
(Transport)

Tubuli seminiferi
(Spermato- + Spermiogenese)

Abb. 3 b: „Wanderung" der Spermien

medi-learn.de/7-ana1-3b

Die Teilung und Differenzierung der Spermatogonien findet in den **Tubuli seminiferi** statt. Über die **Ductuli efferentes** und die dort ansässigen **Kinozilien** erfolgt der Transport der Spermien in den **Ductus epididymidis** (**Nebenhoden**). Dort befinden sich **Stereozilien**, an die sich die Spermien „andocken" und in einer **Säurestarre** gehalten werden. Die unreifen Spermien wandern ca. 14 Tage durch den Nebenhoden und sind erst dann zu Bewegungen fähig. Nach wenigen Tagen werden die Spermien dann dort entweder über den **Ductus deferens** (hat drei Muskelschichten) nach außen abgegeben oder von Gewebsmakrophagen abgebaut (s. Abb. 3 b, S. 6).

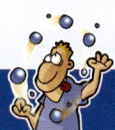
Beim Thema **Embryonalentwicklung** sind sowohl die Einteilung der **pränatalen Zeit** als auch die Unterscheidung zwischen **Embryonal- und Schwangerschaftswochen** für das schriftliche und das mündliche Examen sehr wichtig. So sind z. B. die Aussagen richtig, dass

– die Organogenese in der 2.–8. Entwicklungswoche stattfindet.
– die Organogenese in der 4.–10. Schwangerschaftswoche stattfindet.

Hat man Abb. 1, S. 2 verstanden, so lassen sich sehr viele verschiedene Embryo-Fragen beantworten. Daher ist es sehr lohnend, sich diese Abbildung einzuprägen.

Was die **Keimzellentwicklung** betrifft, solltest du dir fürs Schriftliche merken, dass

– zur Keimbahn (Zellen, aus denen Keimzellen entstehen können) u. a. Zygote, Blastomere, Morula, Embryoblast und die Zellen des Dottersacks zählen und
– aus Zellen mit der Endung „-trophoblast" nur die Plazenta und somit auch das Chorion, aber keine Strukturen im Embryo entstehen.

Die **Oogenese** und die **Spermatogenese** werden häufig im Schriftlichen gefragt, gerne auch im Rahmen einer Listenfrage.

Die am häufigsten gefragten Lösungen sind hier noch einmal aufgeführt:

– Eizellen beginnen in die erste Reifeteilung einzutreten am Ende der Embryonalperiode/Anfang der Fetalperiode.
– Die Oozyten verbleiben im Zeitraum vor der Geburt bis zur Pubertät in der Prophase der Meiose I.
– Vor der Ovulation treten die Oozyten in die Meiose II ein.
– Zum Zeitpunkt der Besamung (darunter wird im schriftlichen Physikum der Geschlechtsakt verstanden) ist die Meiose II noch nicht abgeschlossen.
– Die zweite Reifeteilung wird nur bei Befruchtung der Eizelle beendet.

Zur **Spermatogenese** werden vor allem drei verschiedene Sachverhalte immer wieder gefragt:

– Spermatogonien beginnen in der Pubertät in die erste Reifeteilung einzutreten.
– Die Aufgabe des Akrosoms ist es, das Eindringen des Spermiums in die Eizelle zu ermöglichen.
– Die Spermatogenese dauert 80 Tage bzw. 9–11 Wochen.

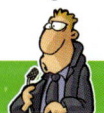

FÜRS MÜNDLICHE

Zur Einstimmung auf dieses Skript folgen hier die ersten Fragen zur Entwicklungsgeschichte und Plazentation. Überprüfe dein Wissen alleine oder in der Lerngruppe:

1. Bitte erläutern Sie, was Somiten sind.

2. Erläutern Sie bitte den Unterschied zwischen Entwicklungs- und Schwangerschaftswochen.

3. Bitte erklären Sie, was eine Zygote ist.

4. Erklären Sie bitte, welche Zellen zur Keimbahn gehören.

5. Bitte erläutern Sie, wann der Embryo schon in etwa das Aussehen des späteren Kindes hat.

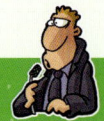
6. Bitte erklären Sie, was die Bezeichnungen „primäre und sekundäre Oozyte" beschreiben.

7. Erläutern Sie bitte, was die Bezeichnung des Follikels beschreibt.

8. Erläutern Sie, wann die zweite Reifeteilung beendet wird.

9. Bitte erklären Sie, was mit Spermato-, was mit Spermiogenese bezeichnet wird.

10. Welche Unterschiede in der weiblichen und männlichen Keimzellenentwicklung kennen Sie?

---

1. Bitte erläutern Sie, was Somiten sind.
Somiten sind würfelförmige Segmente, die in etwa ab der 3. Entwicklungswoche entstehen. Aus ihnen entsteht ein Dermatom, ein Myotom und ein Sklerotom.

2. Erläutern Sie bitte den Unterschied zwischen Entwicklungs- und Schwangerschaftswochen.
Mit Entwicklungswochen bezeichnet man die Zeit post conceptionem, also nach der Befruchtung. Mit Schwangerschaftswochen bezeichnet man die Zeit post menstruationem, also nach dem ersten Tag der letzten Regelblutung. Die Differenz zwischen den beiden Zeitangaben beträgt zwei Wochen.

3. Bitte erklären Sie, was eine Zygote ist.
Eine Zygote ist die erste Struktur, die nach der Vereinigung von Eizelle und Spermium nach der Teilung entsteht. Mit Zygote wird also das Zweizellstadium bezeichnet.

4. Erklären Sie bitte, welche Zellen zur Keimbahn gehören.
Die Zellen der Zygote, der Blastomere, der Morula, des Embryoblasten, des Dottersacks und die Urkeimzellen.

5. Bitte erläutern Sie, wann der Embryo schon in etwa das Aussehen des späteren Kindes hat.
Am Ende der Embryonalperiode (etwa in der 8. Entwicklungswoche) hat der Embryo zwar nur eine Größe von 3 cm, aber schon in etwa die äußere Körperform des späteren Kindes. Kenntnisse über die Oogenese werden auch gerne im Mündlichen verlangt. Hier sollte man die Oogenese in wenigen Worten treffend wiedergeben können.

6. Bitte erklären Sie, was die Bezeichnungen „primäre und sekundäre Oozyte" beschreiben.
Die Bezeichnung „primäre Oozyte" legt fest, dass hier noch der diploide Chromosomensatz vorhanden ist. Bei der „sekundären Oozyte" hat die erste Reifeteilung bereits stattgefunden und es liegt nur noch der haploide Chromosomensatz vor.

7. Erläutern Sie bitte, was die Bezeichnung des Follikels beschreibt.
Die Bezeichnung des Follikels als Primordial-, Primär-, Sekundär- oder Tertiärfollikel lässt Rückschlüsse auf das Aussehen des Follikels zu:
Primordialfollikel = einschichtig flaches Epithel,
– Primärfollikel = einschichtig kubisches Epithel,
– Sekundärfollikel =Theca externa und interna, mehrere Schichten,
– Tertiärfollikel = mehrere Epithelschichten und Follikelhöhle.

8. Erläutern Sie, wann die zweite Reifeteilung beendet wird.
Die zweite Reifeteilung wird nur dann beendet, wenn die Eizelle befruchtet wird.

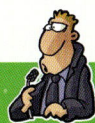

Unbedingt parat haben sollte man im Mündlichen die Spermato- und Spermiogenese mit dem Zeitpunkt der Reifeteilungen sowie die Unterschiede zwischen der männlichen und weiblichen Keimzellentwicklung.

9. Bitte erklären Sie, was mit Spermato-, was mit Spermiogenese bezeichnet wird.

– Unter Spermatogenese versteht man im Wesentlichen den Vorgang der Zellteilung.
– Unter Spermiogenese die sich anschließende Zellreifung mit der Änderung der äußeren Form bis hin zur Entstehung des fertigen Spermiums.

10. Welche Unterschiede in der weiblichen und männlichen Keimzellenentwicklung kennen Sie?

– Die weibliche Zellteilung beginnt bereits am Ende der Embryonal-/Anfang der Fetalperiode, die männliche erst ab der Pubertät.
– Aus einer weiblichen Urkeimzelle entsteht eine reife Eizelle, aus einer männlichen Urkeimzelle entstehen vier reife Spermien.
– Die Spermien beenden ihre zweite Reifeteilung immer, die Eizellen nur bei der Befruchtung.

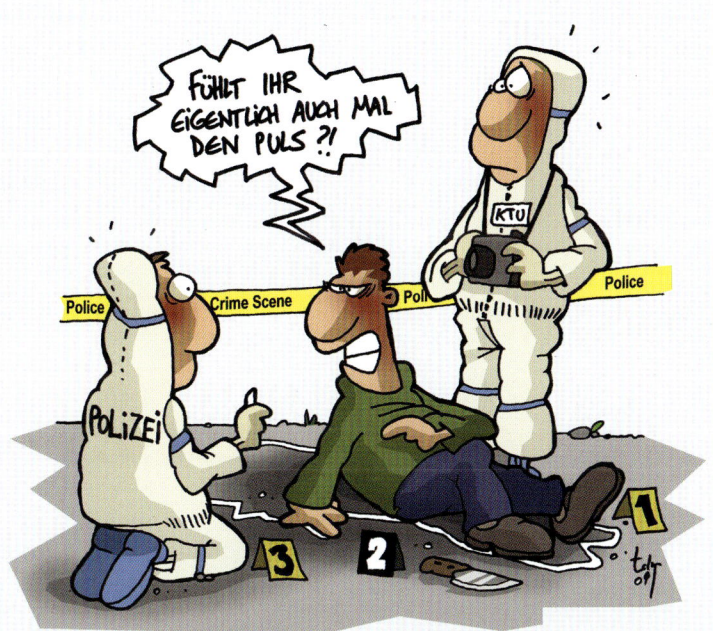

Mehr Cartoons unter www.medi-learn.de/cartoons

Pause

Erste Pause! Hier was zum Grinsen für Zwischendurch ...

Wissen, das in keinem Lehrplan steht:

- Wo beantrage ich eine **Gratis-Mitgliedschaft** für den **MEDI-LEARN Club** – inkl. Lernhilfen und Examensservice?

- Wo bestelle ich kostenlos **Famulatur-Länderinfos** und das **MEDI-LEARN Biochemie-Poster?**

- Wann macht eine **Studienfinanzierung** Sinn? Wo gibt es ein **gebührenfreies Girokonto?**

- Warum brauche ich schon während des Studiums eine **Arzt-Haftpflichtversicherung?**

Lassen Sie sich beraten!

Nähere Informationen und unseren Repräsentanten vor Ort finden Sie im Internet unter www.aerzte-finanz.de

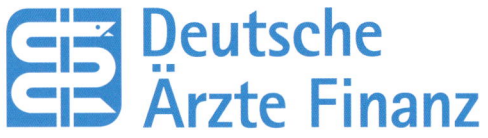

Deutsche Ärzte Finanz

Standesgemäße Finanz- und Wirtschaftsberatung

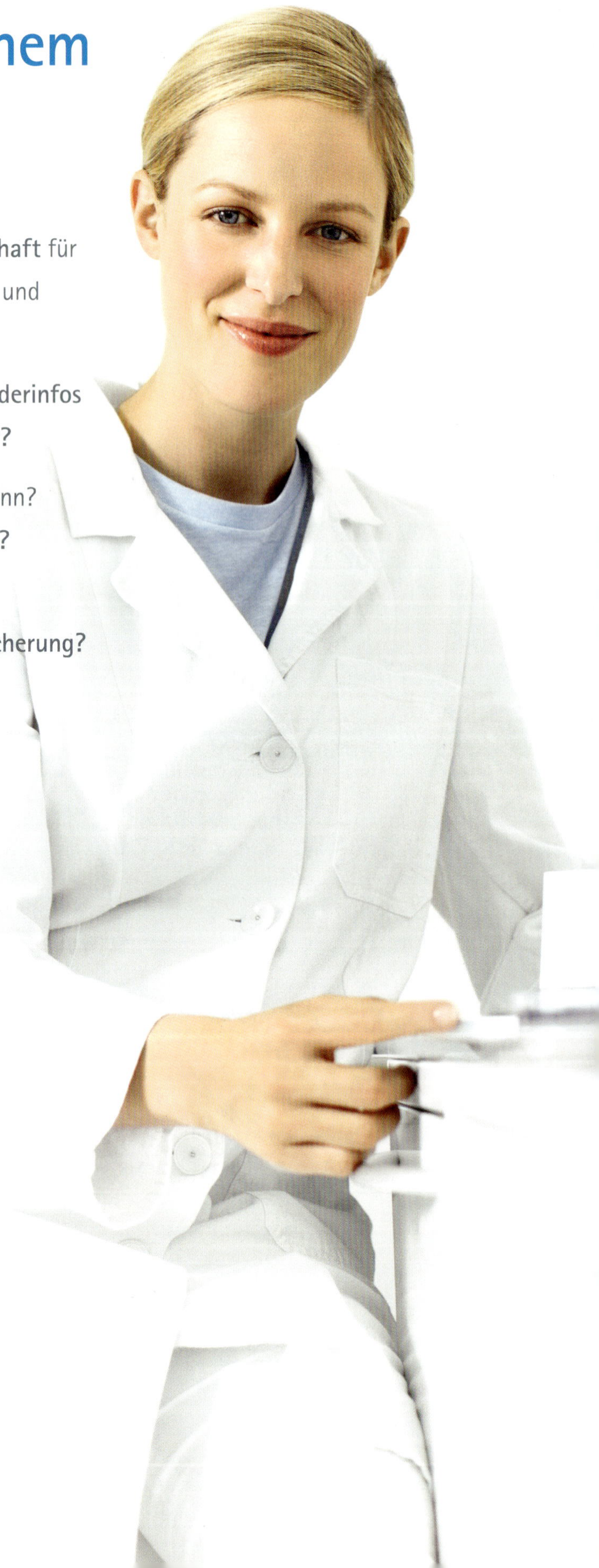

1.3   Vereinigung von Eizelle und Spermium

Oder: Was genau passiert beim Akt? Zunächst einmal ist der Akt wirklich ein Akt – zumindest für die Spermien. Die müssen nämlich auf dem Weg zu der Eizelle einige Hindernisse überwinden und viele Gefahren überstehen, was für viele tödlich endet. Außerdem hat das Spermium es ziemlich eilig, denn es bewegt sich mit 3 mm/h auf die Eizelle zu, diese ist jedoch nur 12 Stunden befruchtungsfähig. Daher machen sich die Spermien (die mehrere Tage in der Frau überleben können) am besten schon 1 Tag vor der Ovulation auf den Weg, wenn die Befruchtung sicher gelingen soll.

Hat es ein Spermium – trotz aller Widrigkeiten – bis zum Ziel seiner Wünsche geschafft, so durchdringt es mit Hilfe seines Akrosoms auf seinem Weg zur Eizelle zunächst die **Corona radiata** und dann die **Zona pellucida** (s. Abb. 4 a, S. 11 und Abb. 4 b, S. 11).

Während dieses Vorgangs wird auch die **zweite Reifeteilung beendet**. Nach der **Imprägnation** (dem Eindringen des Spermienkopfs in die Eizelle) beginnt die **Vorembryonalperiode**. Dabei entsteht in der Tuba uterina zunächst die **Zygote** (Zweizellstadium), dann die **Blastomeren**, die **Morula** und die **Blastozyste**. Die Einnistung (Nidation) in das Stratum functionale des Uterus der Blastozyste erfolgt nach ca. **6–7 Tagen**. Mit der Einnistung der Blastozyste erfolgt

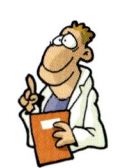

die Differenzierung des Trophoblasten zum **Synzytio-** und zum **Zytotrophoblasten**. Eine erste Differenzierung der Zellen findet bei Erreichen des Blastozystenstadiums statt (s. Abb. 1, S. 2 und Abb. 5, S. 12).

1

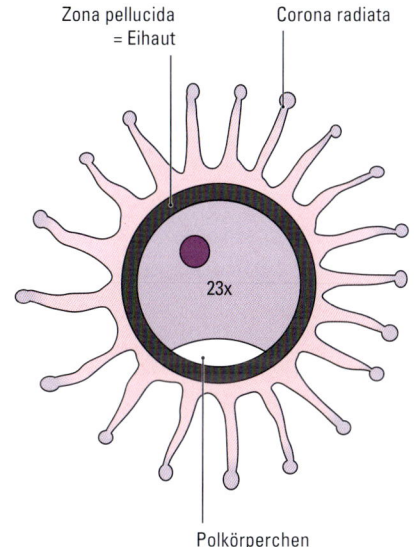

Zona pellucida = Eihaut

Corona radiata

23x

Polkörperchen

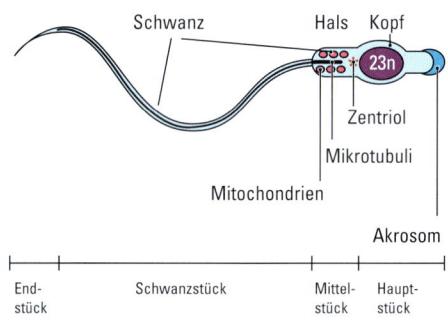

Schwanz   Hals   Kopf

23n

Zentriol

Mikrotubuli

Mitochondrien

Akrosom

End-stück   Schwanzstück   Mittel-stück   Haupt-stück

Abb. 4 a: Eizelle und Spermium

medi-learn.de/7-ana1-4a

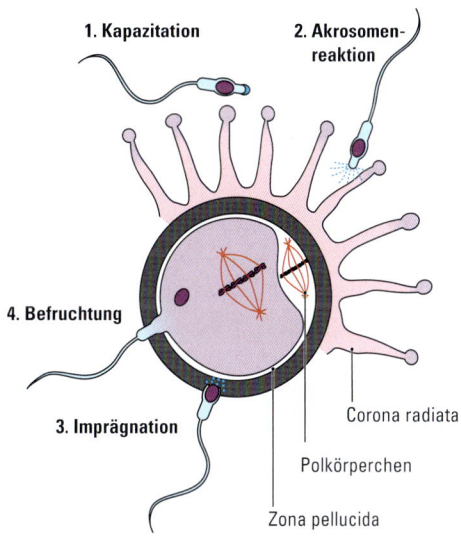

1. Kapazitation

2. Akrosomen-reaktion

4. Befruchtung

3. Imprägnation

Corona radiata

Polkörperchen

Zona pellucida

Abb. 4 b: Darstellung der einzelnen Schritte des Eindringens des Spermiums in die Eizelle

medi-learn.de/7-ana1-4b

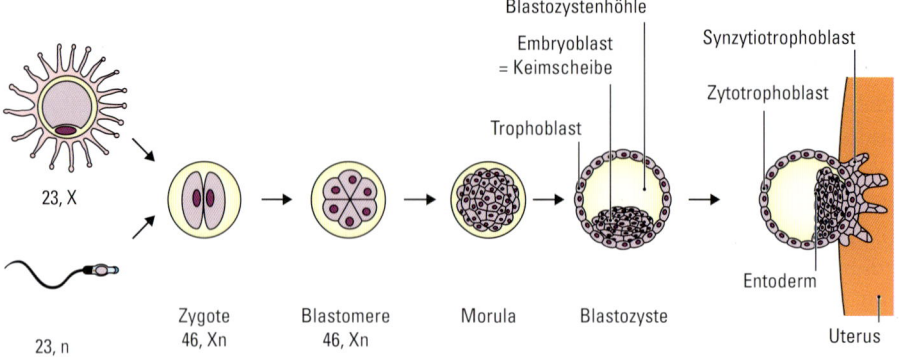

Nidation (6. Tag)

Abb. 5: Zelldifferenzierung

medi-learn.de/7-ana1-5

1.4 Einnistung der befruchteten Eizelle

Nach abgeschlossener intenstitieller Implantation (7. Tag) befindet sich die Blastozyste in der **Zona compacta** des Endometriums. Die Wand des Uterus kann man einteilen in das
- **Stratum functionale**, das während der Regelblutung abgestoßen wird und aus dem **Epithel** (einschichtig, wäre daher etwas schmal für die Einnistung), der **Zona compacta** und der **Zona spongiosa** besteht,
- **Stratum basale**, von dem aus nach jeder Blutung die Regeneration des Endometriums stattfindet (diese Schicht wird also weder bei der Regelblutung abgestoßen noch von der Plazenta oder dem Lysozym der Synzytiotrophoblasten angegriffen) und
- **Myometrium**.

Die Blastozyste nistet sich meist an der Hinterwand des Uterus ein, schließlich kommt sie dort auch als erstes vorbei, wenn sie die Tube verlässt ...

1.5 Entwicklung des Gelbkörpers

Nach dem Eisprung (durch Stimulation mit FSH aus der Hypophyse sowie dem LH-Anstieg) bleiben die Follikelepithelzellen und die Granulosazellen im Ovar zurück. Durch Vaskularisierung und Einblutung entsteht im Ovar aus den Granulosazellen zunächst ein **Corpus rubrum** (heißt tatsächlich wegen des vermehrten Blutgehalts so). Unter Einfluss von LH (ebenfalls aus der Hypophyse) wird dann innerhalb von wenigen Tagen durch die Zellen des Corpus rubrum Progesteron gebildet und es entsteht das **Corpus luteum menstruationis**. Da sich zu diesem Zeitpunkt die befruchtete oder auch nicht befruchtete Eizelle noch irgendwo mitten in der Tubenwanderung befindet und gar nicht klar ist, ob eine Schwangerschaft entsteht, heißt der progesteronproduzierende Körper also erstmal Corpus luteum menstruationis; er wird durch **LH** stimuliert. Hat eine Befruchtung der Eizelle stattgefunden, so wird durch Stimulation von **HCG** (humanes Chorion-Gonadrotopin) im Corpus luteum weiter Progesteron gebildet und man nennt den Gelbkörper dann **Corpus luteum graviditatis**. Das HCG stammt aus dem Synzytiotrophoblasten der befruchteten Eizelle, die zwischenzeitlich (ungefähr nach einer Woche) im Uterus angekommen ist und sich in der Pars compacta eingenistet sowie eine Plazenta ausgebildet hat. Lassen die Stimulation durch LH und/oder FSH dagegen nach (wenn KEINE Befruchtung stattgefunden hat und sich daher auch KEINE befruchtete Eizelle einnistet und HCG produziert), so degeneriert der Gelbkörper zum **Corpus albicans**, ebenso am Ende der Schwangerschaft.

Übrigens …
10 Tage nach dem Eisprung liegt KEIN Corpus rubrum mehr vor, sondern ein Corpus luteum. Außerdem finden sich im Ovar natürlich auch Corpora albicans (von vorausgegangenen Zyklen) sowie tertiäre (für weitere Zyklen) und atretische Follikel.
Ab der Mitte der Schwangerschaft produziert auch der Synzytiotrophoblast Progesteron; gegen Ende der Schwangerschaft übernimmt er die Progesteronproduktion sogar ganz.

1.6 Plazenta

Die Plazenta entsteht aus dem Trophoblasten der Blastozyste. Dieser differenziert sich zum Synzytiotrophoblasten und zum Zytotrophoblasten.

1.6.1 Synzytiotrophoblast

Der Synzytiotrophoblast bildet ein echtes Synzytium, d. h., er weist keinerlei Zellgrenzen und somit auch keine Schichtung auf. Er grenzt direkt an das Uterusgewebe und sezerniert lysosomale Enzyme, um die vollständige Einnistung der Blastozyste in das Stratum functionale (Pars compacta) des Uterus zu ermöglichen. Gegen Ende der Schwangerschaft besitzt das Synzytium der Plazentazotten Mikrovilli. Diese Oberflächenvergrößerung ist erforderlich, da der Synzytiotrophoblast aus dem mütterlichen Blut nicht nur Sauerstoff sondern auch jede Menge Nährstoffe für den Embryo aufnehmen muss.

Der Synzytiotrophoblast entsteht durch Teilung aus dem Zytotrophoblasten. Damit ist der Trophoblast also an der Bildung der Plazenta beteiligt. Der Synzytiotrophoblast selbst teilt sich aber NICHT.
Der Synzytiotrophoblast bestimmt in großem Maße die Barriereeigenschaften der Plazentaschranke.

Die Plazenta – genauer gesagt der Synzytiotrophoblast – produziert HCG (humanes Chorion-Gonadotropin) und ab der Mitte der Schwangerschaft auch Progesteron. Das HCG verhindert den Abbau des Corpus luteum im Ovar der Schwangeren und lässt sich in deren Urin nachweisen. Es ist ein Proteohormon; ein nicht unwichtiges Detail, das schon gefragt wurde.

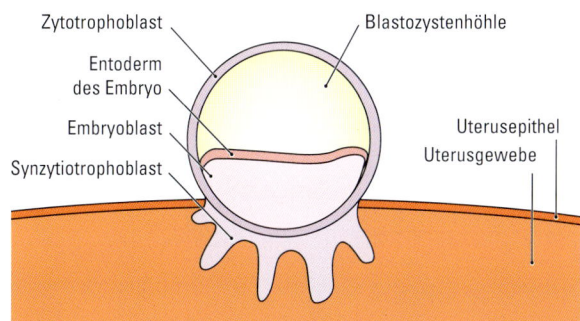

Zytotrophoblast
Entoderm des Embryo
Embryoblast
Synzytiotrophoblast
Blastozystenhöhle
Uterusepithel
Uterusgewebe

Abb. 6 a: Nidation (6. Tag)

medi-learn.de/7-ana1-6a

1

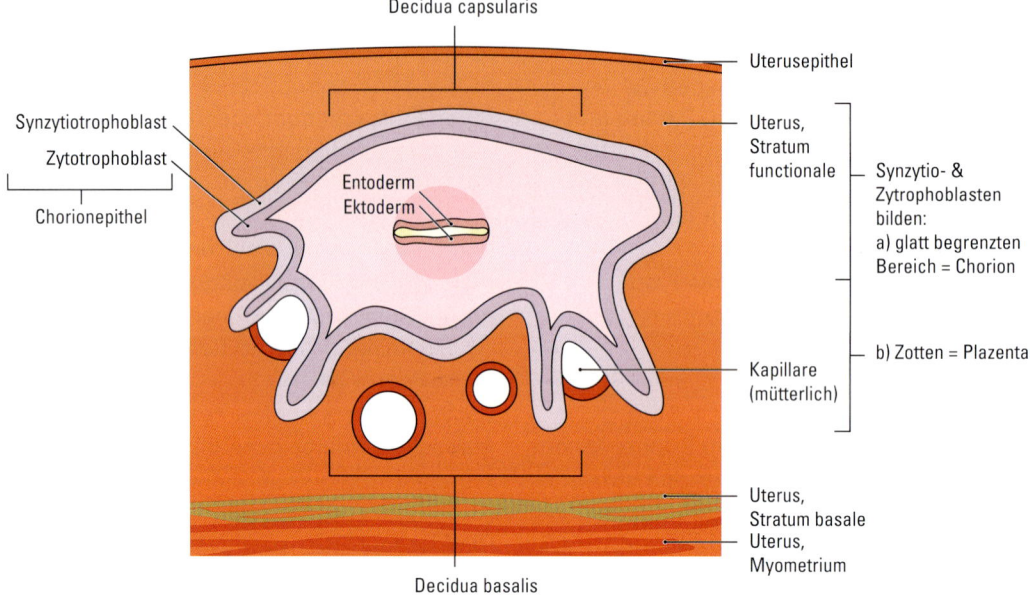

Abb. 6 b: Implantation (7. Tag)   *medi-learn.de/7-ana1-6b*

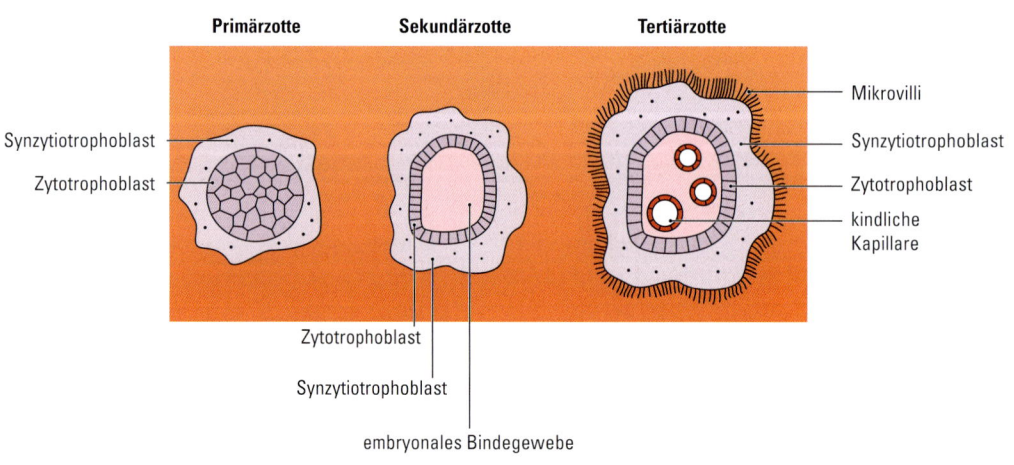

Abb. 6 c: Querschnitt durch die Plazentazotten   *medi-learn.de/7-ana1-6c*

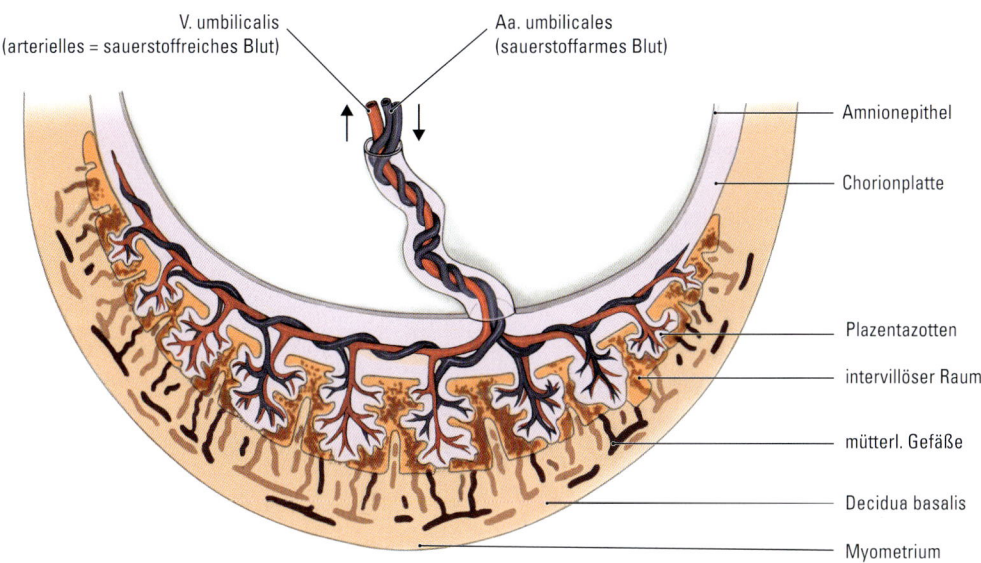

V. umbilicalis
(arterielles = sauerstoffreiches Blut)

Aa. umbilicales
(sauerstoffarmes Blut)

Amnionepithel

Chorionplatte

Plazentazotten

intervillöser Raum

mütterl. Gefäße

Decidua basalis

Myometrium

Abb. 6 d: Querschnitt durch die reife Plazenta   *medi-learn.de/7-ana1-6d*

1.6.2   Zytotrophoblast

Der Zytotrophoblast liegt immer zwischen dem Synzytiotrophoblasten und dem Embryo. Er ist am Anfang (in der Primärzotte, Abb. 6 c, S. 14) mehrschichtig, in der Tertiärzotte (Endzotte) dagegen einschichtig. Zum Teil weisen seine Zotten am Ende der Schwangerschaft (Tertiärzotten) physiologische Einrisse auf, wodurch es zum direkten Kontakt zwischen den kindlichen und den mütterlichen Zellen kommen kann. Dieser direkte Kontakt birgt aber nur Gefahren bei einer Rhesus-negativen Mutter, die das zweite Rhesus-positive Kind erwartet und bei HIV o. ä. Infektionen der Mutter. Der Zytotrophoblast bildet den Synzytiotrophoblasten. Die Zytotrophoblastenzellen sind bis zum Ende der Schwangerschaft zur Teilung fähig und bilden die Synzytiotrophoblastenzellen (s. 1.6.1, S. 13).
Die Schicht aus Synzytio- und Zytotrophoblasten, die das Kind vollständig umgibt, bezeichnet man außerhalb der Plazenta auch als Chorionepithel.

Übrigens ...
Für die zytogenetische pränatale Diagnostik werden in Deutschland Zellen aus dem Fruchtwasser (Amnion- und Mesenchymzellen) und aus den Chorionzotten (Trophoblastenzellen) verwendet.

1.7   Entwicklung der drei Keimblätter

Aus dem Embryoblasten (der Keimscheibe) entwickeln sich bereits nach wenigen Tagen nacheinander die drei Keimblätter:
– das Ektoderm,
– das Entoderm und schließlich
– das Mesoderm.
Nach 16 Entwicklungstagen sind bereits alle drei Keimblätter ausgebildet.
Die Entwicklung der Keimblätter stellt eine weitere Spezialisierung der Zellen dar.

1

1.7.1   Ektoderm

Aus dem Ektoderm entstehen überwiegend Strukturen, die später am Körper außen liegen, wie z. B.
– die Oberhaut (Epidermis),
– die Augenlinse,
– die Sinneszellen und das Nervensystem (Neuroektoderm),
– der Zahnschmelz,
– das Epithel der Mundhöhle und der Zunge,
– der äußere Gehörgang,
– die Schweiß- und Milchdrüsen sowie
– die Mundbucht (Stom[at]odeum).

Merke!

Fast alle Strukturen, die von außen mit dem Finger berührt werden können (Haut, Epidermis, Zahnschmelz, Epithel der Mundbucht etc.) und das Neuroektoderm stammen aus dem Ektoderm.

1.7.2   Entoderm

Das Entoderm bildet die inneren Organe bzw. deren Auskleidung, wie z. B.
– die Schilddrüse,
– das Magen- und Darmepithel,
– die Leber,
– das Pankreas,
– den Thymus,
– die Tonsillen und
– die Auskleidung der Harnblase.
Entodermalen Ursprungs sind außerdem
– das Epithel der Lunge,
– das Epithel der Gallenblase,
– die Allantois(divertikel) und
– der sekundäre Dottersack.

Merke!

Aus dem Entoderm entstehen die meisten endokrinen und inneren Organe.

1.7.3   Mesoderm

Aus dem Mesoderm entstehen im Wesentlichen die Strukturen, die durch den ganzen Körper ziehen, wie z. B.
– das Bindegewebe,
– der Knochen,
– der Knorpel,
– die Blutgefäße und das Herz (entsteht aus einer Verschmelzung von zwei Gefäßen),
– das Lymphsystem und die Milz (ein überproportional großer Lymphknoten),
– die Nieren,
– die Keimdrüsen und
– die glatte Muskulatur.

Zur Beantwortung der meisten Examensfragen reicht dieses Wissen über das Mesoderm bereits aus. Man kann das Mesoderm jedoch entsprechend seiner Lage noch weiter unterteilen in
– das axiale Mesoderm, das mitten in der Keimscheibe im Bereich der späteren Wirbelsäule liegt und deshalb auch den Chordafortsatz und die Chorda dorsalis bildet (s. 1.8, S. 21).
– das paraxiale Mesoderm, das neben der Chorda dorsalis parallel zur Körperachse liegt und die würfelförmigen Segmente (Somiten, s. Abb. 6 e, S. 22) bildet. Aus dem paraxialen Mesoderm entwickeln sich
  • das Skelett (Sklerotom) der Wirbelsäule,
  • die Myoblasten (Myotom) der Extremitätenanlagen (gliedern sich weiter in Pars epaxialis= Epimer: Ursprung der autochthonen Rückenmuskulatur; Pars hypaxialis = Hypomer: Flexoren der Wirbelsäule, die Schulter-, Hüft-, Rumpfwand- und Extremitätenmuskulatur)
  • das Bindegewebe (Dermatom) der Haut und
  • das Material der Disci intervertebrales.

– das intermediäre Mesoderm, das lateral neben dem paraxialen Mesoderm liegt und die Nephrotome bildet, die über nephrogene Stränge und weitere Zwischenstufen die Nieren bilden (s. 2.8.1, S. 54).
– das laterale Mesoderm, das am weitesten lateral liegt und in der weiteren Entwicklung die primitive Leibeshöhle, das intraembryonale Zölom bildet. Aus dem intraembryonalen Zölom entstehen dann
  • die Perikardhöhle,
  • die Pleurahöhle und
  • die Peritonealhöhle mit der entsprechenden Auskleidung sowie
  • das Bindegewebe der Leibeswand und
  • die Rippen.

Merke!

Aus dem Mesoderm entstehen im Wesentlichen Strukturen, die überall im Körper vorliegen, wie Bindegewebe mit Dermis, Knochen etc.

Am Ende der Embryonalentwicklung liegt am Körper immer eine Dreischichtung vor:
– Außen liegt eine Schicht, die aus dem Ektoderm entstanden ist,
– unterlagert von einer Schicht aus dem Mesoderm und
– innen liegen die Strukturen aus dem Entoderm.

Übrigens …
Von dieser Schichtung gibt es am menschlichen Körper nur eine einzige Ausnahme, die sich im Bereich der Pars flaccida des Trommelfells befin- 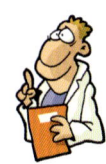 det: Hier liegt das Epithel des äußeren Gehörgangs (aus dem Ektoderm) direkt auf dem Epithel der Paukenhöhle (aus dem Entoderm). Eine Schicht aus Bindegewebe (aus dem Mesoderm) fehlt hier, im Gegensatz zum gesamten restlichen Körper.

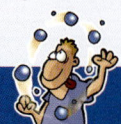

Zur **Vereinigung von Eizelle und Spermium** wurde insbesondere ein Satz immer und immer wieder gefragt:

– Zuerst durchdringt das Spermium auf seinem Weg zur Eizelle die Corona radiata.

Zur **Vorembryonalperiode** gab es viele unterschiedlich formulierte Fragen. Die Lösungen sind aber glücklicherweise meist die selben. Daher versprechen folgende Fakten eine gute Punkteausbeute:

– Keimzellen (können) entstehen aus der Zygote, den Blastomeren, Embryoblastenzellen und Zellen in der Dottersackwand (diese Zellen zählen auch zur Keimbahn).
– Hämatopoetische Stammzellen entwickeln sich aus dem Embryoblasten und dienen der Blutbildung.
– Trophoblastenzellen sind für die Bildung des Synzytio- und Zytotrophoblasten zuständig und bilden somit die Plazenta.
– Nach abgeschlossener Implantation befindet sich die Blastozyste in der Zona compacta des Endometriums.

– Das Corpus luteum menstruationis wird durch LH, das Corpus luteum graviditatis durch HCG zur Progesteronproduktion angeregt.

Auch zum Thema **Plazenta** gibt es sehr viele unterschiedlich formulierte Fragen, die sich aber alle im Bereich der richtigen Lösung sehr ähnlich sind. Auf der Hitliste der immer wieder auftauchenden richtigen Lösungen stehen folgende Aussagen:

– Die Zytotrophoblastenzelle ist zur Teilung fähig.
– Die Synzytiotrophoblastenzelle bildet Progesteron und weist (am Ende der Schwangerschaft) Mikrovilli auf.

Zur **Entwicklung der drei Keimblätter** solltest du wissen, dass

– das Epithel der Lunge,
– der Gallenblase,
– die Allantois(divertikel) und
– der sekundäre Dottersack entodermalen Ursprungs sind, während
– das Epithel der Mundbucht (Stom[at]odeum) genauso wie das Epithel der Milchdrüsen aus dem Ektoderm stammt.

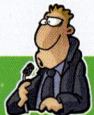

FÜRS MÜNDLICHE

Beim Thema Gelbkörperentwicklung sollte der rhetorisch geschickte Student nicht nur die einzelnen Hormone und ihre Aufgabe kennen, sondern diese Kenntnis auch zu einem fließenden Wechsel zwischen Anatomie und Physiologie nutzen – je nachdem in welchem Fach er sich sicherer fühlt. Was Ektoderm, Mesoderm und Entoderm sind und was aus ihnen entsteht, sollte man auf alle Fälle erklären können.

1. **Bitte erläutern Sie, was LH ist.**

2. **Erklären Sie bitte, wozu Progestoron dient.**

3. **Erklären Sie, wo sich die befruchtete Eizelle einnistet.**

4. **Beschreiben Sie bitte die Entwicklung der Plazenta.**

5. **Bitte erläutern Sie, was passiert, wenn Eizelle und Spermium aufeinander treffen.**

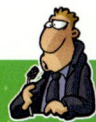
6. Bitte erklären Sie, was die Keimblätter sind.

7. Erläutern Sie bitte, wann und warum die Bestimmung des Rhesusfaktors bei Mutter und Kind wichtig sind.

8. Bitte erklären Sie, woraus das Chorionepithel besteht.

---

1. Bitte erläutern Sie, was LH ist.

LH = das luteinisierende Hormon. Es wird in der Hypophyse gebildet und stimuliert die Ovulation und indirekt den Gelbkörper. Dieser produziert dann – unter dem Einfluss von LH-Progesteron.

2. Erklären Sie bitte, wozu Progesteron dient.

Progesteron bereitet die Uterusschleimhaut auf die Einnistung der befruchteten Eizelle vor und verhindert die Abstoßung der Schleimhaut. Ein Progesteron"entzug" führt zur Blutung durch Abstoßung der Schleimhaut.

3. Erklären Sie, wo sich die befruchtete Eizelle einnistet.

Am häufigsten an der Hinterwand des Uterus und dort in der Zona compacta des Stratum functionale.
Die Wand des Uterus besteht aus:
- Stratum functionale (aus dem Epithel, der Zona compacta und der Zona spongiosa),
- Stratum basale und
- dem Myometrium.

4. Beschreiben Sie bitte die Entwicklung der Plazenta.

Die Entwicklung der Plazenta beginnt mit der Morula. Die Morula entwickelt sich weiter zur Blastozyste, die man in den Trophoblasten und den Embryoblasten untergliedern kann. Aus dem Trophoblasten entwickeln sich der Synzytio- und der Zytotrophoblast, die man später auch zum Chorionepithel zusammenfasst.

5. Bitte erläutern Sie, was passiert, wenn Eizelle und Spermium aufeinander treffen.

Das Spermium durchdringt mit Hilfe seines Akrosoms auf seinem Weg zur Eizelle die Corona radiata und dann die Zona pellucida, währenddessen wird auch die zweite Reifeteilung beendet. Nach der Imprägnation beginnt die Vorembryonalperiode. Es entsteht zuerst die Zygote, dann die Blastomeren, die Morula und die Blastozyste. Die Einnistung der Blastozyste erfolgt nach ca. 6-7 Tagen. Anschließend beginnt die Embryonalperiode.

6. Bitte erklären Sie, was die Keimblätter sind.

Der Embryoblast (Keimscheibe) entwickelt sich weiter in die drei Keimblätter Ektoderm, Entoderm und Mesoderm. Aus dem Ektoderm entsteht neben der Haut z. B. auch das Nervensystem, aus dem Mesoderm u. a. Blut- und Lymphgefäße, Muskeln, Knochen sowie Bindegewebe und aus dem Entoderm das Epithel vieler innerer Organe.

7. Erläutern Sie bitte, wann und warum die Bestimmung des Rhesusfaktors bei Mutter und Kind wichtig sind.

Zum Teil weisen die Zotten am Ende der Schwangerschaft physiologische Einrisse auf, wodurch es zum direkten Kontakt zwischen den kindlichen und den mütterlichen Zellen kommen kann. Dieser direkte Kontakt birgt zum einen Gefahren bei einer Rhesus-negativen Mutter, die das zweite Rhesus-positive Kind erwartet, da sie bereits während der ersten Schwangerschaft Antikörper gegen den Rhesusfaktor gebildet

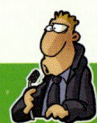
haben kann, zum anderen bei HIV, HepC o. ä. Infektionen der Mutter, die so übertragen werden können. Eventuell ist dann eine frühzeitige Entbindung durch einen Kaiserschnitt zur Minimierung der Risiken indiziert.

8. Bitte erklären Sie, woraus das Chorionepithel besteht.

Aus dem Trophoblasten der Blastozyste entsteht eine Schicht aus Synzytio- und Zytotrophoblasten, die das Kind vollständig umgibt. Ein Teil bildet viele fingerförmige Ausstülpungen und ist wesentlich dicker; diesen Teil bezeichnet man als Plazenta. Den übrigen Teil der Synzytio- und Zytotrophoblasten bezeichnet man außerhalb der Plazenta auch als Chorionepithel.

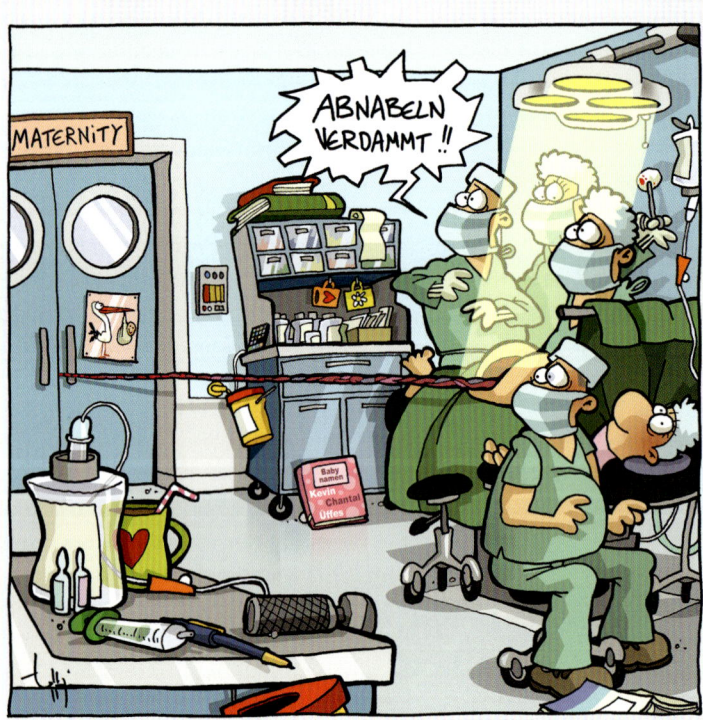

Mehr Cartoons unter www.medi-learn.de/cartoons

Pause

Soviel zum Thema Nabelschnur ...
Kurze Pause ...

1.8 Veränderungen der Keimscheibe während der Entwicklung

Auf der glatten Keimscheibe bildet sich ab dem Ende der 3. Entwicklungswoche eine Rinne (der Primitivstreifen) aus, die von kaudal bis zur Mitte der Keimscheibe nach kranial reicht. In der Mitte der Keimscheibe (am Ende des Primitivstreifens) beginnt sich der **Primitivknoten** auszubilden, in dessen Mitte sich die **Primitivgrube** (eine Einsenkung) entwickelt. Die Primitivrinne wird durch eine epithelial-mesenchymale Umwandlung gebildet. Bis hierher ist also alles noch recht primitiv … Doch jetzt geht's los: Die Mesodermzellen formieren sich zu einer wulstartigen Struktur mit Lumen, dem **Chordafortsatz**. Er liegt im Bereich der späteren Körperachse und entwickelt sich nach dem Verschluss des Lumens zur **Chorda dorsalis**. Die Chorda dorsalis sezerniert Chordin und Noggin und **induziert** die Entwicklung der Wirbelsäule, sie **bildet** jedoch lediglich den Nucleus pulposus der Bandscheibe.

Im kaudalen Bereich der Keimscheibe liegen zunächst Ento- und Ektoderm noch direkt aufeinander, hier entsteht die **Kloakenmembran**, aus der sich später die Anal- und die Urogenitalregion entwickeln. Das **Allantois-Divertikel** (Allantois = Urharnsack, s. 1.9, S. 23) liegt ebenfalls in diesem Bereich.

Der **Canalis neurentericus**, der auch als Axialkanal bezeichnet wird, entsteht am 18. Tag durch Verschmelzung des Chordafortsatzes mit dem darunter liegenden Entoderm. Er hat seinen dorsalen Eingang im Bereich der Primitivgrube und ist ein kleiner Kanal, der vorübergehend den **Dottersack mit der Amnionhöhle** verbindet. Der **Canalis neurentericus** bildet sich nach wenigen Tagen zurück.

> **Merke!**
>
> Der Canalis neurentericus (Axialkanal) ist trotz seines irreführenden Namens NICHT an der Entwicklung oder Entstehung des Nervensystems beteiligt.

Im Ektoderm bildet sich zur selben Zeit (in der 3. Entwicklungswoche) zunächst aus dem Neuroektoderm eine **Neuralplatte** für die Entstehung des Nervensystems. Sie entwickelt sich über eine Neuralfalte und eine Neuralrinne schließlich zum **Neuralrohr**. Das Neuralrohr weist zu Beginn am kranialen und am kaudalen Ende noch eine Öffnung auf, den **Neuroporus anterior** bzw. **posterior**. Das Lumen des Neuralrohrs ist darüber mit der Amnionhöhle verbunden. Der Neuroporus anterior bzw. posterior verschließen sich am 25. bzw. am 27. Entwicklungstag. Zur selben Zeit entwickeln sich aus dem Neuralrohr in dessen kranialem Anteil die drei primären, ab dem 28. Tag daraus wiederum die fünf sekundären **Hirnbläschen**.

- Aus dem Neural**rohr** entsteht das **ZNS** und die neben den Neuronen für das ZNS typischen Zellen wie z. B.
  - die Astrozyten,
  - die Oligodendrozyten,
  - die Ependymzellen und
  - die Pinealozyten.
- Achtung: Mikrogliazellen sind die Makrophagen des ZNS, sie stammen aus dem Mesoderm und **nicht** aus dem Neuralrohr.
- Lateral des Neuralrohrs liegen beiderseits die Neuralleisten. Der Ursprungsort der Neuralleistenzellen liegt zwischen Oberflächenektoderm und Neuroektoderm. Sie sind die Basis für die Entstehung des **peripheren Nervensystems**:
  - vegetatives und somatisches Nervensystem,
  - die Hirnnerven (AUSSER dem I. und dem II. Hirnnerven, die zum ZNS gehören),
  - die Schwann-Zellen und
  - die zum APUD-System gehörenden chromaffinen Zellen der Paraganglien,
  - die Zellen des Nebennierenmarks und des Glomus caroticum sowie die Melanozyten.

Ab dem 26. Entwicklungstag entstehen die Kiemenbögen, die Schlundtaschen und die Schlundfurchen. Wenige Tage später entwickeln sich dann auch schon die Augenknospe

1

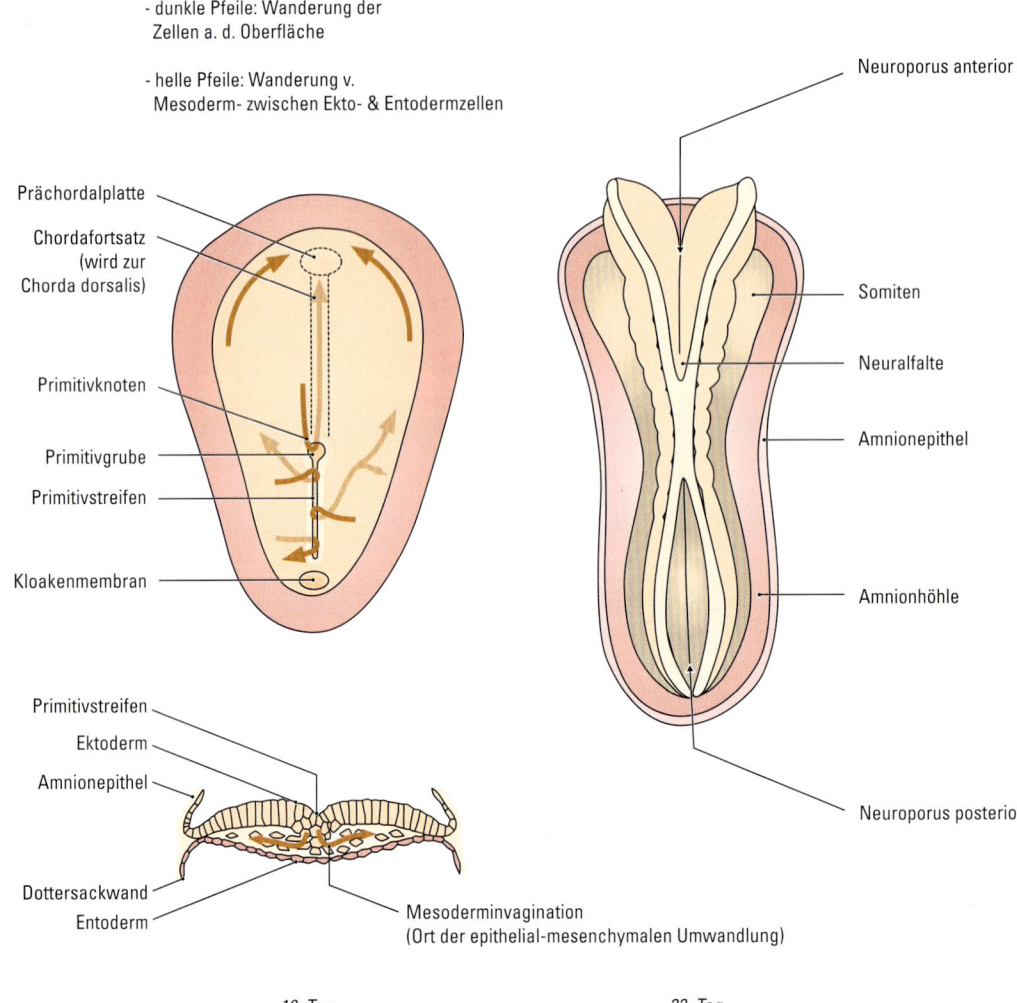

- dunkle Pfeile: Wanderung der
  Zellen a. d. Oberfläche

- helle Pfeile: Wanderung v.
  Mesoderm- zwischen Ekto- & Entodermzellen

Neuroporus anterior

Prächordalplatte

Chordafortsatz
(wird zur
Chorda dorsalis)

Somiten

Primitivknoten

Neuralfalte

Primitivgrube

Amnionepithel

Primitivstreifen

Kloakenmembran

Amnionhöhle

Primitivstreifen

Ektoderm

Amnionepithel

Neuroporus posterior

Dottersackwand

Entoderm

Mesoderminvagination
(Ort der epithelial-mesenchymalen Umwandlung)

16. Tag

22. Tag

Abb. 6 e: Veränderungen der Keimscheibe während der Entwicklung

medi-learn.de/7-ana1-6e

und die Ohrplakode sowie die Arm- und Bein-
knospen. Die Gesichtsentwicklung beginnt ab
der 4. Entwicklungswoche und ungefähr zwei
Entwicklungswochen später beginnt der physiologische Nabelbruch.
Mit der Abfaltung des Embryos von der Keimscheibe gegen Ende der 3. Woche beginnt
– die Nabelbildung,
– der Descensus des Herzens,
– die Überführung der seitlichen Coelom-
  pforten in das Nabelcoelom und
– die Trennung der intraembryonalen Darm-
  anlage vom Dottersack.

Merke!

Eine einblättrige Keimscheibe liegt während der
ersten Woche vor, eine zweiblättrige Keimscheibe in der zweiten Woche und eine dreiblättrige
Keimscheibe in der dritten Woche.

Übrigens ...
Im ersten Entwicklungsmonat entwickeln sich die Strukturen des Keim-
blatts, im zweiten Monat beginnen
sich bereits die Organe und die defi-

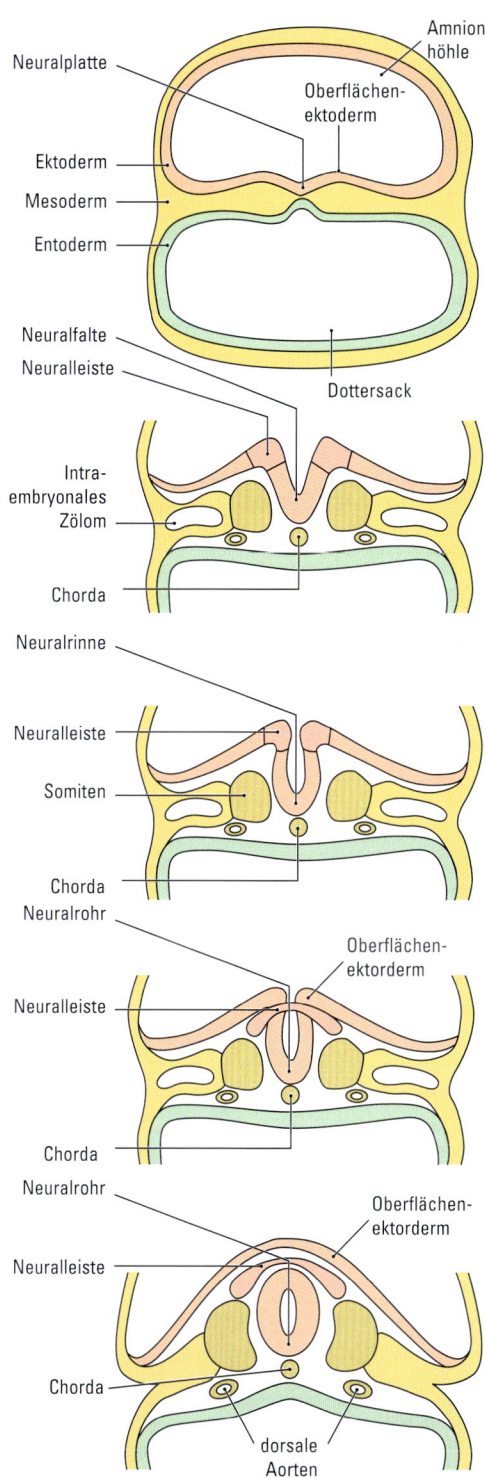

Neuralplatte

Oberflächen-ektoderm

Amnion-höhle

Ektoderm

Mesoderm

Entoderm

Neuralfalte

Neuralleiste

Dottersack

Intra-embryonales Zölom

Chorda

Neuralrinne

Neuralleiste

Somiten

Chorda

Neuralrohr

Oberflächen-ektorderm

Neuralleiste

Chorda

Neuralrohr

Oberflächen-ektorderm

Neuralleiste

Chorda

dorsale Aorten

Abb. 6 f: Entwicklung des Nervensystems

medi-learn.de/7-ana1-6f

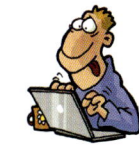

nitive Form des Kindes abzuzeichnen, am Ende des 2. Entwicklungsmonats hat der Embryo bereits Arme, Beine, Kopf, Augen etc. und das alles bei einer Scheitel-Steiß-Länge von nur ca. 30 mm!

1.9   Höhlen in und um den Embryo

So ein Embryo ist von einer Menge Höhlen umgeben, was das Lernen leider etwas erschwert. Daher sollte man sich zum einen zunächst Abb. 7, S. 25 in Ruhe ansehen, dann weiß man schon einmal, wo die Höhle liegt, von der gerade die Rede ist, zum anderen hilft vielleicht auch die folgende kurze Übersicht:

– Blastozystenhöhle = Hohlraum in der Blastozyste.

Um die Keimscheibe entwickelt sich nach Entstehung der ersten beiden Keimblätter ein von ihr unterteilter Hohlraum:

– an der entodermalen Seite der **primäre Dottersack** (geht später in den sekundären über),
– an der ektodermalen Seite die **Amnionhöhle** (die spätere Fruchtblase). Um diese Höhlen herum liegt ein weiterer Hohlraum, das **extraembryonale Zölom** (extraembryonale Leibeshöhle). Das extraembryonale Zölom (der Hohlraum um den Embryo herum) enthält anfangs kleine Zysten, die **Exozölzysten** genannt werden.
– Nach der Rückbildung der Exozölzysten wird das extraembryonale Zölom (der Hohlraum, der den Embryo umgibt) **Chorionhöhle** genannt.
– **Amnionhöhle** heißt die spätere Fruchtblase.
– (sekundärer) **Dottersack** heißt eine Ausstülpung unterhalb der Nabelschnur, die in die Chorionhöhle ragt.

Direkt nach der Einnistung der Blastozyste entwickelt sich die Blastozystenhöhle weiter. An der Keimscheibe entsteht im Bereich der ektodermalen und der entodermalen Seite je ein Hohlraum. An der entodermalen Seite ist dies der **primäre Dottersack** (geht später in den se-

1

kundären über), an der ektodermalen Seite die **Amnionhöhle** (die spätere Fruchtblase). Um diese Höhlen herum liegt ein weiterer Hohlraum, das **extraembryonale Zölom** (extraembryonale Leibeshöhle).

Der Begriff extraembryonales Zölom (s. Abb. 7 a, S. 25) bezeichnet den Raum um den Embryo herum während der ersten zwei Wochen (man spricht hier noch nicht von einer Fruchtblase o. ä.). In diesem Zeitraum sind zunächst noch kleine Zysten (Reste des primären Dottersacks), die **Exozölzysten**, zu sehen. Nach deren Rückbildung wird das extraembryonale Zölom **Chorionhöhle** genannt. Die kompakte Struktur ohne Lumen, die den Embryo mit der Plazenta verbindet, wird als **Haftstiel** bezeichnet. Er ist die Vorläuferstruktur der späteren Nabelschnur.

Von der späteren Harnblase ausgehend entwickelt sich der **Allantoisgang** aus dem **kaudalen Entoderm** als Hohlraum, der **in den Haftstiel eindringt**. Während der weiteren Entwicklung wachsen dann auch embryonale Gefäße in den Haftstiel ein, und er wird zur **Nabelschnur**. Als Überrest des **Allantoisgangs** persistiert zunächst noch ein Gang, der die Harnblase mit dem Nabel verbindet, der **Urachus** (Urharngang). Er obliteriert beim Neugeborenen zum **Lig. umbilicale medianus**.

> **Merke!**
>
> Die Allantois dringt in den Haftstiel ein.

Übrigens ...
Die fehlende Rückbildung der Allantois kann zu einer Urachusfistel führen.

Die **Amnionhöhle**, die in der 2. Entwicklungswoche entsteht, ist von Epithel (**Amnionepithel**) ausgekleidet/begrenzt und enthält die Nabelschnur. Sie bleibt im Regelfall bis zum Ende der Eröffnungsphase bei der Geburt erhalten. Bereits im zweiten Entwicklungsmonat

ist der Embryo von der **Amnionhöhle** (spätere Fruchtblase) vollständig umgeben.

Um die Amnionhöhle herum liegt zu Beginn (ca. von der 2. bis zur 8. Woche) noch die **Chorionhöhle**, die wiederum vom **Chorionepithel** – gebildet von Synzytio- und Zytotrophoblasten – ausgekleidet wird. Die Amnionhöhle nimmt mit dem weiteren Wachstum des Embryos so stark an Volumen zu, dass sie schließlich die Chorionhöhle verdrängt. Dadurch grenzt das Amnionepithel direkt an das Chorionepithel. Ab jetzt spricht man dann auch von einer Fruchtblase statt von einer Amnionhöhle.

Zum **Dottersack** solltest du in diesem Zusammenhang wissen, dass
– der sekundäre Dottersack in der **Chorionhöhle** lokalisiert ist,
– der **Axialkanal** das Lumen der **Amnionhöhle** mit dem des **Dottersacks** verbindet,
– der Dottersack beim **physiologischen Nabelbruch** eine wichtige Rolle spielt (s. 2.9.4, S. 59) und
– er sich spätestens ab der 12. Woche zurück bildet.

1.10   Zwillingsentstehung

Ein- und zweieiige Zwillinge entstehen – wie der Name bereits vermuten lässt – aus einer bzw. aus zwei Eizellen. Daneben sind jedoch besonders für das schriftliche Examen noch einige Feinheiten zu beachten, die in diesem Kapitel besprochen werden.

1.10.1 Eineiige Zwillinge

Eineiige Zwillinge stellen ca. **25 % der Zwillingsgeburten** dar. Die Entstehung eineiiger Zwillinge ist möglich durch
– Trennung der ersten Blastomeren nach der Furchungsteilung oder
– Bildung zweier „innerer Zellmassen" (Embryoblasten) in einer Blastozyste, d. h. Ausbildung von zwei Axialsystemen in einer Keimscheibe (die Zellen entwickeln sich anstatt um eine um zwei Symmetrieachsen).

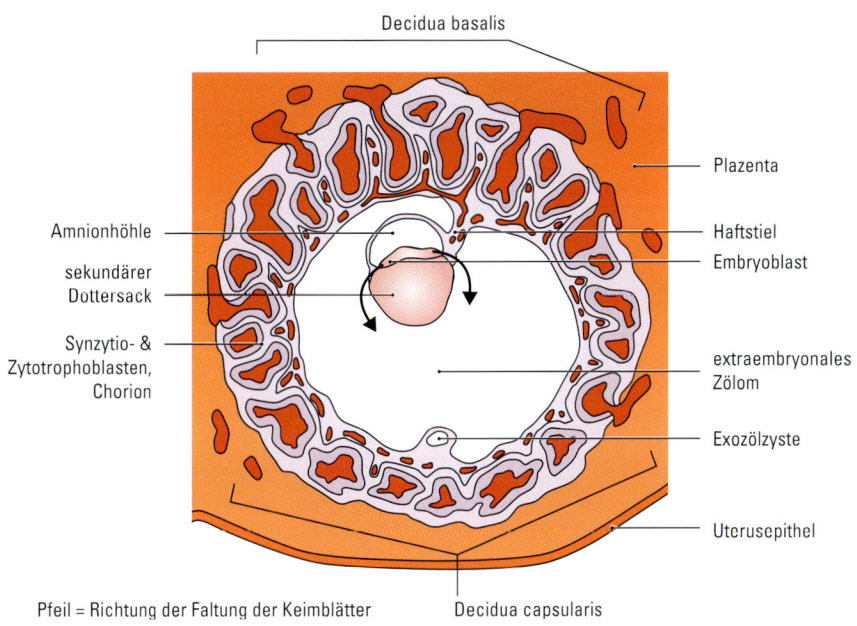

Decidua basalis

Plazenta

Amnionhöhle

Haftstiel

Embryoblast

sekundärer
Dottersack

Synzytio- &
Zytotrophoblasten,
Chorion

extraembryonales
Zölom

Exozölzyste

Uterusepithel

Pfeil = Richtung der Faltung der Keimblätter

Decidua capsularis

Abb. 7 a: Keimblätter und Höhlen vor der Gastrulation (Faltung)

medi-learn.de/7-ana1-7a

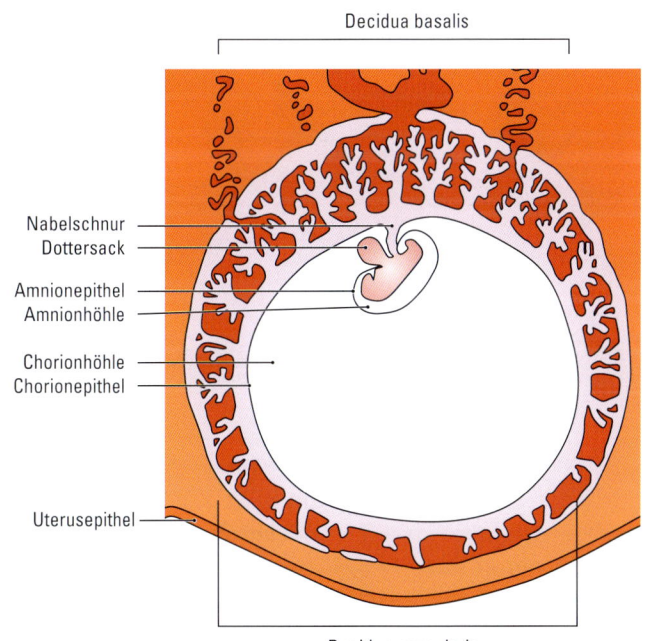

Decidua basalis

Nabelschnur
Dottersack

Amnionepithel
Amnionhöhle

Chorionhöhle
Chorionepithel

Uterusepithel

Decidua capsularis

Abb. 7 b: Keimblätter und Höhlen nach den Gastrulationsbewegungen

medi-learn.de/7-ana1-7b

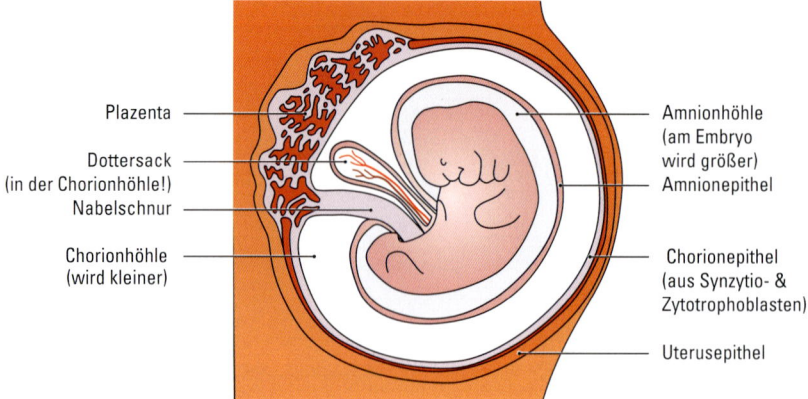

Plazenta
Dottersack (in der Chorionhöhle!)
Nabelschnur
Chorionhöhle (wird kleiner)

Amnionhöhle (am Embryo wird größer)
Amnionepithel
Chorionepithel (aus Synzytio- & Zytotrophoblasten)
Uterusepithel

Abb. 7 c: Lage von Chorion-, Amnionhöhle und Dottersack 3.–8. Woche   *medi-learn.de/7-ana1-7c*

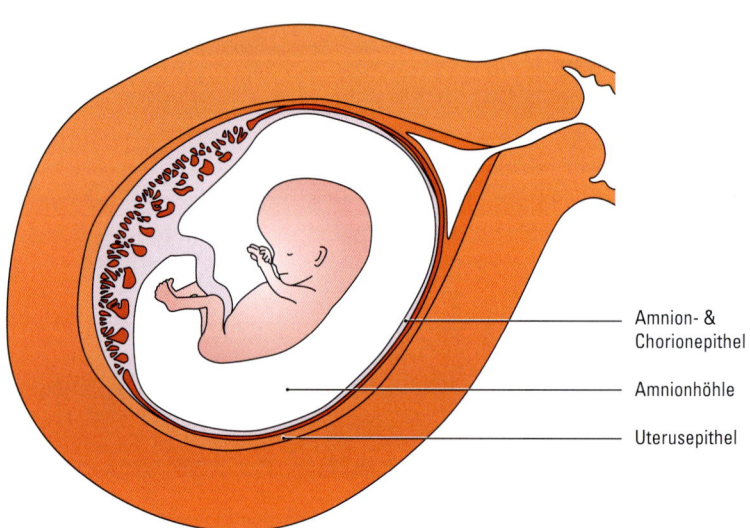

Amnion- & Chorionepithel
Amnionhöhle
Uterusepithel

Abb. 7 d: Fruchtblase nach der 8. Woche   *medi-learn.de/7-ana1-7d*

Abb. 7 a–d: Entwicklung der Höhlen in und um den Embryo

Eineiige Zwillinge haben
– evtl. eine eigene Plazenta (kann aber auch eine gemeinsame sein),
– eine eigene Amnionhöhle (ist nur in Ausnahmefällen gemeinsam),
– evtl. eine eigene Chorionhöhle (kann aber auch gemeinsam sein) und
– identisches Genmaterial.

Übrigens …
Ein Beweis dafür, dass es sich um eineiige Zwillinge handelt, liegt vor, wenn eine gemeinsame Amnion- oder Chorionhöhle zu sehen ist. Findet sich keine gemeinsame Amnion- oder Chorionhöhle, so dient allein das Genmaterial als Beweis. 1–2 % der Menschen sind Zwillinge.

1.10.2 Zweieiige Zwillinge

Zweieiige Zwillinge stellen ca. 75 % der Zwillingsgeburten dar. Die Entstehung zweieiiger Zwillinge ist möglich durch
- die gleichzeitige Ovulation von zwei Graaf-Follikeln oder
- die Reifung von einem Graaf-Follikel mit zwei Eizellen.

Zweieiige Zwillinge haben
- eine **eigene** Plazenta (die aber mit der Plazenta des anderen Zwillings verschmelzen kann),
- eine **eigene** Amnionhöhle und
- eine **eigene** Chorionhöhle.

Der Beweis für das Vorliegen zweieiiger Zwillinge ist das unterschiedliche Genmaterial.

1

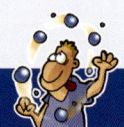
Am häufigsten wird zu den **Veränderungen der Keimscheibe** während der Entwicklung der **Canalis neurentericus** gefragt. Dazu sollte man sich zum einen merken, dass

– der Canalis neurentericus trotz seines Namens NICHTS mit der Entwicklung des Nervensystems zu tun hat,
– der Canalis neurentericus auch als Axialkanal bezeichnet wird und seinen dorsalen Eingang im Bereich der Primitivgrube hat,
– der Canalis neurentericus durch/nach Verschmelzung des Chordafortsatzes mit dem Entoderm entsteht und

– er die Amnionhöhle mit dem Dottersack verbindet.

Zu den **Höhlen in und um den Embryo** wurde schon des Öfteren gefragt, dass

– wenn bei einem Kind bei der Bauchpresse Flüssigkeit aus dem Nabel austritt, der wahrscheinlichste Grund für diesen Flüssigkeitsaustritt eine Urachusfistel ist.

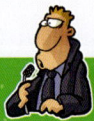
Für die mündliche Prüfung solltest du die im Text zu den Veränderungen der Keimscheibe während der Entwicklung fett gedruckten Begriffe, wie Allantoisgang, Neuralplatte etc. in einem Satz erklären können. Beispiele:

1. Bitte erklären Sie, was die Neuralplatte ist.

2. Kennen Sie einen Überrest des Allantoisgangs?

3. Erläutern Sie bitte, was das extraembryonale Zölom ist.

4. Bitte erklären Sie, was die Amnionhöhle ist.

5. Erläutern Sie bitte, was das Chorionepithel ist.

---

1. Bitte erklären Sie, was die Neuralplatte ist.
Die Neuralplatte ist die ursprüngliche Struktur, aus der sich das Nervensystem entwickelt.

2. Kennen Sie einen Überrest des Allantoisgangs?
Der Urachus (der Urharngang, der die Blase mit dem Nabel verbindet) ist ein Rest des Allantoisgangs.

3. Erläutern Sie bitte, was das extraembryonale Zölom ist.
Das extraembryonale Zölom ist die Bezeichnung für den Hohlraum, der um die Keimblätter herum liegt (vor der Entstehung von Amnion- und Chorionhöhle).
Wenn man die einzelnen Höhlen in und um den Embryo erklären und aufzeichnen kann, hinterlässt man beim Prüfer sicherlich einen guten Eindruck. Daher sollte man sich S.25 f einprägen.

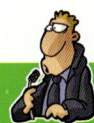
4. Bitte erklären Sie, was die Amnionhöhle ist.

Die Amnionhöhle ist die Fruchtblase. Sie liegt um den Embryo herum. Zu Beginn der Schwangerschaft gibt es noch eine Chorionhöhle, die die Amnionhöhle umgibt. Im weiteren Wachstum wird die Chorionhöhle durch die Größenzunahme der Amnionhöhle verdrängt.

5. Erläutern Sie bitte, was das Chorionepithel ist.

Das Chorionepithel ist die Schicht zwischen dem Amnionepithel und dem Uterusgewebe. Es besteht aus Synzytio- und Zytotrophoblasten, wie die Plazenta auch.

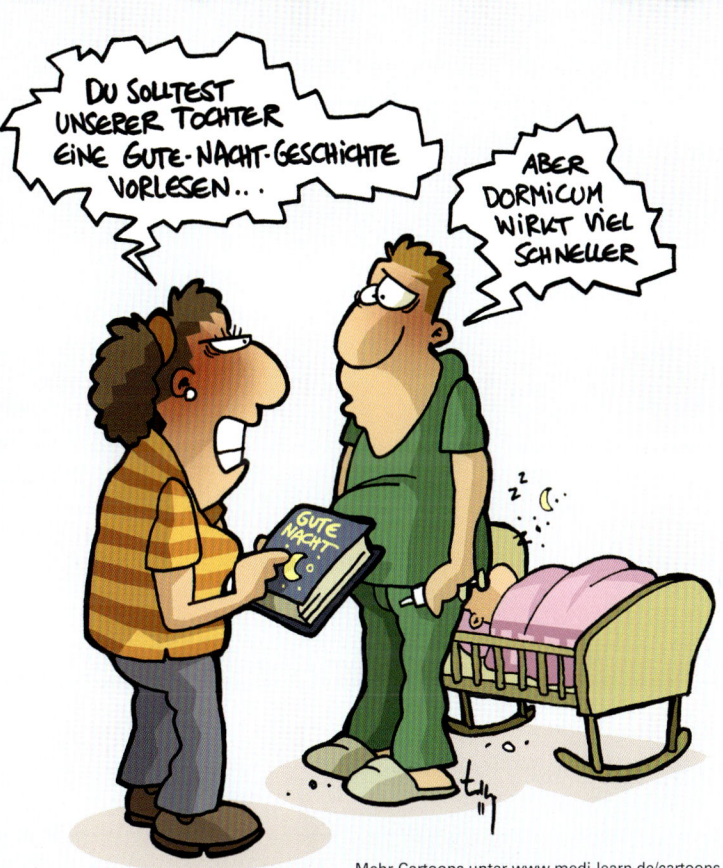

Mehr Cartoons unter www.medi-learn.de/cartoons

Pause

Lehn' Dich zurück und mach doch
mal einfach kurz Pause ...

Ein besonderer Berufsstand braucht besondere Finanzberatung.

Als einzige heilberufespezifische Finanz- und Wirtschaftsberatung in Deutschland bieten wir Ihnen seit Jahrzehnten Lösungen und Services auf höchstem Niveau. Immer ausgerichtet an Ihrem ganz besonderen Bedarf – damit Sie den Rücken frei haben für Ihre anspruchsvolle Arbeit.

- Services und Produktlösungen vom Studium bis zur Niederlassung

- Berufliche und private Finanzplanung

- Beratung zu und Vermittlung von Altersvorsorge, Versicherungen, Finanzierungen, Kapitalanlagen

- Niederlassungsplanung & Praxisvermittlung

- Betriebswirtschaftliche Beratung

Lassen Sie sich beraten!

Nähere Informationen und unseren Repräsentanten vor Ort finden Sie im Internet unter www.aerzte-finanz.de

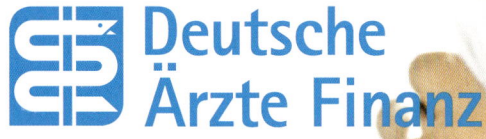

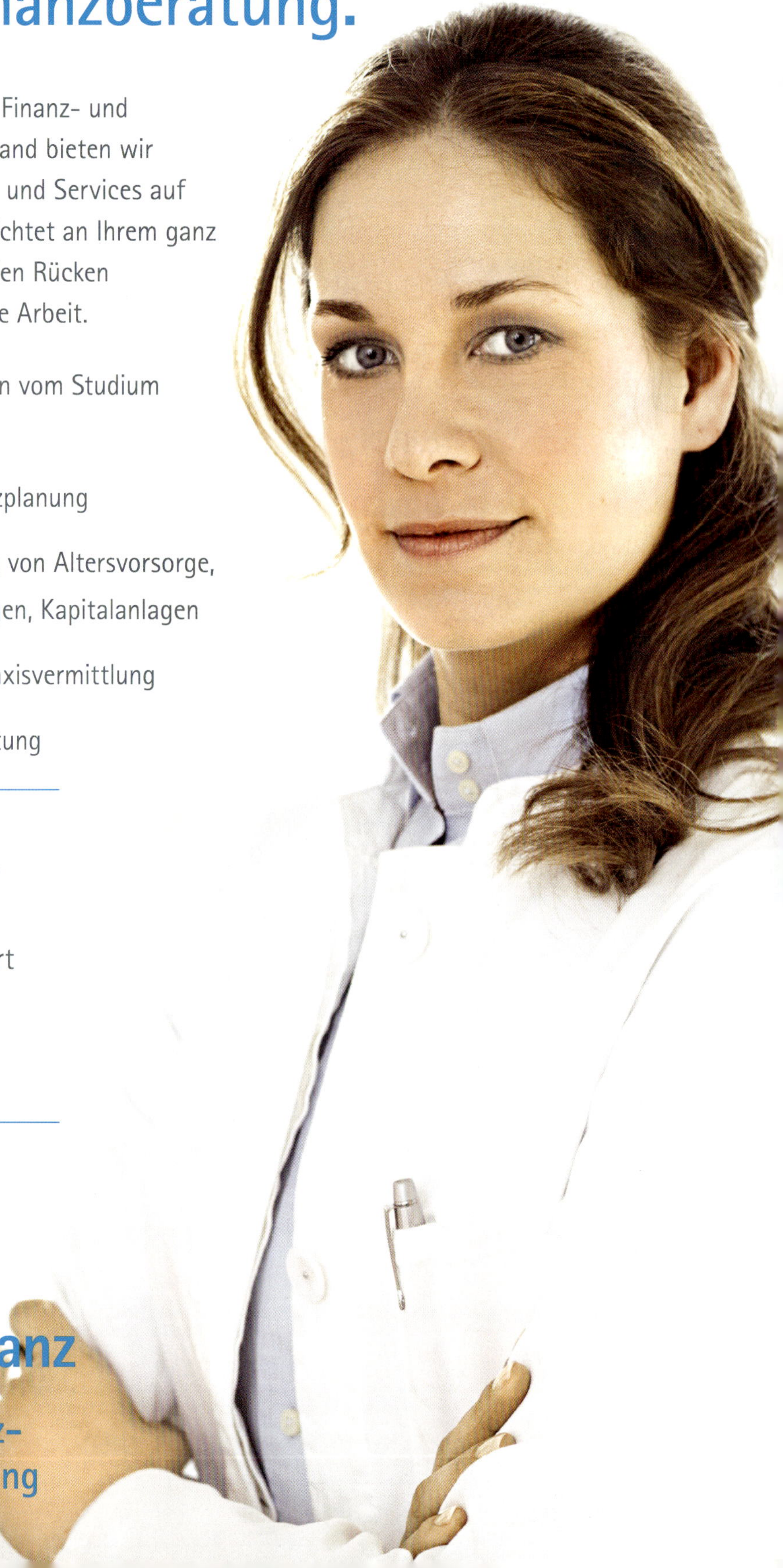

Deutsche Ärzte Finanz

Standesgemäße Finanz- und Wirtschaftsberatung

2 Organentwicklung

📊 Fragen in den letzten 10 Examen: 34

Wie bereits erwähnt, findet die Organogenese von der 2. bis zur 8. Entwicklungswoche statt; das bedeutet, dass auf all den bis jetzt durchgearbeiteten Seiten „nur" die ersten zwei Entwicklungswochen besprochen wurden. Das ist jedoch kein Grund zur Panik: Ab der 9. Woche beginnt nämlich die Organreifung, und dann  passiert nichts Wesentliches mehr, sodass mit der 9. Woche auch dieses Skript endet.

Für die Organogenese sind HOX-Proteine relevant. **HOX-Proteine** binden an die **DNA** und induzieren so die Expression bestimmter Gene, die für die Organentwicklung eine wichtige Rolle spielen.

2.1 Entwicklung des Nervensystems

Das spätere Nervensystem kann man in ein zentrales Nervensystem (ZNS) und ein peripheres Nervensystem (PNS) unterteilen. Das PNS wird dann noch weiter aufgeteilt in ein vegetatives (Sympathikus und Parasympathikus, für die Organe) und ein somatisches Nervensystem (für die Muskelinnervation).

2.1.1 Entwicklung des ZNS

Das ZNS und seine typischen Zellen entwickeln sich aus dem Neuralrohr, welches wiederum aus Zellen des Ektoderms (s. 1.7.1, S. 16) entsteht. Zu den typischen nicht neuronalen Zellen des ZNS zählen zum Beispiel die

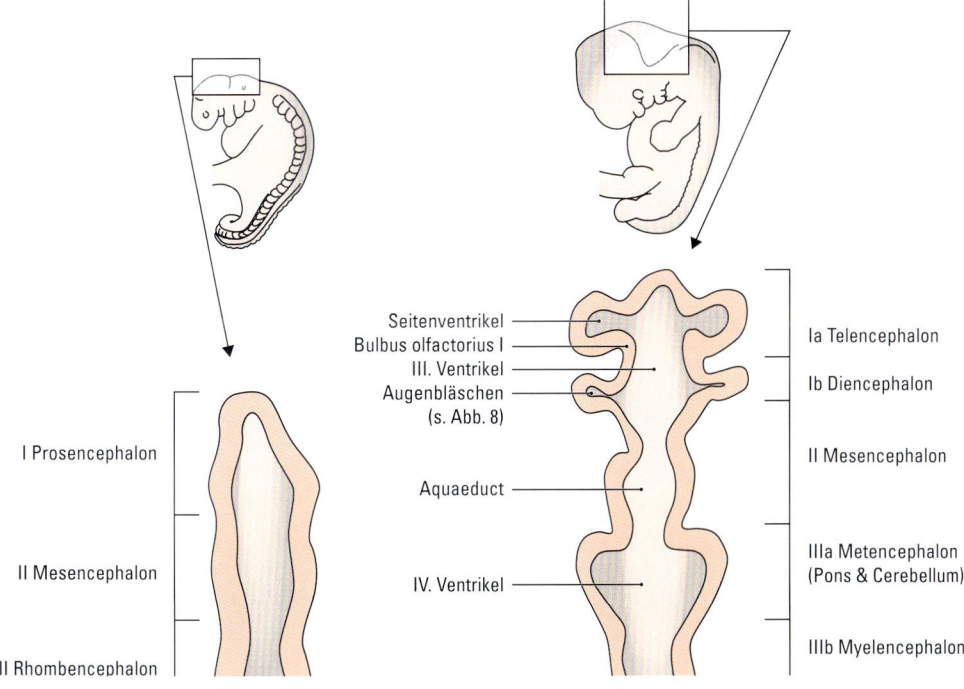

Seitenventrikel	Ia Telencephalon
Bulbus olfactorius I	
III. Ventrikel	Ib Diencephalon
Augenbläschen (s. Abb. 8)	
	II Mesencephalon
Aquaeduct	
	IIIa Metencephalon (Pons & Cerebellum)
IV. Ventrikel	
	IIIb Myelencephalon

I Prosencephalon

II Mesencephalon

III Rhombencephalon

Abb. 7 e: Entwicklung des Neuralrohrs

medi-learn.de/7-ana1-7e

- Astrozyten,
- Oligodendrozyten,
- Ependymzellen,
- Epithelzellen des Plexus choroideus und
- Pinealozyten.

Das Neuralrohr ist zu Beginn der Entwicklung tatsächlich – wie sein Name sagt – ein Rohr. Es reicht von der Stirn des Embryos bis zu seinem Steißbein und ist an beiden Enden offen. Das kraniale Ende bezeichnet man als **Neuroporus anterior**, das kaudale als **Neuroporus posterior** (s. Abb. 6 e, S. 22). Das Neuralrohr bildet nach **21 Tagen drei primäre Hirnbläschen** aus:
- das **Prosencephalon** (Großhirn/Vorderhirn),
- das **Mesencephalon** (Mittelhirn) und
- das **Rhombencephalon** (Rautenhirn).

Der Neuroporus anterior und posterior verschließen sich am 25. (Neuroporus anterior) und am 27. (Neuroporus posterior) Tag. Aus dem Lumen des Neuralrohrs entstehen die inneren Liquorräume des ZNS. Ab dem **28. Entwicklungstag** liegen dann **fünf sekundäre** Hirnbläschen vor (s. IMPP-Bild 2, S. 67):
- Aus dem Prosencephalon entwickeln sich das
  - **Telencephalon** (Endhirn) und
  - **Diencephalon** (Zwischenhirn),
- das **Mesencephalon** bleibt bestehen und
- das Rhombencephalon entwickelt sich weiter zum
  - **Metencephalon** (enthält Pons und Cerebellum) und
  - **Myelencephalon** (enthält die Medulla oblongata).
- Ab dem 29. Tag wird eine zusätzliche segmentale Gliederung sichtbar. Diese schmalen Verdickungen bezeichnet man als **Neuromere**, im Bereich des Rhombencephalons auch als **Rhombomere**. Aus den Rhombomeren scheint sich beispielsweise die Formatio reticularis zu entwickeln.

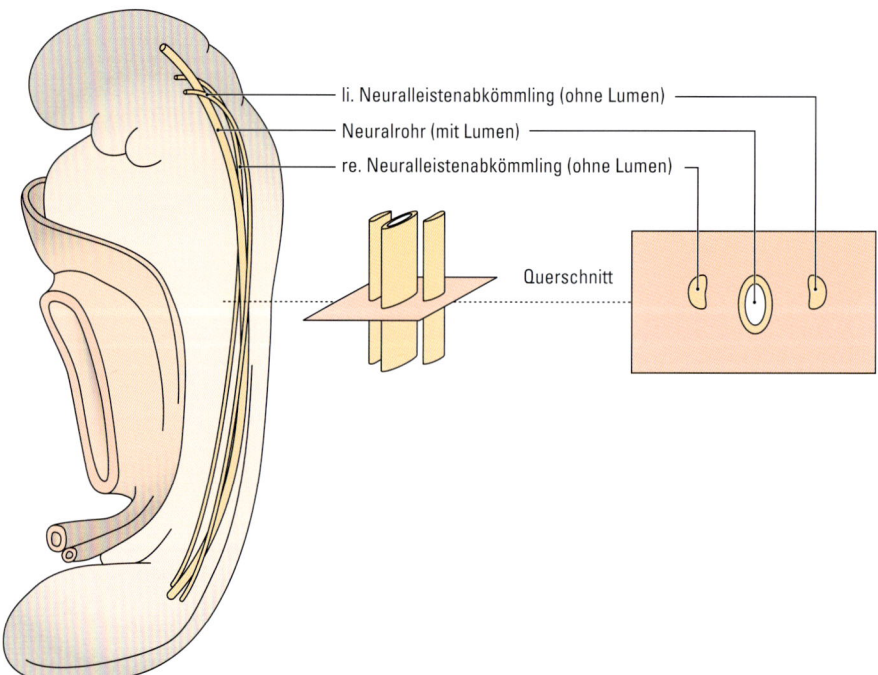

li. Neuralleistenabkömmling (ohne Lumen)
Neuralrohr (mit Lumen)
re. Neuralleistenabkömmling (ohne Lumen)

Querschnitt

Abb. 7 f: Entwicklung der Neuralleiste

medi-learn.de/7-ana1-7f

Übrigens …

Im Gegensatz zu den restlichen Hirnnerven sind der I. und der II. Hirnnerv Abkömmlinge des Neuralrohrs. Entwicklungsgeschichtlich ist der N. olfactorius eine Ausstülpung des Telencephalons und der N. opticus eine Ausstülpung aus dem Diencephalon.

2.1.2 Entwicklung des PNS (peripheres Nervensystem)

Die **Neuralleiste** (s. Abb. 7 f, S. 32) ist beiderseits **lateral** des Neuralrohrs lokalisiert. Sie entsteht – wie das Neuralrohr auch – aus dem Ektoderm, genauer gesagt aus Zellen in der Übergangszone zwischen Neuralplatte und Oberflächenektoderm, weist jedoch kein Lumen auf und ist für die Entstehung des **peripheren Nervensystems** verantwortlich. Zum peripheren Nervensystem gehören

– die Hirnnerven (außer dem I. und dem II.),
– die somatischen und
– die vegetativen Nerven.

Aus der Neuralleiste im Bereich des embryonalen Rumpfes entstehen beispielsweise die Ganglienzellen des Truncus sympathicus.

Merke!

Da α-**Motoneurone** im Vorderhorn des Rückenmarks und damit im ZNS liegen, entstammen sie NICHT der Neuralleiste, sondern dem **Neuralrohr**.

Wie aus dem Neuralrohr entstehen auch aus der Neuralleiste typische Zellen. Abkömmlinge der Neuralleiste sind neben den peripheren somatischen und vegetativen Nerven z. B.

– die **Schwann-Zellen** und
– die Zellen des **APUD-Systems** (Aminoprecurser-uptake-and-decarboxylation cells, also Zellen, die Aminosäure-Vorstufen aufnehmen und decarboxylieren). Zum APUD-System gehören

• die **Melanozyten** der Haut,
• die **Drüsenzellen** des **Nebennierenmarks**,
• postganglionäre sympathische Neurone,
• **Spinalganglienzellen**,
• enteroendokrine Darmzellen und
• Zellen des Glomus caroticum.

Melanozyten sind also Abkömmlinge der Neuralleiste. Sie liegen im Stratum basale der Epidermis, haben lange Fortsätze und geben Melanosomen in umgebende Keratinozyten ab.

2.2 Entwicklung des Kopfes

Das Mesenchym der Kopfregion stammt im Wesentlichen aus dem paraaxialen und lateralen Mesoderm, aus der Neuralleiste und dem Ektoderm. Ein kleiner Teil der Maxilla, die Mandibula sowie Teile der Halsregion entwickeln sich aus den Schlundbögen, den Schlundtaschen und den Schlundfurchen (s. 2.4, S. 39).

2.2.1 Entwicklung der Ohren

Die Entwicklung der Ohren gehört zu den eher selten gefragten Themen. Die Unterteilung in mehrere Unterkapitel dient daher nur der besseren Übersichtlichkeit.

Entwicklung der Ohrmuscheln

Im Bereich der 1. Schlundfurche (s. Abb. 11, S. 40) entstehen sechs Vorwölbungen, die **Aurikularhöcker (Ohrhöcker)**. Durch Vereinigung der kaudal gelegenen Höcker und deren Wanderung nach kranio-lateral entstehen die Ohrmuscheln. Die **Ohrmuschelform** ist dabei individuell – also bei jedem Menschen unterschiedlich – angelegt.

Entwicklung des äußeren Gehörgangs

Der äußere Gehörgang entwickelt sich aus der 1. **Schlundfurche** (s. 2.6, S. 43). Seine epitheliale Auskleidung besteht aus **Ektoderm**, ebenso der **äußere Teil** des **Trommelfells**. Die

2

innere **Auskleidung** des Trommelfells sowie die Auskleidung der **Paukenhöhle** entwickeln sich dagegen aus dem **Ento-derm**. Zwischen den beiden Schichten des Trommelfells liegt eine bindegewebige Schicht, die sich aus dem **Me-soderm** entwickelt.

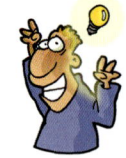

Entwicklung der Paukenhöhle und der Tuba auditiva

Das Mittelohr und die Paukenhöhle entwickeln sich ebenfalls aus dem **Entoderm**. Zwischen dem 1. und 2. Kiemenbogen stülpt sich das Gewebe ein. Diese Einstülpung wird 1. **Schlundtasche** genannt (s. 2.5, S. 43) und bildet schließlich die Paukenhöhle, die **Tuba auditiva** sowie das **Antrum mastoideum**. Die laterale Grenze der 1. Schlundfurche bildet den medialen Teil des Trommelfells (s. Abb. 11, S. 40). Die **Gehörknöchelchen** Hammer, Amboss und Steigbügel stammen aus den **Schlundbögen**. Auch das primäre Kiefergelenk entwickelt sich aus den ersten beiden Schlundbögen.

Entwicklung des Innenohrs

Das Innenohr entwickelt sich aus dem **Ekto-derm**. Seine Entwicklung beginnt ab dem 22.

Entwicklungstag lateral des Rhombencephalons durch Bildung einer **Ohrplakode**. Daraus entsteht durch Einstülpung ein **Ohrbläschen**. Der ventrale Teil des Bläschens bildet beim fertigen Ohr
– den Sacculus,
– den Ductus cochlearis und
– das Cortiorgan.
Der dorsale Anteil des Bläschens bildet
– den Utriculus,
– die Bogengänge und
– den Ductus endolymphaticus.
Der **Ductus cochlearis** beginnt seine Entwicklung in der 6. Woche, fertig ausgebildet ist er aber erst am Ende des 8. Monats.
Scala vestibuli und **Scala tympani** entwickeln sich bereits ab der 10. Entwicklungswoche aus dem **Mesenchym**.
Die **Bogengänge** sind entwicklungsgeschichtlich eine **Ausstülpung** des **Utriculus**.

2.2.2   Entwicklung des Auges

Die **Augenlider** entstehen etwa in der 7. Entwicklungswoche aus Hautfalten, die in der 10. Woche zunächst miteinander verkleben, um sich dann im 7. Entwicklungsmonat wieder voneinander zu lösen.
Dorsal der Augenlider entwickelt sich aus **Ekto-derm** und **Mesenchym** die **Hornhaut** des Auges.

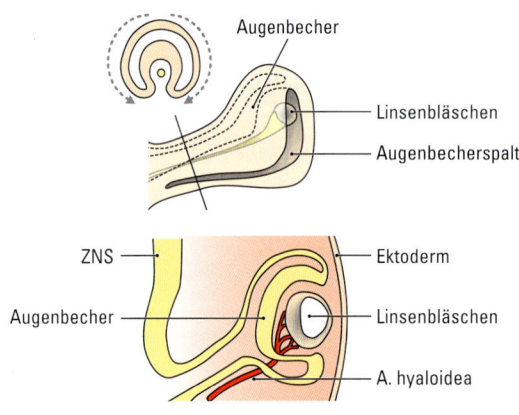

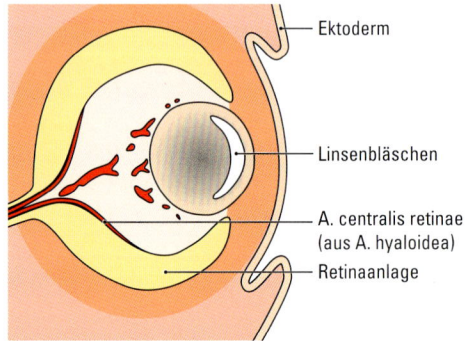

Abb. 8:   Entwicklung des Auges

medi-learn.de/7-ana1-8

Die **Augenlinse** entsteht aus dem **Oberflächenektoderm**. Dabei bildet sich aus dem Oberflächenektoderm zunächst eine **Linsenplakode**, die dann durch Einstülpung ein **Linsengrübchen** und schließlich ein **Linsenbläschen** bildet. Das Linsenbläschen liegt etwa ab der 5. Entwicklungswoche vor.

Die **Augenblase** ist entwicklungsgeschichtlich gesehen eine **Ausstülpung** des **Gehirns**. Aus dem späteren **Diencephalon** bildet sich ab der 4. Entwicklungswoche ein **Augenbläschen**. Durch die Ausstülpung wird auch die Ausbildung der **Augenlinse** induziert. Die innerste Schicht des Augenbläschens bildet die Retina, die äußere Schicht das Pigmentepithel.

Nach Entwicklung des Augenbläschens zum Augenbecher – bestehend aus **Augenbecherstiel** und **Augenbecherspalte** – (s. Abb. 8, S. 34) sprossen in die Augenbecherspalte Gefäße ein, die die spätere **Arteria centralis retinae** bilden. Bei einer normalen Entwicklung verschließt sich die Augenbecherspalte in der 7. Woche.

Übrigens …
Der Augenbecherstiel ist der Vorläufer des Nervus opticus.

2.2.3 Entwicklung der Nase

Etwa ab der 4. Entwicklungswoche bilden sich mehrere **Gesichtswülste** aus:
Der Stirnfortsatz bildet – wie sein Name bereits vermuten lässt – die Stirn, ist aber auch für die Bildung der Nasenwurzel und die Entwicklung des medialen sowie lateralen **Nasenwulstes** verantwortlich.

– Ein Teil des medialen Nasenwulstes entwickelt sich weiter zum Philtrum (der mediale Teil der Oberlippe), zur Nasenspitze und zum Nasenrücken.
– Der laterale Nasenwulst ist im Wesentlichen für die Ausbildung der beiden Nasenflügel verantwortlich.

– Der Oberkieferfortsatz bildet die Wangen und die lateralen Anteile der Oberlippe, der Unterkieferfortsatz im Wesentlichen die Unterlippe.

Übrigens …
(Laterale) Lippen- und Kieferspalten entstehen am wahrscheinlichsten durch Defekte bei der Verschmelzung zwischen medialem Nasenwulst und Oberkieferwulst.

2.2.4 Entwicklung des Mundes

Die **Mundbucht (Stomatod(ont)eum)** stülpt sich in der 4. Entwicklungswoche von außen nach innen ein und entsteht damit aus dem Ektoderm. Ebenfalls in der 4. Entwicklungswoche entwickelt sich die erste **Zungenanlage**. Hierbei entsteht das Epithel aus dem Ektoderm und die Muskulatur der Zunge aus dem Mesoderm. Auch die Zähne bilden sich aus Ektoderm und Mesoderm. Und auch hier ist es so, dass das Äußere des Zahns aus dem Ektoderm entsteht, während sich das Innere aus dem Mesenchym entwickelt. Um euch die **Zahnentwicklung** möglichst anschaulich näher zu bringen, wurde anstelle eines Textes die Abb. 9 a, S. 36 und Abb. 9 b, S. 36 erstellt, zu sehen ist sie auf dem IMPP-Bild 3, S. 68.

– Der **Gaumen** entsteht aus den beiden medialen Nasenwülsten und den Oberkieferwülsten.
– Im Rachendach bildet sich die Rathke-Tasche, aus ihrem Epithel stülpt sich die Adenohypophyse nach kranial aus.
– Der **Pharynx** gehört schon zum Verdauungstrakt und entsteht somit – wie der gesamte Magen-Darm-Trakt (s. 2.9.4, S. 59) – aus dem primitiven Darmkanal, und zwar aus dem Vorderdarm (dem proximalen Drittel des primitiven Darmkanals).

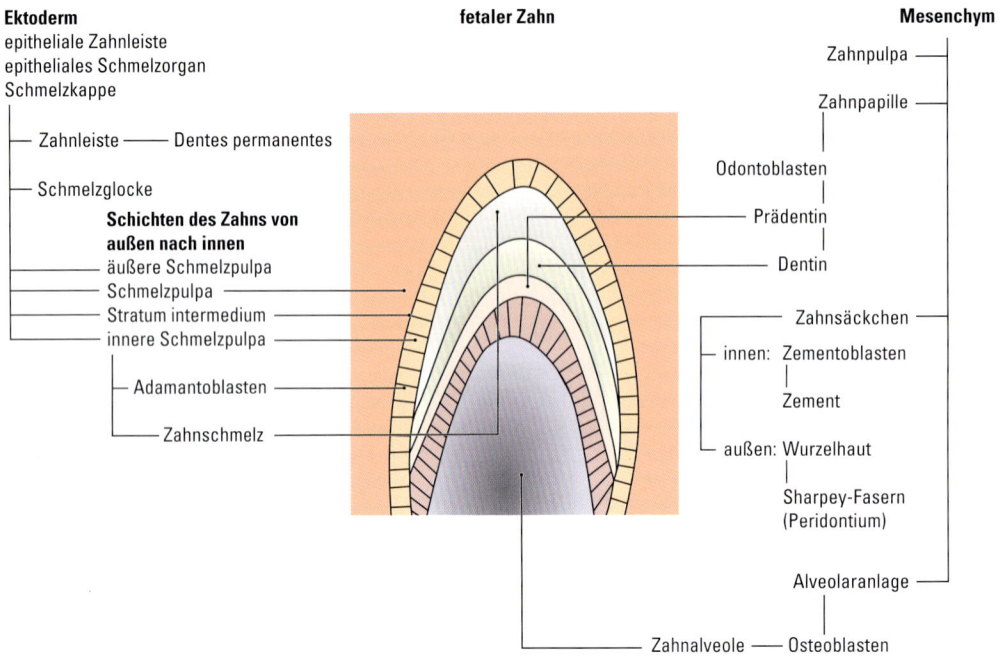

Ektoderm
epitheliale Zahnleiste
epitheliales Schmelzorgan
Schmelzkappe

Zahnleiste —— Dentes permanentes

Schmelzglocke

Schichten des Zahns von
außen nach innen
äußere Schmelzpulpa
Schmelzpulpa
Stratum intermedium
innere Schmelzpulpa

Adamantoblasten

Zahnschmelz

fetaler Zahn

Mesenchym
Zahnpulpa
Zahnpapille

Odontoblasten
Prädentin
Dentin

Zahnsäckchen
innen: Zementoblasten
Zement
außen: Wurzelhaut
Sharpey-Fasern
(Peridontium)

Alveolaranlage

Zahnalveole —— Osteoblasten

Abb. 9 a: Zahnentwicklung

medi-learn.de/7-ana1-9a

durchgebrochener Zahn

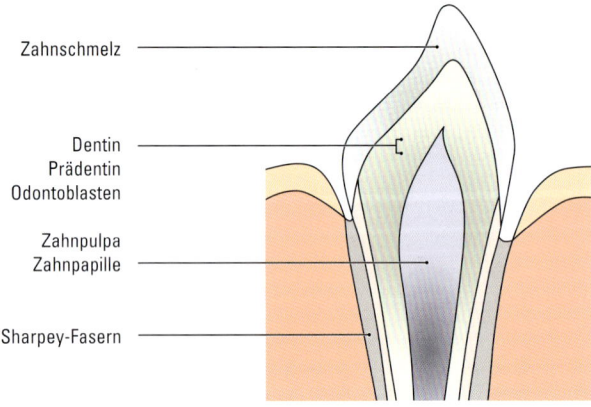

Zahnschmelz

Dentin
Prädentin
Odontoblasten

Zahnpulpa
Zahnpapille

Sharpey-Fasern

Abb. 9 b: Durchgebrochener Zahn

medi-learn.de/7-ana1-9b

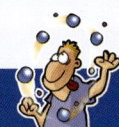
Dass aus dem **Neuralrohr** sämtliche für das ZNS typische Zellen entstehen, sollte man wissen. Häufig gefragt wurde bislang, dass sich aus dem Neuralrohr u. a.

- Astrozyten,
- Oligodendrozyten,
- Ependymzellen,
- Pinealozyten sowie
- die Epithelzellen des Plexus choroideus entwickeln.

Zum Thema **PNS** solltet ihr euch merken, dass

- aus der Neuralleiste unter anderem
  - Schwann-Zellen,
  - das Kopfmesenchym,
  - Spinalganglienzellen,
  - Melanozyten der Haut,
  - Drüsenzellen des Nebennieren-marks und
  - postganglionäre sympathische Neurone entstehen.
- motorische Vorderhornzellen wie das α-Motoneuron NICHT aus der Neural-leiste entstehen.

Die Entwicklung des Kopfes ist ein eher selten gefragtes Kapitel. Am häufigsten wurde bislang noch nach der **Zahnentwicklung** gefragt, zu der man sich merken sollte, dass

- die Adamantoblasten den Schmelz bilden und
- die Odontoblasten das Dentin.

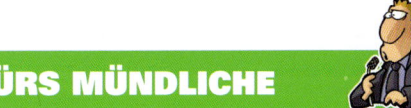
Für die Entwicklung aller Organe – und damit auch des ZNS - gilt, dass man in wenigen Sätzen eine Zusammenfassung wiedergeben können sollte. Die hierfür wichtigen Stichworte, die im Vortrag auch vorkommen sollten, sind im Wesentlichen die im Text **fett** gedruckten Worte. Ein histologisches Bild eines Zahns während der Entwicklung wird ganz gerne mal gefragt. Deshalb empfiehlt es sich, vor dem Mündlichen noch mal einen Blick auf Abb. 9 a und b auf S. 36 zu werfen.

1. Beschreiben Sie bitte die Entwicklung des Nervensystems.

2. Bitte erläutern Sie, woher entwicklungsgeschichtlich gesehen die Hirnnerven stammen.

3. Erläutern Sie bitte, warum ein Loch im Zahn nicht wieder zuheilt.

4. Bitte erklären Sie, wo sich die Grenze zwischen den Strukturen, die aus dem Ektoderm und dem Mesenchym stammen, befindet.

1. Beschreiben Sie bitte die Entwicklung des Nervensystems.
ZNS:
- Ektodermzellen,
- Neuralfalte,
- Neuralrinne,
- Neuralrohr,
- Verschluss Neuroporus anterior und posterior,
- 3 primäre Hirnbläschen,
- 5 sekundäre Hirnbläschen,
- Telencephalon/Diencephalon/Mes-encephalon/Metencephalon/Myel-encephalon und die dazugehörigen-Strukturen.

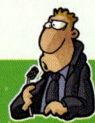
PNS:
- Ektodermzellen,
- Neuralfalte,
- Neuralrinne,
- Neuralleiste,
- somatische und vegetative Nerven,
- APUD-System und
- Schwann-Zellen.

2. Bitte erläutern Sie, woher entwicklungsgeschichtlich gesehen die Hirnnerven stammen.

Der N. opticus (II) und der N. olfactorius (I) stammen aus dem Neuralrohr und gehören somit zum ZNS (sie haben daher auch keine Hirnnervenkerne, sondern nur Neurone an Umschaltstellen), die übrigen Hirnnerven stammen aus der Neuralleiste und zählen somit zum PNS.

3. Erläutern Sie bitte, warum ein Loch im Zahn nicht wieder zuheilt.

Für die Bildung des Zahnschmelzes sind die Adamantoblasten zuständig. Sie liegen aber außen auf dem Zahnschmelz und sind nach dem Durchbrechen der Zähne nicht mehr vorhanden. Dem Zahn fehlen also die Zellen, die den Zahnschmelz neu bilden könnten.

4. Bitte erklären Sie, wo sich die Grenze zwischen den Strukturen, die aus dem Ektoderm und dem Mesenchym stammen befindet.

Die Grenze ist der Zahnschmelz.

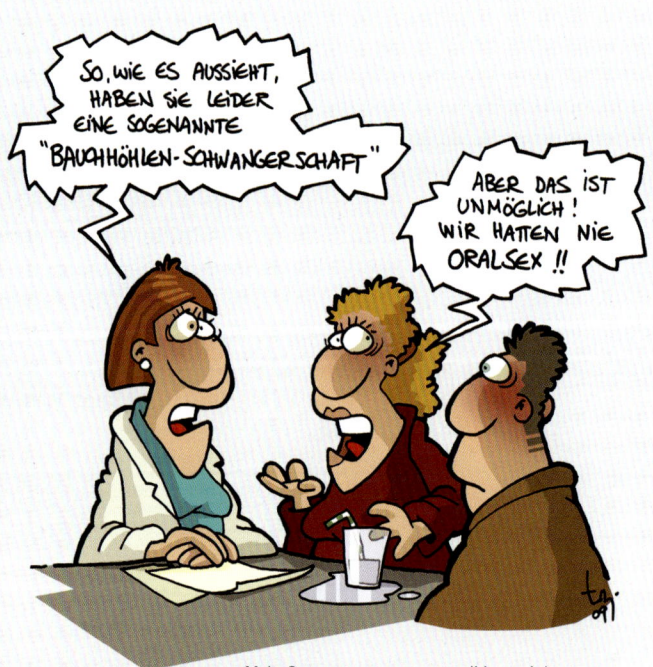

Mehr Cartoons unter www.medi-learn.de/cartoons

Pause

Lach mal wieder!

2.3   Entwicklung der Schilddrüse

Die Schilddrüse entwickelt sich aus dem Entoderm der **Mundhöhle**. Dabei stülpt sich zunächst am Zungengrund – im Bereich des späteren Sulcus terminalis – Gewebe nach kaudal ein. Die hierbei entstehende Grube bezeichnet man als **Foramen caecum**. Anschließend wandert das Schilddrüsengewebe weiter nach kaudal bis etwa auf Höhe des 6. Halswirbels. Der hierbei entstehende Gang wird **Ductus thyroglossus** genannt. Er verbindet während der Embryonalentwicklung die Schilddrüse mit dem Zungengrund (s. Abb. 11, S. 40). Im Laufe der weiteren Entwicklung verschließt sich dann der Ductus thyroglossus. Gelegentlich bleibt jedoch im distalen Anteil des Ductus etwas Schilddrüsengewebe bei der Wanderung zurück, wodurch am Oberrand der Schilddrüse eine pyramidenförmige Ausziehung des Schilddrüsengewebes entsteht. Diesen nicht bei jedem vorhandenen Lappen nennt man **Lobus pyramidalis**.

Aus der Neuralleiste wandern dann noch die C-Zellen der Schilddrüse (ultimobranchialer Körper = Zellen des APUD-Systems) zunächst in die 5. Schlundtasche und später in die Schilddrüse ein. Dorsal der Schilddrüse lagern sich die oberen und unteren Nebenschilddrüsen (Glandula parathyroidea superior bzw. inferior) an. Die oberen **Nebenschilddrüsen** entwickeln sich aus der 4. Schlundtasche, die unteren Nebenschilddrüsen entstehen aus der 3. Schlundtasche

2.4   Schlundbögen

Der kaudale Teil des Kopfes und der Hals entwickeln sich im Wesentlichen aus den **Schlundbögen (Kiemenbögen)**. Als Schlundbögen bezeichnet man Vorwölbungen nach innen im Kopf-Hals-Bereich. Sie werden durch die Schlundtaschen voneinander getrennt. Die Einstülpungen außen bezeichnet man als **Schlundfurchen** (s. Abb. 11, S. 40).

Typisch für die Kiemenbögen ist ihre **metamere Gliederung**. Darunter versteht man, dass jeder Abschnitt (jeder Kiemenbogen) identisch aufgebaut ist: Er besitzt
– einen Kern aus Mesoderm für eine Knorpel- und eine Muskelanlage,
– einen Nerven (aus der Neuralleiste stammend) und
– eine Arterie.

Die metamere Gliederung bei den Kiemenbögen bleibt jedoch NICHT bis zum Abschluss der Entwicklung erhalten. Das bedeutet, dass sich nicht aus jeder Anlage eine definitive Struktur entwickelt und daher auch – nach Abschluss der Entwicklung – nicht mehr alle Abschnitte gleich aussehen. Trotzdem hat auch der fertige Mensch noch Regionen mit metamerer Gliederung. Beispiele hierfür sind
– die Rippen mit den Interkostalräumen (sowohl die Muskulatur als auch die Anlage der Gefäße sehen in jedem Abschnitt gleich aus),
– die autochthonen Rückenmuskeln sowie
– die Gliederung des Rückenmarks und der Wirbelsäule.

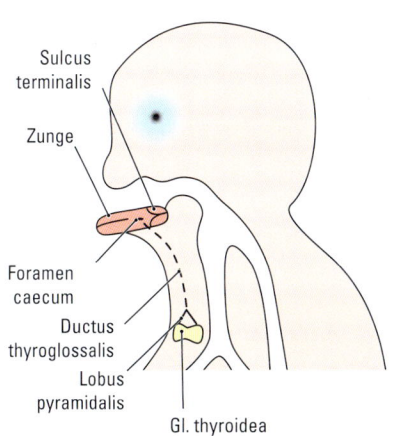

Sulcus terminalis
Zunge
Foramen caecum
Ductus thyroglossalis
Lobus pyramidalis
Gl. thyroidea

Abb. 10: Entwicklung der Schilddrüse

medi-learn.de/7-ana1-10

Merke!

Die Schlundbögen nennt man auch

– **Kiemenbögen**,
– **Branchialbögen** oder
– **Pharyngealbögen**.

Zunächst entwickelt sich in jedem Kiemenbogen eine Arterie. Diese Arterien der Kiemen- oder Schlundbögen nennt man auch **primitive Aortenbögen** oder **Kiemenbogenarterien**. Die Anordnung und die Lage der Kiemenbogenarterien ist in Abb. 12, S. 41 dargestellt.

Übrigens ...
Nicht aus allen angelegten Arterien entwickelt sich auch ein definitives Gefäß.

Die 1. **Kiemenbogenarterie** bildet sich fast vollständig zurück. Ihre Beteiligung an der Bildung der Arteria carotis externa und der Arteria maxillaris ist gering.

Die 2. **Kiemenbogenarterie** entwickelt sich zwar zunächst zu einer Arteria stapedia weiter (verläuft im Bereich des Steigbügels), bildet sich dann jedoch in der weiteren Entwicklung ebenfalls zurück. Übrig bleibt von ihr lediglich ein **Foramen** im **Stapes** aber **KEIN** definitives Gefäß.

Die 3. **Kiemenbogenarterie** bildet – gemeinsam mit der **dorsalen Aorta** – die **Arteria carotis interna**. Ebenfalls aus der 3. Kiemenbogenarterie stammt ein kleiner Teil der Arteria carotis communis.

Aus der 4. **Kiemenbogenarterie** entsteht auf der linken Seite der definitive **Aortenbogen**, rechts – wo kein Aortenbogen vorkommt – entwickelt sich der **Truncus brachiocephalicus** so-

in unterer Abbildung

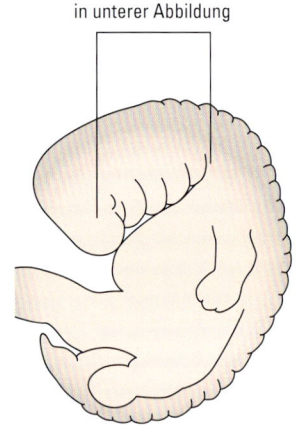

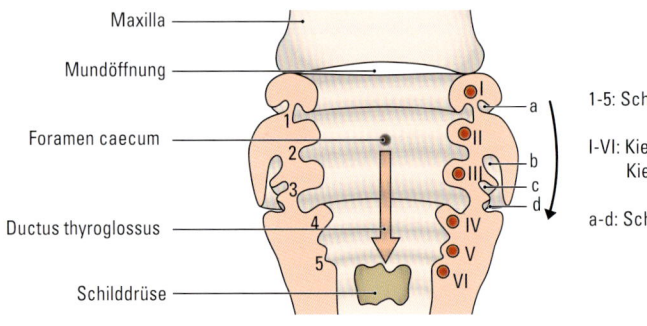

Maxilla
Mundöffnung
Foramen caecum
Ductus thyroglossus
Schilddrüse

1-5: Schlundtaschen

I-VI: Kiemenbögen mit Kiemenbogenarterien

a-d: Schlundfurchen

Abb. 11: Lage der Schlundbögen, -taschen und -furchen

medi-learn.de/7-ana1-11

wie ein Teil der **Arteria subclavia** aus der 4. Kiemenbogenarterie.

Die 5. Kiemenbogenarterie bildet sich vollständig zurück.

Aus der 6. **Kiemenbogenarterie** entwickeln sich links der **Truncus pulmonalis** sowie der **Ductus arteriosus Botalli** und rechts die **Arteria pulmonalis**.

Außer den Kiemenbogenarterien liegen während der Embryonalentwicklung noch insgesamt vier **Aorten** vor: zwei **ventrale** und zwei **dorsale**.

– Aus der **ventralen Aorta** entwickelt sich je eine **Arteria carotis communis** und eine **Arteria carotis externa**,

– aus der **dorsalen Aorta** entstehen ein Teil der **Arteria carotis interna** und die **Aorta descendens**.

Wie weiter oben beschrieben, entwickeln sich auch Nerven, Knorpel und Muskeln im Bereich der Schlundbögen.

2.4.1   Erster Schlundbogen (Mandibularbogen)

Ein großes Gefäß entwickelt sich hier nicht. Der Nerv des 1. Schlundbogens ist der N. mandibularis (3. Ast des N. trigeminus). Die Muskeln, die der Nerv versorgt (dies gilt auch für die weiteren Schlundbögen), entwickeln sich ebenfalls aus diesem Schlundbogen. Der N. mandibularis ist der einzige motorische Trigeminusast. Daher entwickelt sich die gesamte Kaumuskulatur (M. temporalis, M. masseter, Mm. pterygoidei, M. mylohyoideus, aber auch der M. tensor veli palatini und der Venter anterior des M. digastricus) aus diesem Bogen. Die Knorpelanlage im Bereich des 1. Schlundbogens wird **Meckel-Knorpel** genannt. Aus ihr entwickeln sich Hammer und Amboss. Außerdem entstehen aus dem 1. Schlundbogen auch ein Teil der Mandibula und ein kleiner Teil der Maxilla.

Zu beachten ist, dass der Steigbügel aus dem 2. Schlundbogen stammt. Begründet ist diese ungewöhnliche Entwicklung in der **Entstehung** des **Kiefergelenks**: Das **primäre** Kiefergelenk bildet sich zwischen **Hammer**, **Amboss** und **Mandibula** aus. Erst in der weiteren Entwicklung lagert sich das **Os temporale** dazwischen, sodass zum einen die **Paukenhöhle** und zum anderen das **sekundäre Kiefergelenk** entstehen, das aus diesem Grund auch **Anlagerungsgelenk** genannt wird.

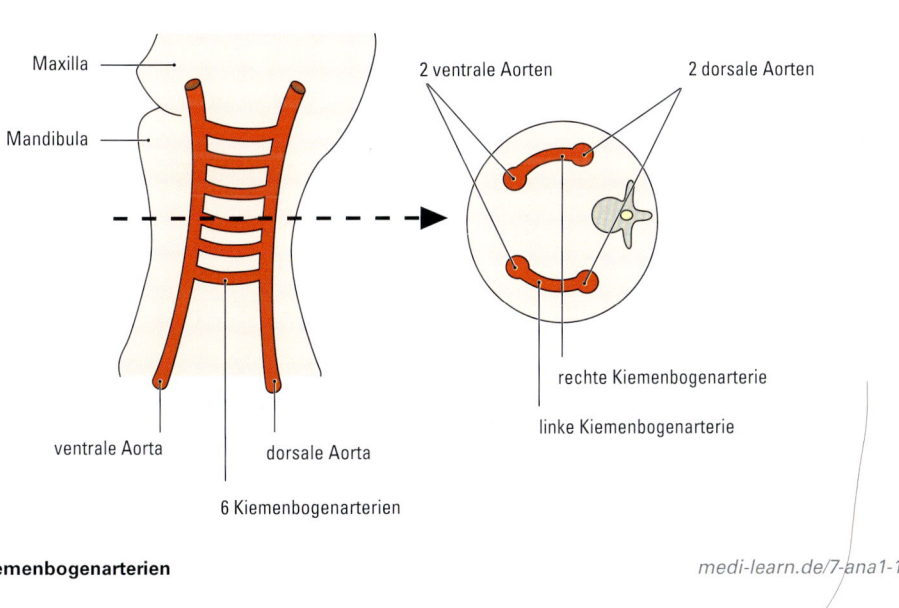

Maxilla
Mandibula
2 ventrale Aorten
2 dorsale Aorten
ventrale Aorta
dorsale Aorta
6 Kiemenbogenarterien
rechte Kiemenbogenarterie
linke Kiemenbogenarterie

Abb. 12: Kiemenbogenarterien

medi-learn.de/7-ana1-12

2

Übrigens …
Bei Schlangen unterbleibt diese Trennung, sodass diese zwar schlechter hören, dafür aber den Mund aufgrund der Lage des Kiefergelenks weiter öffnen können.

2.4.2   Zweiter Schlundbogen (Hyoidbogen)

Auch im **2. Schlundbogen** entsteht **kein** definitives Gefäß. Der Nerv, der dem 2. Schlundbogen zugeordnet wird, ist der **N. intermediofacialis** bzw. N. intermedius des N. facialis. Die Muskulatur, die aus diesem Schlundbogen stammt, ist deswegen im Wesentlichen die **mimische Muskulatur**, zum anderen jedoch auch der **M. stapedius**, der **M. stylohyoideus** und der **Venter posterior** des **M. digastricus**. Der Knorpel des 2. Schlundbogens hat ebenfalls einen Eigennamen: Er wird gelegentlich **Reichert-Knorpel** genannt. Aus ihm entwickeln sich der **Steigbügel**, ein kleiner Teil des Os temporale (der Processus styloideus) und der kraniale Teil des **Os hyoideum**. Sämtliche Bestandteile, die für den **Stapediusreflex** benötigt werden (der M. stapedius, der Steigbügel und der N. intermediofacialis) entstammen demselben Kiemenbogen.

Übrigens …
Der Stapediusreflex wird ausgelöst, wenn das Ohr zu lauten Geräuschen ausgesetzt ist: Durch Innervation des M. stapedius erfolgt dessen Kontraktion, was zu einer Verkantung des Steigbügels im ovalen Fenster führt. Dadurch werden die Schallleitung erschwert und die Geräusche leiser gehört.

2.4.3   Dritter Schlundbogen

Ab dem 3. Schlundbogen haben weder der Schlundbogen noch sein Knorpel einen Eigennamen erhalten. Dem 3. Schlundbogen wird der **N. glossopharyngeus** zugerechnet, die entsprechende Schlundbogenarterie bildet die Arteria carotis interna (s. 2.4, S. 39).

Als Muskel entwickelt sich der **M. stylopharyngeus** aus dem 3. Schlundbogen. Aus den knorpeligen Anteilen entsteht das **Cornu majus** sowie der untere Teil des **Os hyoideum**. Außerdem enthält der 3. Schlund- oder Branchialbogen die **Pharynxmuskulatur**.

2.4.4   Vierter, fünfter und sechster Schlundbogen

Der 4., 5. und 6. Schlundbogen sind häufig miteinander verschmolzen. Insgesamt muss man sagen, dass in der Literatur leider Uneinigkeit über die hieraus entstehenden Strukturen herrscht. Daher wurde, abgesehen von der Weiterentwicklung der Gefäße, im schriftlichen Examen bisher auch nichts dazu gefragt. Immerhin scheint man jedoch Folgendes definitiv sagen zu können:

– Aus dem **4. Schlundbogen** stammt der **Nervus laryngeus superior** (der 1. Ast des Nervus vagus). Aus den Gefäßen des 4. Schlundbogens entwickelt sich links der **Aortenbogen** und rechts der **Truncus brachiocephalicus** sowie ein Teil der **Arteria subclavia**. Die ihnen zugeordneten Muskeln sind der **M. cricothyroideus** und gelegentlich auch der **M. levator veli palatini** sowie der **M. constrictor pharyngis**.

– Aus dem **5. Schlundbogen** scheinen sich keine relevanten Strukturen zu entwickeln.

– Der **Truncus pulmonalis**, der **Ductus arteriosus Botalli** und die Arteria pulmonalis entstammen dem 6. Schlundbogen. Ebenfalls dem **6. Schlundbogen** wird der **Nervus laryngeus recurrens** (2. Ast des Nervus vagus) zugeordnet. Dessen Aufgabe ist die Innervation der gesamten Kehlkopfmuskulatur mit Ausnahme des M. cricothyroideus. Das lässt darauf schließen, dass auch die **gesamte Kehlkopfmuskulatur** (**außer** dem M. cricothyroideus) aus dem Schlundbogen stammt. Das Kehlkopfskelett wird sowohl vom 4. als auch vom 6. Schlundbogen gebildet, die Epiglottis dagegen stammt aus dem 2. und 4. Schlundbogen.

2

2.5   Schlundtaschen

Auf der medialen Seite sind die sechs Schlundbögen durch **fünf Schlundtaschen** voneinander getrennt. Diese Einstülpungen sind mit **Entoderm** ausgekleidet.
– Die **1. Schlundtasche** bildet über den **Recessus tubotympanicus** schließlich
  • die **Paukenhöhle**,
  • die **Tuba auditiva**,
  • das **Trommelfell** und
  • das **Antrum mastoideum**.
– Aus der **2. Schlundtasche** entsteht im Wesentlichen die **Tonsilla palatina**. Durch ihre Einstülpung wird die **Fossa tonsillaris** gebildet.
– Die **3. Schlundtasche** dient als Basis für die Entwicklung des **Thymus** und für die **Glandulae parathyroideae inferiores**.
– Aus der **4. Schlundtasche** entstehen die **Glandulae parathyroideae superiores** und
– aus der **5. Schlundtasche** die **C-Zellen** der Schilddrüse.
Durch Verbindung mit der 1. Schlundfurche bildet die 1. Schlundtasche den äußeren Gehörgang.

> **Übrigens …**
> Branchiogene Halsfisteln entstehen durch mangelhaften Verschluss im Bereich der Schlundtaschen und Schlundfurchen. Sie können nach innen im Bereich der Tonsilla palatina münden.

2.6   Schlundfurchen

Die **Schlundfurchen** stülpen sich lateral am Hals ein. Zu Beginn der Entwicklung liegen insgesamt **vier** Furchen vor, wobei sich jedoch lediglich die **erste** zu einer definitiven Struktur weiterentwickelt: Durch die Einstülpung der 1. Schlundfurche entwickelt sich der **Meatus acusticus externus**, das Ende der Schlundfurche bildet den **äußeren Teil** des **Trommelfells**.

2.7   Entstehung der Brustorgane

Der Schwerpunkt dieses Kapitels liegt eindeutig auf der Herzentwicklung, dicht gefolgt vom fetalen Kreislauf. Wenn du diese beiden Themen sicher beherrschst, sollten dir die zugehörigen Physikumsfragen keine Probleme, sondern Punkte bescheren.

2.7.1   Zwerchfell

Das Zwerchfell entwickelt sich aus den Myoblasten der Halsmyotome. Und jetzt die gute Nachricht: Mehr muss man dazu gar nicht wissen …

2.7.2   Entwicklung des Herzens

Das Herz entsteht aus den kaudalen Anteilen der beiden **ventralen Aorten**. Die Entwicklung des kranialen Anteils der beiden ventralen Aorten wurde bei der Entwicklung der Kiemenbogenarterien bereits besprochen (s. 2.4, S. 39). Die kaudalen Anteile beginnen aufeinander zuzuwachsen und in ihrem mittleren Teil miteinander zu verschmelzen (s. Abb. 13, S. 45). Hierdurch entsteht eine x-förmige Struktur, der primitive Herzschlauch. Dieser **Herzschlauch** weist bereits am **21. Entwicklungstag** eine **Eigenfrequenz** auf. Wie auch beim späteren Herzen wird diese Eigenfrequenz durch spezialisierte **Muskelzellen** gesteuert, die im Bereich des späteren Sinusknotens – im Sinus venosus – liegen.

Obwohl das Herz zu diesem Zeitpunkt der Entwicklung bereits eine Eigenfrequenz aufweist, liegt noch KEIN Sinusrhythmus vor. Der Sinusrhythmus ist definiert durch eine P-Welle, einen QRS-Komplex und eine T-Welle. Dieses Muster kommt durch die Erregungsbildung und Erregungsrückbildung in den verschiedenen Räumen des fertigen Herzens zustande. Da um den 21. Entwicklungstag jedoch noch keine Herzräume vorliegen, besteht zwar bereits

eine Erregungsleitung sowie eine Eigenfrequenz, jedoch **noch kein Sinusrhythmus**.

Zur embryonalen Anlage des Herzschlauchs gehören **die Atrien, die Ventrikel und der Truncus arteriosus**. Der Ductus arteriosus (Botalli) gehört aber NICHT dazu. Er entwickelt sich aus der 6. Kiemenbogenarterie (s. 2.4, S. 39)!
Der primitive Herzschlauch sackt in seiner weiteren Entwicklung zunächst N- oder sesselförmig zusammen. Die so entstandene Struktur nennt man **Herzschleife**. Anschließend werden die kaudalen Strombahnen nach kranial umgelagert. Betrachtet man das fertige Herz, so sieht man, dass die Gefäße alle mehr oder weniger weit kranial liegen. Die beiden von Anfang an kranial liegenden Gefäße bezeichnet man auch als **Truncus arteriosus**. Aus diesen Gefäßen entwickeln sich die Aorta und der **Truncus pulmonalis**.
Die Crista terminalis des Herzens trennt den aus dem Sinushorn entstandenen Bereich von dem aus dem primitiven Atrium entstandenen Bereich des rechten Atriums.
Aus den beiden kaudal liegenden Gefäßen, die sich im Laufe der weiteren Entwicklung nach dorsal/kranial umlagern, entstehen die **Venae pulmonales**. Aus diesem Grund bezeichnet man diese Region auch als **Sinus venosus** (später heißt diese Region auch Porta venosa).
Zur Entwicklung der Vena cava gibt es verschiedene Lehrmeinungen. Am plausibelsten erscheint, dass die **Vena cava sekundär** in das Herz **einwächst**. Im Prinzip wachsen dabei eine Vene von kranial und eine Vene von kaudal in den rechten Vorhof und bilden dabei eine Vena cava superior und eine Vena cava inferior.
Ebenfalls zu diesem Zeitpunkt entwickeln sich die **Herzkranzgefäße** durch Ausstülpungen aus den bereits bestehenden Gefäßen, und es erfolgt fast zeitgleich die **Unterteilung** des Herzens in seine Vorhöfe und Kammern. Hierfür stülpt sich zunächst sowohl von ventral als auch von dorsal die Wand in der Mitte ein, bis die ventrale und die dorsale Wand punktförmig in der Mitte des Herzens verschmelzen.

Dadurch entwickelt sich aus dem kugelförmigen blutgefüllten Hohlraum des primitiven Herzschlauchs zunächst ein Raum, dessen Form am ehesten einem Donut ähnelt. Den miteinander verschmolzenen Teil der ventralen und dorsalen Wand, der nun wie ein Balken durch den flüssigkeitsgefüllten Hohlraum des Herzens zieht, bezeichnet man als **Endokardkissen**.
Im weiteren Verlauf stülpt sich ein Teil der kaudalen Wand des Herzens nach kranial ein, verschmilzt mit dem Endokardkissen und bildet das **Septum interventriculare**. Das Endokardkissen selbst bildet das **Herzskelett**.

Übrigens …
Die Bezeichnung Herzskelett rührt daher, dass in diesem Bereich beim Rind ein Knochen vorliegt.

Auf Höhe des Herzskeletts stülpt sich die Wand zirkulär ein, verschmilzt jedoch NICHT mit dem Endokardkissen. Hierdurch bildet sich eine Art Taille im Bereich der Vorhof-Kammer-Grenze aus. Im Bereich der zirkulären Einstülpung wächst das **Endokard** etwas schneller als die übrigen Schichten der Herzwand, wodurch eine **Endokardduplikatur** entsteht. Diese Duplikaturen bilden schließlich die **Herzklappen**. Auch die Vorhöfe werden durch eine Einstülpung der Wand unterteilt. Dazu stülpt sich zunächst von kranial ein Septum nach kaudal ein und wächst auf das Endokardkissen zu. Da es das erste einwachsende Septum ist, nennt man es **Septum primum**. Das Loch zwischen rechtem und linkem Vorhof – das zu diesem Zeitpunkt noch besteht – nennt man entsprechend **Foramen primum**. Während der weiteren Entwicklung reißt das Septum primum jedoch kranial ab und wächst unten am Endokardkissen fest. So entsteht wiederum ein Foramen zwischen rechtem und linkem Vorhof, das nun **Foramen secundum** genannt wird. Etwas rechts von der Abrissstelle des Septum primum gelegen, stülpt sich ein erneutes Septum – das **Septum secundum** – ein.

2

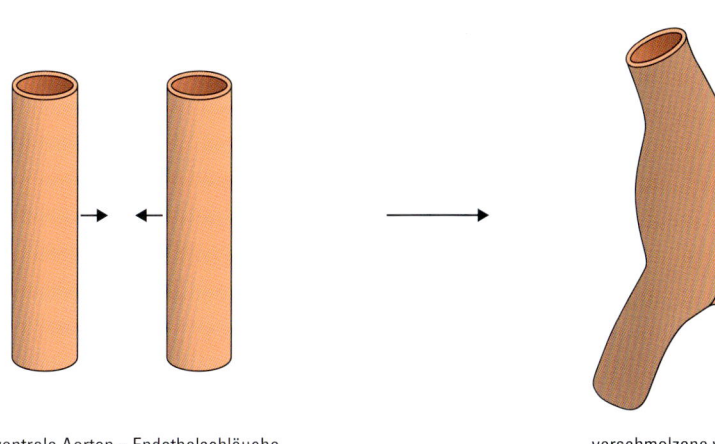

21. Tag

ventrale Aorten = Endothelschläuche

verschmolzene ventrale Aorten
= Herzschlauch
(bereits Eigenfrequenz)

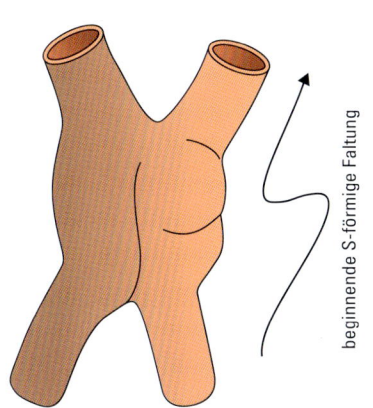

beginnende S-förmige Faltung

Truncus arteriosus

Ansicht von lateral

Ansicht von ventral

Aorta/
Truncus pulmonalis

Truncus
arteriosus

Sinus
venosus

Umlagerung der kaudalen
Strohmbahnen nach kranial

Vv. pulmonales

Sinus venosus

V. cava

Herzschleife

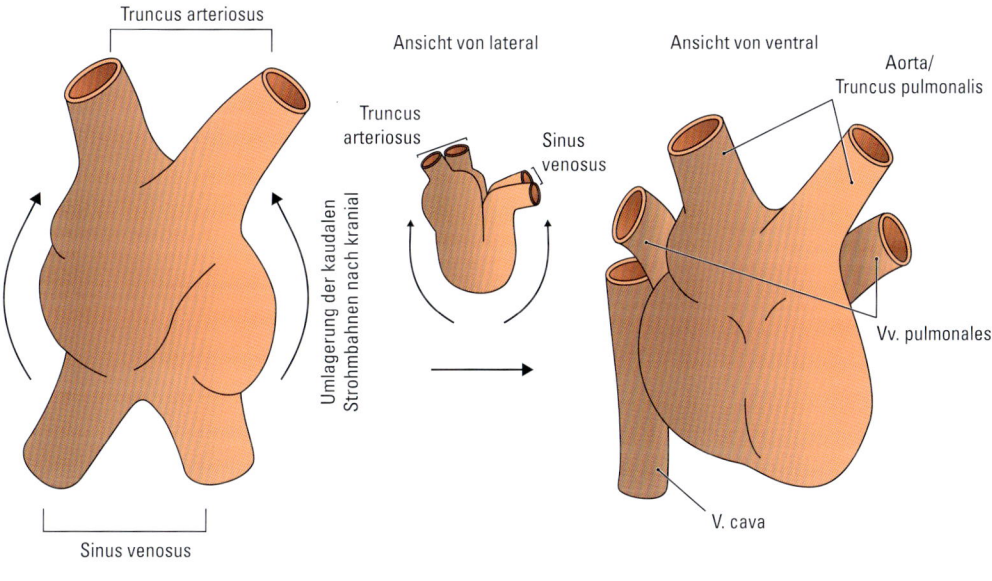

Abb. 13 a: Entwicklung des Herzens (1)

medi-learn.de/7-ana1-13a

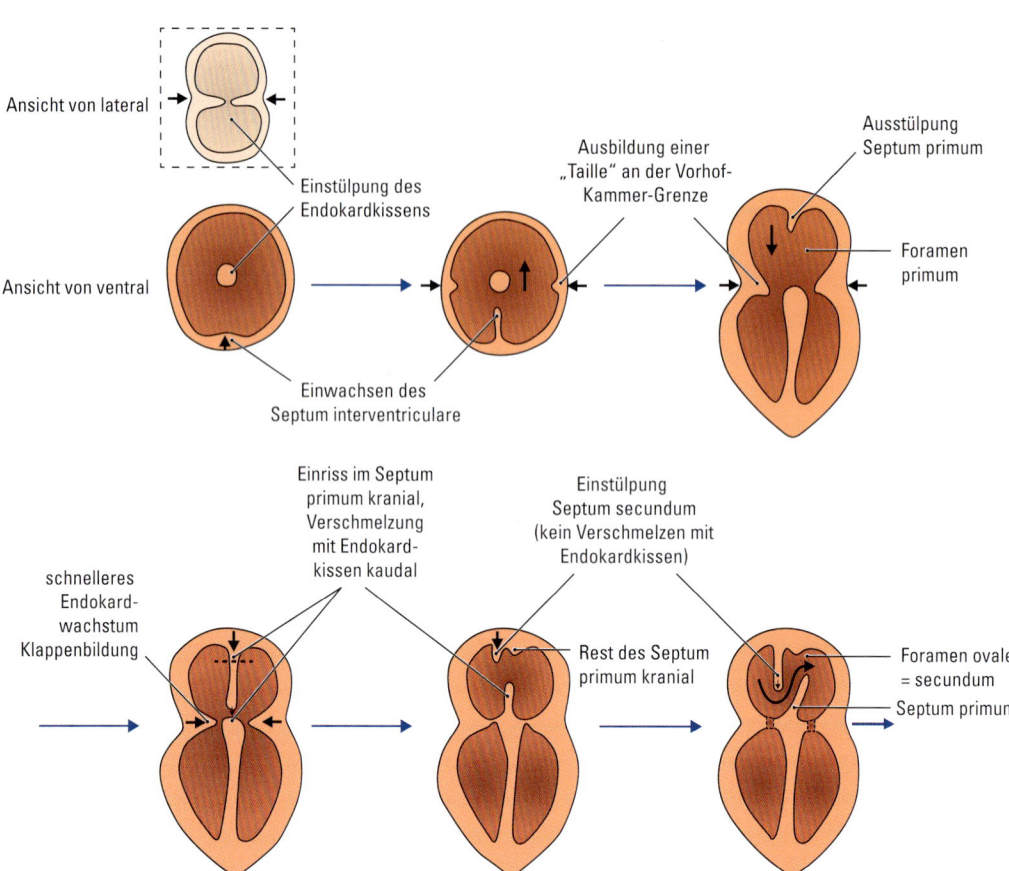

Abb. 13 b: Entwicklung des Herzens (2)

medi-learn.de/7-ana1-13b

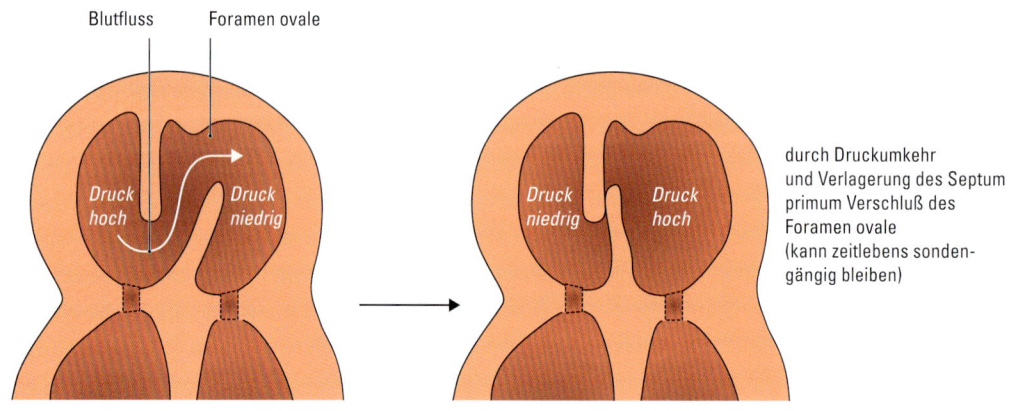

Abb. 13 c: Verschluss des Foramen ovale bei der Geburt

medi-learn.de/7-ana1-13c

Abb. 13 a-c: Entwicklung des Herzens

Dieses Septum wächst jedoch nicht auf das Endokardkissen zu und verschmilzt mit diesem, sondern **hört** vorher, etwa auf der Mitte der Strecke, **auf**. Die Enden von Septum primum und Septum secundum **überlappen** sich. Das Septum secundum wölbt sich im Bereich der Fossa ovalis etwas in den rechten Vorhof vor. Man nennt diese Vorwölbung auch Limbus. Im Gegensatz zum Erwachsenen ist beim Fetus der Blutdruck im rechten Vorhof höher als im linken. Durch den erhöhten Druck im rechten Vorhof wird das Septum primum nach links aufgedrückt, wodurch eine Verbindung zwischen rechtem und linkem Herzen entsteht. Dieses Foramen wird **Foramen ovale cordis** (Foramen secundum) genannt. Es entsteht durch Degeneration im Septum primum. Durch das Foramen ovale gelangt pränatal der Hauptblutstrom vom rechten Vorhof direkt zum linken Vorhof (vom Lungen- zum Körperkreislauf). Daher stellt es einen **Rechts-Links-Shunt** dar. Postnatal kehrt sich der Druck in den Vorhöfen um, wodurch sich das Septum primum aufgrund des Druckabfalls im rechten Vorhof zur anderen Seite umlagert. Dabei legt es sich dem Septum secundum an und das Foramen ovale wird **funktionell** verschlossen.

> **Merke!**
>
> Das Foramen ovale kann **zeitlebens sondengängig** bleiben.

2.7.3 Fetaler Blutkreislauf

Der fetale Blutkreislauf weist **drei Umgehungskreisläufe** auf:

1. Der erste Umgehungskreislauf ist der **Ductus venosus (Arantii)**. Er leitet den über die V. umbilicalis von der Plazenta kommenden Blutstrom an der **Leber** vorbei. Gäbe es diesen Kurzschluss nicht, würde das sauerstoffreiche Blut durch die Leber fließen, noch bevor es das Herz erreicht hat, und durch die daraus resultierende Reduzierung des O_2-Gehalts im Blut zu einer Minderversorgung der restlichen Organe führen. Postnatal obliteriert der Ductus venosus (Arantii) zum **Ligamentum venosum**.
2. Der zweite fetale Kurzschluss ist das Foramen ovale cordis (s. Abb. 14, S. 48). Hier wird das Blut direkt vom rechten in den linken Vorhof geleitet, sodass das sauerstoffreiche Blut schneller dem Gehirn zugeführt werden kann.
3. Der dritte fetale Kurzschluss ist der **Ductus arteriosus (Botalli)**. Er führt das Blut vom Truncus pulmonalis in den Aortenbogen und somit an der **Lunge** vorbei. Der Embryo besitzt zwar schon einen Lungenkreislauf, pränatal sind die Lungen jedoch nicht belüftet, sodass es nicht erforderlich ist, das gesamte (mittlerweile schon deutlich venöse) Blut durch die Lunge, erneut durch das Herz und erst dann weiter in den Körper zu schicken. Der Ductus arteriosus Botalli obliteriert zum **Ligamentum arteriosum**.

Der Hauptteil des Blutes wird deswegen in den Aortenbogen geleitet, was dazu führt, dass die **obere** Körperhälfte deutlich **mehr** mit **Sauerstoff** versorgt wird als die untere (s. Abb. 14, S. 48). Dies sieht man dem Neugeborenen auch an: Sein Kopf erhält viel Sauerstoff und ist deswegen im Vergleich zum restlichen Körper deutlich größer als es beim Erwachsenen der Fall ist. Die unteren Extremitäten sind hingegen verglichen mit dem Kopf noch deutlich zu klein. Erst mit der Umstellung des Kreislaufs nach der Geburt erfolgt dann eine gleichmäßige Blutversorgung, und der Ductus venosus Arantii obliteriert zum **Ligamentum venosum**.

4. Die V. umbilicalis (vom Nabel zur Leber) wird zum Lig. teres hepatis.
5. Die **Anfangsteile** der **Aa. umbilicales** geben die **Aa. vesicales superiores** ab, während die **distalen** Teile der **Aa. umbilicales** zu den **Ligg. umbilicalia medialia** (s. Abb. 15, S. 50) werden.

2

Merke!

Nach Unterbrechung der Nabelschnurdurch-
blutung erfolgt die perinatale Kreislaufumstel-
lung durch den funktionellen Verschluss des
Foramen ovale, die Kontraktion des Ductus
arteriosus (Botalli) und die Kontraktion des
Ductus venosus (Arantii).

Übrigens ...

Die schlechte Durchblutung der Lunge, die überdies noch mit sehr sauer-
stoffarmen Blut erfolgt,
ist eine der Hauptursa-
chen dafür, dass die Lun-
ge beim ungeborenen
Kind am langsamsten von
allen Organen reift.

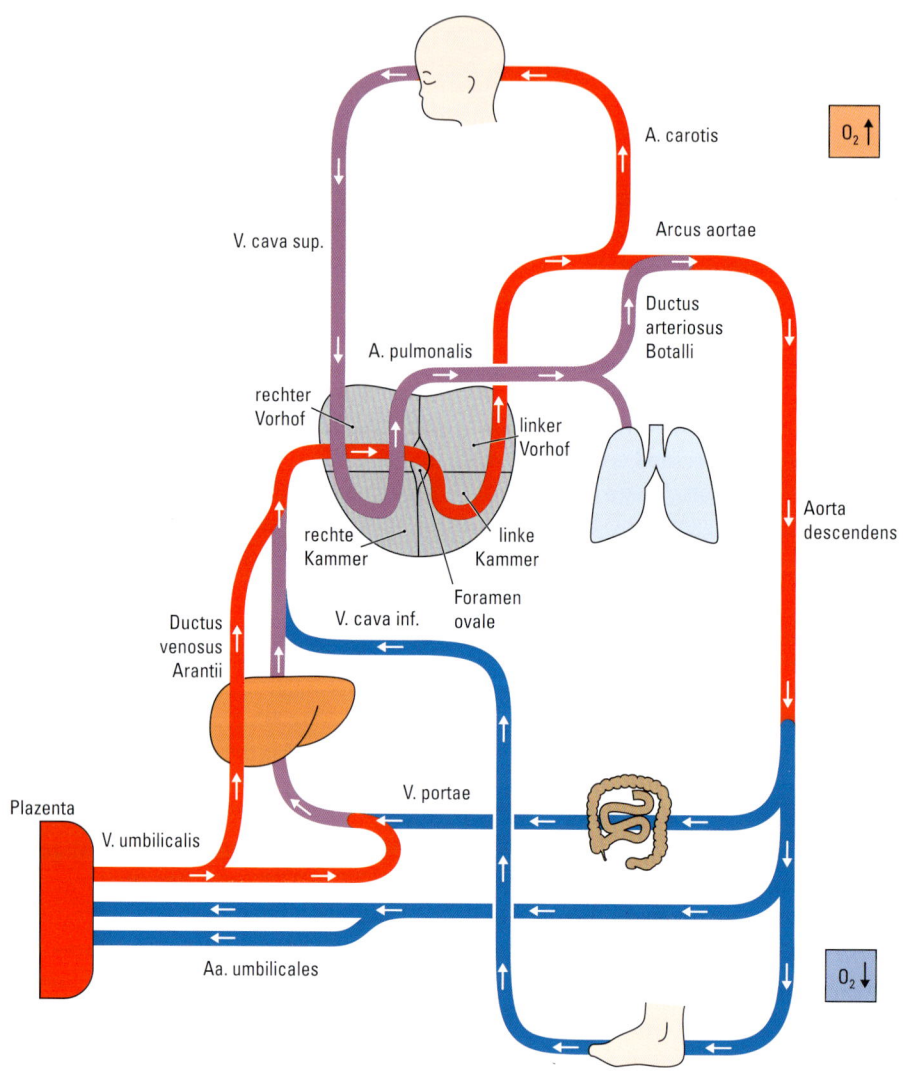

Abb. 14: Fetaler Blutkreislauf

medi-learn.de/7-ana1-14

Die ersten roten Blutzellen entstehen in der Wand des Dottersacks, danach übernehmen Leber und Milz die Blutbildung (Erys mit HbF); erst dann erfolgt die Blutbildung im Knochenmark (HbA).

2.7.4   Entwicklung des Respirationstrakts

Die Lunge entwickelt sich aus dem **Vorderdarm** (s. 2.9.1, S. 55). Etwa in der 4. Entwicklungswoche stülpt sich ein **Lungendivertikel** aus dem Vorderdarm aus. Dieses Lungendivertikel wächst nach kaudal und teilt sich zunächst in zwei Lungenknospen, aus denen dann rechts weitere drei und links noch zwei **Lungenknospen** werden. Entsprechend des Verlaufs der späteren Bronchien erfolgt anschließend eine immer noch weitere Aufteilung der Lungenknospen, bis sich schließlich die Lunge komplett ausgebildet hat. Bis zum Beginn des 7. Entwicklungsmonats hat sich jede der zwei Ursprungslungenknospen bereits ca. 17-mal geteilt. Weitere Teilungsschritte finden nach der Geburt statt, wobei die Entwicklung der Alveolen bis ungefähr zum 10. Lebensjahr andauert. Da die Lunge bzw. ihr Epithel aus dem Vorderdarm entstehen, bildet sich das Epithel der Lunge (und damit auch das der Trachea und das des Kehlkopfs) aus **Entoderm**. Die Knorpelspangen stammen dagegen – wie alle Knorpel – aus **Mesoderm**. Entwicklungsgeschichtlich bedingt, besteht zunächst eine Verbindung zwischen Trachea und Ösophagus. Im Laufe der weiteren Entwicklung bildet sich an deren Stelle ein Septum oesophagotracheale aus.

Übrigens ...
Eine mögliche Missbildung ist eine unvollständige Ausbildung dieses Septums, sodass es zu einer Fistelbildung zwischen Trachea und Ösophagus kommt. Diese Fistel muss operativ verschlossen werden.

Wie oben bereits beschrieben, entsteht die Lunge durch die Ausbildung eines Lungendivertikels aus dem Vorderdarm. Der Vorderdarm ist komplett von einer Schicht aus **Mesoderm** überzogen. Auch das Lungendivertikel bleibt von einer mesodermalen Schicht bedeckt. Da dieses Mesoderm direkt an das entsprechende Organ grenzt, wird es als **viszerales Mesoderm** bezeichnet.

Auch die **Zölomhöhle** (Körperhöhle) ist von Mesoderm bedeckt. Da dieses jedoch organfern liegt, bezeichnet man es als **parietales Mesoderm**. Durch Verschmelzung des viszeralen und parietalen Mesoderms entsteht schließlich die Trennung von **Peritoneal-** und **Pleurahöhle**.

Insgesamt dauert die Lungenentwicklung mindestens sieben Monate. Frühestens ab dem 6. Entwicklungsmonat (ca. 22. Woche) ist die Lunge soweit gereift, dass ein frühgeborenes Kind eine Überlebenschance hat. Die Entwicklung der Lunge ist u. a. deswegen so langwierig, weil die Lunge im fetalen Blutkreislauf nur gering mit Blut versorgt wird: Ein großer Teil des Bluts wird über den Ductus arteriosus Botalli an der Lunge vorbei vom Truncus pulmonalis in den Aortenbogen fortgeleitet, und auch zu diesem Zeitpunkt befindet sich in dem schon vorhandenen Lungenkreislauf überwiegend venöses Blut. Da sich Organe entsprechend ihrer Sauerstoffversorgung entwickeln, entwickelt sich daher die Lunge nur sehr langsam.

Übrigens ...
Häufig liegt bei Frühgeborenen auch ein Surfactantmangel vor. Dies führt dazu, dass die Lunge sich nur zögernd entfaltet und/oder die Alveolen wieder kollabieren und das Kind dadurch ein postnatales Atemnotsyndrom (RDS – respiratory distress syndrome) entwickelt.

2

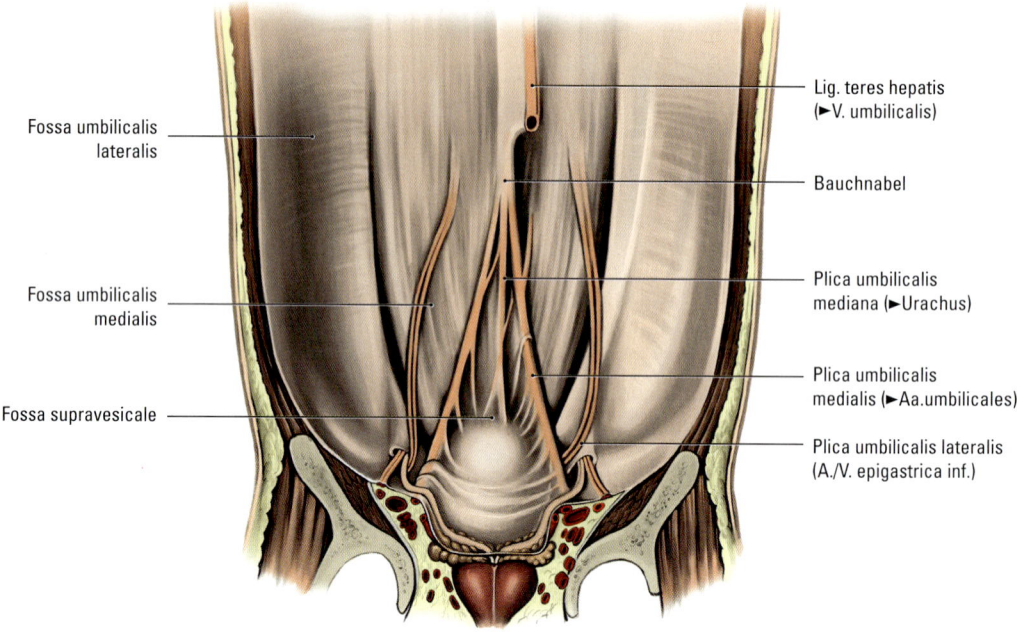

Fossa umbilicalis lateralis

Fossa umbilicalis medialis

Fossa supravesicale

Lig. teres hepatis (►V. umbilicalis)

Bauchnabel

Plica umbilicalis mediana (►Urachus)

Plica umbilicalis medialis (►Aa.umbilicales)

Plica umbilicalis lateralis (A./V. epigastrica inf.)

Abb. 15: Plicae umbilicales

medi-learn.de/7-ana1-15

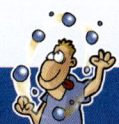
Die Schlundfurchen wurden im schriftlichen Examen noch nie gefragt. **Schlundtaschen** und **Kiemenbögen** kommen fast in jedem Examen dran; Welche Arterie kommt woher?, Was ist der Meckel-Knorpel? etc.

Zu den **Schlundbögen** solltet du fürs Schriftliche daher parat haben, dass

– aus der Anlage des 1. Schlundbogens NICHT das Philtrum der Oberlippe entsteht.

Zum Thema **Herzentwicklung** solltest du unbedingt wissen, dass

– die Pulsation des frühembryonalen Herzens des Menschen durch bestimmte Zellen im Sinus venosus gesteuert wird. Diese sind, wie beim späteren Herzen auch, spezialisierte Muskelzellen (Antwortmöglichkeiten wie „spezialisierte Nervenzellen, Stoffe in der Perikardialflüssigkeit" etc. sind daher falsch!).
– das Foramen ovale einen Rechts-Links-Shunt darstellt,
– das Foramen ovale postnatal funktionell durch das Septum primum verschlossen wird und
– das Foramen ovale zeitlebens sondengängig bleiben kann.

Die Lieblingsantworten im Schriftlichen zum **fetalen Blutkreislauf** betreffen die weitere Entwicklung der fetalen Blutgefäße. Aus diesem Bereich solltest du dir merken, dass

– die Anfangsteile der Aa. umbilicales die Aa. vesicales superiores abgeben.
– die distalen Teile der Aa. umbilicales zu den Ligg. umbilicalia medialia (s. Abb. 14, S. 48) werden.
– die V. umbilicalis zum Ligamentum teres hepatis obliteriert.
– der Ductus arteriosus (Botalli) zum Ligamentum arteriosum zwischen linker A. pulmonalis (bzw. Truncus pulmonalis) und Aortenbogen wird.
– der Ductus venosus (Arantii) die V. umbilicalis mit der V. cava inferior verbindet und nach der Geburt zum Ligamentum venosum obliteriert.
– der Sauerstoffgehalt bei der Umstellung vom fetalen auf den postnatalen Kreislauf am stärksten im herznahen Abschnitt der Vena cava inferior abfällt.
– im fetalen Kreislauf der Ductus venosus (Arantii) das sauerstoffreichste Blut führt.
– im fetalen Kreislauf die V. iliaca interna das sauerstoffärmste Blut führt.
– postnatal der O_2-Gehalt in der V. cava inf. am stärksten abfällt

Die **Entwicklung des Respirationstrakts** wurde im Schriftlichen bislang nicht gefragt.

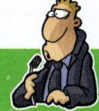
Mit den folgenden Fragen kannst du das Gelernte nun überprüfen. Wer die Herzentwicklung aufzeichnen oder erklären kann, macht (wenn er es richtig macht) einen ziemlich guten Eindruck!

1. **Bitte erklären Sie, was aus dem Mandibularbogen entsteht.**

2. **Bitte erläutern Sie, was sich aus dem Hyoidbogen entwickelt.**

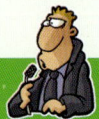
3. **Bitte erklären Sie, was sich aus dem dritten Kiemenbogen bildet.**

4. **Erläutern Sie bitte, was das besondere an der Entwicklung der Nebenschilddrüsen ist.**

5. **Bitte erklären Sie, welches Gefäß sich beim Embryo aus 2 Anteilen entwickelt.**

6. **Bitte erklären Sie, was das Foramen ovale ist.**

7. **Kennen Sie noch einen anderen Rechts-Links-Shunt?**

Zum Thema fetaler Blutkreislauf sollte man seinem Prüfer die Unterschiede zwischen fetalem und adultem Blutkreislauf erklären können.

8. **Nennen Sie bitte wesentliche Unterschiede zwischen fetalem und adultem Blutkreislauf.**

9. **Nennen Sie die Gemeinsamkeit von Lunge und Magen.**

10. **Bitte erläutern Sie, wie lange die Entwicklung der Lunge dauert.**

11. **Erklären Sie, warum Frühgeborene häufig pulmonale Probleme haben.**

---

1. Bitte erklären Sie, was aus dem Mandibularbogen entsteht.
– M. masseter, M. temporalis, Mm. pterygoidei,
– M. diagastricus (Venter anterior), M. mylohyoideus, M. tensor tympani, M. tensor veli palatini,
– Hammer, Amboss, Mandibula, kleiner Teil der Maxilla und
– Meckel-Knorpel.
Die aus dem Mandibularbogen entstandenen Muskeln werden vom N. mandibularis (V 3) versorgt. Die den Mandibularbogen versorgenden Gefäße bilden sich zurück.

2. Bitte erläutern Sie, was sich aus dem Hyoidbogen entwickelt.
Aus dem Hyoidbogen (2. Kiemenbogen) entstehen
– M. stapedius, M. stylohyoideus, M. diagastricus (Venter posterior), mimische Muskeln,
– Steigbügel,
– Processus styloideus (Os temporale),
– Ligamentum stylohyoideum, Cornu minus und oberer Teil des Os hyoideum sowie
– Reichert-Knorpel.
Die aus dem Hyoidbogen entstandenen Muskeln werden vom N. intermediofacialis (aus VII) versorgt. Die den Hyoidbogen versorgenden Gefäße bilden sich zurück.

3. Bitte erklären Sie, was sich aus dem dritten Kiemenbogen bildet.
Aus dem 3. Kiemenbogen entstehen
– N. glossopharyngeus (IX),
– unterer Teil der A. carotis interna,
– M. stylopharyngeus, M. constrictor pharyngis und medius sowie
– Cornu majus und unterer Teil des Os hyoideum.

4. Erläutern Sie bitte, was das besondere an der Entwicklung der Nebenschilddrüsen ist.
Die unteren beiden Glandulae parathyroideae entstehen aus der 3. Schlundtasche, die oberen beiden aus der 4. Schlundtasche.

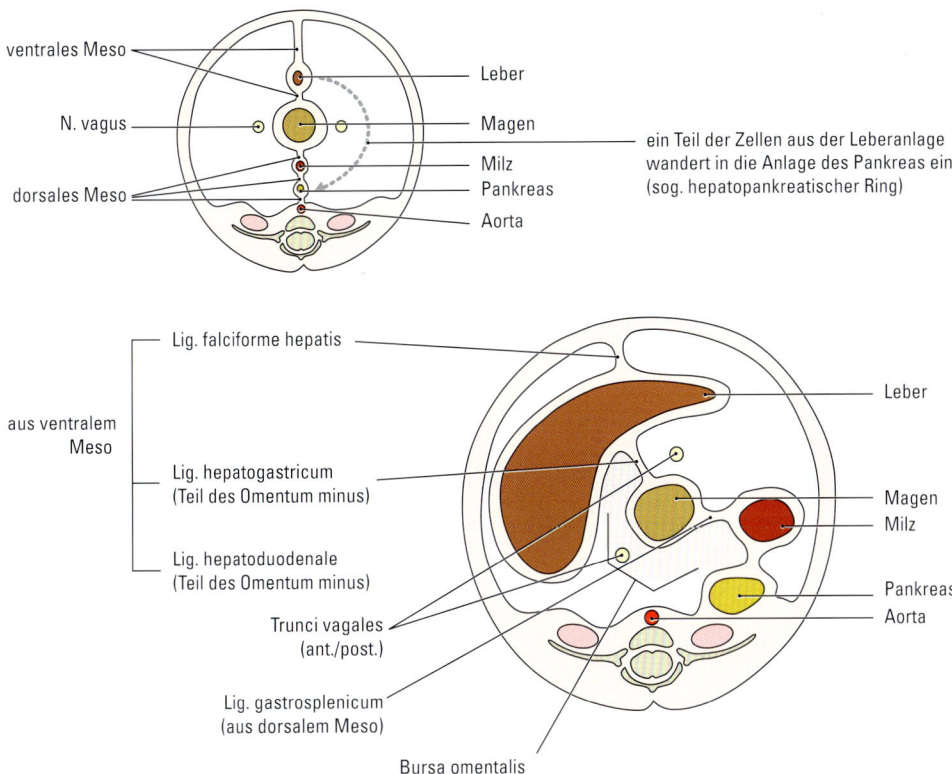

Abb. 18: Entwicklung der Oberbauchorgane

medi-learn.de/7-ana1-18

– Im **Mesogastrium ventrale** entwickelt sich die **Leber** (ab dem 24. Tag beginnen Leberparenchymzellen (Entoderm) in das Septum transversum zu wachsen und sich weiter zu differenzieren. Die bindegewebigen Strukturen der Leber, deren blutbildende Zellen und die von-Kupffer-Sternzellen stammen somit vom Septum transversum ab),
– im **Mesogastrium dorsale** entstehen **Pankreas** und **Milz**.

Auch einige Zellen aus dem **ventralen** Meso wandern in das sich entwickelnden Pankreas ein. Dabei kann man jedoch NICHT den aus dem ventralen und den aus dem dorsalen Meso stammenden Zellen endokrine oder exokrine Funktionen zuordnen. Es ist vielmehr so, dass aus beiden Zellanteilen auch beide Anteile des Pankreas entstehen (s. Abb. 18, S. 57).

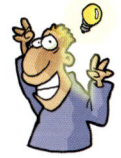

Zu Beginn der Entwicklung sind die Oberbauchorgane also wie die Perlen einer Perlenkette am Mesogastrium nacheinander aufgereiht (s. Abb. 18, S. 57).

Dann kommt es jedoch zu einem ausgeprägten Wachstum der Leber, insbesondere der **rechten Leberseite**. Außerdem dreht sich der Magen, was zu einer Verlagerung der Oberbauchorgane führt. In der Folge nimmt die Leber den gesamten rechten Oberbauch ein. Der primitive Darmkanal, aus dem auf dieser Höhe der Magen entsteht, liegt weiterhin zentral in der Mitte, die Milz wird nach links lateral gedrängt und das Pankreas nach dorsal. Trotzdem bleiben weiterhin alle Organe durch Reste des Mesos miteinander verbunden. Diese Reste des Mesos kann man auch am erwachsenen Menschen noch sehen:

2

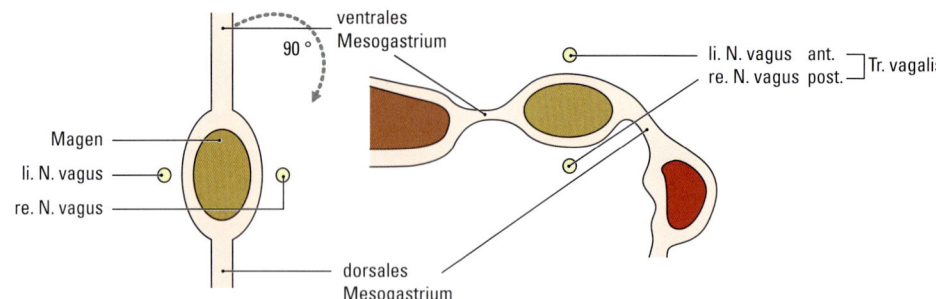

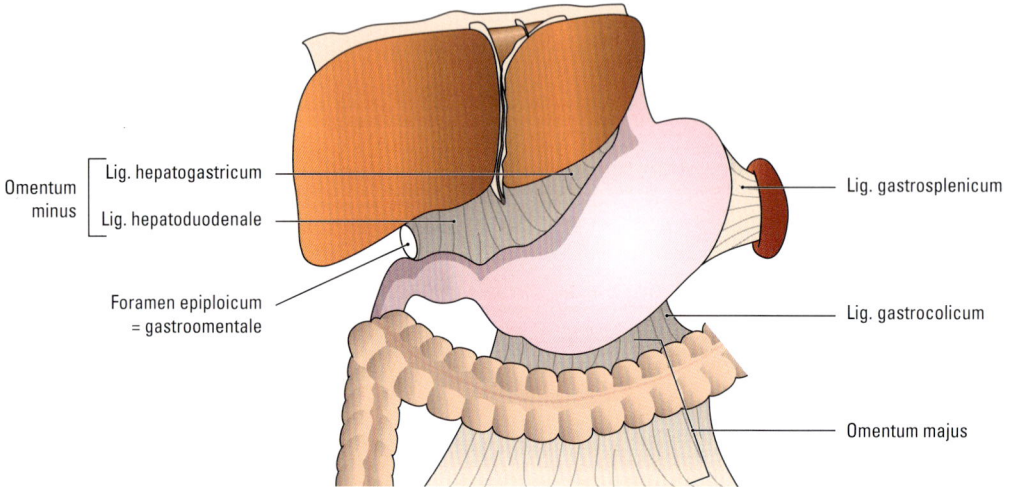

Abb. 19: Entwicklung des Magens mit Magendrehung

medi-learn.de/7-ana1-19

– Aus dem Mesogastrium ventrale entsteht zum einen – von der Leber zur vorderen Bauchwand ziehend – das **Ligamentum falciforme hepatis**. Aus dem Teil zwischen Leber und Magen entsteht das **Ligamentum hepatogastricum**. Etwas kaudal davon liegt das **Ligamentum hepatoduodenale**. Das Ligamentum hepatogastricum und das Ligamentum hepatoduodenale bilden gemeinsam das **Omentum minus** (man könnte auch sagen, das Omentum minus stammt aus dem Mesohepaticum dorsale).

– Aus dem dorsalen Mesogastrium entwickelt sich das **Ligamentum gastrosplenicum** und das **Omentum majus**. Ein Ligamentum splenopancreaticum ist ebenfalls ausgebildet, jedoch anatomisch irrelevant.

Die Leber rechts, die Milz links, die Hinterwand des Magens vorne und die Vorderseite des Pankreas hinten sowie die diese Organe verbindenden Bänder begrenzen einen Hohlraum. Dieser Hohlraum wird **Bursa omentalis** genannt. Der Eingang in die Bursa omentalis liegt kaudal des Ligamentum hepatoduodenale und wird **Foramen epiploicum** oder **Foramen gastroomentale** genannt.

2.9.3 Entwicklung des Magens

Der Magen ist entwicklungsgeschichtlich eine Ausstülpung des **Vorderdarms**. Hierbei ist zu beachten, dass die ventrale Wand des Vorderdarms etwas langsamer wächst als die dorsale, was zu einem asymmetrischen Wachstum führt. Im Laufe der Entwicklung dreht sich außerdem der Magen um **90 Grad im Uhrzeigersinn**, was zur Folge hat, dass die **linke** Seite **ventral** liegt und die **rechte dorsal**. Dasselbe gilt auch für den rechten und den linken **Nervus vagus**: Der linke Vagus zieht ventral über den Magen, der rechte dorsal (s. Abb. 19, S. 58). Daher versorgt der rechte Nervus vagus auch das Pankreas, der linke jedoch nicht.

Nachdem sich der Magen um 90 Grad im Uhrzeigersinn gedreht hat, kippt sich der Mageneingang noch etwas nach **links** (der Ösophagus, der in den Magen führt, tritt daher auch eher  links durch das Zwerchfell). Die Vorderwand des Magens kommt also durch die Drehung und Kippung rechts oben zum Liegen. Dies ist die Wand, die etwas langsamer wuchs, wodurch die kleine Kurvatur entsteht. Dementsprechend bildet sich aus der Rückwand die große Kurvatur. Das **ventrale Mesogastrium** zieht nun nach rechts oben zur Leber und bildet das **Omentum minus**. Das dorsale Mesogastrium kleidet die **Bursa omentalis** aus. Bei der Magendrehung kommt es jedoch auch zum teilweisen Abreißen des dorsalen Mesogastriums, was dazu führt, dass kleine Teile des Mesogastriums von der großen Kurvatur des Magens am Colon entlang wie eine Schürze über die Bauchorgane hängen. Sekundär erfolgt zudem eine Verwachsung mit dem Colon transversum (Lig. gastrocolicum). Die Fasern des dorsalen Mesogastriums, die schürzenförmig über die Bauchorgane hängen, bezeichnet man als **Omentum majus**.

2.9.4 Entwicklung des Mitteldarms/ physiologischer Nabelbruch

Die Bezeichnung **Mitteldarm** meint die Darmabschnitte vom unteren Duodenum bis in die Nähe der linken Colonflexur und damit sowohl **Dünn-** als auch **Dickdarmabschnitte**. Der Mitteldarm ist durch den Bauchnabel mit dem **Dottersack** verbunden. Diese Verbindung wird als **Ductus omphaloentericus** bezeichnet. Während der **6. Entwicklungswoche** kommt es zu einem massiven Wachstumsschub des Mitteldarms. Intraembryonal ist zu diesem Zeitpunkt jedoch für eine solch schnelle Entwicklung kein Platz. Daher wird – durch die Kontraktion des **Ductus omphaloentericus** – der **Mitteldarm** in den Dottersack gezogen (s. Abb. 17, S. 56). Auch die Dünn- und Dickdarmabschnitte wachsen unterschiedlich schnell. Dies verursacht eine **Darmdrehung**: Der Darm dreht sich um **270 Grad entgegen** dem **Uhrzeigersinn**, was dazu führt, dass die Anlage des **Caecums zeitweise unterhalb** der Leber liegt. Die **Drehung** des Darms erfolgt dabei um die **Achse** der **Arteria mesenterica superior, die ja den Mitteldarm auch versorgt**. Der **Scheitelpunkt** der Nabelschleife wird durch den **Ductus omphaloentericus** markiert.

> **Übrigens …**
> Dass sich der Darm um 270 Grad gegen den Uhrzeigersinn in der Embryonalentwicklung gedreht hat, lässt sich an der Lage bzw. dem Verlauf des Colon beim Erwachsenen noch nachvollziehen: Im Bereich der rechten Colonflexur, der linken Colonflexur und am Übergang vom Colon descendens zum Sigmoid ändert der Darm seine Richtung um jeweils ca. 90 Grad (3 · 90 Grad = 270 Grad).

Etwa ab der **10. bis 12. Entwicklungswoche** kommt es dann zu einer **Rückverlagerung** des Mitteldarms in den Bauchraum, und der Ductus omphaloentericus bildet sich – ebenso wie der Dottersack – zurück.

Bei **mangelhafter Rückbildung** können folgende Fehlbildungen entstehen:
– Das **Meckel-Divertikel** kennzeichnet den **Scheitelpunkt** der ehemaligen Nabelschleife. Es entsteht am Abgang des **Ductus omphaloentericus** (Vittelinus) am Scheitel der embryonalen Nabelschleife des Darms. Damit ist es eine Residualstruktur der entwicklungsgeschichtlichen Darm-Dottersack-Verbindung.

2

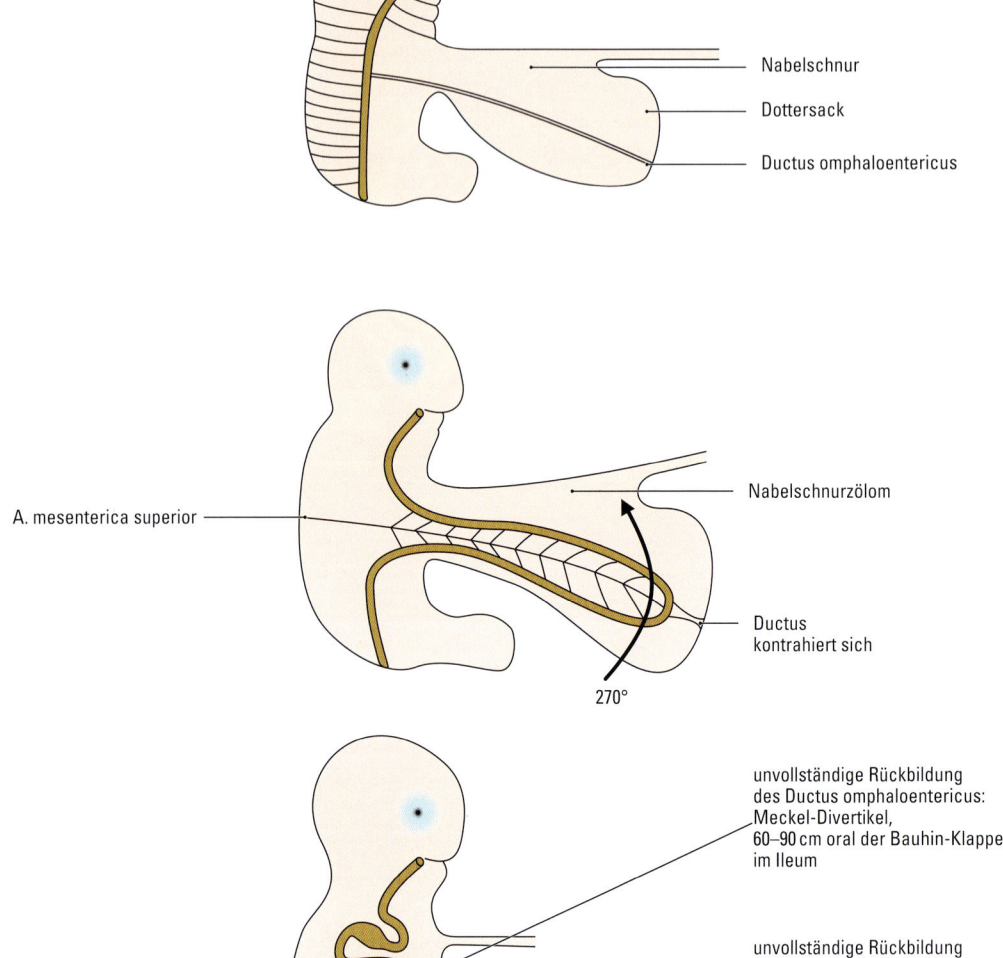

Abb. 20: Entwicklung des Mitteldarms mit physiologischem Nabelbruch und Darmdrehung

medi-learn.de/7-ana1-20

Da das Meckel-Divertikel durch eine Störung der Rückentwicklung entsteht, ist es **inkonstant**, was bedeutet, dass es nicht bei jedem Menschen vorkommt. Liegt jedoch ein Meckel-Divertikel vor, so ist es ca. **60** bis **90** cm **proximal** (oralwärts) der **Ileocoecalklappe** (Bauhin-Klappe) lokalisiert und liegt folglich im Bereich des **Ileums**.

Als **Omphalozele** bezeichnet man die Persistenz des physiologischen Nabelbruchs (s. IMPP-Bild 1, S. 67) und damit die Persistenz des Dottersacks. Der Dottersack ist entwicklungsgeschichtlich eine Aussackung der Nabelschnur und kann daher – ebenso wie die Nabelschnur – von Amnion bedeckt sein. Der Bruchsack kann sowohl Anteile des Dünndarms als auch des Mesenteriums enthalten. Da jedoch der Ursprung des Dottersacks/der Nabelschnur im Bereich der späteren Rektusscheide liegt, kommt in der Wand der Omphalozele NIE Muskulatur vor. Die Muskulatur zieht in diesem Bereich bogenförmig um den Bauchnabel herum.

2.10 Entwicklung der Genitalorgane

Aus dem **Vornierengang** entsteht während der Entwicklung der **Urniere** beim Mann der Urnieren- oder **Wolff-Gang**. Diese Zellen bilden die späteren inneren Genitalorgane des Mannes. Bei der Frau degenerieren diese Zellen, der Wolff-Gang bildet sich zurück und übrig bleibt lediglich ein stecknadelkopfgroßes Anhängsel an der Tube, die **Morgagni-Hydatide** (Appendix tubarius, s. 2.8.1, S. 54). Die Leydig-Zellen des menschlichen Hodens sind bereits bei der Geburt differenziert. Die inneren weiblichen Genitalorgane entwickeln sich aus dem Müller-Gang. Das entsprechende Rudiment beim Mann wird ebenfalls Morgagni-Hydatide (Appendix testis) genannt. Der Müller-Gang bildet sich jedoch NICHT aus der Urniere.

Der Uterus entsteht durch die **Verschmelzung** der beiden Müller-Schläuche. Bei einer Verschmelzungsstörung entsteht ein Uterus bicornis.

Übrigens …
- Es sind immer ein Müller- und ein Wolff-Gang angelegt. Je nach Geschlecht entwickelt sich aber nur ein Gang weiter. Hierbei ist es für die Prüfung besonders wichtig zu wissen, dass die Sertoli-Zellen ABP und das Anti-Müller-Hormon (führt zur Rückbildung der Müller-Gänge) produzieren. (Die Leydig-Zellen bilden Testosteron.)
- Das Drüsenepithel der Prostata entwickelt sich aus dem Sinus urogenitalis, das Ligamentum teres uteri und das Ligamentum ovarii proprium aus dem unteren Keimdrüsenband und die Glans clitoris aus einem Genitalhöcker.

2

2

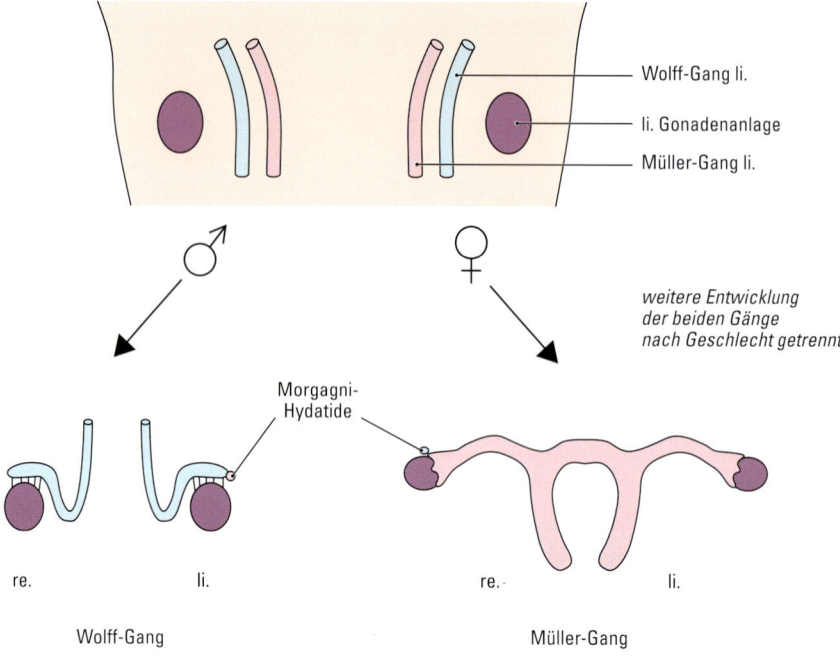

Wolff-Gang li.

li. Gonadenanlage

Müller-Gang li.

*weitere Entwicklung
der beiden Gänge
nach Geschlecht getrennt*

Morgagni-
Hydatide

re.   li.

Wolff-Gang

re.   li.

Müller-Gang

Abb. 21: Entwicklung der Genitalorgane

medi-learn.de/7-ana1-21

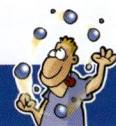

Fragen zur **Nierenentwicklung** sollten in der Prüfung eigentlich kein Problem darstellen, wenn man dieses Thema verstanden hat. Neben Abb. 16, S. 54 sollte man sich die folgenden Aussagen einprägen, da sie sehr gerne gefragt werden:

– Die Ureterknospe ist von metanephrogenem Blastem umgeben.
– Das Nierenbecken entsteht aus der Ureterknospe.
– Das Konvulut des distalen Tubulus des Nephrons entsteht aus dem metanephrogenen Blastem.
– Die proximalen Tubuli entstehen ebenfalls aus dem metanephrogenen Blastem.
– Die Sammelrohre entstehen aus der Ureterknospe und damit NICHT aus dem metanephrogenen Blastem.

Zum Thema **Entwicklung der Harnblase und des Urachus** wurde schon des Öfteren gefragt, dass

– der Urachus den Rest des Allantoisgangs darstellt und
– beim Neugeborenen der Austritt von Urin im Bereich des Nabels auf eine persistierende Urachusfistel hinweist.

Die Zusammenfassung der **Bandverhältnisse** im Oberbauch verspricht zahlreiche Examenspunkte:

– Aus dem Mesogastrium dorsale entstehen
  • das Ligamentum gastrosplenicum,
  • das Peritoneum der Hinterwand der Bursa omentalis,
  • Anteile des adulten Mesocolon transversums und
  • das Omentum majus.

– An die Bursa omentalis grenzen
  • das Pankreas,
  • der Magen,
  • die Leber,
  • die Milz,
  • das Omentum minus und
  • das Ligamentum gastrocolicum.

– Das Ligamentum gastrocolicum setzt an der Curvatura major des Magens an. Es ist mit der Taenia omentalis des Colon transversum verwachsen und entwicklungsgeschichtlich ein Derivat des Mesogastrium dorsale.
– Das Ligamentum gastrocolicum enthält die Arteria gastroomentalis dextra. Es ist an der Wandbildung der Bursa omentalis beteiligt und setzt sich nach links in das Ligamentum gastrosplenicum fort. Außerdem ermöglicht es den Zutritt von Arterien zur großen Kurvatur des Magens.
– Das Ligamentum falciforme hepatis geht aus dem ventralen Mesogastrium hervor und ist somit eine Bauchfellduplikatur. Es befestigt sich an der Facies diaphragmatica hepatis, führt in seinem unteren Rand das Ligamentum teres hepatis und geht am Zwerchfell in das Peritoneum parietale über.
– Das Ligamentum hepatogastricum entsteht aus dem Mesogastrium ventrale.

Zum Thema **Mitteldarm** wurden bislang folgende Fakten des Öfteren gefragt:
– Die Omphalozele (Persistenz des physiologischen Nabelbruchs) ist von Amnion bedeckt und enthält Anteile des Mesenteriums sowie Dünndarmabschnitte.
– Der Bruchsack ist eine Auftreibung der Nabelschnur.
– Die Wand des Bruchsacks enthält KEINE Bauchwandmuskulatur.

Die **Entwicklung der Genitalorgane** wurde schon ewig nicht mehr gefragt. Bei den (uralten) Fragen reichte es, zu wissen, dass sich aus dem Wolff-Gang innere männliche und aus dem Müller-Gang innere weibliche Genitalorgane bilden.

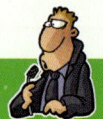
Auch hier gilt es, einen guten Überblick über die Entwicklung der Bauchorgane zu haben und diesen auch in der Prüfung deutlich machen zu können. Tipp: Eine selbstgezeichnete Abbildung hilft dir, die eigenen Ausführungen zu verdeutlichen und die Prüfungszeit zu deinen Gunsten zu nutzen.

1. Bitte erläutern Sie, was das metanephrogene Blastem ist.

2. Erklären Sie bitte, was der Wolff-Gang ist.

3. Erläutern Sie bitte, was die Ureterknospe ist.

4. Erklären Sie bitte, wozu der Dottersack dient.

5. Bitte erklären Sie, wie der Darm rotiert.

6. Erklären Sie bitte, was aus dem Mesogastrium ventrale wird.

7. Bitte erläutern Sie, was ein Meckel-Divertikel ist.

8. Erläutern Sie bitte, woran man am „fertigen Menschen" sieht, dass sich der Mitteldarm während der Embryonalentwicklung um 270° gedreht hat.

9. Bitte erläutern Sie, woran man die Übergänge zwischen den einzelnen Abschnitten des primitiven Darmkanals sieht.

10. Erklären Sie bitte, was als „physiologischer Nabelbruch" bezeichnet wird.

11. Nennen Sie den Unterschied zwischen dem Mesogastrium dorsale und dem Mesogastrium ventrale.

12. Erläutern Sie bitte, warum nur der rechte Vagus das Pankreas innerviert.

13. Erläutern Sie bitte, worin sich die Morgagni-Hydatide bei Mann und Frau unterscheidet.

1. Bitte erläutern Sie, was das metanephrogene Blastem ist.
Das metanephrogene Blastem ist der Teil der Nachniere, aus dem das Nierenparenchym mit proximalem und distalem Tubulus, Henle-Schleife sowie Glomerulum entstehen.

2. Erklären Sie bitte, was der Wolff-Gang ist.
Der Wolff-Gang entwickelt sich aus dem Vornierengang. Aus ihm entstehen beim Mann die inneren Genitalorgane, bei der Frau bleibt als Rudiment nur der Appendix tubarius (Morgagni-Hydatide) bestehen.

3. Erläutern Sie bitte, was die Ureterknospe ist.
Der Teil der Nachniere, der kranial auf dem Ureterstiel sitzt, wird als Ureterknospe bezeichnet. Aus ihr entwickeln sich das Nierenbecken mit dem Kelchsystem sowie die Sammelrohre. Sie ist vom metanephrogenen Blastem (ebenfalls aus der Nachniere) umgeben.

4. Erklären Sie bitte, wozu der Dottersack dient.
Zum einen entstehen die Keimzellen aus dem Dottersack, zum anderen wird er während der Entwicklung zwischenzeitlich als Reservoir für den sich überproportional schnell entwickelnden Mitteldarm (spätere Dünn- und Dickdarmanteile) genutzt. Diesen Vorgang bezeichnet man als physiologischen Nabelbruch.

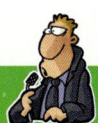
5. Bitte erklären Sie, wie der Darm rotiert.
Der primitive Darmkanal macht im Bereich des Magens eine Drehung um 90 ° im Uhrzeigersinn (linker Vagus vorne, rechter hinten…), im Bereich des Mitteldarms vollzieht er eine Drehung um 270° gegen den Uhrzeigersinn, was man am Verlauf des Colonrahmens (Colon ascendens, 90° Flexur zum Colon transversum, 90° Flexur zum Colon descendens, 90° Flexur zum Sigmoid) auch beim Erwachsenen noch nachvollziehen kann.

6. Erklären Sie bitte, was aus dem Mesogastrium ventrale wird.
Das Ligamentum falciforme hepatis und das Ligamentum hepatogastricum. Im Mesogastrium ventrale liegt die Leber.

7. Bitte erläutern Sie, was ein Meckel-Divertikel ist.
Der Rest des Ductus omphaloentericus. Es liegt am Scheitelpunkt der ehemaligen Nabelschleife, etwa 60–90 cm proximal (oral) der Ileocaecalklappe im Ileum.

8. Erläutern Sie bitte, woran man am „fertigen Menschen" sieht, dass sich der Mitteldarm während der Embryonalentwicklung um 270° gedreht hat.
Am Dickdarm: Der Übergang zwischen Colon ascendens und transversum beträgt 90°, zwischen Colon transversum und -descendens 90° und zwischen Colon descendens und Sigma wiederum 90°. Das macht insgesamt $3 \cdot 90° = 270°$.

9. Bitte erläutern Sie, woran man die Übergänge zwischen den einzelnen Abschnitten des primitiven Darmkanals sieht.
Vorderdarm-Mitteldarm:
- Anastomose zwischen A. pancreaticoduodenalis sup. (aus der A. gastroduodenalis) und A. pancreaticoduodenalis inf. (aus der A. mesenterica sup.).

Mitteldarm-Enddarm:
- Riolan-Anastomose (zwischen Ästen der A. mesenterica sup. und –inf.).

10. Erklären Sie bitte, was als „physiologischer Nabelbruch" bezeichnet wird.
Die Verlagerung eines großen Teils des Mitteldarms in den Dottersack und somit die Entwicklung/das Wachstum des Mitteldarms außerhalb der Bauchhöhle (zwischen der 6. und 12. Woche).

11. Nennen Sie den Unterschied zwischen dem Mesogastrium dorsale und dem Mesogastrium ventrale.
Das dorsale Mesogastrium zieht von kranial bis nach kaudal den gesamten primitiven Darmkanal entlang, das ventrale endet schon auf Höhe des Bauchnabels.

12. Erläutern Sie bitte, warum nur der rechte Vagus das Pankreas innerviert.
Durch die Magendrehung um 90° im Uhrzeigersinn kommt der rechte Vagus dorsal, der linke ventral zum Liegen. Somit weist nur der rechte eine enge topographische Beziehung mit dem Pankreas auf.

13. Erläutern Sie bitte, worin sich die Morgagni-Hydatide bei Mann und Frau unterscheidet.
Beim Mann bezeichnet sie die Reste des Müller-Gangs und wird auch Appendix testis genannt, bei der Frau die Reste des Wolff-Gangs und wird auch Appendix tubarius genannt.

Herzlichen Glückwunsch! Ihr seid am Ende der Embryologie angekommen - einem Thema, das die wenigsten Mediziner mögen. Ich hoffe, ihr hattet dennoch ein wenig Freude beim Lernen und konntet euer Wissen erweitern.

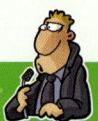
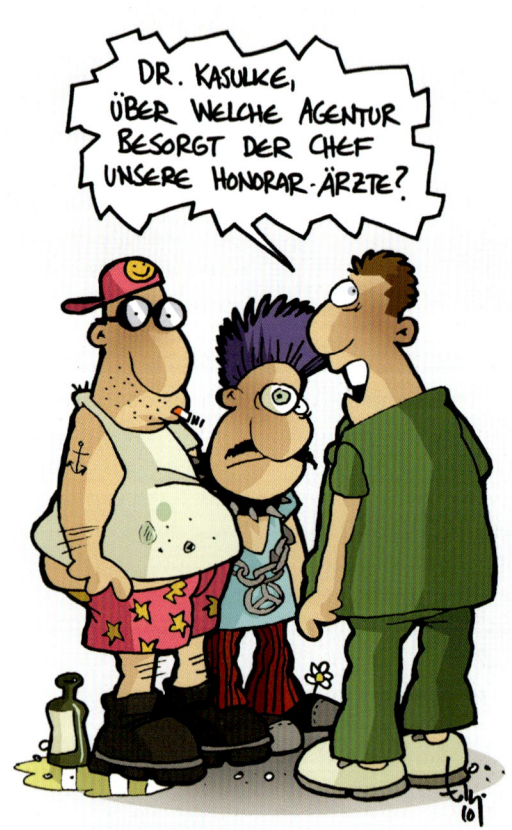

Mehr Cartoons unter www.medi-learn.de/cartoons

Pause

Geschafft! Hier noch ein
kleiner Cartoon als Belohnung ...

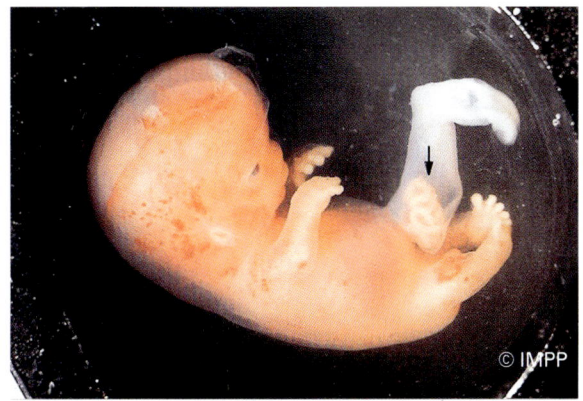

Zu sehen ist der physiologische Nabelbruch mit dem Nabelcoelom. Im Dottersack befindet sich der Mitteldarm. Reposition des Darms und Rückbildung des Dottersacks finden ab der 12. Woche statt.

Anhang

IMPP-Bild 1: Embryo in der 8. Woche
medi-learn.de/7-ana1-impp1

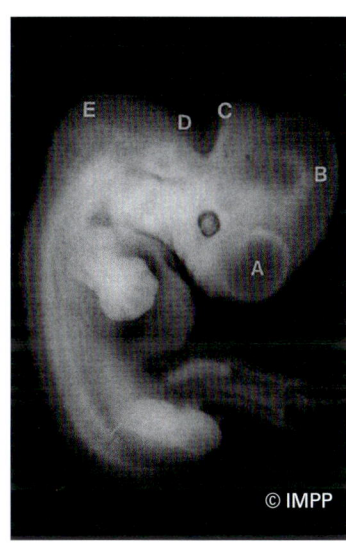

Zu sehen sind die 5 sekundären Hirnbläschen, die Einkerbung zwischen C und D heißt Brückenbeuge. A markiert das Telencephalon, B das Mesencephalon (das Diencephalon liegt in dieser Phase ventrokaudal des Telencephalons), C die Kleinhirnanlage (Metencephalon), D die Medulla oblongata (Teil des Myelencephalons) und E das Rückenmark.

IMPP-Bild 2: Embryo in der 6. Woche
medi-learn.de/7-ana1-impp2

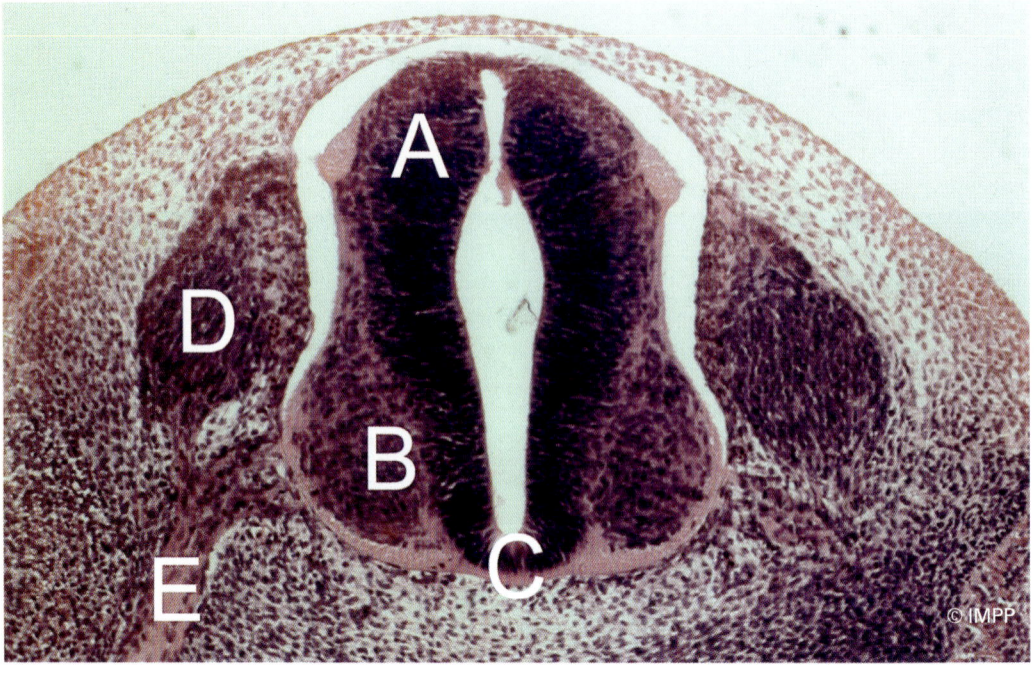

IMPP-Bild 3: Transversalschnitt durch embr. RM mit 7 mm SSL

medi-learn.de/7-ana1-impp3

A: Flügelplatte   B: Grundplatte
C: Bodenplatte   D: Spinalganglion
E: Spinalnerv

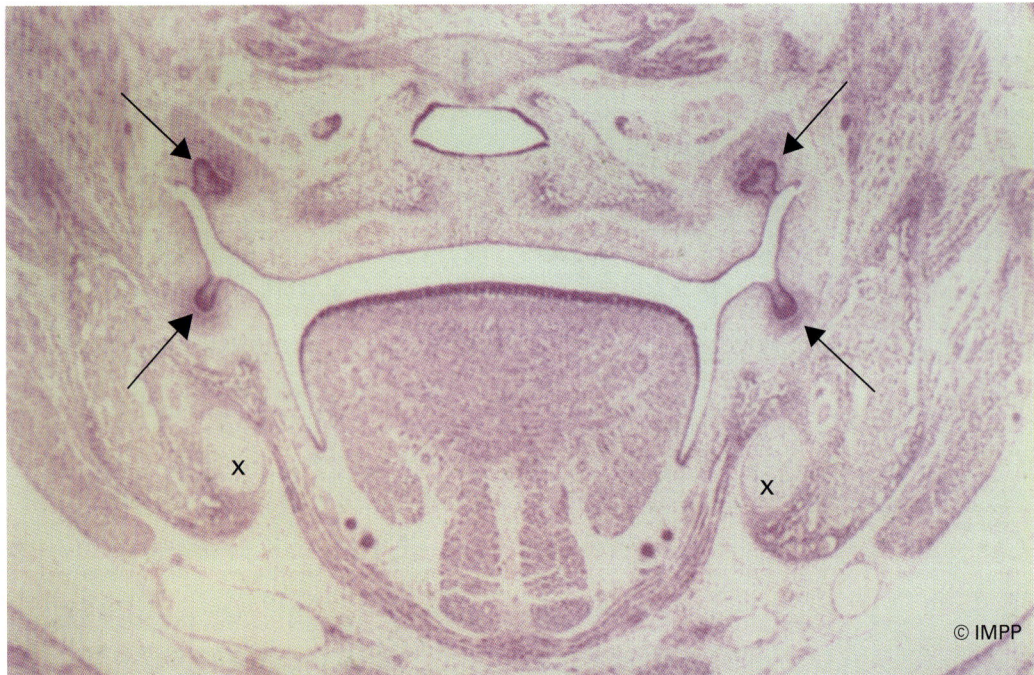

IMPP-Bild 4: Frontalschnitt durch den Kopf in der Fetalzeit

medi-learn.de/7-ana1-impp4

Es sind 4 Zahnanlagen zu erkennen (s. Pfeile), x markiert den Meckel-Knorpel.

Index

Index

Feedback

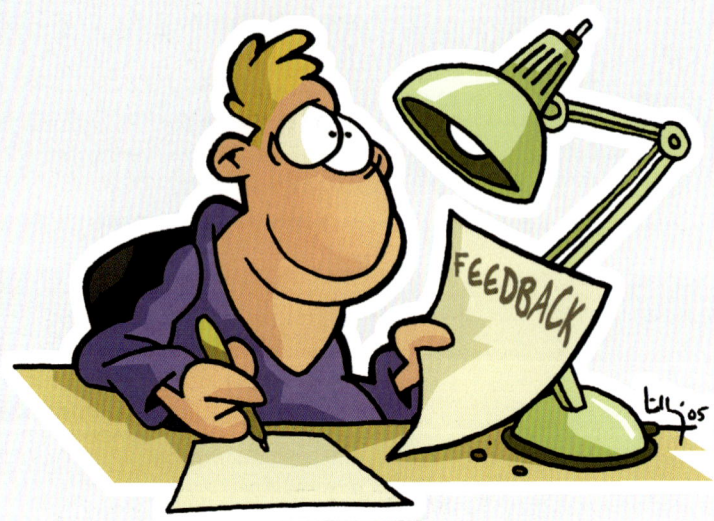

Deine Meinung ist gefragt!

Es ist erstaunlich, was das menschliche Gehirn an Informationen erfassen kann. Slbest wnen kilene Fleher in eenim Txet entlheatn snid, so knnsat du die eigneltchie lofnrmotian deoncnh vershteen – so wie in dsieem Text heir.

Wir heabn die Srkitpe mecrfhah sehr sogrtfältg güpreft, aber vilcheliet hat auch uesnr Girehn – so wie deenis grdaee – unbeswust Fheler übresehne. Um in der Zuuknft noch bsseer zu wrdeen, bttein wir dich dhear um deine Mtiilhfe.

Sag uns, was dir aufgefallen ist, ob wir Stolpersteine übersehen haben oder ggf. Formulierungen verbessern sollten. Darüber hinaus freuen wir uns natürlich auch über positive Rückmeldungen aus der Leserschaft.

Deine Mithilfe ist für uns sehr wertvoll und wir möchten dein Engagement belohnen: Unter allen Rückmeldungen verlosen wir einmal im Semester Fachbücher im Wert von 250 Euro. Die Gewinner werden auf der Webseite von MEDI-LEARN unter www.medi-learn.de bekannt gegeben.

Schick deine Rückmeldung einfach per E-Mail an support@medi-learn.de oder trag sie im Internet in ein spezielles Formular für Rückmeldungen ein, das du unter der folgenden Adresse findest:

www.medi-learn.de/rueckmeldungen

Dr. Paul Jahnke, Dr. Marco Stein

Anatomie Band 7

MEDI-LEARN Skriptenreihe

7., komplett überarbeitete Auflage

MEDI-LEARN Verlag GbR

Autor: Dr. Paul Jahnke, Dr. Marco Stein
Fachlicher Beirat: PD Dr. Rainer Viktor Haberberger

Teil 7 des Anatomiepaketes, nur im Paket erhältlich
ISBN-13: 978-3-95658-010-9

Herausgeber:
MEDI-LEARN Verlag GbR
Dorfstraße 57, 24107 Ottendorf
Tel. 0431 78025-0, Fax 0431 78025-262
E-Mail redaktion@medi-learn.de
www.medi-learn.de

Verlagsredaktion:
Dr. Marlies Weier, Dipl.-Oek./Medizin (FH) Désirée
Weber, Denise Drdacky, Jens Plasger, Sabine
Behnsch, Philipp Dahm, Christine Marx, Florian
Pyschny, Christian Weier

Layout und Satz:
Fritz Ramcke, Kristina Junghans,
Christian Gottschalk

Grafiken:
Dr. Günter Körtner, Irina Kart, Alexander Dospil,
Christine Marx

Illustration:
Daniel Lüdeling

Druck:
Löhnert Druck

7. Auflage 2015
© 2015 MEDI-LEARN Verlag GbR, Kiel

Wichtiger Hinweis für alle Leser
Die Medizin ist als Naturwissenschaft ständigen Veränderungen und Neuerungen unterworfen. Sowohl die Forschung als auch klinische Erfahrungen führen dazu, dass der
Wissensstand ständig erweitert wird. Dies gilt
insbesondere für medikamentöse Therapie
und andere Behandlungen. Alle Dosierungen
oder Applikationen in diesem Buch unterliegen diesen Veränderungen.
Obwohl das MEDI-LEARN Team größte Sorgfalt in Bezug auf die Angabe von Dosierungen
oder Applikationen hat walten lassen, kann
es hierfür keine Gewähr übernehmen. Jeder
Leser ist angehalten, durch genaue Lektüre
der Beipackzettel oder Rücksprache mit einem
Spezialisten zu überprüfen, ob die Dosierung
oder die Applikationsdauer oder -menge zutrifft. Jede Dosierung oder Applikation erfolgt
auf eigene Gefahr des Benutzers. Sollten Fehler auffallen, bitten wir dringend darum, uns
darüber in Kenntnis zu setzen.

Inhalt

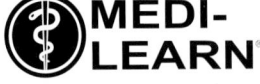

1   Allgemeines

▫▫▫ Fragen in den letzten 10 Examen: 13

In diesem ersten Kapitel wirst du die Lageverhältnisse der Organe in Bezug auf das Peritoneum kennen lernen. Nach dem Durcharbeiten dieses Kapitels hast du außerdem die wichtigsten Fakten über immer wieder gerne gefragte anatomische Strukturen des großen und kleinen Netzes und der Bursa omentalis gelernt.

1.1   Das Peritoneum, was ist das?

Das Peritoneum (Bauchfell) überzieht die Organe und die Bauchfellhöhle als seröse Haut. Durch die glatte Oberfläche des Peritoneums wird eine relativ reibungslose Verschiebbarkeit der Organe gewährleistet.
Man unterscheidet zwei Anteile des Peritoneums:
– das **viszerale Blatt** überzieht die Organoberfläche,
– das **parietale Blatt** kleidet die Bauchfellhöhle aus.
Die beiden Blätter des Peritoneums gehen an einer Umschlagfalte ineinander über. Diese Umschlagfalte befindet sich am Gefäßstiel/ am Aufhängeapparat des jeweiligen Organs. Die sensible Innervation des Peritoneum parietale erfolgt unmittelbar unterhalb des Zwerchfells durch den N. phrenicus, ansonsten durch die segmentalen Spinalnerven. Das Peritoneum viscerale wird nicht sensibel innerviert.

1.2   Mesenterien

Mesenterien sind als Duplikaturen der Bauchfellblätter zu verstehen und enthalten Arterien, Venen, Nerven, Lymphgefäße und Fett. Sie dienen der Aufhängung, der Resorption, der Immunabwehr und der Fettspeicherung. Die Mesenterien enthalten Strukturen, die der Ernährung dienen (Arterien/Venen). In der mündlichen Prüfung kann man das fächerförmige Mesenterium des Dünndarms mit der Radix

mesenterii, welche sich von der linken Seite der Flexura duodenojejunalis aus über die Pars ascendens duodeni zur rechten Darmbeinschaufel erstreckt, oder das Mesocolon transversum als gutes Beispiel für ein Mesenterium am Präparat zeigen.

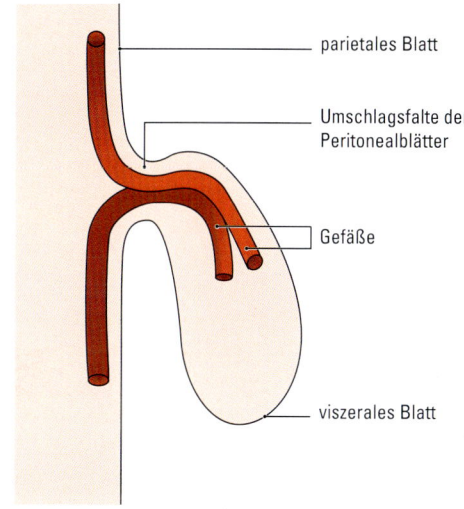

Abb. 1: Peritoneum/Gefäßstiel

medi-learn.de/7-ana7-1

> **Merke!**
>
> Alle Organe, die ein Mesenterium besitzen, liegen intraperitoneal.

1.3   Lageverhältnisse der Organe

Die Lageverhältnisse der Bauchorgane wurden bislang im Physikum immer gefragt, besonders gern am Beispiel von Pankreas und Duodenum. Es lohnt sich daher, hier etwas Zeit zu investieren. Die Lage der Bauchorgane kann man aus zwei Blickwinkeln beschreiben:

intraperitoneal	primär retroperitoneal	sekundär retroperitoneal
Das Organ ist mit dem vizeralen Blatt des Peritoneums überzogen und besitzt einen Gefäßstiel oder eine Aufhängung, an welcher sich die Umschlagfalte des Peritoneums befindet.	Das Organ liegt hinter dem parietalen Blatt des Peritoneums im Retroperitonealraum und lag nie intraperitoneal.	Das Organ liegt ebenfalls hinter dem parietalen Blatt des Peritoneums im Retroperitonealraum, ist jedoch sekundär hierher verlagert worden und lag ursprünglich intraperitoneal.
– Leber und Gallenblase – Milz – Magen – Duodenum, pars superior – Jejunum und Ileum – Colon transversum und sigmoideum – Appendix vermiformis	– Aorta – V. cava inferior – Nieren – Nebennieren – Ureteren	– Pankreas – Duodenum, pars descendens, horizontalis und ascendens – Colon ascendens und descendens

Tab. 1: Lageverhältnisse der Bauchorgane

– im Bezug zum Peritoneum oder
– bezüglich der embryonalen Entstehung.
Organe, die in intraperitonealer Lage liegen, sind mit dem viszeralen Blatt des Peritoneums überzogen und haben einen Gefäßhilus, eine Anheftung oder ein Mesenterium, an welchem das viszerale Blatt in das parietale Blatt des Peritoneums übergeht. Dieser Bereich wird als Umschlagfalte des Peritoneums bezeichnet.
Wenn du dir die intraperitoneale Lage von Organen noch einmal vor Augen führen möchtest, kannst du dies mit Hilfe einer mittelgroßen Tüte tun. Du legst einen nicht zu großen Gegenstand in die Tüte und umfasst die Tüte von außen knapp über dem Gegenstand, sodass dieser von der Tüte eingeschnürt ist. Die Oberfläche des Gegenstandes ist nun von der Tüte überzogen, besitzt also ein viszerales Blatt. Wenn du jetzt die übrig bleibenden Tütenanteile oberhalb des Gegenstandes wie bei einer Tulpe einfaltest (umfasse den Gegenstand immer noch so, dass er das viszerale Blatt nicht verliert!), so liegt der Gegenstand mit seinem viszeralen Blatt in der Mitte dieser „Tulpe". Das viszerale Blatt geht nun unterhalb des Gegenstandes (in dem Bereich, den ich noch umfasse) in das

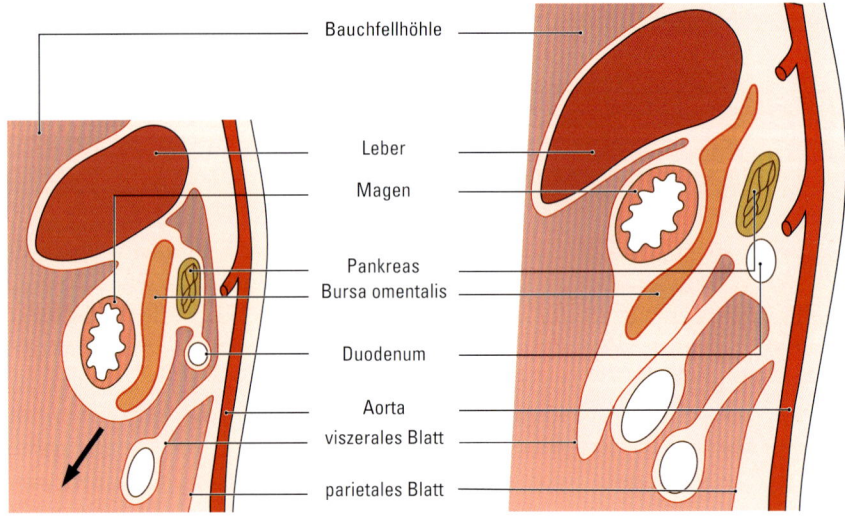

Abb. 2: Peritoneum

medi-learn.de/7-ana7-2

oben	unten	links	rechts	hinten	vorne
– Leber – Diaphragma (pars lumbalis)	– Mesocolon transversum	– Milz	– Leber – Lig. hepatoduodenale	– linke Niere und Nebenniere – Pankreas (mit Tuber omentale) – Aorta und Abgänge des Truncus coeliacus (A. hepatica communis, A. splenica, A. gastrica sinistra)	– Magen – Omentum minus – Lig. gastrocolicum

Tab. 4: Begrenzende Organe der Bursa omentalis

1.6 Sympathikus und Parasympathikus des Abdomens

Der Bauchsympathikus besteht aus dem lumbalen Grenzstrang, dem Truncus sympathicus, beiderseits der Wirbelsäule. Diesem entspringen meist vier Nn. splanchnici, welche den lumbalen Spinalnerven entstammen und in den Plexus enden. Der Parasympathikus verläuft über den N. vagus (Zielorgane: Kolon bis linke Flexur, intramurale Ganglien) und die Nn. splanchnici pelvici aus den sakralen Spinalnerven (Zielorgane: Kolon ab linker Flexur, Rektum, Harnblase, innere Geschlechtsorgane).

Er ist der Gegenspieler des Sympathikus und verstärkt die Peristaltik und Drüsensekretion, bewirkt eine Kontraktion des Musculus detrusor vesicae, Erschlaffung des Sphinkters der Harnblase sowie Kontraktion des Uterus.

2   Gastrointestinaltrakt

📊 Fragen in den letzten 10 Examen: 32

Dieses Kapitel gibt dir eine kompakte Übersicht über die wichtigen Themen der letzten Examina. Nach dem Durcharbeiten hast du die komplette makroskopische Anatomie des Gastrointestinaltrakts vom Magen bis zum Rektum bearbeitet und kannst auch den Großteil der sehr speziellen Prüfungsfragen beantworten. Von besonderem Belang ist hier die Gefäßversorgung der einzelnen Organe. Spätestens wenn man das erste Mal im OP steht und von dem Operateur gefragt wird, welches Gefäß er da gerade abgebunden hat, wird man sich gerne an dieses Kapitel erinnern.

2.1   Magen

Der Magen ist ein muskulöses Hohlorgan, das den Speisebrei vermischt und mit Salzsäure und Enzymen versetzt. Der Speisebrei gelangt über den Ösophagus in die **Pars cardiaca**, passiert den **Fundus gastricus** und gelangt in das **Corpus gastricum**. Über die **Pars pylorica** (mit dem Musculus pylorus) gelangt der Speisebrei schließlich in das Duodenum. Der **M. pylorus** bildet die Grenze zwischen Magen und Duodenum. Seine Innervation erfolgt über spezielle Äste der Nn. vagi (Rr. pylorici), welche über das Omentum minus zum M. pylorus gelangen.

> **Übrigens ...**
> In einer stehenden Röntgenaufnahme zeigt sich häufig eine Luftblase im Bereich des Magenfundus, da dies der höchste Punkt des Magens ist. Der Magenfundus befindet sich in der Nähe des Zwerchfells.

Als wichtige makroskopische Strukturen solltest du die **Curvatura minor** mit dem Ansatz des **Omentum minus** und die **Curvatura major** mit dem Ansatz des **Omentum majus** kennen.

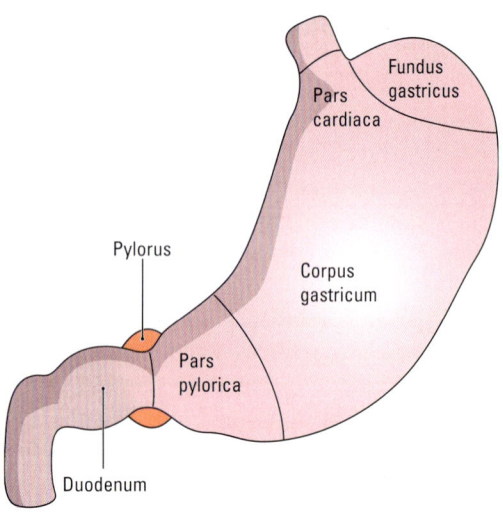

Abb. 7: Mageneinteilung   *medi-learn.de/7-ana7-7*

Die arterielle Versorgung des Magens erfolgt über die **A. gastrica dextra** aus der A. hepatica propria und die **A. gastrica sinistra** aus dem Truncus coeliacus, die an der kleinen Kurvatur anastomosieren. An der großen Kurvatur anastomosieren die **A. gastroomentalis dextra** und die **A. gastroomentalis sinistra**, die aus Ästen des Truncus coeliacus entspringen. Die **Aa. gastricae breves** entsprechen kleinen Ästen der **A. splenica** und versorgen hauptsächlich den Magenfundus. Die Venen des Magens entsprechen von der Bezeichnung her den Arterien, und das in ihnen enthaltene Blut fließt in die Pfortader ab. Den Venenbogen der großen Kurvatur bilden V. gastroomentalis dextra (Abfluss über V. mesenterica superior) und V. gastroomentalis sinistra (Abfluss über V. splenica). Der Venenbogen der kleinen Kurvatur wird gebildet von V. gastrica sinistra und V. gastrica dextra (Abfluss direkt in V. portae). Hierzu siehe auch Kapitel 3.1.3, S. 19.

Merke!

Das venöse Blut der paarigen Bauchorgane fließt in die V. cava inferior ab, das der unpaarigen Bauchorgane in die V. portae!

2.2   Truncus coeliacus

Die Äste des Truncus coeliacus sind an der Versorgung der meisten Organe im Ober- und Mittelbauch beteiligt. Daher ist er für die Kenntnis des Gefäßverlaufs von großem Belang. Der Truncus coeliacus teilt sich in drei Äste:
1. die **A. gastrica sinistra**,
2. die **A. splenica** als stärksten Ast und
3. die **A. hepatica communis**.

Die **A. gastrica sinistra** liegt zunächst in der **Plica gastropancreatica**, einer Peritonealfalte an der Rückwand der Bursa omentalis. Anschließend verläuft die A. gastrica sinistra entlang der kleinen Magenkurvatur, wo sie mit der **A. gastrica dextra** anastomosiert. Die **A. splenica** verläuft entlang des Oberrands des Pankreas und zieht über das Lig. splenorenale zum Milzhilus. Bevor sie in den Milzhilus eintritt, zweigt sich die A. gastroomentalis sinistra von ihr ab, zieht über das Lig. gastrosplenicum zur großen Magenkurvatur und bildet dort mit der A. gastroomentalis dextra eine Anastomose. Die **A. hepatica communis** zieht nach rechts Richtung Leber und teilt sich in die A. hepatica propia und die A. gastroduodenalis auf. Die **A. hepatica propria** tritt in das Lig. hepatoduodenale ein und verläuft in diesem Band zusammen mit dem Ductus choledochus und der V. portae bis zur Leberpforte. Auf ihrem Weg zur Leber gibt die A. hepatica propria die A. gastrica dextra ab. Zumeist aus dem Ramus dexter der A. hepatica propria entspringt die A. cystica (für die Gallenblase). Die **A. gastroduodenalis** verläuft entlang der Rückseite der Pars superior duodeni, um sich dann in die A. gastroomentalis dextra (bildet eine Anastomose an der großen Magenkurvatur) und die A. pancreaticoduodenalis superior aufzuzweigen.

2

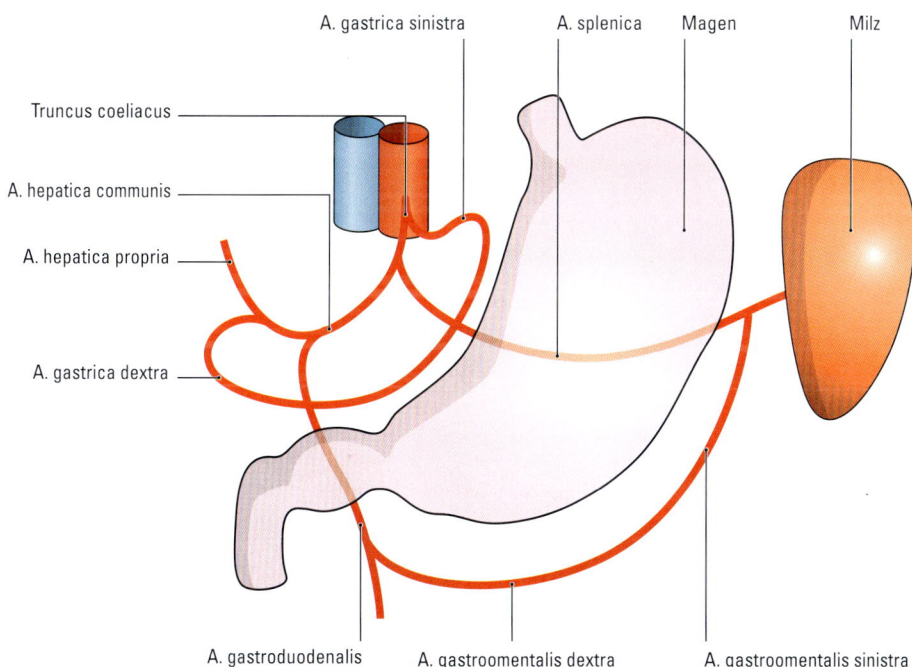

A. gastrica sinistra   A. splenica   Magen   Milz

Truncus coeliacus

A. hepatica communis

A. hepatica propria

A. gastrica dextra

A. gastroduodenalis   A. gastroomentalis dextra   A. gastroomentalis sinistra

Abb. 8: Truncus coeliacus   *medi-learn.de/7-ana7-8*

2

2.3 Dünndarm

Der Dünndarm unterteilt sich in folgende Darmanteile:
– Duodenum,
– Jejunum,
– Ileum.

Er erstreckt sich vom Bulbus duodeni bis zu seinem Übergang in das Caecum an der Valva ileocaecalis (= Bauhin-Klappe).

2.3.1 Duodenum

Das Duodenum hat eine Länge von circa 30 cm und die Form eines C. Das duodenale C umfasst den Kopf der **Bauchspeicheldrüse**.
Fett- und Aminosäuren führen zur Ausschüttung von **Cholezystokinin** aus enteroendokrinen Zellen (I-Zellen) des Duodenums. Cholezystokinin stimuliert die Pankreassekretion und die Gallenblasenkontraktion, inhibiert die Magentätigkeit und vermittelt zentralnervös ein Sättigungsgefühl.

Anhand der Lageverhältnisse kann man vier Abschnitte des Duodenums unterteilen:

Pars superior	Pars descendens	Pars horizontalis	Pars ascendens
intraperitoneal	sek. retroperitoneal	sek. retroperitoneal	sek. retroperitoneal

Tab. 5: Abschnitte des Duodenums

Die **Pars superior duodeni** steht über das **Lig. hepatoduodenale** mit der Leber in Verbindung (s. Tab. 6, S. 9). Bei einem Ulcus duodeni besteht hier über die hinter dem **Bulbus duodeni** ziehende **A. gastroduodenalis** die Gefahr einer arteriellen Blutung. In der **Pars descendens** münden der **Ductus choledochus** und der Ductus pancreaticus auf die **Papilla duodeni major** (Vateri). Der nicht immer vorhandene Ductus pancreaticus accessorius mündet häufig etwas weiter kranial auf die Papilla duodeni minor. Die **Pars horizontalis** wird von der A. und V. mesenterica superior überkreuzt und geht in die **Pars ascendens** über.

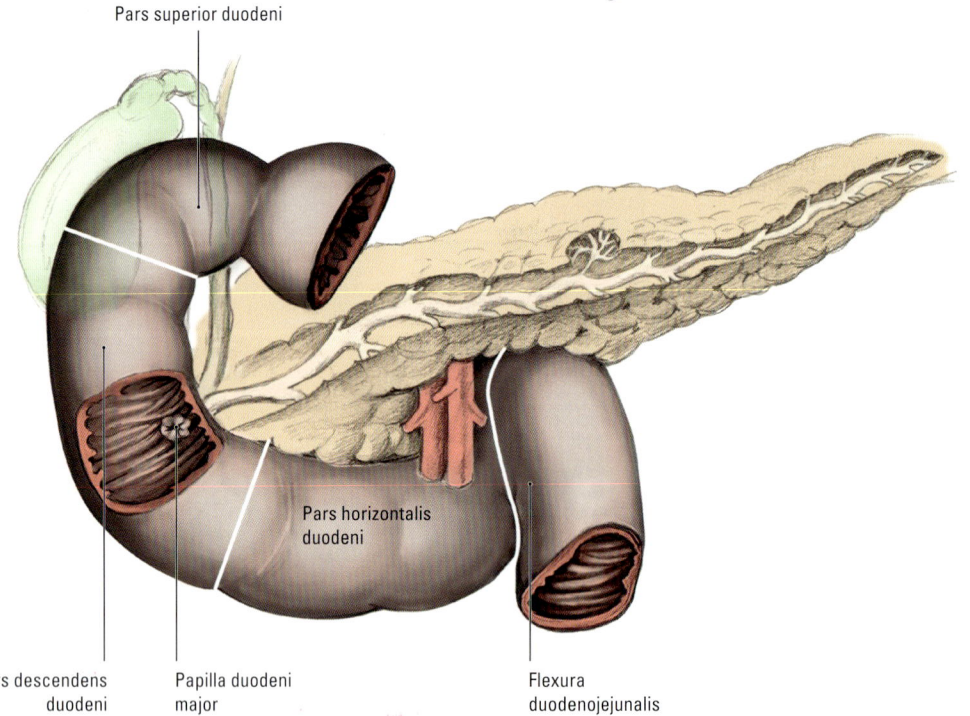

Pars superior duodeni

Pars horizontalis duodeni

Pars descendens duodeni

Papilla duodeni major

Flexura duodenojejunalis

Abb. 9: Duodenum

medi-learn.de/7-ana7-9

Pars superior	Pars descendens	Pars horizontalis	Pars ascendens/Flexura
Ductus choledochus	Ductus choledochus	Pankreaskopf	Pankreas
Gallenblase	Pankreaskopf	Aorta/V. cava inferior	Colon transversum
Leber	rechte Niere	3. LWK	1. bis 2. LWK
Pankreaskopf	Colon transversum	Colon transversum	
rechte Niere		A. und V. mesenterica superior	
1. LWK			

Tab. 6: Organe mit enger anatomischer Beziehung zum Duodenum

Am Übergang zum Jejunum befindet sich der Recessus duodenalis superior, der durch die in einer Peritonealfalte verlaufende V. mesenterica inferior begrenzt wird. Das Duodenum wird über Äste des Truncus coeliacus und der A. mesenterica superior arteriell versorgt.

2.3.2   Jejunum und Ileum

An der **Flexura duodenojejunalis** (Höhe L2) geht das Duodenum in das **Jejunum** über. Ab dieser Stelle liegen die restlichen Dünndarmanteile bis zur Valva ileocaecalis wieder intraperitoneal. Das Jejunum und das **Ileum** bilden das eigentliche Dünndarmkonvolut und haben eine Länge von mehreren Metern (5–6 m). Dabei nimmt das Jejunum die oberen 2/5, das Ileum die unteren 3/5 ein. In diesem Darmbereich findet die hauptsächliche Resorption von Nährstoffen aus dem Darmlumen statt. Das gesamte Jejunum und Ileum besitzen ein Mesenterium, in welchem die versorgenden Gefäße – **Aa. jejunales** und **Aa. ileales** – verlaufen. Diese sind Äste der **A. mesenterica superior** und bilden untereinander zahlreiche kleine Anastomosen. Die A. mesenterica superior entspringt hinter dem Corpus des Pankreas und zieht dann über die Pars horizontalis duodeni in die Radix mesenterii. Das venöse Blut aus dem Dünndarm fließt über die V. mesenterica superior in die Pfortader ab.

Eine besonders gerne gefragte Struktur in der schriftlichen und den mündlichen Prüfungen ist das Meckeldivertikel.

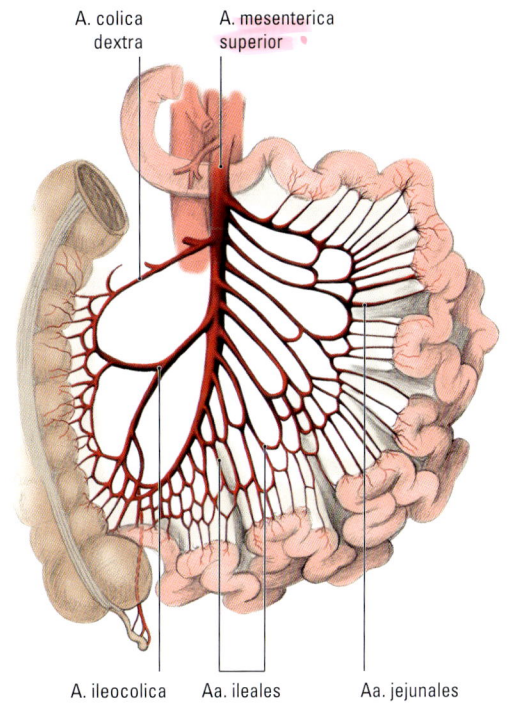

A. colica dextra   A. mesenterica superior

A. ileocolica   Aa. ileales   Aa. jejunales

Abb. 10: A. mesenterica sup.

medi-learn.de/7-ana7-10

Das **Meckeldivertikel** ist ein Rest des Ductus omphaloentericus (vitellinus), der als ehemalige Verbindung zwischen Darmkanal und embryonalem Dottersack vorhanden war, und findet sich bei etwa zwei Prozent der Bevölkerung. Ein Meckeldivertikel kann versprengte Magenschleimhaut enthalten, welche – sofern sie Belegzellen enthält – Salzsäure produzieren kann.

Diese Salzsäure greift die Schleimhaut des Darms an und verursacht so Schmerzen ähnlich einer Appendizitis. Zu suchen ist ein eventuelles Meckeldivertikel im terminalen Ileum, etwa 60–90 cm proximal der Ileocaecalklappe.

2.4 Dickdarm

Der Dickdarm beginnt mit dem **Caecum**, an den sich die **Appendix vermiformis** (Wurmfortsatz) anschließt.

Eine Entzündung der Appendix vermiformis wird umgangssprachlich fälschlicherweise als Blinddarmentzündung bezeichnet. Korrekterweise sollte man von einer Appendizitis sprechen. Zur klinischen Untersuchung bei Appendizitis gehören:

- **McBurney-Punkt**: Druckschmerz auf der Linie zwischen Nabel und rechter Spina iliaca anterior superior.
- **Lanz-Punkt**: Druckschmerz im lateralen Drittel zwischen äußerem und mittlerem Drittel rechts auf der Linie zwischen beiden Spinae iliacae anteriores superiores.
- **Rovsing-Zeichen**: Schmerz bei retrogradem Darmausstreichen Richtung Appendix.

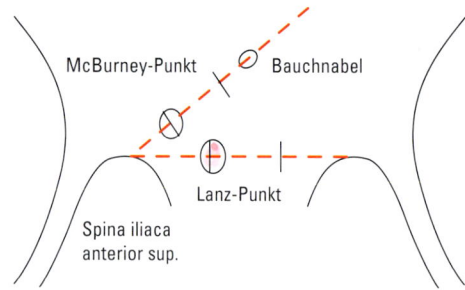

Abb. 11: Druckpunkte Appendizitis

medi-learn.de/7-ana7-11

In etwa 2/3 der Fälle liegt die Appendix retrozäkal, hinter dem Caecum hochgeschlagen. In 1/3 der Fälle hängt sie in das kleine Becken.

Über das Ostium ileale (Bauhin-Klappe) ist das Caecum mit dem terminalen Ileum verbunden. Die Bauhin-Klappe verhindert den Reflux von Darminhalt des Dickdarms in den Dünndarm. Ihre Schleimhautlippen sind durch Muskelzüge aus dem Stratum circulare der Tunica muscularis des Ileums verstärkt. Topograpisch liegt das Caecum in der Fossa iliaca.

Das Caecum setzt sich in das **Colon ascendens** fort. Dieses bildet zusammen mit dem **Colon transversum**, **Colon descendens** und **Colon sigmoideum** den Kolonrahmen. Seine Hauptfunktion liegt in der Wasserresorption und der damit verbundenen Eindickung des Speisebreis.

2.4.1 Besonderheiten im Wandbau des Dickdarms

Der Dickdarm ist anhand von Taenien und Haustren sicher zu identifizieren, da diese Strukturen nur in der Dickdarmwand vorkommen. Besonderheiten sind immer gerne gefragte Prüfungsthemen; du solltest dir daher dieses Kapitel gut einprägen.

Taenien

Taenien entsprechen in Streifen zusammengerückter Längsmuskulatur. Am gesamten Kolon und Caecum sind jeweils drei dieser Taenien vorhanden:

- **Taenia libera** (an allen Abschnitten zu sehen),
- **Taenia mesocolica** (findet sich am Colon transversum als Ansatz des Mesocolon transversum) und
- **Taenia omentalis** (markiert die Ansatzstelle des Omentum majus im Bereich des Colon transversum).

An den sekundär retroperitoneal gelegenen Dickdarmabschnitten ist nur eine Taenia libera zu sehen, da die anderen beiden Taenien in diesem Bereich an der Rückseite des Darms liegen. Durch Kontraktion dieser Längsmuskulatur wird der Dickdarm verkürzt und so der Speisebrei vorwärts transportiert.

Haustren

Als Haustren bezeichnet man die Ausbuchtungen des Dickdarms, die durch die Kontraktion der Quermuskulatur des Kolons zustande kommen. Da diese Kontraktionen nicht ortsgebunden sind, sind Haustren nicht auf einer Stelle fest fixiert und können so den Speisebrei weitertransportieren.

> **Übrigens ...**
> Ein Tipp zur Identifizierung der Appendix vermiformis: einfach die Taenien am Caecum in Richtung Appendix vermiformis verfolgen. Alle drei Taenien laufen am unteren Pol des Caecums zum Ansatz der Appendix vermiformis zusammen.

Plicae semilunares

Plicae semilunares entstehen im Darmlumen durch die Kontraktion der Quermuskulatur des Kolons und sind somit nicht ständig vorhanden. Anhand des Namens kannst du dir herleiten, dass es sich hier um halbmondförmige Falten handelt.

Appendices epiploicae

Appendices epiploicae sind Fettanhängsel, die an der Außenseite des Kolons befestigt sind, der Fettspeicherung dienen und sonst keine erwähnenswerte Funktion besitzen.

2.4.2 Lageverhältnisse des Dickdarms

Das Caecum (Caecum mobile) ist variabel an der Vorder- und Hinterseite mit viszeralem Peritoneum bedeckt, liegt intraperitoneal und in der Fossa inguinalis auf dem M. iliacus. In etwa 8 % der Fälle ist das Caecum breit im Bett fixiert und wird dann Caecum fixum genannt. Die Appendix vermiformis geht medial kaudal vom Caecum ab. Das **Colon ascendens** liegt bis zur Flexura coli dextra sekundär retroperitoneal und geht dann in das intraperitone-

al (hat ein Meso) gelegene **Colon transversum** über. Ab der Flexura coli sinistra liegt das **Colon descendens** wieder sekundär retroperitoneal und geht dann in das intraperitoneal gelegene **Colon sigmoideum** über. Aufgrund des Platzbedarfs der Leber im rechten Oberbauch liegt die rechte Kolonflexur weiter kaudal als die linke im linken Oberbauch.

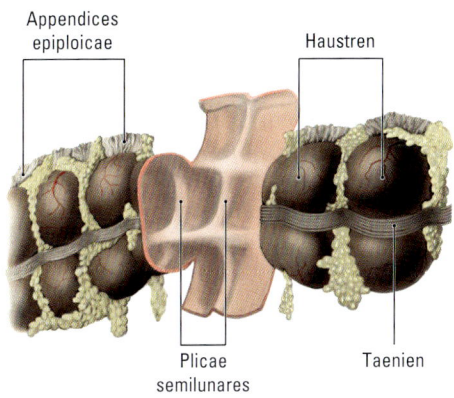

Abb. 12: Haustren und Taenien

medi-learn.de/7-ana7-12

Die Radix (Wurzel) des **Mesocolon sigmoideum** bildet einen Knick, den **Recessus intersigmoideus**. Hinter ihm verläuft retroperitoneal der **linke Ureter**.

2.4.3 Gefäßversorgung des Dickdarms

Der Dickdarm wird arteriell über die **A. mesenterica superior** und **A. mesenterica inferior** versorgt. A. mesenterica superior und inferior bilden an der linken Kolonflexur die **Riolan-Anastomose.**
Die **A. mesenterica superior** gibt die **A. ileocolica** ab für die distalen Ileumanteile (Aa. ileales), das Caecum (A. caecalis) und die Appendix vermiformis (A. appendicularis). Die Versorgung des Colon ascendens und des Colon transversum erfolgt hauptsächlich aus zwei weiteren großen Ästen, der **A. colica dextra** und der **A. colica media**.

Caecum mobile	Caecum fixum	Colon ascendens	Colon transversum	Colon descendens	Colon sigmoideum
intraperitoneal	sek. retroperitoneal	sek. retroperitoneal	intraperitoneal	sek. retroperitoneal	intraperitoneal

Tab. 7: Abschnitte des Colons

Die **A. mesenterica inferior** gibt als ersten Ast die **A. colica sinistra** zur Versorgung des Colon descendens ab. Sie anastomosiert mit dem zweiten Ast, der **A. sigmoidea**, die das Colon sigmoideum versorgt.

Die Bezeichnung der Venen entspricht weitgehend der der Arterien. Das in ihnen enthaltene venöse Blut fließt in das Pfortadersystem ab.

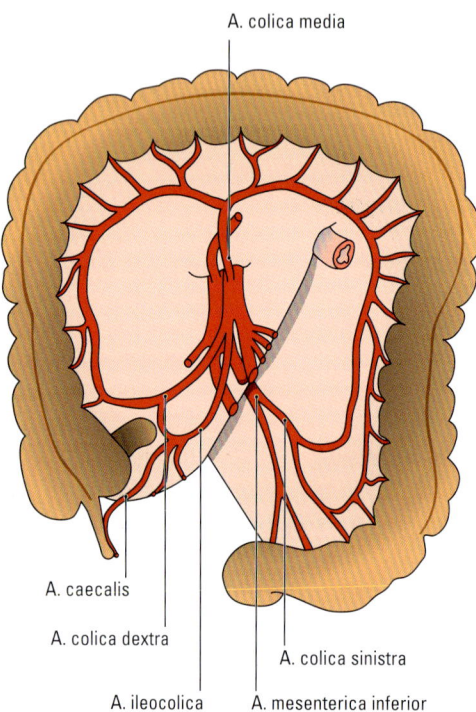

A. colica media

A. caecalis

A. colica dextra

A. ileocolica

A. colica sinistra

A. mesenterica inferior

Abb. 13: Arterien Colon   *medi-learn.de/7-ana7-13*

2.4.4   Parasympathische Innervation des Dickdarms

Eine Besonderheit der parasympathischen Innervation des Darms ergibt sich daraus, dass bis zum **Cannon-Böhm-Punkt** an der linken Kolonflexur die Innervation über den **N. vagus** stattfindet. Die weiter distal gelegenen Anteile werden durch den **sakralen Parasympathikus** innerviert.

2.4.5   Lymphabfluss Dickdarm

Die intraperitonealen Abschnitte des Darms werden durch Lymphbahnen drainiert, die in den Mesenterien verlaufen. Unterschieden werden Lnn. mesenterici superiores und Lnn. mesenterici inferiores. Die Lnn. mesenterici superiores nehmen die Lymphe aus Jejunum, Ileum, Caecum, Colon ascendens und Colon transversum auf. Die Lnn. mesenterici inferiores empfangen die Lymphe aus dem Colon descendens und dem Colon sigmoideum.

2.5   Rektum

Das Rektum ist der letzte Abschnitt des Dickdarms und unterteilt sich in das **Rectum mobile** (schließt sich an das Colon sigmoideum an und liegt noch intraperitoneal) und in das **Rectum fixum** mit extraperitonealer Lage (macht den größten Rektumanteil aus). Makroskopisch unterteilt man das Rektum in eine **Ampulla recti** mit den **Plicae transversae recti** (innere Querfalten) und den **Canalis analis**, der die **Zona columnaris** mit den **Columnae anales** beinhaltet und am Anus endet. Die Plica transversa recti media, wölbt sich etwa 7 cm proximal des Anus von rechts dorsal in das Rectum vor und wird klinisch als Kohlrausch-Falte bezeichnet. Unterhalb dieser Falte ist beim Mann die Prostata, bei der Frau der Douglas-Raum tastbar.

2.5.1   Verschlusssystem des Rektums

Das Sphinktersystem des Rektums beinhaltet unterschiedliche Muskeln und Muskelarten. Der vegetativ (Sympathikus, Parasympathikus) innervierte **M. sphincter ani internus** besteht aus glatter Muskulatur, umschließt den Analkanal als Ringmuskel und unterliegt einer Dauerkontraktion, die sich zur Defäkation entspannt. Der **M. sphincter ani externus** besteht aus quergestreifter Muskulatur, sitzt dem Analkanal und dem M. sphincter ani internus auf und wird durch den N. pudendus innerviert. Zur Feinabdichtung des Afters dient das **Corpus cavernosum recti,** welches arteriell aus der **A. rectalis superior** versorgt wird und sich in den Columnae anales in das Lumen verwölbt. Ein weiterer wichtiger stuhlkontinenzerhaltender Muskel ist der **M. levator ani**. Er entspringt am Os pubis, der Faszie des M. obturatorius internus und am Os coccygis. Das Rektum wird so trichterförmig umfasst und zieht durch das **Levatortor**.

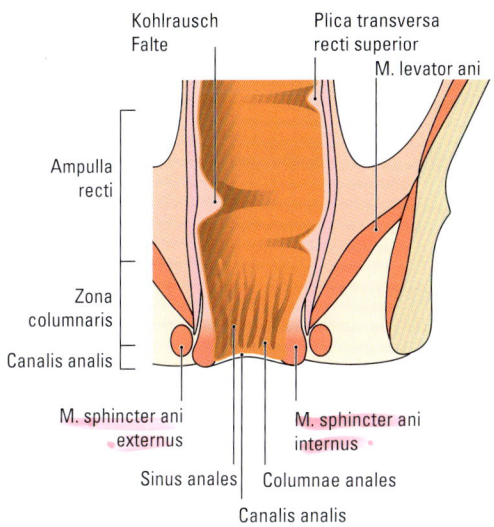

Abb. 14: Rektum in der Übersicht

medi-learn.de/7-ana7-14

Die Innervation des M. levator ani erfolgt aus dem Plexus sacralis. Er bildet mit der Gesamtheit seiner Muskelfasern das Diaphragma pelvis.
Die arterielle Versorgung des Rektums erfolgt aus der **A. mesenterica inferior**, der **A. iliaca interna** und der **A. pudenda interna**. Die oberen Rektumanteile werden durch die **A. rectalis superior** (entspringt aus der A. mesenterica inferior) versorgt. Die A. rectalis superior teilt sich in drei Hauptäste auf, die bei 3, 7 und 11

Uhr (Steinschnittlage, Blick auf den Anus) das Corpus cavernosum recti speisen. Im mittleren Rektumanteil erfolgt die arterielle Versorgung über die **A. rectalis media**, die aus der **A. iliaca interna** stammt und das Rektum oberhalb des **M. levator ani** erreicht. Die Versorgung der unteren Rektumanteile erfolgt durch die A. rectalis inferior, die aus der **A. pudenda interna** (Ast der A. iliaca interna) entspringt.

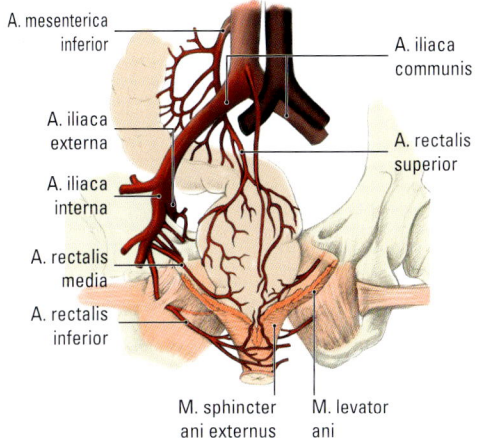

Abb. 15: Arterielle Gefäßversorgung Rektum

medi-learn.de/7-ana7-15

Der venöse Abfluss erfolgt ebenfalls über drei große Gefäße: Das venöse Blut der oberen Rektumanteile gelangt über die **V. rectalis superior** in die **V. mesenterica inferior** und über diese in die **V. portae**. Von den mittleren und unteren Rektumbereichen fließt das venöse Blut dagegen über die **V. rectalis inferior** und über die **V. rectalis media** in die **V. iliaca interna**. Die V. iliaca interna mündet schließlich in die **V. cava inferior**.

Übrigens …
Hier noch ein Praxistipp: Zäpfchen nie zu weit einführen, da sie sonst über die V. mesenterica inferior resorbiert werden, in den Leberkreislauf gelangen und dadurch abgeschwächt werden. In den unteren Anteilen des Rektums werden die Wirkstoffe dagegen in die V. cava inferior abgegeben und gelangen so direkt in den systemischen Kreislauf.

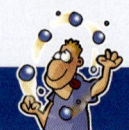

Zum **allgemeinen** Themengebiet solltest du dir die **Lageverhältnisse** und **Bandstrukturen** im Oberbauch gut einprägen. Besonders gerne wird im schriftlichen (und auch im mündlichen) Physikum nach der **Bursa omentalis** und dem **großen** und **kleinen Netz** gefragt. Du kannst deshalb einfach punkten, wenn du dir folgende Sachverhältnisse merkst:

Zu den **Lageverhältnissen** solltest du wissen, dass

- die **intraperitoneal** gelegenen Organe über ein **Meso** (eine Peritonealduplikatur) aufgehängt sind, über welches sie mit den zu- und abführenden Gefäß-/Nervenbahnen versorgt werden.
- das Meso von Jejunum und Ileum als **Mesenterium** bezeichnet wird.
- die Pars superior duodeni (inklusive Bulbus), Appendix vermiformis, Leber, Milz, Magen, Jejunum, Ileum, Colon transversum und sigmoideum **intraperitoneal** liegen.
- die Pars descendens, horizontalis, ascendens duodeni, das Pankreas sowie Colon ascendens und descendens **sekundär retroperitoneal** liegen.
- die Nieren, Nebennieren, Ureteren und großen Gefäße (Aorta, V. cava inferior) **primär retroperitoneal** liegen.

Zur **Bursa omentalis** solltest du die **benachbarten Strukturen** benennen können:
- dorsal: linke Niere und Nebenniere, Pankreas und Aorta
- ventral: Magen, Omentum minus und Lig. gastrocolicum
- kranial: Leber und Diaphragma
- kaudal: Mesocolon transversum
- links: Milz
- rechts: Leber, Lig. hepatoduodenale

Außerdem solltest du die **Zugangswege zur Bursa omentalis** kennen:
- Der einzige physiologische Zugangsweg ist das **Foramen omentale** dorsal des Lig. hepatoduodenale, hierüber gelangt man zum Vestibulum bursae omentalis.
- Operativ erreicht man die Bursa omentalis durch Durchtrennung des Omentum minus, des Mesocolon transversum oder des Lig. gastrocolicum.

Zum großen und kleinen Netz solltest du die beteiligten Bänder und Verläufe kennen.
Omentum majus:
- Das **Lig. gastrocolicum** zieht vom Magen zum Colon transversum und enthält die A. und V. gastroomentalis.
- Das **Lig. splenorenale** zieht von der linken Niere zum Milzhilus und enthält die A. und V. splenica.
- Das **Lig. gastrosplenicum** zieht vom Milzhilus zum Magen und enthält die Aa. gastricae breves und die A. gastroomentalis sinistra.
Omentum minus:
- Das **Lig. hepatoduodenale** zieht vom Duodenum zur Leberpforte und enthält die A. hepatica propria, den Ductus choledochus und die V. portae.
- Das **Lig. hepatogastricum** zieht von der kleinen Magenkurvatur zur Leber und enthält die Aa. gastricae sinistra und dextra.

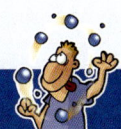
Im Kapitel **Gastrointestinaltrakt** liegt ein großer Schwerpunkt auf der **Gefäßversorgung** der verschiedenen Abschnitte.

Hierzu solltest du dir bewusst machen, dass der **Truncus coeliacus** die Blutversorgung von Magen und Duodenum, die **A. mesenterica superior** die Blutversorgung vom Duodenum bis zur linken Kolonflexur und die **A. mesenterica inferior** die Versorgung von der linken Kolonflexur bis zum oberen Rektum übernimmt.

– Der **Truncus coeliacus** gibt drei Äste ab: die Aa. splenica, hepatica communis und gastrica sinistra. Von der A. splenica entspringen die Aa. gastricae breves zum Magenfundus und die A. gastroomentalis sinistra. Von der A. hepatica communis entspringt die A. gastroduodenalis, welche dorsal des Duodenums und ventral des Pankreaskopfes verläuft und in die A. gastroomentalis dextra übergeht. Die A. gastrica sinistra verläuft zu Beginn in der Plica gastropancreatica. Die A. gastrica dextra ist ein Ast der A. hepatica propria.

– Die **A. mesenterica superior** anastomosiert über die Aa. pancreaticoduodenales mit der A. gastroduodenalis aus dem Stromgebiet des Truncus coeliacus. An der linken Kolonflexur anastomosiert die A. mesenterica superior über die A. colica media mit der A. colica sinistra aus dem Stromgebiet der A. mesenterica inferior (Riolan-Anastomose).

– Die **A. mesenterica inferior** gibt die A. rectalis superior ab, welche das Corpus cavernosum recti speist und drei Endäste abgibt, die sich beim Krankheitsbild des Hämorrhoidalleidens erweitern können. Die Aa. rectales media und inferior hingegen entspringen aus dem Stromgebiet der Aa. iliacae internae.

Zur **venösen Versorgung** solltest du wissen, dass die V. gastroomentalis dextra direkt in die V. mesenterica superior mündet (während die A. gastroomentalis dextra im arteriellen Kreislauf aus der A. gastroduodenalis entspringt). Die V. gastroomentalis sinistra mündet in die V. splenica (analog zum arteriellen Kreislauf). Die V. mesenterica inferior verläuft in einer Peritonealfalte im Bereich des Recessus duodenalis superior.

Außerdem solltest du dir die typischen **Charakteristika der einzelnen Darmabschnitte** bewusst machen.

– Im **Dünndarm** (Duodenum, Jejunum, Ileum) finden sich Plicae circulares (Kerckring-Falten). Die Papilla duodeni major (Vateri) in der Pars descendens duodeni bildet den gemeinsamen Mündungsort für Ductus choledochus und Ductus pancreaticus (als Ampulla hepatopancreatica). Kranial hiervon mündet in der Regel ebenfalls in die Pars descendens duodeni der Ductus pancreaticus accessorius auf der Papilla duodeni minor.

– Das **Kolon** ist durch Plicae semilunares, Haustren und Appendices omentales (epiploicae) charakterisiert.

– Das **Rektum** bildet typischerweise drei Plicae transversae recti, wobei sich die mittlere (Kohlrausch-Falte) von rechts dorsal in das Rektum vorwölbt.

Gerne wird auch nach dem **Meckel-Divertikel** gefragt. Dieses ist ein echtes Divertikel (Ausstülpung aller Schichten der Darmwand) und bildet ein Relikt des Ductus omphaloentericus. Es liegt typischerweise etwa 60–90 cm oral der Bauhin-Klappe im Ileum.

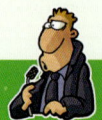
Nach den Lageverhältnissen der Organe im Bauchraum und dem Kapitel zum Gastrointestinaltrakt kannst du jetzt dein Wissen anhand der Fragen aus unserer Prüfungsprotokoll-Datenbank überprüfen.

1. Erklären Sie bitte, was man unter retroperitonealer Lage versteht.

2. Erläutern Sie bitte den Begriff intraperitoneale Lage.

3. Sagen Sie, was ist das Lig. hepatoduodenale?

4. Zählen Sie bitte die Organe auf, mit denen die Bursa omentalis in topografischer Beziehung steht.

5. Was ist die klinische Bedeutung der Bursa omentalis? Kennen Sie die operativen Zugangswege?

6. Erklären Sie uns die arterielle Versorgung des Magens.

7. Was ist ihrer Meinung nach die Papilla duodeni major?

8. Welche Funktionen erfüllt v. a. das terminale Ileum? Was muss bei Fehlen des terminalen Ileum substituiert werden?

9. Welche Anastomosen im Bereich des Dickdarms kennen Sie?

10. Haben Sie eine Erklärung, warum Rektumkarzinome sowohl in die Lunge als auch in die Leber metastasieren können?

11. Was sind Taenien und wo finden Sie sie?

---

1. Erklären Sie bitte, was man unter retroperitonealer Lage versteht.
Das Organ liegt hinter dem parietalen Blatt des Peritoneums im retroperitonealen Fettgewebe.

2. Erläutern Sie bitte den Begriff intraperitoneale Lage.
Das Organ ist mit dem viszeralen Blatt des Peritoneums überzogen und besitzt an seinem Hilus oder Mesenterium eine Umschlagfalte, an der das viszerale Blatt des Peritoneums in das parietale Blatt des Peritoneums umschlägt.

3. Sagen Sie, was ist das Lig. hepatoduodenale?
Das Lig. hepatoduodenale ist als Teil des Omentum minus eine Bandverbindung zwischen der Leber und dem Duodenum und enthält die Pfortader, den Ductus choledochus und die A. hepatica propria.

4. Zählen Sie bitte die Organe auf, mit denen die Bursa omentalis in topografischer Beziehung steht.
Die Bursa omentalis besitzt topografische Beziehungen zu folgenden Organen: Leber, Pankreas, Milz, Mesocolon transversum, Magen, linke Niere, linke Nebenniere, Lig. hepatoduodenale.

5. Was ist die klinische Bedeutung der Bursa omentalis? Kennen Sie die operativen Zugangswege?
Die Bursa kann als Spaltraum eine große Menge Flüssigkeit fassen, v. a. bei Ulkusblutungen. Zudem ist sie Zugangsweg zum Pankreas über das Lig. gastrocolicum, Mesocolon transversum oder Omentum minus.

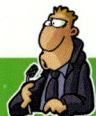
6. Erklären Sie uns die arterielle Versorgung des Magens.

Über die A. gastrica sinistra (direkter Ast aus dem Truncus coeliacus) und die A. gastrica dextra (Ast der A. hepatica propria). Weiterhin über die A. gastroomentalis sinistra (Ast aus der A. splenica) und A. gastroomentalis dextra (entspringt der A. gastroduodenalis).

7. Was ist ihrer Meinung nach die Papilla duodeni major?

Die Papilla duodeni major ist die gemeinsame Mündungsstelle von Ductus pancreaticus und Ductus choledochus in der Pars descendens duodeni.

8. Welche Funktionen erfüllt v. a. das terminale Ileum? Was muss bei Fehlen des terminalen Ileums substituiert werden?

Resorption von Vitamin B_{12}, Cobalamin und Gallensäuren. Bei Fehlen: Substitution von Vitamin B_{12} und fettlöslichen Vitaminen, Cobalamin, Calcium, Restriktion der Fettaufnahme.

9. Welche Anastomosen im Bereich des Dickdarms kennen Sie?

Die A. mesenterica superior anastomosiert über die A. colica media mit der A. colica sinistra der A. mesenterica inferior (Riolan-Anastomose).

10. Haben Sie eine Erklärung, warum Rektumkarzinome sowohl in die Lunge als auch in die Leber metastasieren können?

Die venösen Abflüsse des Rektums erfolgen in den unteren Anteilen über die V. iliaca interna in die V. cava inferior und so zur Lunge. Die oberen Rektumanteile fließen über die V. mesenterica inferior in die V. portae und somit in die Leber.

11. Was sind Taenien und wo finden Sie sie?

Zu finden sind Taenien im Dickdarm. Sie entsprechen zusammengerückten Streifen der Längsmuskulatur. Man unterscheidet eine Taenia libera, eine Taenia mesocolica und eine Taenia omentalis. An den sek. retroperitoneal gelegenen Kolonanteilen sieht man jedoch nur die Taenia libera.

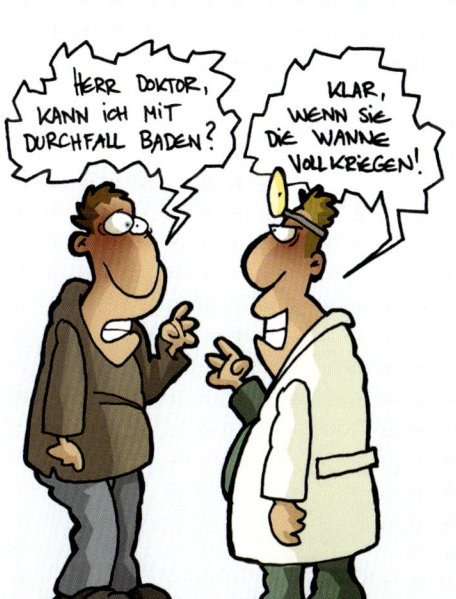

Pause

Mach mal kurz Pause! Und gönn dir 'nen Lacher ...

3 Leber, Gallenblase, Pankreas und Milz

■▬ Fragen in den letzten 10 Examen: 22

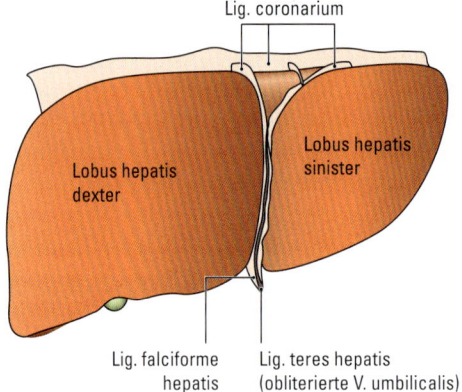

Abb. 16: Leber ventral　　medi-learn.de/7-ana7-16

Die Leber und die Gallenblase sind übersichtliche Gebiete der makroskopischen Anatomie. Der Schwerpunkt dieses Kapitels befasst sich mit den topografischen Gesichtspunkten, die immer wieder geprüft werden. Ein weiteres besonderes Augenmerk solltest du auf den Verlauf der ableitenden Gallenwege legen.

3.1 Leber

Die Leber ist quasi das Labor unseres Körpers: In ihr finden zahlreiche Stoffwechselvorgänge statt: Sie dient als Vitamin-B$_{12}$-Speicher, ist eine exokrine Drüse (mit der Gallenflüssigkeit als Produkt) und produziert wichtige Faktoren für die Blutgerinnung. Sie ist am Zwerchfell fixiert, somit atemverschieblich und liegt intraperitoneal unter dem rechten Rippenbogen.

3.1.1 Leberoberfläche

Man kann die Leberoberfläche in eine **Facies diaphragmatica**, die dem Zwerchfell anliegt, und eine **Facies visceralis** auf der Leberrückseite unterteilen. Betrachtet man die Leber von ventral, so sieht man auf den größeren **rechten Leberlappen** und den kleineren **linken Leber-**

lappen. Das **Lig. falciforme** teilt den linken vom rechten Leberlappen und enthält an seinem freien Ende das **Lig. teres hepatis,** das aus der obliterierten V. umbilicalis entstanden ist.

Blickt man von kaudal auf die Leber, so kann man vier Leberlappen unterscheiden: den **rechten** und den **linken Leberlappen**, zwischen diesen beiden einen oben gelegenen **Lobus caudatus** und den unten gelegenen **Lobus quadratus**. Zwischen Lobus caudatus und linkem Leberlappen erblickt man das **Lig. venosum**, das den Rest des Ductus venosus enthält. Weiterhin erkennt man die Leberpforte mit **Ductus hepaticus**, **V. portae** und **A. hepatica propria**. Die **Gallenblase** liegt der Leber am Lobus quadratus nach kaudal gerichtet an und überragt die Leber meist etwas nach unten. Im oberen Bereich ist die **V. cava inferior** zu erkennen, die durch das Lig. venae cavae fixiert ist.

Folgende Organe stehen in enger anatomischer Beziehung zur Leber:

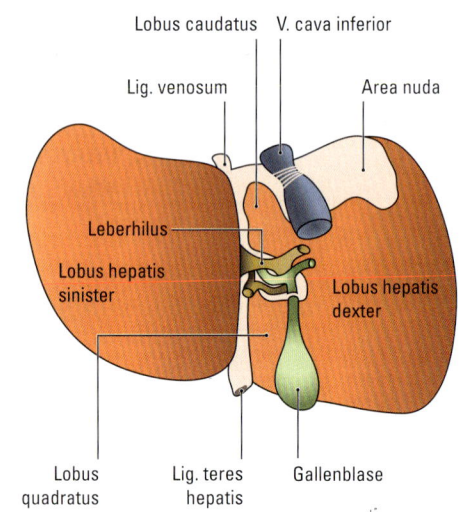

Abb. 17: Leber dorsal　　medi-learn.de/7-ana7-17

Linker Leberlappen	Rechter Leberlappen
– Magen	– Colon
– Ösophagus	– Duodenum
	– rechte Niere
	– rechte Nebenniere

Tab. 8: Organe mit enger anatomischer Beziehung zur Leber

Die Leber wird anhand der Aufteilung der portalen Gefäßtrias in acht Segmente unterteilt. Ins Zentrum eines jeden Segments zieht ein größerer Ast der A. hepatica propria, V. portae hepatis und des Ductus hepaticus.

Du solltest dir merken, dass Segment 1 dem Lobus caudatus zugeordnet wird. Die restlichen Segmente verteilen sich mit Blick von dorsal auf die Facies visceralis gegen den Uhrzeigersinn, sodass Segment 4 dem Lobus quadratus und die Segmente 5-8 dem rechten Leberlappen zuzuordnen sind.

Die **Facies diaphragmatica** wird an ihrer Verwachsungsfläche mit dem Zwerchfell als **Area nuda** bezeichnet. Am Rand der Area nuda schlägt das Peritoneum viszerale der Leber auf das Peritoneum parietale des Zwerchfells um. Die Area nuda besitzt demnach keinen Peritonealüberzug. Die Umschlagstellen werden als **Lig. coronarium** bezeichnet. Zur Seite laufen die Ligg. coronaria zu den **Ligg. triangularia sinistrum** und **dextrum** aus.

3.1.2   Gefäßversorgung der Leber

Arteriell wird die Leber über die **A. hepatica propria**, die dem **Vas privatum** der Leber entspricht, versorgt. Der venöse Abfluss erfolgt über die **Vv. hepaticae**, die das venöse Blut zur **V. cava inferior** ableiten.

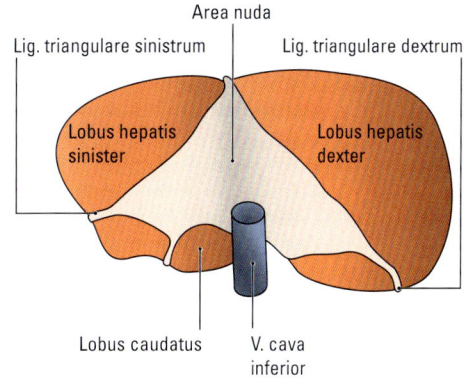

Abb. 18: Leber in der Aufsicht

medi-learn.de/7-ana7-18

3.1.3   Pfortaderkreislauf

Über das Pfortadersystem werden die Nährstoffe aus den Darmanteilen zur Leber transportiert. Um die wichtigen Fakten des Pfortadersystems parat zu haben, solltest du dir die folgenden Punkte einprägen:
Die **V. portae** erhält ihre Zuflüsse aus der **V. mesenterica superior**, der **V. splenica** und der **V. mesenterica inferior**. Die V. mesenterica inferior mündet in der Mehrzahl der Fälle in die V. splenica. Hier gibt es sicherlich unterschiedliche Normvarianten, für das Examen zählt jedoch nur der Regelfall. Das Gebiet des venösen Abflusses der einzelnen Venen entspricht hierbei dem Versorgungsgebiet der A. mesenterica superior, A. splenica und A. mesenterica inferior. Die V. portae ist als das **Vas publicum** der Leber zu bezeichnen.

Merke!

– Das venöse Blut aller unpaaren Bauchorgane fließt in die V. portae.
– Die V. portae hepatis ist Bestandteil des enterohepatischen Kreislaufs.

Als **enterohepatischen Kreislauf** bezeichnet man die Zirkulation von Substanzen über Darm, Vena portae, Leber, und die Produktion von Galle, welche schließlich wieder dem Darm zugeführt wird.

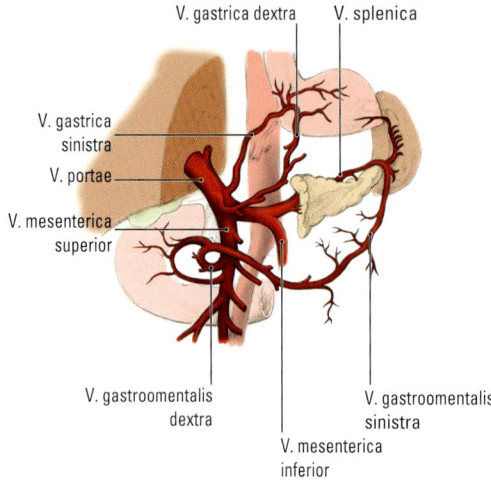

Abb. 19: Pfortaderkreislauf   *medi-learn.de/7-ana7-19*

Portokavale Anastomosen verbinden die Einzugsgebiete der V. portae und V. cava und können so bei Behinderung des Blutabstroms der V. portae (z. B. bei Leberzirrhose) die Leber umgehen. Klinisch wichtig ist dabei die Anastomose der kleinen Kurvatur des Magens (Vv. gastricae sin. und dex.) und Ösophagus, der Vv. rectales superior und media und seltener über die Vv. paraumbilicales zu den Hautvenen („Caput medusae") und dann weiter in die Vv. epigastricae superior und inferior.

3.2   Gallenblase

Beim Thema Galle ist zunächst eine Klärung der Begriffe notwendig, denn die Umgangssprache ist hier sehr ungenau und deshalb der Feind jeder mündlichen Prüfung: Die Galle (Gallenflüssigkeit ist hier das bessere Wort!) ist ein Produkt der Leber und du solltest dich davor hüten, in einer mündlichen Prüfung die Gallenblase als Galle zu bezeichnen.

3.2.1   Funktion der Gallenblase

Die Gallenblase dient als Reservoir, um bei Bedarf Gallenflüssigkeit in das Duodenum abgeben zu können. Sie liegt der Leber von dorsal an und ist ein sackförmiges Hohlorgan mit muskulösen Anteilen.

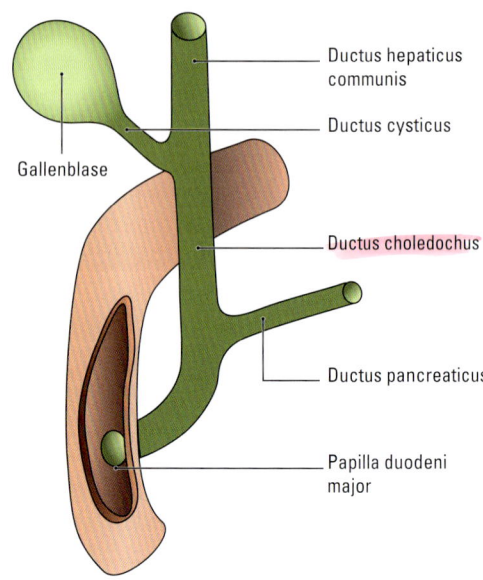

Abb. 20 a: Gallengänge   *medi-learn.de/7-ana7-20a*

Die Gallenflüssigkeit sammelt sich in den Gallengängen der Leber, die sich dann zum **Ductus hepaticus communis** vereinigen. Nach wenigen Zentimetern folgt hier die Abzweigung des **Ductus cysticus**, der die Gallenflüssigkeit zur Gallenblase ableitet. Die **Plica spiralis** im Ductus cysticus am Übergang zum Gallenblasenhals soll bei plötzlicher Steigerung des Bauchbinnendruckes die Entleerung der Gallenblase verhindern. Fortgeführt wird der Ductus hepaticus communis nach dieser Abzweigung als Ductus choledochus und tritt schließlich in das Lig. hepatoduodenale ein. Im Regelfall münden Ductus choledochus und Ductus pancreaticus in einem gemeinsamen erweiterten Endabschnitt (Ampulla hepatopancreatica), um zusammen in die Pars descendens duodeni (Papilla duodeni major) zu münden.

Von besonderem Belang bei Gallensteinen sind die Engstellen der Gallengänge. Meist bleiben Gallensteine im relativ engen Ductus cysticus oder an der Papilla duodeni major stecken.

> **Übrigens ...**
> Bei einer Gallenkolik klagt der Patient über Schmerzen in der Medioklavikularlinie unterhalb des rechten Rippenbogens.

Löst ein Drücken mit den Fingern unterhalb des rechten Rippenbogens während der Inspiration einen Druckschmerz mit vorzeitiger Beendigung der Einatmung aus, spricht dies für eine Cholezystitis (Murphy-Zeichen). Dieses Zeichen bitte nicht mit Courvoisier-Zeichen (kein Schmerz bei vergrösserter, prall-elastischer Gallenblase) verwechseln.

3.2.2   Gefäßversorgung der Gallenblase

Arteriell wird die Gallenblase über die A. cystica zumeist aus der A. hepatica dextra versorgt. Die Aa. hepatica dextra und sinistra sind die ersten beiden großen Abzweigungen der A. hepatica propria nach ihrem Eintritt in die Leberpforte.
Der venöse Abfluss erfolgt über die V. cystica direkt in die V. portae.

3

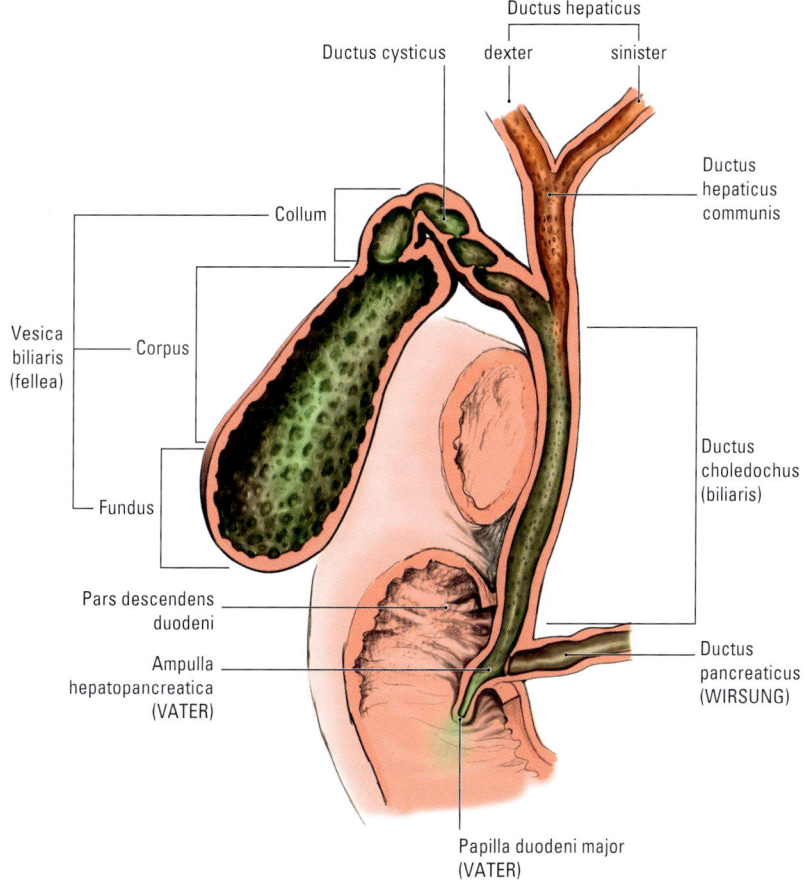

Abb. 20 b: Gallengänge

medi-learn.de/7-ana7-20b

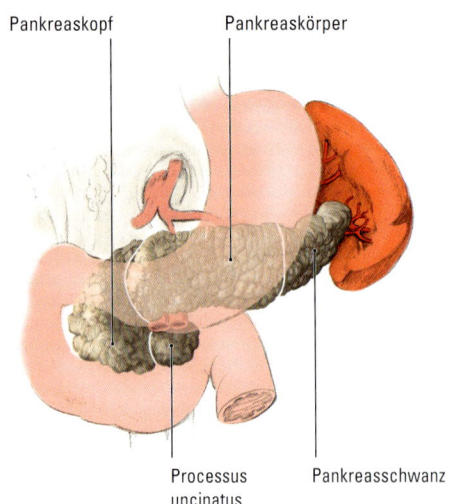

Pankreaskopf   Pankreaskörper

Processus uncinatus   Pankreasschwanz

Abb. 21: Übersicht Pankreas

medi-learn.de/7-ana7-21

3.3   Pankreas

Das Pankreas ist eine Drüse mit sowohl endokrinen Anteilen, die Insulin, Glukagon und Somatostatin produzieren, als auch mit exokrinen Anteilen, die Enzyme für die Protein-, Fett- und Kohlenhydrataufspaltung (Trypsin, Lipase und Amylase) produzieren. Pro Tag gelangen über diesen exokrinen Anteil rund zwei Liter Pankreassaft in den Dünndarm und neutralisieren dort unter anderem den sauren Speisebrei (Chymus).

3.3.1   Lage und Aufbau

Makroskopisch lässt sich das Pankreas in sein **Caput** (liegt im duodenalen C), den **Processus uncinatus** (liegt als einziger Anteil hinter A. und V. mesenterica superior), das **Corpus** mit dem **Tuber omentale** (wölbt sich vor der Wirbelsäule) und in die **Cauda** (reicht bis zum Milzhilus) unterteilen.
Das gesamte Organ liegt sekundär retroperitoneal und überzieht die Wirbelsäule in Höhe L1–L2. Es hat in etwa eine Länge von 14–18 cm und ein Gewicht von 65–80 Gramm.
Der **Pankreasgang** (Ductus pancreaticus) durchzieht die gesamte Bauchspeicheldrüse

und mündet gemeinsam mit dem Ductus choledochus als Ampulla hepatopancreatica auf der **Papilla duodeni major** (Vateri) in den absteigenden Teil des Duodenums. Der variabel vorhandene Ductus pancreaticus accessorius mündet häufig etwas weiter kranial auf der Papilla duodeni minor.

3.3.2   Gefäßversorgung des Pankreas

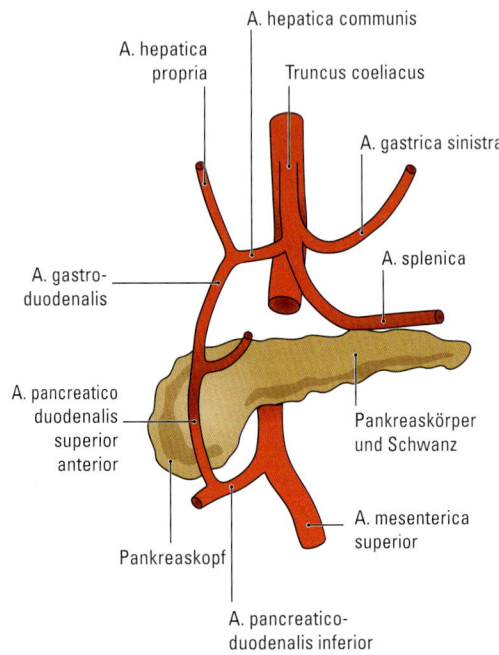

A. hepatica propria

A. hepatica communis

Truncus coeliacus

A. gastrica sinistra

A. gastroduodenalis

A. splenica

A. pancreaticoduodenalis superior anterior

Pankreaskörper und Schwanz

A. mesenterica superior

Pankreaskopf

A. pancreaticoduodenalis inferior

Abb. 22: Arterielle Versorgung des Pankreas

medi-learn.de/7-ana7-22

Das Caput und der Processus uncinatus des Pankreas werden arteriell aus dem Truncus coeliacus über die A. hepatica communis, A. gastroduodenalis und A. pancreaticoduodenalis superior versorgt. Aus der A. mesenterica superior erfolgt eine weitere arterielle Versorgung über die A. pancreaticoduodenalis inferior.
Die A. mesenterica superior entspringt hinter dem Pankreaskopf und legt sich vor den Processus uncinatus. Corpus und Cauda des Pankreas werden über Äste der A. splenica versorgt (A. pancreatica dorsalis, A. pancreatica magna, A. caudae pancreatis und kleinere Äste).

Das venöse Blut fließt aus den Vv. pancreaticae über die V. splenica und die V. mesenterica superior in die Pfortader ab.

Während die A. splenica entlang des Oberrands des Corpus zum Milzhilus zieht, verläuft die V. splenica an der Pankreasrückseite.

> **Merke!**
>
> A. mesenterica superior und Truncus coeliacus bilden hier über A. pancreaticoduodenalis inferior und A. pancreaticoduodenalis superior eine Anastomose.

3.4 Milz

Die Milz dient in erster Linie der Blutmauserung: Abnorme oder altersschwache Blutzellen werden in ihr herausgefiltert und abgebaut. Weiterhin erfüllt die Milz eine Abwehrfunktion und ist ein lymphatisches Organ.

3.4.1 Lage und Aufbau

Makroskopisch kann man sich die Milzgröße mit 4711 (wie das „Kölnischwasser") merken: 4 cm · 7 cm · 11 cm. Sie liegt intraperitoneal im linken Oberbauch, etwa in Höhe der 9.–11. Rippe, ist atemverschieblich und sollte beim Gesunden nicht zu tasten sein.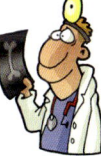

> **Merke!**
>
> Jede tastbare Milz bedarf einer weiteren diagnostischen Abklärung!

Übrigens ...
Durch ihre Lage direkt an der 9.–11. Rippe ist die Milz besonders bei stumpfen Traumen an der linken Flanke gefährdet. Ein Milzriss kann anfangs unentdeckt bleiben, ist jedoch durch die sehr gute Durchblutung des Organs meist lebensgefährlich. Eine Milzruptur lässt sich sonografisch als Randsaum (Flüssigkeitsansammlung) um die Milz oder als Flüssigkeitsansammlung im Koller-Pouch nachweisen. Als Koller-Pouch bezeichnet man den Raum zwischen linker Niere und Milz (Recessus splenorenalis).

Die Form der Milz lässt sich als große Kaffeebohne beschreiben. Ihr normales Gewicht liegt bei 150–200 Gramm. Ihr weiches Organparenchym liegt in einer derben Capsula fibrosa. Auf ihrer Oberfläche lässt sich eine Facies visceralis von einer Facies diaphragmatica unterscheiden.

3.4.2 Wichtige Bandstrukturen der Milz

Die Bandverbindungen der Milz werden gerne geprüft. Es lohnt sich also, sich etwas länger mit der folgenden Tabelle zu beschäftigen.

Lig. gastrosplenicum	Lig. splenorenale	Lig. phrenicocolicum
verbindet Magen mit dem Milzhilus und enthält die A. gastroomentalis sinistra und die Aa. gastricae breves	zieht vom Retroperitoneum zum Milzhilus und enthält die A. und V. splenica	bildet die kaudale Begrenzung der Milznische und zieht von der linken Rumpfwand (vom Zwerchfell) zur linken Kolonflexur

Tab. 9: Bandstrukturen der Milz

3.4.3 Gefäßversorgung der Milz

Die arterielle Versorgung erfolgt aus dem Truncus coeliacus über seinen stärksten Ast, die **A. splenica**. Die A. splenica tritt am Milzhilus in die Milz ein.

Das venöse Blut fließt über die **V. splenica** in die Pfortader ab. Die V. splenica hat ihren Ursprung am Milzhilus und zieht an der Pankreasrückseite zur Pfortader.

3

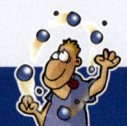
Gerne wird nach den **Bändern und Lagebeziehungen der Leber** gefragt. Hierbei solltest du folgende Strukturen kennen:

- Die **Ligg. coronaria** liegen an der Umschlagstelle des viszeralen Peritoneums der Leber auf das parietale Peritoneum. Zur Seite laufen sie als **Ligg. triangularia** zusammen.
- Die **Area nuda** bezeichnet den peritonealfreien Abschnitt der Leber, in dem das Organ mit dem Zwerchfell verwachsen ist. Hier befindet sich auch die Mündungsstelle der drei Vv. hepaticae in die V. cava inferior.
- Das **Lig. falciforme hepatis** hängt die Leber nach ventral auf. An seinem kaudalen Ende befindet sich das **Lig. teres hepatis**, in welchem die obliterierte V. umbilicalis verläuft.
- Das **Lig. hepatoduodenale** ist an der Porta hepatis, das **Lig. hepatogastricum** entlang des **Lig. venosum** an der Leber befestigt. Hier verläuft im Embryonalkreislauf der Ductus venosus.
- Der **linke Leberlappen** hat Kontakt zum Magen und zum Endstück des Ösophagus. Der **rechte Leberlappen** hat Kontakt zur rechten Niere und Nebenniere, zum Duodenum und zur rechten Kolonflexur.

Kann die Leber das Blut aus der V. portae hepatis aufgrund einer Erkrankung nicht mehr aufnehmen, kommt es zum portalen Hochdruck, zum Rückstau und zur Ausbildung von **portokavalen Anastomosen**:

- über die Vv. gastricae in die Vv. oesophageales (Ösophagus-Varizen),
- über die V. rectalis superior in die V. rectalis media und
- über die Vv. paraumbilicales in die epigastrischen Gefäße (Caput medusae).

Zum Thema Galle und Gallenblase solltest du besonders für das mündliche Physikum die **Stationen der Gallenwege** aufzählen können, hier der komplette Weg mit einem kleinen Ausflug in die Histologie:
Hepatozyten → Canaliculi biliferi (Leberläppchen) → Hering-Kanälchen (Schaltstücke) → Ductus interlobularis (Glisson-Trias) → Ductus hepaticus sinister/dexter → Ductus hepaticus communis → Ductus choledochus → Rückstau in die Gallenblase über den Ductus cysticus (dieser enthält die Plica spiralis, welche den unwillkürlichen Abfluss der Galle verhindert) → Sekretion über den Ductus choledochus in die Pars descendens duodeni (auf der Papilla duodeni major).

Zum **Pankreas** wird gelegentlich nach den **makroskopischen Abschnitten** und der **Blutversorgung** gefragt. Folgende Sachverhalte solltest du dir einprägen:

- Das Pankreas liegt sekundär retroperitoneal. Der Kopf schmiegt sich in das duodenale C, das Corpus enthält das Tuber omentale, welches sich vor der Wirbelsäule vorwölbt. Der Schwanz verläuft vor der linken Niere/Nebenniere und reicht bis zum Milzhilus.
- Die A. und V. mesenterica superior verlaufen zunächst dorsal des Pankreaskopfes und ziehen dann vor den Proc. uncinatus und anschließend über die Pars horizontalis duodeni hinweg.
- Der Pankreaskopf wird über die A. gastroduodenalis und die Aa. pancreaticoduodenales mit Blut versorgt, während Corpus und Cauda über Äste der A. splenica (A. pancreatica dorsalis, A. pancreatica magna und kleine Äste) versorgt werden.

Die **Milz** liegt intraperitoneal entlang der 9.–11. Rippe und ist über die Ligg. splenorenale und gastrosplenicum aufgehängt. Besonders gerne wird nach dem **Lig. phrenicocolicum** gefragt, welches den Boden der Milznische bildet.

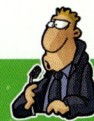

Passend zum vorangegangenen Kapitel folgen jetzt die Fragen zu den Themen Leber, Gallenblase, Pankreas und Milz. Egal ob alleine oder in der Gruppe – hiermit kannst du dein Wissen überprüfen.

1. Beschreiben Sie bitte die großen Gefäße des Pfortadersystems.

2. Wie unterteilen Sie die Leberlappen?

3. Welche Organe liegen in topografischer Beziehung zur Leber? Zählen Sie bitte auf.

4. Sagen Sie, an welchen Stellen der Gallenwege bleiben Gallensteine besonders häufig hängen und können so zu Koliken und zu einem Rückstau der Gallenflüssigkeit führen?

5. Beschreiben Sie bitte das Lageverhältnis des Pankreas in Bezug auf das Peritoneum.

6. Welche anatomischen Strukturen liegen in unmittelbarer Nachbarschaft des Pankreaskopfes? Kennen Sie eine Erkrankung des Pankreaskopfes mit entsprechender Symptomatik?

7. Beschreiben Sie bitte kurz die Funktionen des Pankreas.

8. Erklären Sie bitte, warum die Milz besonders bei Unfällen gefährdet ist.

9. Erläutern Sie bitte kurz die Lage der Milz in Bezug zum Peritoneum.

10. Beschreiben Sie bitte die Oberfläche der Milz.

---

1. Beschreiben Sie bitte die großen Gefäße des Pfortadersystems.
In die V. portae münden die V. mesenterica superior und die V. splenica. Die V. splenica nimmt im Regelfall die V. mesenterica inferior auf.

2. Wie unterteilen Sie die Leberlappen?
Linker und rechter Leberlappen, Lobus caudatus und Lobus quadratus.

3. Welche Organe liegen in topografischer Beziehung zur Leber? Zählen Sie bitte auf.
Colon, Duodenum, Magen, Ösophagus, rechte Niere und rechte Nebenniere.

4. Sagen Sie, an welchen Stellen der Gallenwege bleiben Gallensteine besonders häufig hängen und können so zu Koliken und zu einem Rückstau der Gallenflüssigkeit führen?
Häufig bleiben Gallensteine im Ductus cysticus und an der Papilla duodeni major hängen.

5. Beschreiben Sie bitte das Lageverhältnis des Pankreas in Bezug auf das Peritoneum.
Das Pankreas liegt sekundär retroperitoneal.

6. Welche anatomischen Strukturen liegen in unmittelbarer Nachbarschaft des Pankreaskopfes? Kennen Sie eine Erkranknung des Pankreaskopfes mit entsprechender Symptomatik?
Duodenale C-Schleife, Ductus choledochus, Papilla duodeni major, Mesenterialgefäße. Pankreaskopfkarzinom: Ikterus, Courvoisier-Zeichen, Thrombosen, Schmerzen im Oberbauch mit Ausstrahlung in den Rücken.

7. Beschreiben Sie bitte kurz die Funktionen des Pankreas.
Ein Organ mit exokrinen (Verdauungsenzyme), und endokrinen (Insulin, Glukagon und Somatostatin) Drüsenanteilen.

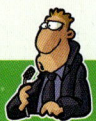
8. Erklären Sie bitte, warum die Milz besonders bei Unfällen gefährdet ist.

Durch ihre Lage an der seitlichen Bauchwand kann es bei einem Trauma schnell zu Verletzungen durch die Rippen oder zu einem Milzriss infolge der direkten Kraftübertragung kommen.

9. Erläutern Sie bitte kurz die Lage der Milz in Bezug zum Peritoneum.

Die Milz liegt intraperitoneal.

10. Beschreiben Sie bitte die Oberfläche der Milz.

Man kann eine Facies visceralis von einer Facies diaphragmatica unterscheiden.

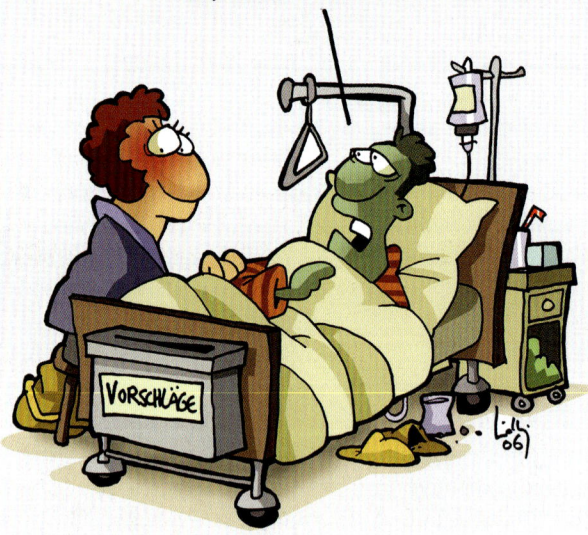

Mehr Cartoons unter www.medi-learn.de/cartoons

Pause

Leber? Galle?
So einfach ist es nicht immer!
Zeit für eine schöne Pause.

Relax Rente: Die entspannte Art, fürs Alter vorzusorgen.

Von Chancen der Kapitalmärkte profitieren, ohne Risiken einzugehen!

■ **Sicherheit**
„Geld-zurück-Garantie" für die eingezahlten Beiträge zum Ablauftermin

■ **Wertzuwachs**
Ihre Kapitalanlage profitiert Jahr für Jahr von den Erträgen der 50 Top-Unternehmen Europas, nimmt aber eventuelle Verluste nicht mit

■ **Zusätzliche Renditechancen**
Durch ergänzende Investition in renditestarke Fonds

■ **Komfort**
Wir übernehmen das komplette Anlagemanagement für Sie

■ **Flexibilität**
Während der gesamten Laufzeit an veränderte Lebenssituationen anpassbar

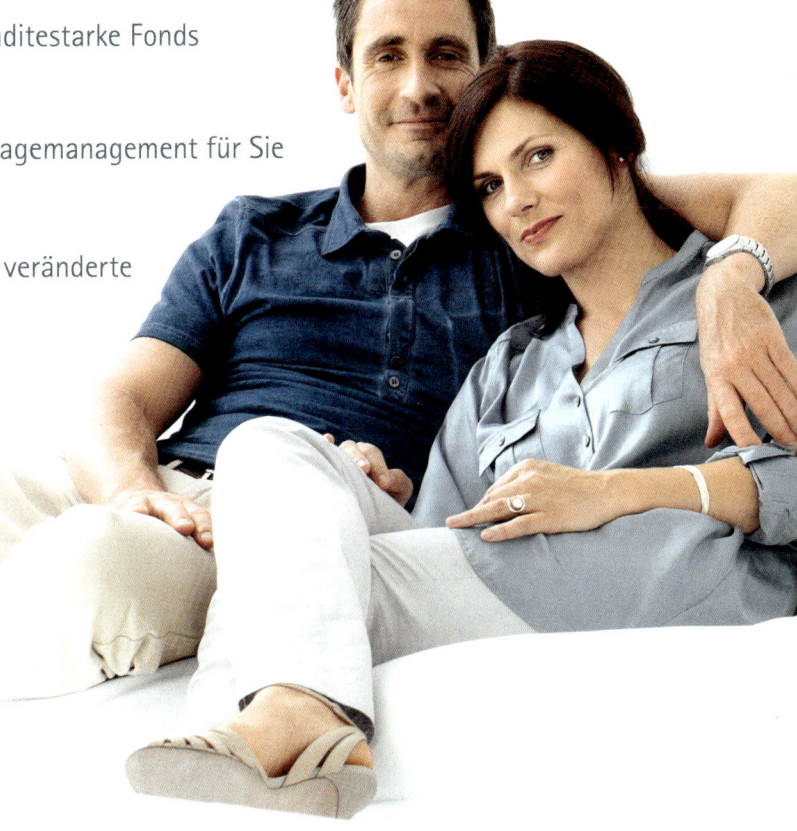

Lassen Sie sich beraten!

Nähere Informationen und unseren Repräsentanten vor Ort finden Sie im Internet unter www.aerzte-finanz.de

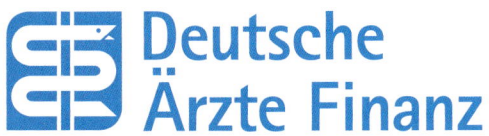

4 Harntrakt und Nebennieren

 Fragen in den letzten 10 Examen: 7

Unter dem Begriff Harntrakt werden folgende Organe zusammengefasst:
- Niere (Ren),
- Harnleiter (Ureter),
- Harnblase (Vesica urinaria),
- Harnröhre (Urethra).

Die makroskopischen Aspekte des Harntrakts befassen sich in erster Linie mit dem Verlauf von Harnleiter und Harnröhre, mit den Lageverhältnissen der Organe und mit ihrer Blutversorgung. Aufgrund der unterschiedlichen anatomischen Verhältnisse der männlichen und weiblichen Harnröhre wird diese jeweils in den Abschnitten der männlichen und weiblichen Geschlechtsorgane besprochen.

4.1 Niere

Die Nieren regulieren unseren Flüssigkeits- und Mineralhaushalt, entfernen harnpflichtige Substanzen (Harnstoff, Ammoniak) und bilden Renin zur Blutdruckregulierung und Erythropoetin für die Blutbildung.
Bei einem ausgewachsenen Menschen sind die Nieren etwa 10 cm · 4 cm · 5 cm groß und wiegen rund 120–300 Gramm.
Die Oberfläche der Nieren wird von der **Capsula fibrosa** überzogen und hat dadurch eine glatte und derbe Konsistenz. Um die Nieren mitsamt Nebennieren liegt die **Capsula adiposa** (eine Fettschicht). Ein gemeinsamer **Fasziensack**, der nach medial (zum Eintritt der Gefäße) und nach medial-kaudal (zum Austritt des Ureters) je eine Öffnung aufweist, umschließt Niere, Nebenniere und Fettkapsel. Man unterscheidet ein vorderes und ein hinteres Blatt, Fascia praerenalis und Fascia retrorenalis.

4.1.1 Lageverhältnisse der Nieren

Die Nieren liegen primär retroperitoneal, seitlich parallel zur Wirbelsäule (in Höhe BWK12 –

LWK3) und haben folgende topografische Beziehungen:

Linke Niere	Rechte Niere
– Magen	– Pars descendens duodeni
– Milz	– Flexura coli dextra
– Pankreas	– Leber
– Flexura coli sinistra	– rechte Nebenniere
– linke Nebenniere	

Tab. 10: Organe mit enger anatomischer Beziehung zu den Nieren

4.1.2 Gefäßversorgung der Nieren

Die rechte Niere wird über die **A. renalis dextra** (rechte Nierenarterie) versorgt, die aus der Aorta abdominalis entspringt und hinter der V. cava inferior und dem Pankreaskopf verläuft. Die **A. renalis sinistra** (linke Nierenarterie) verläuft von der Aorta abdominalis hinter dem Pankreaskörper zur linken Niere.
Die beiden **Vv. renales** münden direkt in die **V. cava inferior**. Hierbei zieht die V. renalis sinistra (linke Nierenvene) knapp unter dem Ursprung der A. mesenterica superior über die Aorta hinweg. Diese Überkreuzung wird von manchen Anatomen als „Nussknacker" bezeichnet.
Wenn man sich vor Augen führt, dass die Aorta näher zur linken Niere und die V. cava inferior näher zur rechten Niere liegt, kann man sich die obigen Lageverhältnisse der Gefäße einfacher erklären.

4.2 Nebenniere

Die **Glandulae suprarenales** (Nebennieren) sitzen den beiden Nieren am oberen Pol auf und sind von Fettgewebe (Capsula adiposa) umgeben. Die rechte Nebenniere liegt in einer Nische zwischen Niere, V. cava inferior und Leber und projiziert sich in etwa in Höhe des 11. Rippenhalses.

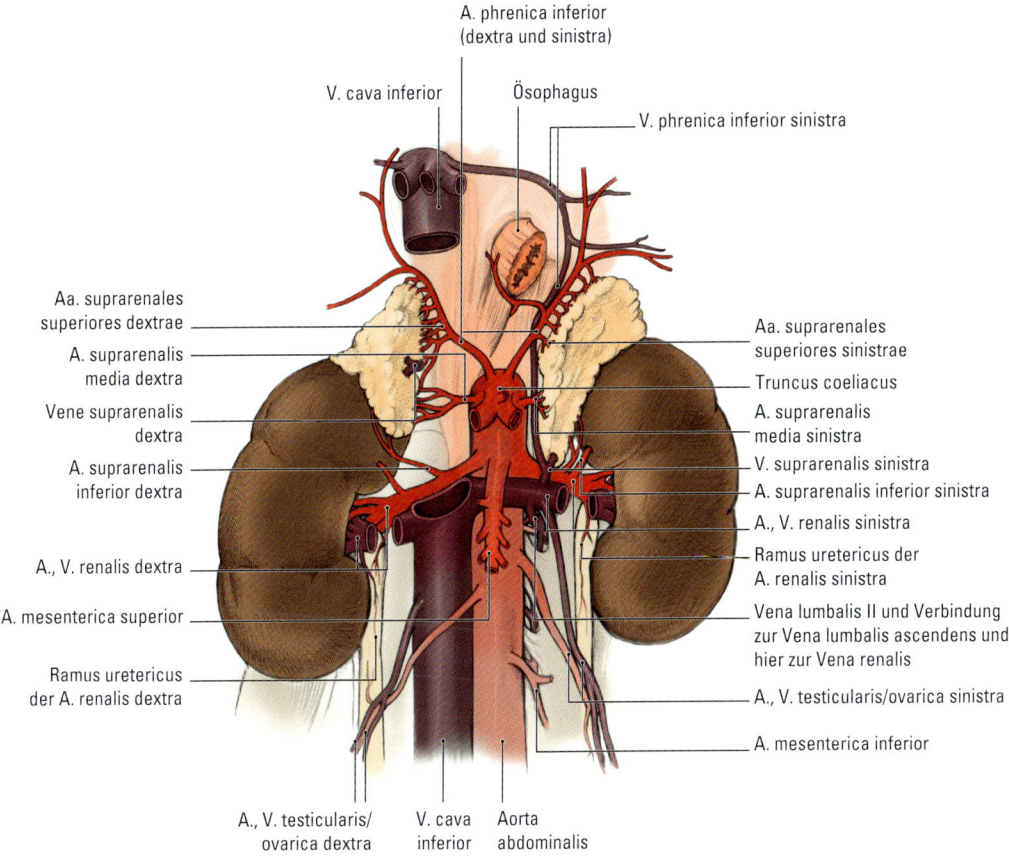

A. phrenica inferior
(dextra und sinistra)

V. cava inferior

Ösophagus

V. phrenica inferior sinistra

Aa. suprarenales
superiores dextrae

A. suprarenalis
media dextra

Vene suprarenalis
dextra

A. suprarenalis
inferior dextra

A., V. renalis dextra

A. mesenterica superior

Ramus ureticus
der A. renalis dextra

Aa. suprarenales
superiores sinistrae

Truncus coeliacus

A. suprarenalis
media sinistra

V. suprarenalis sinistra

A. suprarenalis inferior sinistra

A., V. renalis sinistra

Ramus uretericus der
A. renalis sinistra

Vena lumbalis II und Verbindung
zur Vena lumbalis ascendens und
hier zur Vena renalis

A., V. testicularis/ovarica sinistra

A. mesenterica inferior

A., V. testicularis/
ovarica dextra

V. cava
inferior

Aorta
abdominalis

Abb. 23: Gefäße der Niere

medi-learn.de/7-ana7-23

Die linke Nebenniere grenzt an die Aorta abdominalis und liegt meist etwas weiter kaudal als die rechte Nebenniere.

4.2.1 Funktion der Nebennieren

Die Nebennieren zählen zu den endokrinen Organen. Sie produzieren in ihrer Rinde **Steroidhormone** und in ihrem Mark **Katecholamine**.

Den drei Abschnitten der Rinde lassen sich verschiedene Hormone zuordnen:
Zona glomerulosa - Mineralcorticoide, Zona fasciculata - Glucocorticoide, Zona reticularis - Sexualsteroide.

In den folgenden Tabellen siehst du die Steroidhormone und die Katecholamine der Nebenniere in einer Übersicht. Du solltest dein Augenmerk auf die fettgedruckten Hormone richten und diese in der Prüfung wiedergeben können.

Mineralocorticoide	Glucocorticoide
– Corticosteron	– 11-Desoxycortisol
– 11-Desoxycorticosteron	– **Cortisol**
– **Aldosteron**	

Tab. 11: Mineral- und Glucocorticoide der Nebennierenrinde

Androgene	Gestagene	Östrogene
– Dehydroepiand-rosteron (DHEA) – Androstendion – 11-Hydroxy-androstendion – Testosteron (geringe Mengen)	– 17-Hydroxy-progesteron – Progesteron	– Östron – Östradiol

Tab. 12: Sexualhormone der Nebennierenrinde

Katecholamine
– **Adrenalin** – **Noradrenalin**

Tab. 13: Katecholamine des Nebennierenmarks

4.2.2 Gefäßversorgung der Nebennieren

Da die Nebennieren wichtige endokrine Hormone produzieren, muss eine sehr gute Blutversorgung gewährleistet sein. Die arterielle Versorgung erfolgt daher aus drei unterschiedlichen Arterien:

A. supra-renalis superior	A. supra-renalis media	A. supra-renalis inferior
entspringt links und rechts aus der A. phrenica inferior	entspringt direkt aus der Aorta abdominalis	entspringt jeweils aus der linken und rechten A. renalis

Tab. 14: Arterielle Versorgung der Nebennieren

Der venöse Abfluss der Nebennieren erfolgt **rechts** direkt in die **V. cava inferior**, **links** erst in die **V. renalis**, welche die Aorta überkreuzt und dann in die V. cava inferior mündet.

> **Merke!**
>
> Die Natur geht den einfachsten Weg: Rechts liegt die V. cava inferior nahe an der Nebenniere, links muss erst die Aorta überkreuzt werden. Hierfür wird die bereits vorhandene V. renalis benutzt.

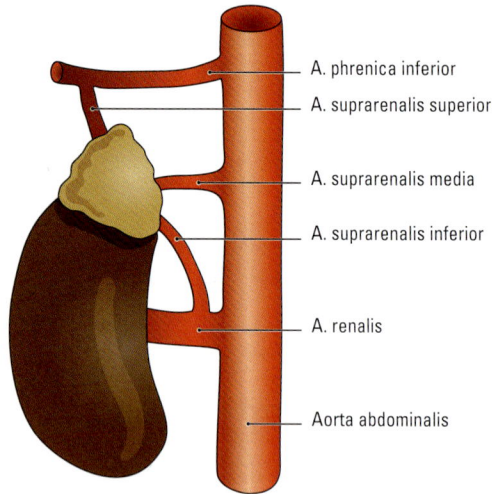

Abb. 24: Gefäßversorgung der Nebennieren

medi-learn.de/7-ana7-24

Label list from figure:
- A. phrenica inferior
- A. suprarenalis superior
- A. suprarenalis media
- A. suprarenalis inferior
- A. renalis
- Aorta abdominalis

4.3 Ureter

In diesem Kapitel geht es um den klinisch wichtigen Verlauf des Ureters und die damit verbundenen Konsequenzen bei Erkrankungen des Harnsystems.

4.3.1 Aufbau und Lage

Der etwa 30 cm lange Ureter entspringt am **Pelvis renalis** (Nierenbecken) und tritt durch eine Öffnung im Fasziensack aus diesem heraus. Er verläuft im Retroperitoneum bis zu seiner Mündung in die **Vesica urinaria** (Harnblase) im Trigonum vesicae. Der proximale Abschnitt des rechten Ureters hat Lagebeziehung zur Pars descendens duodeni. Der linke Ureter verläuft hinter dem Recessus intersigmoideus.

Übrigens …
- Bezüglich der Diagnostik von Nierensteinen ist es wichtig zu wissen, dass der Ureter an manchen Stellen enger als an anderen ist. An diesen Engstellen können sich Nierensteine festsetzen und so zu **Koliken** führen.

– Koliken sind Schmerzen, die durch eine Überdehnung der Ureterwände ausgelöst werden. Ein Nierenstein bleibt an einer Engstelle des Ureters stecken und verursacht so einen Rückstau mit einer Wandüberdehnung.

1. Ureterenge	2. Ureterenge	3. Ureterenge
direkt am Übergang des Nierenbeckens in den Ureter	bei der Überkreuzung der A. iliaca communis oder manchmal der A. iliaca externa	direkt am Übergang vom Ureter in das Trigonum vesicae der Harnblase

Tab. 15: Ureterengen

In den schriftlichen und mündlichen Prüfungen wird gerne nach dem Verlauf des Ureters gefragt. Hier ist es von besonderer Wichtigkeit, die Strukturen zu beschreiben, die vom Ureter überkreuzt und unterkreuzt werden:

Der Ureter unterkreuzt:	Der Ureter überkreuzt:	Der Ureter unterkreuzt:
– die A. und V. ovarica bei der Frau – die A. und V. testicularis beim Mann	sowohl bei der Frau als auch beim Mann die A. und V. iliaca communis oder in manchen Fällen die A. und V. iliaca externa	– die A. uterina bei der Frau – den Ductus deferens beim Mann

Tab. 16: Verlauf des Ureters

4.3.2   Gefäßversorgung des Harnleiters

Der Ureter wird jeweils durch die in der Nähe liegenden arteriellen Gefäße mitversorgt. Diese Gefäßversorgung unterliegt vielen Normvarianten. Zur Orientierung solltest du dir jedoch merken, dass folgende arterielle Gefäße an der Versorgung beteiligt sind:
– **A. renalis**
– **Aorta abdominalis**
– **A. ovarica** (Frau), **A. testicularis** (Mann)
– **A. iliaca interna**
– **A. uterina** (Frau)

4.4   Harnblase

Die Harnblase dient als Sammelstelle für den in den Nieren produzierten Urin und ist durch Kontraktion für dessen Austreibung zuständig. In den schriftlichen Examina beschränkten sich die Fragen der makroskopischen Anatomie bislang auf die Mündung der Ureteren und die Lage der Harnblase im Bezug zum Peritoneum.

4.4.1   Aufbau und Lage der Harnblase

Die **Vesica urinaria** (Harnblase) liegt **subperitoneal**, also unter dem parietalen Blatt des Peritoneums. Sie speichert den Harn, den sie durch die Ureteren zugeleitet bekommt. Als muskulöses Hohlorgan hat sie normalerweise ein Fassungsvermögen von 300-500 ml. Makroskopisch kann man die Harnblase in das **Corpus vesicae** (Blasenkörper), den **Apex vesicae** (Blasenspitze), den **Fundus vesicae** (Blasengrund) und das **Collum vesicae** (Blasenhals) unterteilen.

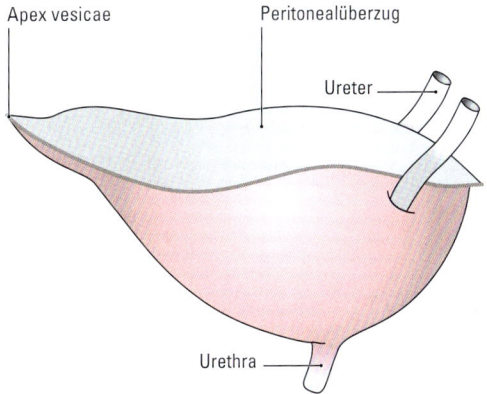

Abb. 25: Harnblase   *medi-learn.de/7-ana7-25*

4.4.2 Gefäßversorgung der Harnblase

Die arterielle Versorgung der Harnblase erfolgt über die **A. vesicalis superior** (Ast der A. umbilicalis) und **A. vesicalis inferior** (Ast der A. iliaca interna).

Der venöse Abfluss erfolgt über den **Plexus venosus vesicalis** (liegt den unteren Anteilen der Harnblase an) in die V. iliaca interna.

4.4.3 Innervation der Harnblase/Miktion

Die glatte Muskulatur der Harnblasenwand wird als **M. detrusor vesicae** bezeichnet. Er ist **parasympathisch** innerviert und dient der Austreibung des Harns bei Kontraktion. Die Perikaryen der afferenten Fasern zur Messung der Wandspannung liegen wie auch für andere Afferenzen zum Rückenmark in den Spinalganglien der Hinterwurzel der Spinalnerven. Eine **sympathische** Innervation von Fasern des M. detrusor vesicae, die den Anfang der Urethra umschließen und so einen Verschluss bewirken, wird von verschiedenen Autoren kontrovers diskutiert und ist nicht gesichert. Zudem reagiert der gesunde Mensch bei durch Dehnungsrezeptoren vermittelter Füllung der Blase mit willkürlicher Anspannung des quergestreiften **M. sphincter urethrae externus** um die Entleerung zu unterdrücken.

Dieser Muskel geht aus dem M. transversus perinei profundus hervor und wird genau wie dieser vom N. pudendus innerviert.

Das **Trigonum vesicae** verläuft zwischen den beiden Uretermündungen und dem Abgang der Urethra. Hier geht die Uretermuskulatur in die Blasenwandmuskulatur über. Durch  die Peristaltik der Uretermuskulatur werden die Uretermündungen geöffnet, sodass sich die Harnblase füllt. Während der Miktion werden die Uretermündungen verschlossen, um einen Harnreflux (Rücklauf) in die Ureteren zu verhindern.

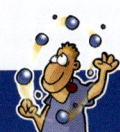

Zur Lage von **Nieren**, **Nebennieren** und **Ureteren** solltest du dir bewusst machen, dass alle genannten Organe primär retroperitoneal liegen.

Zur makroskopischen Anatomie der **Nieren** solltest du die **Kapseln** und **Lagebeziehungen** wiederholen:

– Die **Capsula fibrosa** umhüllt nur die Nieren. Außen herum befindet sich die **Capsula adiposa**, in die auch die Nebennieren eingebettet sind. Begrenzt wird die Capsula adiposa durch die **Fascia renalis** (mit einem prä- und einem retrorenalen Blatt), welche nach medial und kaudal geöffnet ist, um den Ein-/Austritt von Gefäßen und Ureteren zu ermöglichen.

– Die **rechte Niere** hat Kontakt zur Pars descendens duodeni, zur rechten Kolonflexur, zum rechten Leberlappen und zur rechten Nebenniere.

– Die **linke Niere** hat Kontakt zum Magen, zur Milz, zum Pankreasschwanz, zur linken Kolonflexur und zur linken Nebenniere.

Beim Thema **Nebennieren** wird besonders gerne nach der **Gefäßversorgung** gefragt. Du solltest wissen, dass

– beide Nebennieren jeweils über **drei arterielle Äste** versorgt werden: 1. A. suprarenalis superior aus der A. phrenica inferior, 2. A. suprarenalis media aus der Aorta, 3. A. suprarenalis inferior aus der A. renalis und dass

– die **venöse Drainage** der linken Nebenniere in die V. renalis sinistra erfolgt, während die rechten Nebenniere direkt in die V. cava inferior drainiert.

Die **Engstellen** und **Kreuzungsstellen** der **Ureteren** sowie einige **Lagebeziehungen** sind absolute Lieblingsthemen im schriftlichen Examen. Präge sie dir daher gut ein:

– Die **drei Engstellen** der Ureteren befinden sich 1. am Abgang aus dem Nierenbecken, 2. an der Kreuzungsstelle der Iliakalgefäße, 3. an der Mündungsstelle in die Harnblase.

– Der Ureter **unterkreuzt** A. und V. ovarica (Frau) bzw. testicularis (Mann), **überkreuzt** A. und V. iliaca communis bzw. externa, **unterkreuzt** die A. uterina (Frau) bzw. den Ductus deferens (Mann).

– Der rechte Ureter entspringt in unmittelbarer Nachbarschaft zur Pars descendens duodeni.

– Der linke Ureter verläuft dorsal des Recessus intersigmoideus.

Zur **Harnblase** solltest du schließlich noch folgende Fakten parat haben:

– Die Harnblase liegt subperitoneal und ist kranial mit Peritoneum überzogen, sodass sie sich bei Füllung in diese Richtung ausdehnen kann.

– Das Trigonum vesicae liegt an der dorsalen Wand der Harnblase zwischen den beiden Uretermündungsstellen und dem Ostium internum urethrae.

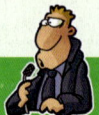

Mit den folgenden Fragen zum Thema Urogenitaltrakt kannst du nun gut das Gelernte rekapitulieren.

1. Beschreiben Sie bitte Gestalt und Lage der Nieren.

2. Wo würden Sie Harnsteine im Verlauf des Ureters als erstes vermuten?

3. Sagen Sie bitte, was mündet und entspringt im Trigonum vesicae?

4. Zählen Sie bitte auf, welche anatomischen Strukturen vom Ureter in seinem Verlauf unterkreuzt werden.

---

1. Beschreiben Sie bitte Gestalt und Lage der Nieren.
Die Nieren liegen primär retroperitoneal. Sie sind etwa 10 cm lang, 5 cm breit und 4 cm dick. Sie liegen im Bezug auf die Wirbelsäule in Höhe BWK12-LWK3.

2. Wo würden Sie Harnsteine im Verlauf des Ureters als erstes vermuten?
Harnsteine bleiben meist im Bereich der Engstellen des Ureters hängen:
– Ausgang aus dem Nierenbecken,
– Überkreuzung der A. und V. iliaca communis,
– Eintritt in die Harnblase.

3. Sagen Sie bitte, was mündet und entspringt im Trigonum vesicae?
In das Trigonum vesicae münden die beiden Ureteren und es entspringt die Urethra.

4. Zählen Sie bitte auf, welche anatomischen Strukturen vom Ureter in seinem Verlauf unterkreuzt werden.
Der Ureter unterkreuzt bei der Frau die A. und V. ovarica und die A. uterina. Beim Mann unterkreuzt der Ureter die A. und V. testicularis und den Ductus deferens.

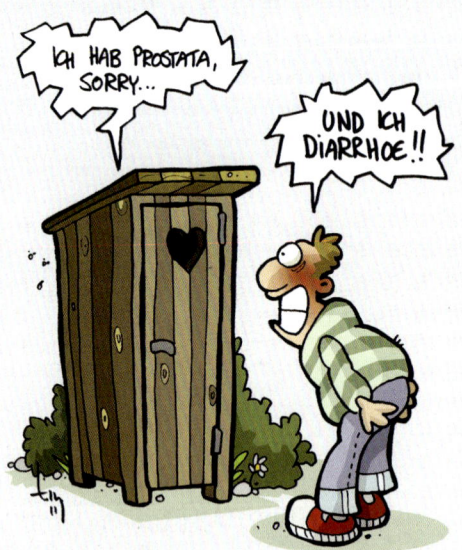

ICH HAB PROSTATA, SORRY...

UND ICH DIARRHOE!!

Pause

Alltagsprobleme ...
Dir geht es hoffentlich mit einer kurzen Pause besser!

Mehr Cartoons unter www.medi-learn.de/cartoons

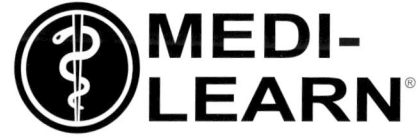

5 Weibliche Geschlechtsorgane

▮▮▮ Fragen in den letzten 10 Examen: 13

Auf den folgenden Seiten werden die weiblichen Geschlechtsorgane von innen nach außen mit allen wichtigen Fakten besprochen. Das besondere Augenmerk dieses Kapitels liegt auf den Bandstrukturen und der Gefäßversorgung, da beide Themen gerne geprüft werden.

Zuvor noch ein kleiner, aber gefragter Exkurs zum Thema Engstellen des weiblichen Beckenkanals:

Der Beckenkanal weist einige Engstellen auf, durch die der kindliche Kopf bei der Geburt hindurch muss (s. Abb. 26 a, S. 36 und Abb. 26 b, S. 36). Im Vergleich zum Mann ist bei der Frau der Beckeneingang rundlicher bis quer-oval.

1. **Conjugata (vera) anatomica** ist mit ca. 12 cm der Abstand zwischen Promontorium und Symphysenoberkante.
2. **Conjugata vera = Diameter conjugata** ist mit nur 11 cm die effektiv engste Stelle des weiblichen Beckens und liegt zwischen Promontorium und Hinterfläche der Symphyse.
3. **Conjugata diagonalis** ist mit ca. 13 cm die Distanz zwischen Promontorium und Unterrand der Symphyse (messbar).
4. **Conjugata recta** ist mit 9 cm die Distanz zwischen der Steißbeinspitze und dem Unterrand der Symphyse. Unter der Geburt erweitert sich dieser Abstand.
5. **Diameter transversa der Beckeneingangsebene** ist mit 13,5 cm der größte Abstand zwischen den Lineae terminales.

5.1 Innere weibliche Geschlechtsorgane

Zu den inneren weiblichen Geschlechtsorganen zählen die **Ovarien** (Eierstöcke), die **Tuba uterina** (Eileiter), der **Uterus** (Gebärmutter) und die **Vagina** (Scheide).

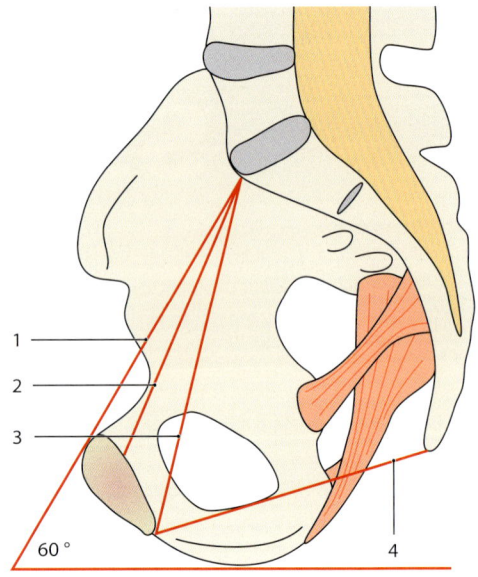

Abb. 26 a: Beckendiameter – Blick von medial

medi-learn.de/7-ana7-26a

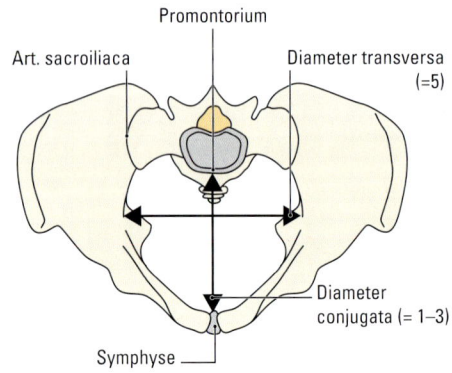

Abb. 26 b: Beckendiameter – Blick von kranial

medi-learn.de/7-ana7-26b

Ein besonderer Berufsstand braucht besondere Finanzberatung.

Als einzige heilberufespezifische Finanz- und Wirtschaftsberatung in Deutschland bieten wir Ihnen seit Jahrzehnten Lösungen und Services auf höchstem Niveau. Immer ausgerichtet an Ihrem ganz besonderen Bedarf – damit Sie den Rücken frei haben für Ihre anspruchsvolle Arbeit.

- Services und Produktlösungen vom Studium bis zur Niederlassung

- Berufliche und private Finanzplanung

- Beratung zu und Vermittlung von Altersvorsorge, Versicherungen, Finanzierungen, Kapitalanlagen

- Niederlassungsplanung & Praxisvermittlung

- Betriebswirtschaftliche Beratung

Lassen Sie sich beraten!

Nähere Informationen und unseren Repräsentanten vor Ort finden Sie im Internet unter www.aerzte-finanz.de

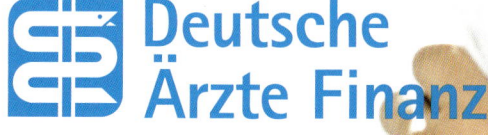

Deutsche Ärzte Finanz

Standesgemäße Finanz- und Wirtschaftsberatung

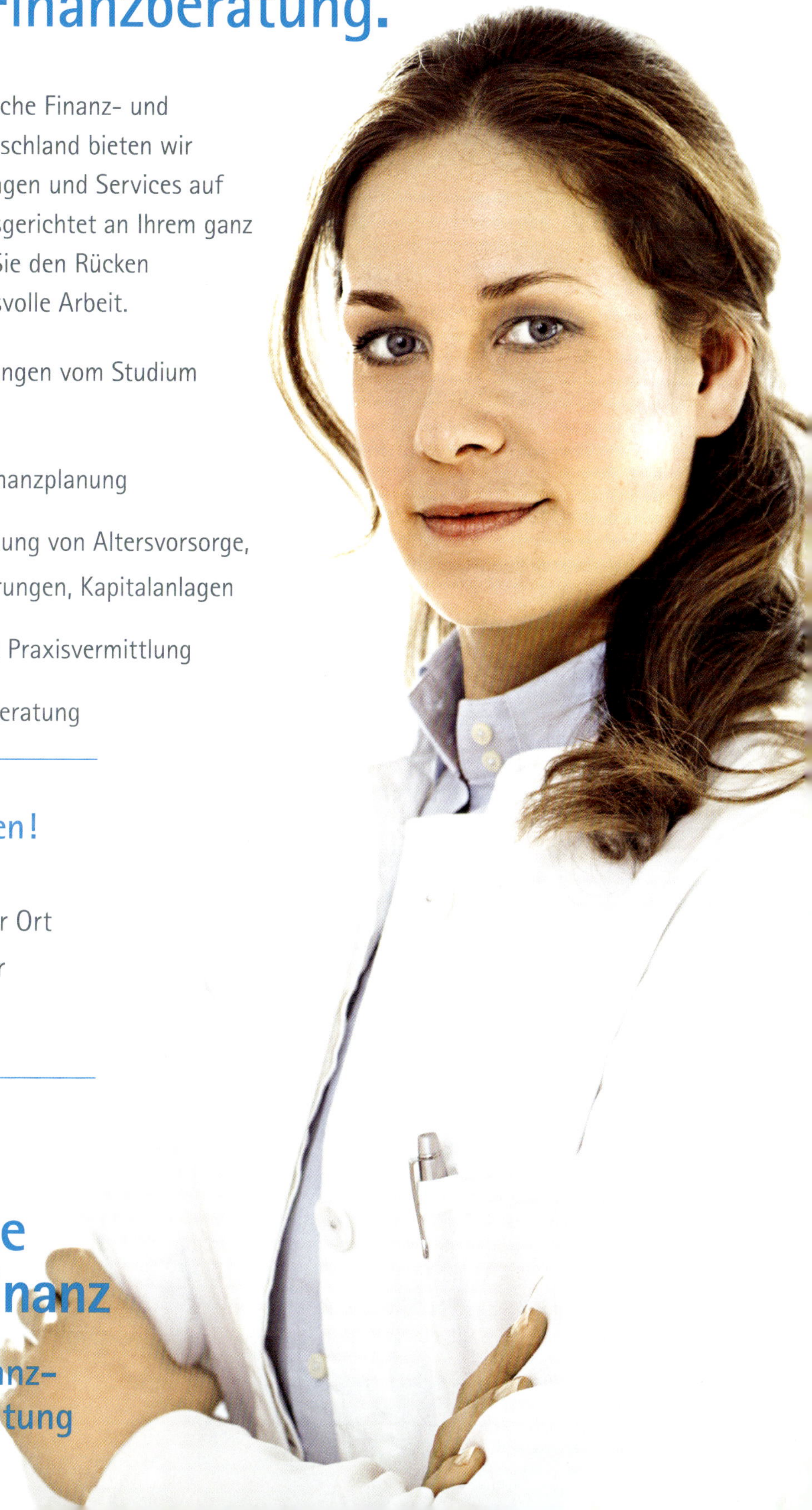

6   Männliche Geschlechtsorgane

Fragen in den letzten 10 Examen: 15

In diesem Kapitel werden die wichtigsten Fakten über die männlichen Geschlechtsorgane für die mündliche und schriftliche Prüfung zusammengefasst sowie klinische Hinweise gegeben. Konkret sind dies alle prüfungsrelevanten Fakten vom Hoden, über die inneren Geschlechtsorgane bis hin zum Penis.

Zu den männlichen Geschlechtsorganen zählen folgende Organe:
– **Hoden (Testis),**
– **Nebenhoden (Epididymis),**
– **Samenleiter (Ductus deferens),**
– **Samenblase (Vesicula seminalis),**
– **Vorsteherdrüse (Prostata),**
– **männliche Harnröhre (Urethra),**
– **Penis.**

Die männliche Urethra wird in diesem Kapitel wegen ihres besonderen Verlaufs mit abgehandelt.

6.1   Hoden

Die Hauptfunktion des Hodens ist die **Spermienproduktion.** Weiterhin bilden die **Leydig-Zellen** Testosteron; die **Sertoli-Zellen** bilden die Blut-Hoden-Schranke und produzieren ABP (androgenbindendes Protein).

6.1.1   Lage und Aufbau

Der Testis (Hoden) selbst ist etwa 3 cm · 4 cm groß und liegt zusammen mit dem **Epididymis** (Nebenhoden) im Skrotum. Gerne gefragt werden die Hüllen des Hodens und ihre Fortsetzung in den vorderen Schichten der Rumpfwand. Deshalb zeigt Tab. 18, S. 43 sie im Überblick.

Entwicklungsgeschichtlich werden die Hoden in Höhe des Abgangs der A. testicularis in der Bauchhöhle angelegt und gelangen erst später durch den Leistenkanal in das Skrotum (**De-**

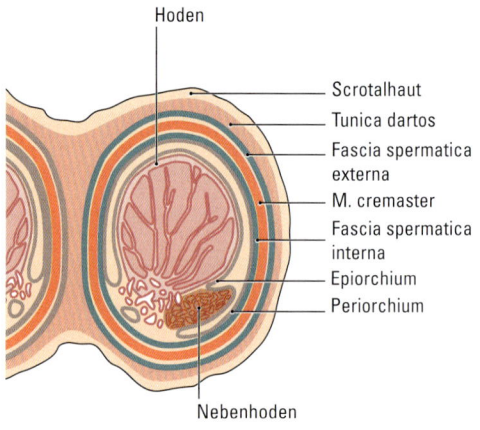

Abb. 29: Hodenhüllen   *medi-learn.de/7-ana7-29*

scensus testis). Hierbei ziehen sie ihre Gefäße und Lymphbahnen sowie eine Aussackung der Serosa des Bauchraums, den **Proc. vaginalis**, mit sich. Noch vor der Geburt verödet die Verbindung des Proc. vaginalis zum Peritoneum, sodass der voll entwickelte Hoden seinen eigenen serösen Überzug besitzt, der nun **Tunica vaginalis testis** heißt.

Die Tunica vaginalis testis besitzt wie andere seröse Häute (Peritoneum, Pleura, Perikard) eine **Lamina visceralis (Epiorchium)** und eine **Lamina parietalis (Periorchium)**, zwischen denen sich ein seröser Spalt befindet. Dieser dient der Verschieblichkeit des Hodens und steht bei vollständiger Entwicklung nicht mit der Cavitas peritonealis in Verbindung.

Das Periorchium liegt der Fascia spermatica interna und das Epiorchium der Tunica albuginea des Hodens und Nebenhodens an. Die Gefäße und der Samenstrang treten am Mesorchium aus, das an der Rückfläche des Hodens liegt. Das Mesorchium ist gleichzeitig der Ort, an dem sich die Umschlagfalte von Epiorchium zu Periorchium befindet.

Skrotalhaut und Tunica dartos	Fascia spermatica externa	M. cremaster	Fascia spermatica interna
Fortsetzung der Bauchhaut (die Tunica dartos bezeichnet Myofibroblasten in der Skrotalhaut)	Fortsetzung der Bauchfaszie (Fascia abdominalis superficialis)	Fortsetzung des M. obliquus internus abdominis	Fortsetzung der Fascia transversalis

Tab. 18: Hüllen des Hodens und ihre Herkunft aus den vorderen Schichten der Rumpfwand

Übrigens ...

- Eine Wasseransammlung zwischen Epiorchium und Periorchium wird als **Hydrocele testis** bezeichnet.
- Nach vollständiger Entwicklung des Hodens verhindert das Peritoneum als einzige Schicht, dass intraperitoneal gelegene Darmanteile über den Funiculus spermaticus in das Skrotum prolabieren. Bei unvollständigem Descensus testis, z. B. bei Frühgeborenen, ist die Verbindung zwischen Proc. vaginalis und Peritoneum unter Umständen noch nicht verödet, sodass der Darm ungehindert aus der Cavitas peritonealis in den serösen Spalt der Hodenserosa rutscht. Hierbei handelt es sich um eine angeborene, **indirekte Leistenhernie**. Natürlich kann diese auch von voll entwickelten Männern erworben werden, indem das Peritoneum aussackt und mit dem Darm gemeinsam in den Funiculus spermaticus hineingedrückt wird.
- Unter einer **Hodentorsion** versteht man eine Verdrehung des Hodens, wodurch die blutzuführenden Gefäße verdrillt werden und es zur Minderdurchblutung kommt. Ein so verdrehter Hoden muss umgehend in seine normale Lage gebracht werden, da die Gefahr von Nekrosen besteht.

6.1.2 Gefäßversorgung des Hodens

Die arterielle Versorgung des Hodens erfolgt über die **A. testicularis** (entspringt direkt aus der Aorta abdominalis). Der venöse Abfluss findet über den **Plexus pampiniformis** (zieht vom Mesorchium bis durch den Leistenkanal) in die **V. testicularis dextra** und in die **V. testicularis sinistra** statt. Da Besonderheiten in Prüfungen immer gerne gefragt werden, solltest du dir unbedingt Folgendes dazu merken:

> **Merke!**
>
> Die rechte V. testicularis fließt direkt in die V. cava inferior, während die linke V. testicularis in die linke V. renalis (fast in einem 90-Grad-Winkel) mündet und erst die V. renalis sinistra zur V. cava inferior führt.

6.1.3 Lymphabfluss des Hodens

In schriftlichen Examina wird immer wieder gerne nach dem **Metastasierungsweg** von Hodenkarzinomen oder der Fortleitung von Entzündungen im Hodenbereich gefragt. Hierzu solltest du dir merken, dass der Lymphabfluss der Hoden über Lymphgefäße im Samenstrang, durch den Leistenkanal zuerst in die retroperitoneal gelegenen paraaortalen Lymphknoten, die **Nodi lymphatici lumbales** erfolgt.

Übrigens ...

Eine Erweiterung der Venen des Plexus pampiniformis führt zum Bild der **Varikozele**. Hierbei kommt es meist durch eine Abflussbehinderung im Bereich der Mündung der linken V. testicularis in die linke V. renalis (fast ein-90-Grad-Winkel) zu einem venösen Rückstau, welcher die Hodenfunktion beeinträchtigen kann.

6.1.4 Innervation des Hodens

Der Hoden wird hauptsächlich sympathisch versorgt. Der **Ramus genitalis** aus dem **N. genitofemoralis** innerviert motorisch den M. cremaster. Sensibel innerviert er zusammen mit dem **N. ilioinguinalis** die Skrotalhaut.

6.2 Nebenhoden

Aus funktioneller Sicht dient der Nebenhoden der Ausreifung und Speicherung der im Hoden gebildeten Spermatozoen. Der Nebenhoden liegt dem Hoden an der dorsalen Seite hilusnah an. Am Hodenhilus ziehen die **Ductuli efferentes** zum **Ductus epididymidis** (Nebenhodengang). Der Nebenhodengang zieht von dort bis an die Rückseite des kaudalen Hodenpols, um dann nach kranial in den **Ductus deferens** überzugehen.

6.3 Samenleiter

Die Aufgabe des Samenleiters wird sicher jedem bekannt sein, sodass wir hier nicht näher darauf eingehen müssen ...

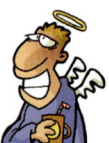

6.3.1 Lage des Samenleiters

Der **Ductus deferens** (Samenleiter) hat seinen Ursprung am Nebenhoden und zieht von hier im **Funiculus spermaticus** (Samenstrang) nach kranial durch den Leistenkanal. Im kleinen Becken verläuft er über dem Ureter zur Prostata. Kurz vor der Prostata erweitert sich der Samenleiter zur **Ampulla ductus deferentis**. Der gemeinsame Ausführungsgang des Ductus deferens und der Samenbläschen wird als **Ductus ejaculatorius** bezeichnet. Dieser zieht durch die Prostata und mündet auf jeweils einen (rechts und links) **Colliculus seminalis** (Samenhügel) in der Pars prostatica der Urethra.

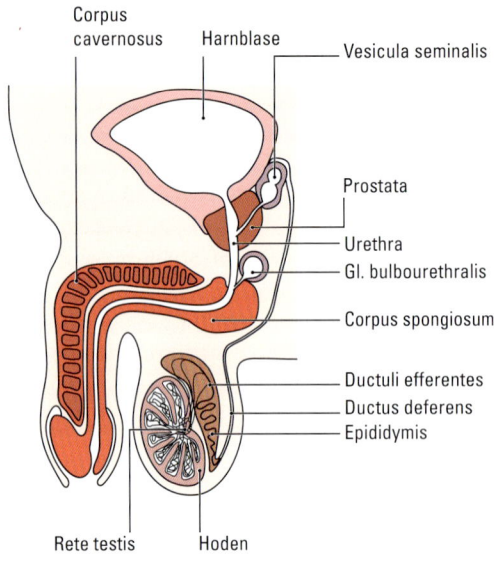

Abb. 30: Verlauf Ductus deferens

medi-learn.de/7-ana7-30

6.3.2 Gefäßversorgung des Samenleiters

Der Samenleiter wird arteriell durch die **A. ductus deferentis** versorgt. Die A. ductus deferentis ist ein Ast der **A. umbilicalis**, welche aus der **A. iliaca interna** entspringt.

6.3.3 Lymphabfluss des Samenleiters

Die Lymphgefäße ziehen zu den Nodi lymphatici iliaci externi et interni.

6.3.4 Innervation des Samenleiters

Die sympathische Innervation des **Ductus deferens** erfolgt über den **Plexus hypogastricus inferior**.

6.4 Bläschendrüse

Die paarige **Glandula vesiculosa** (Bläschendrüse) zählt zu den akzessorischen Geschlechtsdrüsen und produziert den größten Anteil des Ejakulats (50–70 Prozent). Ihr Produkt ist ein

6

fructosereiches, leicht alkalisches Sekret, das die Energie für die Spermien bereitstellt und über den **Ductus excretorius** abgegeben wird. Dieser vereint sich mit dem Ductus deferens zum **Ductus ejaculatorius**.

Die Bläschendrüse wird auch Vesicula seminalis (Samenbläschen) genannt. Dieser Name kann jedoch etwas irritieren, da in den Samenbläschen keine Spermien produziert werden. Beide Namen existieren in den verschiedenen Lehrbüchern jedoch parallel, sodass du dich hiervon nicht verwirren lassen solltest. Das schriftliche Examen bevorzugt die Bezeichnung Vesicula seminalis.

zählen. Sie produziert ein saures Sekret, das über etwa 20 eigene kleine Ausführungsgänge um die Colliculi seminales dem Ejakulat zugesetzt wird (macht etwa 30 Prozent des Ejakulats aus). Ihre Größe wird als etwa feigen-/ kastaniengroß beschrieben.

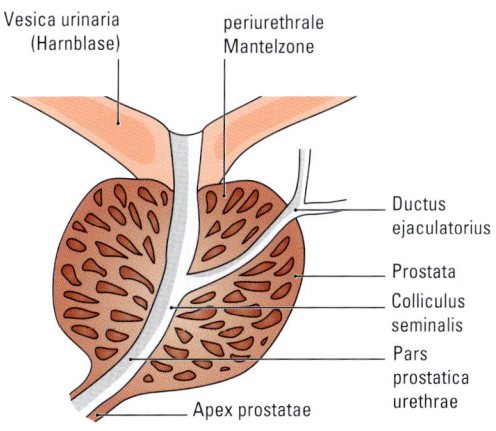

Abb. 32: Prostata seitlich   *medi-learn.de/7-ana7-32*

6.5.1   Lage und Aufbau der Prostata

Die Prostata liegt dem Diaphragma urogenitale auf und wird vom Blasenfundus bedeckt. Da sie keine Beziehung zum Peritoneum hat, ist ihre Lage als **extraperitoneal** bzw. **subperitoneal** zu bezeichnen. Über das Rectum ist die Prostata unterhalb der Plica transversa recti media (Kohlrauschfalte) tastbar. Die Prostata wird von der Harnröhre durchzogen. Der Ductus ejaculatorius dringt von kranial dorsal in die Prostata und mündet auf dem **Colliculus seminalis** (Samenhügel) in die Harnröhre.
Im Aufbau der Prostata lassen sich drei Zonen unterscheiden:
- **periurethrale Zone** (liegt um die Harnröhre herum),
- **Innenzone**,
- **Außenzone** (hier liegt der Hauptteil des Drüsengewebes).

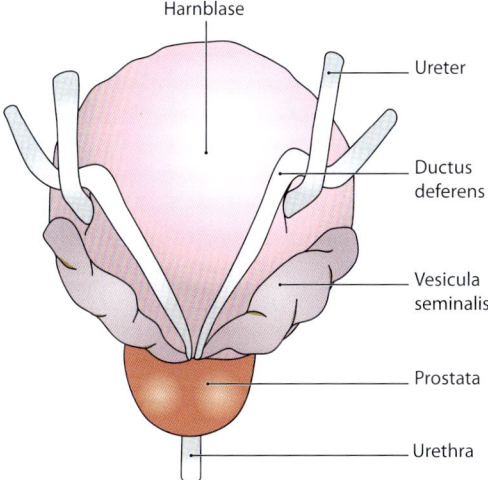

Abb. 31: Prostata/Samenbläschen

medi-learn.de/7-ana7-31

6.4.1   Lage der Bläschendrüsen

Die Bläschendrüse liegt dorsal am Harnblasenfundus in subperitonealer Lage und ist paarig angeordnet.

6.5   Prostata

Die **Prostata** (Vorsteherdrüse) ist ebenfalls zu den akzessorischen Geschlechtsdrüsen zu

Übrigens ...
Die Kenntnis der verschiedenen Zonen der Prostata spielt bei der Unterscheidung eines bösartigen **Prostatakarzinoms** gegenüber einer gutartigen **Prostatahyperplasie** eine große Rolle.

Die relativ häufige Prostatahyperplasie bezeichnet eine Größenzunahme der Innenzone, was schließlich zu einer Komprimierung der Harnröhre und den damit verbundenen Schwierigkeiten (Harnverhalt) führt. Das bösartige Prostatakarzinom dagegen wächst bevorzugt in den drüsigen Anteilen in der Außenzone und macht klinisch im Frühstadium kaum Symptome. Bei einer digitalen rektalen Untersuchung ist die Prostata gut zu tasten und man kann so die Größe und die Oberfläche beurteilen.

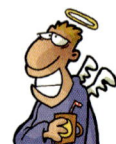

6.5.2   Gefäßversorgung der Prostata

Hauptsächlich erhält die Prostata ihre arteriellen Zuflüsse aus der **A. vesicalis inferior** und der **A. rectalis media**. Der venöse Abfluss erfolgt über den Plexus vesicoprostaticus in die **V. iliaca interna**.

6.6   Männliche Harnröhre

Die männliche **Urethra** (Harnröhre) verläuft in einer S-Form von ihrem Beginn im Trigonum vesicae (Ostium urethrae internum) zur äußeren Harnröhrenöffnung an der Glans penis (Ostium urethrae externum). Sie ist 20–25 cm lang und lässt sich in verschiedene Bereiche unterteilen:
- Pars intramuralis,
- Pars prostatica,
- Pars membranacea,
- Pars spongiosa.

Die Pars intramuralis bezeichnet den kurzen Teil der Harnröhre bei der Passage der Harnblasenwand. Beim Durchtritt der Prostata (Pars prostetica) münden die Ducti ejaculatorii auf den Samenhügeln (Colliculi seminales) in die Harn-

röhre. In diesem Bereich liegen auch die kleinen Ausführungsgänge der Prostata. Der Teil der Harnröhre, der im Diaphragma urogenitale liegt, wird als Pars membranacea bezeichnet und ist der engste und am stärksten am Beckenboden fixierte Anteil der Urethra. Im Diaphragma urogenitale liegen die **Glandulae bulbourethrales** (Cowper-Drüsen). Sie zählen zu den akzessorischen Geschlechtsdrüsen und bilden 1–3 Prozent des Ejakulats. Das visköse Sekret der Glandulae bulbourethrales gelangt über kleine Ausführungsgänge in die **Ampulla der Pars spongiosa** der Urethra. Im Bereich des Bulbus penis mündet die Harnröhre in das Corpus spongiosum penis und zieht in diesem zum Ostium urethrae externum an der Glans penis. Die männliche Harnröhre weist jeweils 3 Engstellen und Erweiterungen auf. Die insgesamt weiteste Stelle befindet sich hierbei in der Ampulla urethrae.

1. Engstelle	Ostium urethrae internum
1. Erweiterung	Pars prostatica
2. Engstelle	Pars membranacea
2. Erweiterung	Ampulla urethrae
3. Erweiterung	Fossa navicularis urethrae
3. Engstelle	Ostium urethrae externum

Tab. 19: Engstellen und Erweiterungen der männlichen Harnröhre

6.7   Penis

Der Penis besteht aus unterschiedlichen Anteilen:
- Radix penis (pars affixa) mit Bulbus und Crura penis
- Corpus penis (pars pendulans)
- Glans penis (Eichel)

Zu den Schwellkörpern gehören:
- Corpora cavernosa (paarig)
- Corpus spongiosum (mit Glans penis)

6.7.1   Penisschwellkörper

Die **Corpora cavernosa penis** sind am Unterrand des Os pubis fixiert und bilden hier die **Crura penis**.

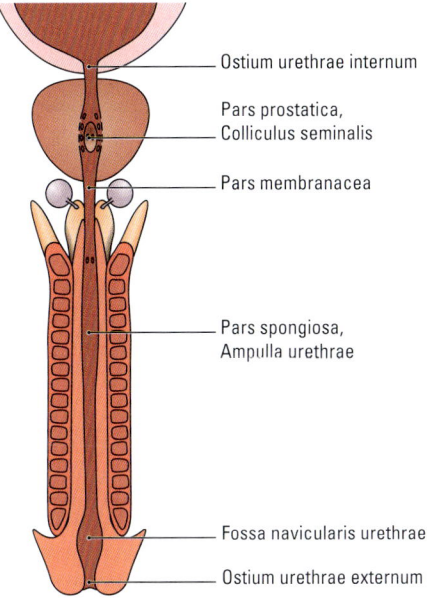

Abb. 33: Erweiterungen und Engstellen der Harnröhre

medi-learn.de/7-ana7-33

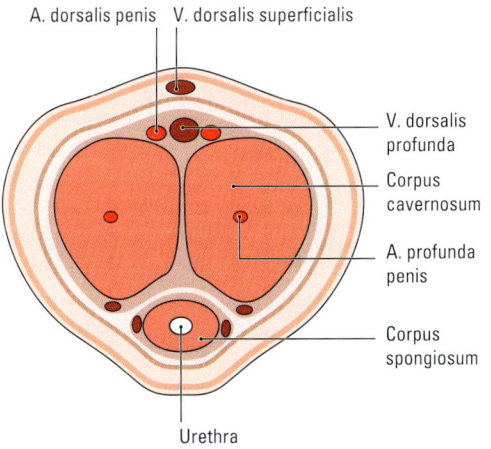

Abb. 34: Axialschnitt Penis   *medi-learn.de/7-ana7-34*

Das **Corpus spongiosum penis** beginnt unter dem Diaphragma urogenitale mit Kontakt zur Membrana perinei als Bulbus penis und wird an seinem Ursprung vom Musculus bulbospongiosus umfasst. Das Corpus spongiosum penis legt sich von unten medial den beiden Corpora cavernosa penis an und endet distal mit der **Glans penis** (Eichel). Im Inneren des Corpus spongiosum penis liegt die Harnröhre. Die Eichel ist durch eine dünne Rinne, die **Corona glandis** vom Penisschaft getrennt. Das Corpus penis bildet hier eine um den Penis laufende Hautfalte, die die Eichel mehr oder weniger bedeckt. Diese Hautfalte wird als **Präputium** (Vorhaut) bezeichnet. Diese Vorhaut ist an der Unterseite der Eichel über ein Bändchen, das **Frenulum praeputii** angeheftet.

6.7.2   Gefäßversorgung des Penis

Der Penis wird arteriell durch drei Arterien versorgt: A. dorsalis penis (versorgt Glans und Präputium), A. profunda penis (versorgt die Corpora cavernosa penis) und A. bulbi penis (versorgt die Harnröhre und das Corpus spongiosum penis). Alle drei Arterien entspringen aus der A. pudenda interna.

Das venöse Blut aus dem Penis fließt hauptsächlich über die paarige V. dorsalis penis in den Plexus vesicoprostaticus und dann schließlich in die V. iliaca interna ab.

6.7.3   Lymphabfluss aus dem Penis

Die Lymphe aus dem Penis drainiert als erstes in die **tiefen inguinalen Lymphknoten**. Sollte zum Beispiel eine Entzündung der Glans penis vorliegen, so ist es daher hochwahrscheinlich, dass auch die inguinalen Lymphknoten angeschwollen sind.

6.7.4   Innervation der Schwellkörper

Die Erektion wird parasympathisch vermittelt. Die Ejakulation ist ein sympathischer Vorgang. Die Steuerung der Erektion erfolgt über Fasern der Nn. cavernosi penis, welche über den Plexus prostaticus verlaufen, und den N. dorsalis penis des N. pudendus.

6

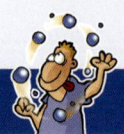

Immer wieder wird im schriftlichen Physikum nach der Lage des **Uterus** im weiblichen Becken gefragt. Merke dir also bitte, dass
- der Uterus in **Anteversio** (Krümmung der Zervix gegenüber der Vagina) und **Anteflexio** (Krümmung des Corpus gegenüber der Zervix) liegt,
- die Anteversio/Anteflexio durch das **Lig. teres uteri** gesichert wird, welches vom Tubenwinkel durch den Leistenkanal zu den Labia majores verläuft und Lymphgefäße enthält. Bei einer pathologischen Retroversio kann dieses Band operativ gerafft werden, um die Anteversio wiederherzustellen,
- das Corpus und der Fundus uteri intraperitoneal liegen und durch das **Lig. latum uteri** zur seitlichen Beckenwand aufgehängt werden. Über diese Peritonealdeuplikatur gelangt die A. uterina zum Uterus und dass
- die Zervix uteri subperitoneal liegt.

Beim Thema **Ovar** wird gerne nach der Aufhängung und Gefäßversorgung gefragt. Du solltest daher folgende Sachverhalte kennen:
- Das Ovar ist zur seitlichen Beckenwand über das **Lig. suspensorium ovarii** aufgehängt.
- Im Lig suspensorium ovarii verlaufen die A. ovarica, welche auf beiden Seiten direkt aus der Aorta entspringt, und die V. ovarica, die rechts direkt in die V. cava inferior, links jedoch in die V. renalis sinistra drainiert.
- Das **Lig. ovarii proprium** verbindet das Ovar mit dem Tubenwinkel. In diesem Band verläuft der R. ovaricus der A. uterina.
- Das Ovar liegt intraperitoneal und besitzt daher ein Mesovar.

Zur **Tuba uterina** solltest du wissen, dass das Organ ebenfalls intraperitoneal liegt (das Meso wird als Mesosalpinx bezeichnet) und die makroskopischen Abschnitte der Tuba kennen:
- Infundibulum mit den Fimbrien → Ampulla (Erweiterung) → Isthmus (Engstelle) → Pars uterina (engste Stelle).

Zur **weiblichen Harnröhre** wird gelegentlich nach der Länge gefragt. Mach dir bitte bewusst, dass die weibliche Harnröhre nur etwa 3-5 cm lang und damit deutlich kürzer als die männliche Harnröhre ist. Frauen neigen daher eher zu aufsteigenden Harnwegsinfektionen.

Zum **Lymphabfluss** des inneren und äußeren **weiblichen Genitals** solltest du dir Folgendes merken:
- Ähnlich wie beim Mann erhält das **Ovar** seine Blut- und Lymphversorgung aus dem Bauchraum. Die Lymphe wird daher in die **paraaortalen Nll. lumbales** abgegeben.
- Der **Uterus** gibt seine Lymphe in die iliakalen Lymphknoten ab. Zugleich kann es über die Lymphbahnen des Lig. teres uteri bei einer Krebserkrankung des Uterus zu Metastasen in den inguinalen Lymphknoten kommen.
- Das äußere weibliche Genital gibt seine Lymphe in die inguinalen Lymphknoten ab.

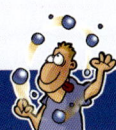

Zum **Hoden** solltest du die **Blutversorgung**, den **Lymphabfluss** und die **Hodenhäute** kennen. Bei letzterem hilft es dir, wenn du dir den Aufbau des Leistenkanals nochmal anguckst.

Die Fortsetzungen der Leibeswand gliedern sich wie folgt:

- die Fortsetzung der Haut entspricht am Hoden der Skrotalhaut,
- die Fortsetzung der Fascia abdominalis superficialis bildet die Fascia spermatica externa,
- der M. obliquus internus entspricht in der Fortsetzung der Leibeswand dem M. cremaster,
- die Fascia transversalis setzt sich als Fascia spermatica interna fort.

Der Hoden steigt während der Entwicklung entlang dem Gubernaculum testis ab in das Skrotum. Hierbei zieht er die ihn versorgenden Blut- und Lymphbahnen mit. Vor diesem Hintergrund solltest du folgende Sachverhalte wiederholen:

- Die **A. testicularis** entspringt beidseits direkt aus der Aorta und zieht durch den Funiculus spermaticus im Leistenkanal zum Hoden.
- Die **V. testicularis** liegt ebenfalls im Funiculus spermaticus (als Plexus pampiniformis) und mündet rechts in die V. cava inferior, links hingegen in die V. renalis sinistra. Durch die fast rechtwinklige Mündung links erklärt man sich das häufigere Auftreten von **Varikozelen** (Erweiterung des Plexus pampiniformis) auf der linken Seite.
- Der Hoden und der Nebenhoden geben ihre Lymphe in die **paraaortal gelegenen, lumbalen Lymphknoten** ab.
- Der Hoden besitzt eine eigene Serosa – die Tunica vaginalis testis. Eine Flüssigkeitsansammlung zwischen der Lamina visceralis und parietalis dieser Serosa wird als **Hydrozele** bezeichnet.

Gerne wird auch nach den akzessorischen Genitaldrüsen des Mannes gefragt. Folgende Dinge solltest du unbedingt verinnerlichen:

- Die **Gll. bulbourethrales (Cowper-Drüsen)** liegen selbst im Diaphragma urogenitale, geben ihr Sekret aber weiter distal in die Ampulla urethrae der Pars spongiosa penis ab.
- Die **Gll. vesiculosae (Bläschendrüsen)** produzieren ein fruktosereiches Sekret, welches der Energiebereitstellung für die Spermien dient. Sie geben ihr Sekret gemeinsam mit dem Ductus deferens über den Ductus ejaculatorius auf den Colliculi seminales (Samenhügel) der Pars prostatica der Urethra ab.
- Die etwa 20 Ausführungsgänge der **Prostata** münden neben den Colliculi seminales ebenfalls in die Pars prostatica der Urethra.

Zur männlichen **Harnröhre** solltest du die einzelnen Abschnitte kennen und Engstellen und Erweiterungen zuordnen können.

- Die **Engstellen** liegen in folgenden Bereichen der Urethra: Ostium urethrae internum, Pars membranacea (engste Stelle), Ostium urethrae externum.
- Die **Erweiterungen** der Urethra finden sich in der Pars prostatica sowie in der Ampulla und der Fossa navicularis der Pars spongiosa.

Zum **Penis** wurde gelegentlich nach den Schwellkörpern gefragt. Du solltest dir deshalb einprägen, dass

- die paarigen Corpora cavernosa penis an den unteren Schambeinästen ansetzen und den Penisschaft bilden,
- das unpaare Corpus spongiosum penis die Glans penis und die Harnröhre enthält, an seinem Ursprung unterhalb der Membrana perinei vom M. bulbospongiosus fixiert wird und so den Bulbus penis bildet.

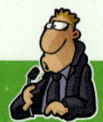

Zum Abschluss des Skriptes geht es jetzt um die Fragen der mündlichen Prüfungsprotokolle zum Thema weibliche und männliche Geschlechtsorgane. Teste dein Wissen!

1. **Sagen Sie, welche Arterie versorgt den Uterus und womit anastomosiert sie!**

2. **Nennen Sie bitte die tiefste Stelle des Peritoneums bei einer stehenden Frau!**

3. **Nennen Sie die Fixierung des Ovars!**

4. **Wo mündet ihrer Meinung nach die Harnröhre?**

5. **Sagen Sie, wie lang ist die weibliche Harnröhre?**

6. **Welche Lymphknoten sind bei einer Entzündung der Glans penis als erstes betroffen?**

7. **Sagen Sie, in welchen Lymphknoten werden sich bei einem Patienten mit Hodenkarzinom als erstes maligne Zellen nachweisen lassen?**

8. **Was fassen Sie unter dem Begriff akzessorische Geschlechtsdrüsen zusammen?**

9. **Was versteht man unter dem Begriff Hydrozele?**

10. **Beschreiben Sie bitte, wie eine Varikozele entsteht!**

---

1. Sagen Sie, welche Arterie versorgt den Uterus und womit anastomosiert sie!
Der Uterus wird über die A. uterina (Ast der A. iliaca interna) arteriell versorgt. Die A. uterina anastomosiert über den Ramus ovaricus mit der A. ovarica.

2. Nennen Sie bitte die tiefste Stelle des Peritoneums bei einer stehenden Frau!
Die Excavatio rectouterina (Douglasraum) ist der tiefste Punkt des Peritoneums bei der Frau. Er liegt zwischen Rektum und Uterus.

3. Nennen Sie die Fixierung des Ovars!
– Mesovar
– Lig. suspensorium ovarii
– Lig. ovarii proprium

4. Wo mündet ihrer Meinung nach die Harnröhre?
Die Harnröhre mündet in das Vestibulum vaginae.

5. Sagen Sie, wie lang ist die weibliche Harnröhre?
Die weibliche Harnröhre hat etwa eine Länge von 3–5 cm.

6. Welche Lymphknoten sind bei einer Entzündung der Glans penis als erstes betroffen?
Der Penis liegt im Abflussgebiet der inguinalen Lymphknoten, weswegen diese zuerst betroffen sind.

7. Sagen Sie, in welchen Lymphknoten werden sich bei einem Patienten mit Hodenkarzinom als erstes maligne Zellen nachweisen lassen?
Die Lymphflüssigkeit aus dem Hoden drainiert zuerst in die paraaortalen und lumbalen Lymphknoten. Hier werden sich also zuerst maligne Zellen nachweisen lassen.

8. Was fassen Sie unter dem Begriff akzessorische Geschlechtsdrüsen zusammen?
Die akzessorischen Geschlechtsdrüsen produzieren den Hauptanteil des Ejakulats. Bläs-

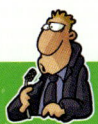

chendrüsen, Prostata und Cowper-Drüsen werden als akzessorische Geschlechtsdrüsen bezeichnet.

9. Was versteht man unter dem Begriff Hydrozele?

Eine Hydrozele ist eine Flüssigkeitsansammlung im serösen Spalt der Tunica vaginalis des Hodens (zwischen Periorchium und Epiorchium).

10. Beschreiben Sie bitte, wie eine Varikozele entsteht!

Eine Varikozele ist als eine Erweiterung von skrotalen Venen zu verstehen und beruht meist auf einer venösen Abflussbehinderung.

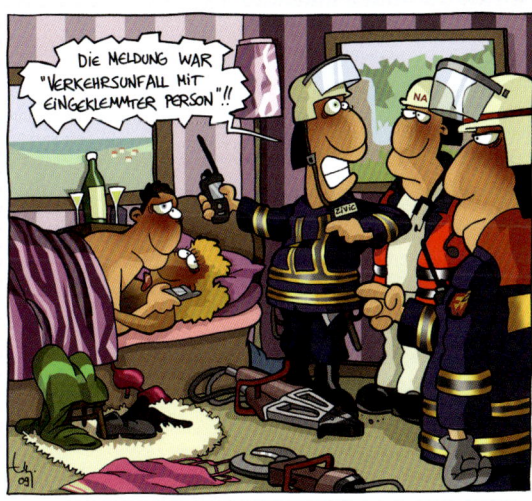

Mehr Cartoons unter www.medi-learn.de/cartoons

Pause

Geschafft! Jetzt noch ein Blick auf wichtige Gefäße und dann hast du dir eine große Pause verdient.
Danach kann gekreuzt werden!

Wichtige Gefäße im Überblick

Dieses Kapitel gibt dir einen kompakten Überblick über die wichtigsten Gefäße im Bereich des Abdomens und des Beckens. Die jeweiligen Arterien sind einschließlich ihrer wichtigsten Äste aufgelistet und können so nochmal schnell wiederholt oder nachgeschlagen werden.

Die Abgänge der Aorta abdominalis von kranial nach kaudal

1. A. phrenica inferior (paarig angelegt)

2. Truncus coeliacus (Höhe BWK 12/LWK 1, teilt sich in drei große Äste)

2.1 A. hepatica communis (teilt sich in zwei Äste)
2.1.1 A. hepatica propria (**1. Ast**)
– A. cystica
– A. gastrica dextra
2.1.2 A. gastroduodenalis (**2. Ast**)
– A. gastroomentalis dextra
– A. pancreaticoduodenalis superior
2.2 A. splenica (stärkster Ast des Truncus coeliacus)
2.2.1 A. gastroomentalis sinistra
2.2.2 Aa. gastricae breves
2.3 A. gastrica sinistra

3. A. suprarenalis media (paarig angelegt)
4. A. mesenterica superior (Höhe LWK 1/2, versorgt den Darm bis zur linken Kolonflexur)

4.1 A. pancreaticoduodenalis inferior
4.2 Aa. jejunales und Aa. ileales
4.3 A. ileocolica
4.3.1 A. appendicularis
4.3.2 A. caecalis
4.4 A. colica dextra
4.5 A. colica media

5. A. renalis (Höhe LWK 2, paarig angelegt)
5.1 A. suprarenalis inferior

6. A. ovarica (bei der Frau) oder A. testicularis (beim Mann) (paarig angelegt)

7. A. mesenterica inferior (Höhe LWK 3/4)
7.1 A. colica sinistra
7.2 Aa. sigmoideae
7.3 A. rectalis superior

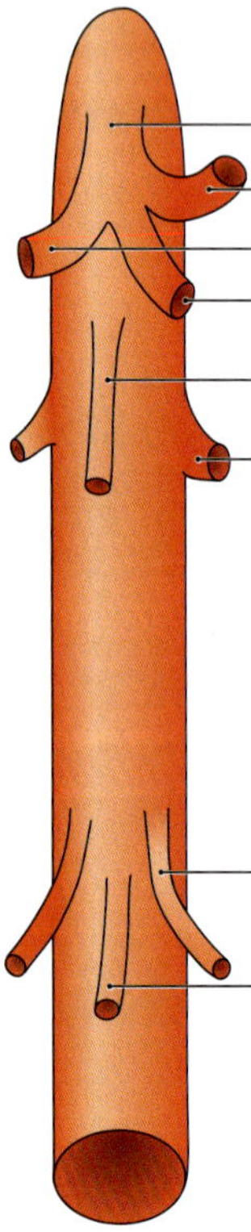

Truncus coeliacus
A. gastrica sinistra
A. hepatica communis
A. splenica
A. mesenterica superior
A. renalis
A. testicularis bzw. A. ovarica
A. mesenterica inferior

Abb. 35: Abgänge der Aorta abdominalis

medi-learn.de/7-ana7-35

Merke!

Alle unpaaren Abgänge der Aorta abdominalis bilden Anastomosen.
– Der Truncus coeliacus bildet durch die A. pancreaticoduodenalis superior mit der A. pancreaticoduodenalis inferior, als Ast der A. mesenterica superior, eine Anastomose im Bereich des Pankreaskopfes.
– Die A. mesenterica superior bildet über die A. colica media mit der A. colica sinistra, als Ast der A. mesenterica inferior, im Bereich der linken Colonflexur die Riolan-Anastomose.

Die Arterien des Beckens in der Übersicht

Die Äste der A. iliaca interna lassen sich in parietale Äste und in viszerale Äste unterteilen:

1. A. iliaca interna
1.1 Parietale Äste
1.1.1 A. iliolumbalis
1.1.2 A. sacralis lateralis
1.1.3 A. glutea superior
1.1.4 A. glutea inferior
1.1.5 A. obturatoria
1.2 Viszerale Äste
1.2.1 A. umbilicalis
– A. vesicalis superior
– A. ductus deferentis
1.2.2 A. vesicalis inferior
1.2.3 A. uterina
– A. vaginalis
– Ramus ovaricus
1.2.4 A. rectalis media
1.2.5 A. pudenda interna
– A. rectalis inferior
2. A. iliaca externa
2.1 Äste zum M. psoas
2.2 A. epigastrica inferior
2.3 A. circumflexa ilium profunda

Die A. iliaca externa zieht durch die Lacuna vasorum aus dem Becken und geht in die A. femoralis über.

Index

Feedback

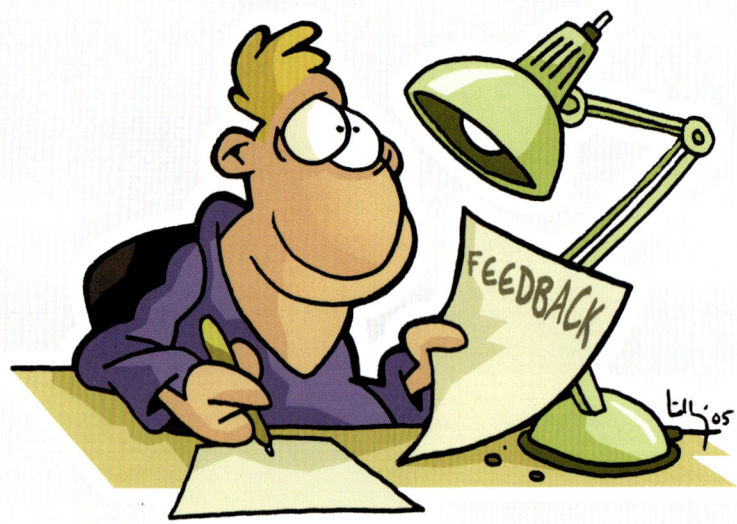

Deine Meinung ist gefragt!

Es ist erstaunlich, was das menschliche Gehirn an Informationen erfassen kann. SIbest wnen kilene Fleher in eenim Txet entlheatn snid, so knnsat du die eigneltchie Iofnrmotian deoncnh vershteen – so wie in dsieem Text heir.

Wir heabn die Srkitpe mecrfhah sehr sogrtfältg güpreft, aber vilcheliet hat auch uesnr Girehn – so wie deenis grdaee – unbeswust Fheler übresehne. Um in der Zuuknft noch bsseer zu wrdeen, bttein wir dich dhear um deine Mtiilhfe.

Sag uns, was dir aufgefallen ist, ob wir Stolpersteine übersehen haben oder ggf. Formulierungen verbessern sollten. Darüber hinaus freuen wir uns natürlich auch über positive Rückmeldungen aus der Leserschaft.

Deine Mithilfe ist für uns sehr wertvoll und wir möchten dein Engagement belohnen: Unter allen Rückmeldungen verlosen wir einmal im Semester Fachbücher im Wert von 250 Euro. Die Gewinner werden auf der Webseite von MEDI-LEARN unter www.medi-learn.de bekannt gegeben.

Schick deine Rückmeldung einfach per E-Mail an support@medi-learn.de oder trag sie im Internet in ein spezielles Formular für Rückmeldungen ein, das du unter der folgenden Adresse findest:

www.medi-learn.de/rueckmeldungen

Ulrike Bommas-Ebert

Anatomie Band 6

MEDI-LEARN Skriptenreihe

7., komplett überarbeitete Auflage

MEDI-LEARN Verlag GbR

Autorin: Ulrike Bommas-Ebert
Fachlicher Beirat: PD Dr. Rainer Viktor Haberberger

Teil 6 des Anatomiepaketes, nur im Paket erhältlich
ISBN-13: 978-3-95658-010-9

Herausgeber:
MEDI-LEARN Verlag GbR
Dorfstraße 57, 24107 Ottendorf
Tel. 0431 78025-0, Fax 0431 78025-262
E-Mail redaktion@medi-learn.de
www.medi-learn.de

Verlagsredaktion:
Dr. Marlies Weier, Dipl.-Oek./Medizin (FH) Désirée
Weber, Denise Drdacky, Jens Plasger, Sabine
Behnsch, Philipp Dahm, Christine Marx, Florian
Pyschny, Christian Weier

Layout und Satz:
Fritz Ramcke, Kristina Junghans,
Christian Gottschalk

Grafiken:
Dr. Günter Körtner, Irina Kart, Alexander Dospil,
Christine Marx

Illustration:
Daniel Lüdeling

Druck:
Löhnert Druck

7. Auflage 2015
© 2015 MEDI-LEARN Verlag GbR, Kiel

Wichtiger Hinweis für alle Leser
Die Medizin ist als Naturwissenschaft ständigen Veränderungen und Neuerungen unterworfen. Sowohl die Forschung als auch klinische Erfahrungen führen dazu, dass der Wissensstand ständig erweitert wird. Dies gilt insbesondere für medikamentöse Therapie und andere Behandlungen. Alle Dosierungen oder Applikationen in diesem Buch unterliegen diesen Veränderungen.
Obwohl das MEDI-LEARN Team größte Sorgfalt in Bezug auf die Angabe von Dosierungen oder Applikationen hat walten lassen, kann es hierfür keine Gewähr übernehmen. Jeder Leser ist angehalten, durch genaue Lektüre der Beipackzettel oder Rücksprache mit einem Spezialisten zu überprüfen, ob die Dosierung oder die Applikationsdauer oder -menge zutrifft. Jede Dosierung oder Applikation erfolgt auf eigene Gefahr des Benutzers. Sollten Fehler auffallen, bitten wir dringend darum, uns darüber in Kenntnis zu setzen.

Inhalt

Ihre Arbeitskraft ist Ihr Startkapital. Schützen Sie es!

DocD'or – intelligenter Berufsunfähigkeitsschutz für Medizinstudierende und junge Ärzte:

- Mehrfach ausgezeichneter Berufsunfähigkeitsschutz für Mediziner, empfohlen von den großen Berufsverbänden

- Stark reduzierte Beiträge, exklusiv für Berufseinsteiger und Verbandsmitglieder

- Versicherung der zuletzt ausgeübten bzw. der angestrebten Tätigkeit, kein Verweis in einen anderen Beruf

- Volle Leistung bereits ab 50 % Berufsunfähigkeit

- Inklusive Altersvorsorge mit vielen individuellen Gestaltungsmöglichkeiten

Lassen Sie sich beraten!
Nähere Informationen und unseren Repräsentanten vor Ort finden Sie im Internet unter www.aerzte-finanz.de

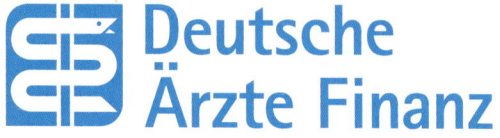

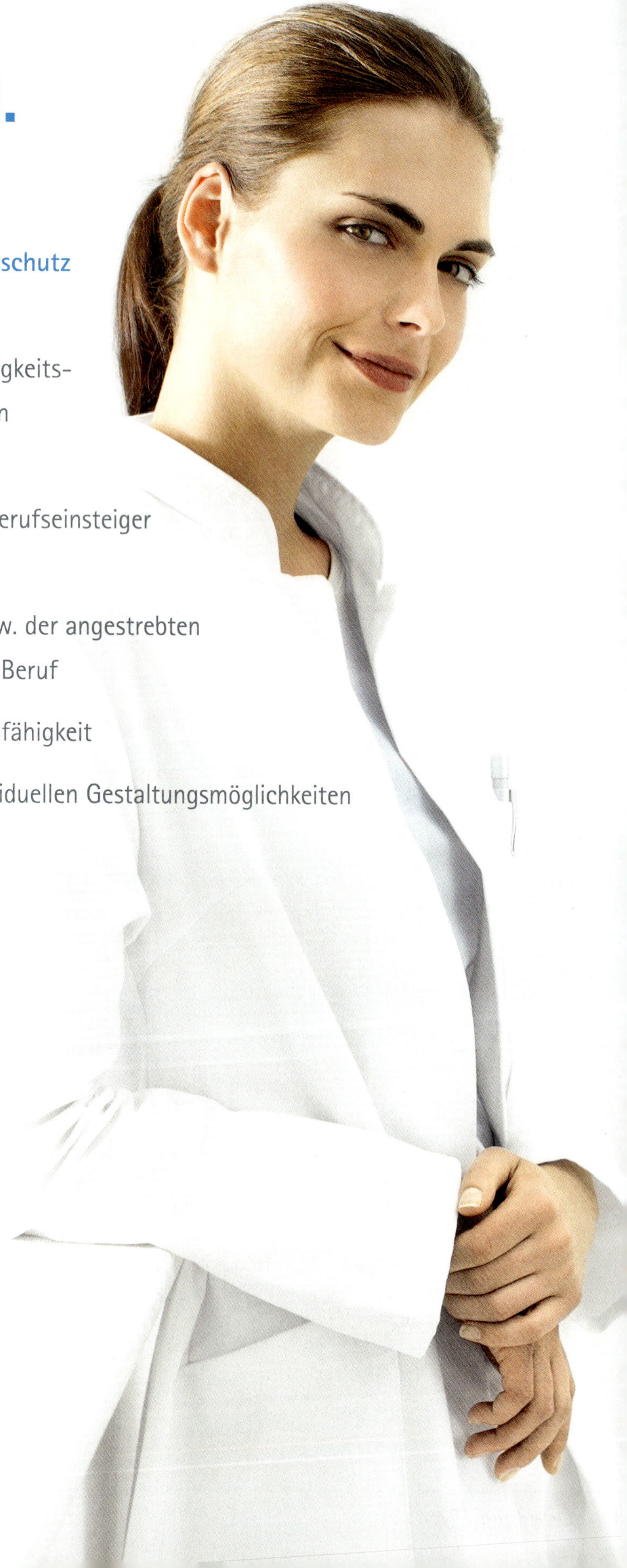

Deutsche Ärzte Finanz

Standesgemäße Finanz- und Wirtschaftsberatung

1   Respirationstrakt

.Il   Fragen in den letzten 10 Examen: 19

Zum Brustsitus gehören der gesamte Respirationstrakt und das Herz, die beide im schriftlichen Physikum ein häufig gefragtes Thema sind. Hervorzuheben – da besonders gerne gefragt – ist in diesem Zusammenhang der Ösophagus, der sich ja ebenfalls im Bereich des Brustsitus befindet.  Zum Thymus hingegen gibt es kaum Fragen. Was du unbedingt für die Prüfung parat haben solltest, sind topografische Kenntnisse im Bereich des Brustsitus: die Aufteilung in die einzelnen Mediastinalräume sowie die Durchtrittstellen durch das Zwerchfell werden einfach erwartet.

Um dir ein strukturiertes Lernen zu ermöglichen, wird in diesem Skript zunächst der gesamte Respirationstrakt vorgestellt, anschließend werden das Herz sowie die weiteren Brustorgane besprochen. Den Abschluss bildet die Topografie des Thorax.

Der Respirationstrakt erstreckt sich vom Kehlkopf über die Trachea und den weiteren Bronchialbaum bis hin zur Lunge mit ihren Alveolen und schließlich zur Pleura. Der ebenfalls im Halsbereich liegende Kehlkopf wird hier nicht besprochen; er ist Thema des Skripts Anatomie 4.

1.1   Trachea

Die Trachea beginnt auf Höhe des 6. bis 7. Halswirbels. Dies kannst du an dir selbst nachvollziehen: Die Trachea beginnt unterhalb des Kehlkopfs. Den Kehlkopf kannst du ventral am Hals tasten. Dorsal ist auf derselben Höhe die Vertebra prominens (7. Halswirbel) zu tasten. Auf Höhe C6/C7 beginnt allerdings nicht nur die Trachea. Hier liegen auch der Kehlkopf, ventral der Trachea liegt die Schilddrüse und auch der Ösophagus beginnt bei C6/C7.

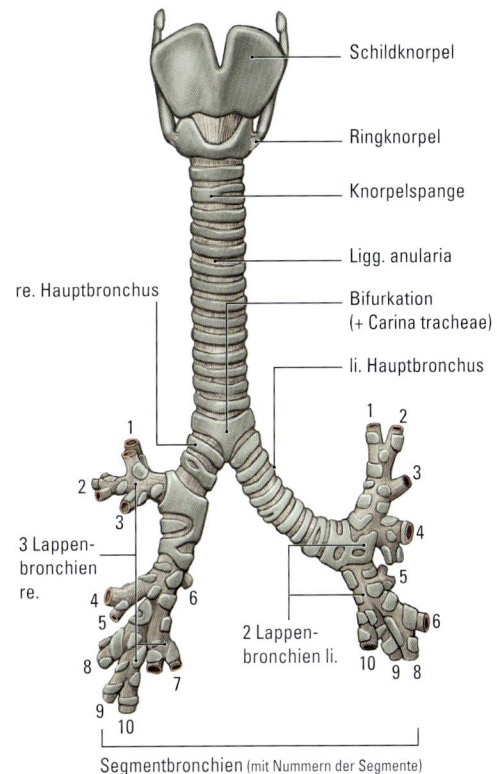

Abb. 1: Trachea   *medi-learn.de/7-ana6-1*

Alle diese Strukturen – die topografisch auf einer Höhe liegen – weisen Gemeinsamkeiten in der Innervation und der Gefäßversorgung auf.

Von C6/C7 erstreckt sich die Trachea über eine Länge von 10 bis 12 cm nach kaudal. Ihr Durchmesser beträgt in diesem Bereich ca. 1,5 cm.  Nach dieser Strecke kommt die Trachea auf Höhe von Th4 an und gabelt sich dort in die beiden Hauptbronchien (s. Abb. 1, S. 1). Durch den schrägen Verlauf der Rippen von dorsal-kranial nach ventral-kaudal entspricht die Höhe von Th4 etwa dem Ansatz der 3. Rippe am Sternum: eine

Angabe, die übrigens häufig im Schriftlichen auftaucht. Die Gabelung der Trachea in die beiden Hauptbronchien erfolgt in einem Winkel von 55 bis 65 Grad, wobei der Aortenbogen, der ja über den linken Hauptbronchus zieht, die Trachea etwas nach rechts verschiebt. Dies führt dazu, dass der rechte Hauptbronchus steiler verläuft: Er verläuft fast senkrecht und setzt damit die Verlaufsrichtung der Trachea am ehesten fort. Der linke Hauptbronchus hingegen verläuft bogenförmig nach links. Sein Lumen ist etwas enger als das des rechten, und da die Trachea etwas nach rechts verschoben ist, ist der linke Hauptbronchus bis zu 5 cm länger.

An der Gabelungsstelle der beiden Hauptbronchien ragt ein sagittaler Sporn in das Lumen hinein. Dabei handelt es sich um die **Carina tracheae,** an der bei der Atmung Turbulenzen entstehen, die als Atemgeräusche hörbar sind.

Übrigens ...
Den erstaunlich kleinen Durchmesser der Trachea von 1,5 cm kannst du dir vielleicht besser einprägen, wenn du dabei an den Cuff (kleiner aufblasbarer Ballon) zur Blockung eines Beatmungstubus denkst. Der ist ja auch nicht besonders dick (als Anhaltspunkt für die Größenwahl dient der kleine Finger des Patienten) und dichtet dennoch die Trachea vollständig ab.

Die Trachea und der Bronchialbaum weisen einen typischen dreischichtigen Wandaufbau auf: Die innere Schicht wird als **Tunica mucosa respiratoria** bezeichnet. Sie besteht aus dem typischen mehrreihigen respiratorischen **Flimmerepithel**, hat eine deutlich sichtbare Basalmembran und eingebettete seromuköse Drüsen (Glandulae tracheales). Die mittlere Schicht wird als **Tunica fibromusculocartilaginea** bezeichnet. Die Bezeichnung klingt etwas abschreckend, setzt sich jedoch einfach aus den Bestandteilen dieser Schicht zusammen:

– „fibro" bezeichnet die Ligamenta anularia, die von kranial nach kaudal die einzelnen Knorpelspangen miteinander verbinden,

– „musculo" bezeichnet den M. trachealis, der dorsal die beiden Enden der hufeisenförmigen Knorpelspangen verbindet und

– „cartilaginea" bezeichnet die Knorpelspangen aus hyalinem Knorpel, von denen die Trachea etwa 16 bis 20 Stück aufweist (s. Abb. 1, S. 1).

Die äußere Schicht ist die Tunica adventitia, die aus lockerem kollagenem Bindegewebe besteht und dazu dient, die Trachea mit ihrer Umgebung zu verbinden.

Sowohl die Tunica adventitia als auch die Serosa der Bauchorgane haben die Aufgabe, Organe mit ihrer Umgebung zu verbinden. Während die Adventitia jedoch aus lockerem kollagenem Bindegewebe besteht, ist die Serosa üblicherweise aus einem einschichtigen Plattenepithel aufgebaut.

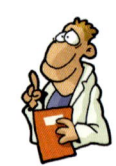

Die **Innervation der Trachea** erfolgt über den Nervus laryngeus recurrens, den 2. Ast des Nervus vagus (Verlauf s. 4.2, S. 46) sowie durch Äste des Sympathikus. Die Gefäßversorgung der Trachea übernehmen Äste der Arteria thyroidea inferior, die aus dem Truncus thyreocervicalis stammt, der wiederum aus der Arteria subclavia entspringt.

In enger **topografischer Beziehung zur Trachea** stehen:

– die Schilddrüse, die kranio-ventral an die Trachea grenzt (Innervation: N. laryngeus recurrens sowie N. laryngeus superior des N. vagus und Äste des Sympathikus, Gefäßversorgung: A. thyroidea inferior aus der A. subclavia sowie A. thyroidea superior aus der A. carotis externa),

– dorsal der Ösophagus (im zervikalen Anteil Innervation durch den N. laryngeus recurrens sowie durch Äste des Sympathikus, Gefäßversorgung über Äste der A. thyroidea inferior),

– kranial der Kehlkopf (Innervation: N. laryngeus superior und recurrens, Äste des Sympathikus, Gefäßversorgung: A. thyroidea superior und inferior),

1

- von ventral nach dorsal bogenförmig über den linken Hauptbronchus ziehend der Aortenbogen,
- der Truncus brachiocephalicus und
- die rechte sowie die linke Arteria carotis communis.

Die Vena thyroidea inferior grenzt häufig ebenfalls an einen Teil der Trachea. Dorsal verläuft in der Rinne zwischen Trachea und Ösophagus beiderseits der Nervus laryngeus recurrens (s. 4.2, S. 46).

Die rechte und linke Vena brachiocephalica liegen ventral der Arterien und haben somit KEINE direkte topografische Beziehung zur Trachea.

> **Merke!**
>
> - C4 = Gabelung der A. carotis
> - Th4 = Gabelung der Trachea
> - L4 = Gabelung der Aorta und der V. cava

1.2   Bronchialbaum

Die Trachea gabelt sich zunächst in die beiden **Hauptbronchien**, die Bronchi principales dexter et sinister. Rechts erfolgt die weitere Gabelung in drei **Lappenbronchien** (Bronchi lobares), die zu den drei Lungenlappen (Lobus superior, medius et inferior) ziehen, links in zwei Lappenbronchien (zum Lobus superior et inferior). Die einzelnen Lappenbronchien teilen sich dann in **Segmentbronchien** (Bronchi segmentales) auf, die zu den einzelnen Segmenten ziehen (s. Abb. 1, S. 1):

Auf der **rechten** Seite teilt sich der
- Lobus superior in das Segmentum apicale, anterius und posterius,
- Lobus medius in das Segmentum laterale und mediale und der
- Lobus inferior in das Segmentum superius, basale mediale, basale laterale, basale anterius und basale posterius.

Auf der linken Seite unterteilt sich der
- Lobus superior in das Segmentum apicoposterius, anterius, linguale superius und linguale inferius und der
- Lobus inferior unterteilt sich wie auf der rechten Seite auch in ein Segmentum superius, basale mediale, basale laterale, basale anterius und basale posterius.

Zusammenfassend lässt sich sagen, dass
- auf der rechten Seite drei Lappenbronchien (Bronchi lobares) zu drei Lungensegmenten ziehen, die sich rechts in 10 Segmentbronchien (Bronchi segmentales) zu 10 Segmenten unterteilen,
- auf der linken Seite nur 2 Lappenbronchien/Lappen liegen mit 9 Segmentbronchien/Segmenten (s. Abb. 2, S. 5).

Dies ist entwicklungsgeschichtlich u. a. dadurch bedingt, dass das Herz ja zu zwei Dritteln in der linken Thoraxhälfte liegt und somit auf der linken Seite weniger Raum vorhanden ist. Auf der linken Seite fehlen also der mittlere Lungenlappen sowie das 7. Lungensegment. Als rudimentäre Strukturen davon können das Segmentum linguale superius und inferius angesehen werden.

Übrigens …
- Gelegentlich kommt ausschließlich im Bereich des Segmentum linguale superius und inferius eine isolierte Lungenentzündung vor, die Lingula-Pneumonie.
- In der Regel werden die lateinischen Namen für die einzelnen Segmente nicht verwendet. Sie werden einfach von oben nach unten durchnummeriert. Hierbei ist aber zu beachten, dass auf der linken Seite das 7. Segment fehlt. Um dies zu veranschaulichen, wird beim Durchnummerieren die Nummer 7 weggelassen mit der Folge, dass es zwar nur 9 Segmente links gibt, jedoch trotzdem ein Segment mit der Nummer 10 (s. Abb. 1, S. 1).

1

> **Merke!**
>
> Auf der Seite mit den **zwei** Lungenlappen liegt auch die **Bi**kuspidal- oder Mitralklappe (links), bei den **drei** Lungenlappen (rechts) liegt die **Tri**kuspidalklappe des Herzens.

Bis zu den Segmentbronchien liegt in der Tunica mucosa das typische mehrreihige respiratorische Epithel mit Kinozilien und Becherzellen sowie seromukösen Drüsen vor. In der Tunica fibromusculocartilaginea liegen die Knorpelspangen, die glatte Muskulatur und die Ligg. anularia. In den Lappen- und Segmentbronchien ändert sich im Bereich der Tunica mucosa nichts, die Tunica fibromusculocartilaginea weist aber statt Knorpelspangen nur noch Knorpelplättchen auf und ihre Muskulatur ist überwiegend konzentrisch angeordnet. Die weitere Unterteilung des Bronchialbaums erfolgt von den Segmentbronchien aus in die jeweiligen Bronchus lobularis (**Läppchenbronchien**). Hier ist das respiratorische Epithel nur noch einschichtig und es liegen weniger Becherzellen vor. Die Muskulatur der Tunica fibromusculocartilaginea ist überwiegend gitterartig angeordnet, es finden sich nur noch wenige Knorpelplättchen und Drüsen lassen sich kaum noch nachweisen.

Nach den Läppchenbronchien folgen die Bronchioli terminales (**Terminalbronchien**), deren Durchmesser kleiner als 1 mm ist. Ihr Name entsteht dadurch, dass hier der Totraum der Lunge endet. Es finden sich keinerlei Becherzellen mehr, kein Knorpel und auch keine Drüsen. Was bleibt ist jedoch das einschichtige Flimmerepithel mit den Kinozilien. Die glatte Muskulatur ist konzentrisch angeordnet. An die Terminalbronchien schließen sich die Bronchioli respiratorii (**respiratorischen Bronchien**) an. Ihren Namen haben sie erhalten, da in ihrer Wand die Öffnungen zu den Alveolen der Lunge liegen. Die Bronchioli sind ausgekleidet von einem einschichtigen kubischen Epithel. Hier gibt es keinerlei Kinozilien, Be-

cherzellen, Knorpel und Drüsen. Die Muskulatur ist gitterartig angeordnet.

Zusammenfassend lässt sich zur histologischen Unterscheidung des Bronchialbaums sagen, dass
- bis zu den Terminalbronchien Kinozilien vorhanden sind und
- die sezernierenden Strukturen (Becherzellen und Drüsen) schon vor den Bronchioli terminales enden.

Dies ist physiologisch sinnvoll, da durch die bis zum Ende des Totraums reichenden Kinozilien eingedrungene Fremdkörper sowie Alveolarmakrophagen rachenwärts abtransportiert werden können. Man bezeichnet dies als **mukoziliäre Clearance**.

Dass die sezernierenden Zellen bereits vor den Terminalbronchien enden, verhindert, dass das Sekret in die Bronchioli respiratorii gelangt und die Alveolen verlegt.
Clara-Zellen sind für den terminalen Respirationstrakt typische Zellen, die lysosomale Enzyme freisetzen. Des Weiteren sezernieren sie die Surfactant-Proteine SP-A und SP-D.
An den Bronchioli respiratorii geht das Gewebe des Bronchialbaums in das Alveolargewebe der Lunge über.

Klinisches Beispiel:
Ein Patient gibt an, dass er einen Erdnusskern „eingeatmet" habe, als er am Tisch saß.

Frage: Aus Gründen der anatomischen Geometrie des Bronchialbaums könnte dieser Fremdkörper am ehesten in welche der genannten Strukturen gelangt sein? In den linken Unterlappenbronchus, den linken Oberlappenbronchus, den rechten Oberlappenbronchus, den rechten Mittellappenbronchus oder den rechten Unterlappenbronchus?
Antwort: In den rechten Unterlappenbronchus.

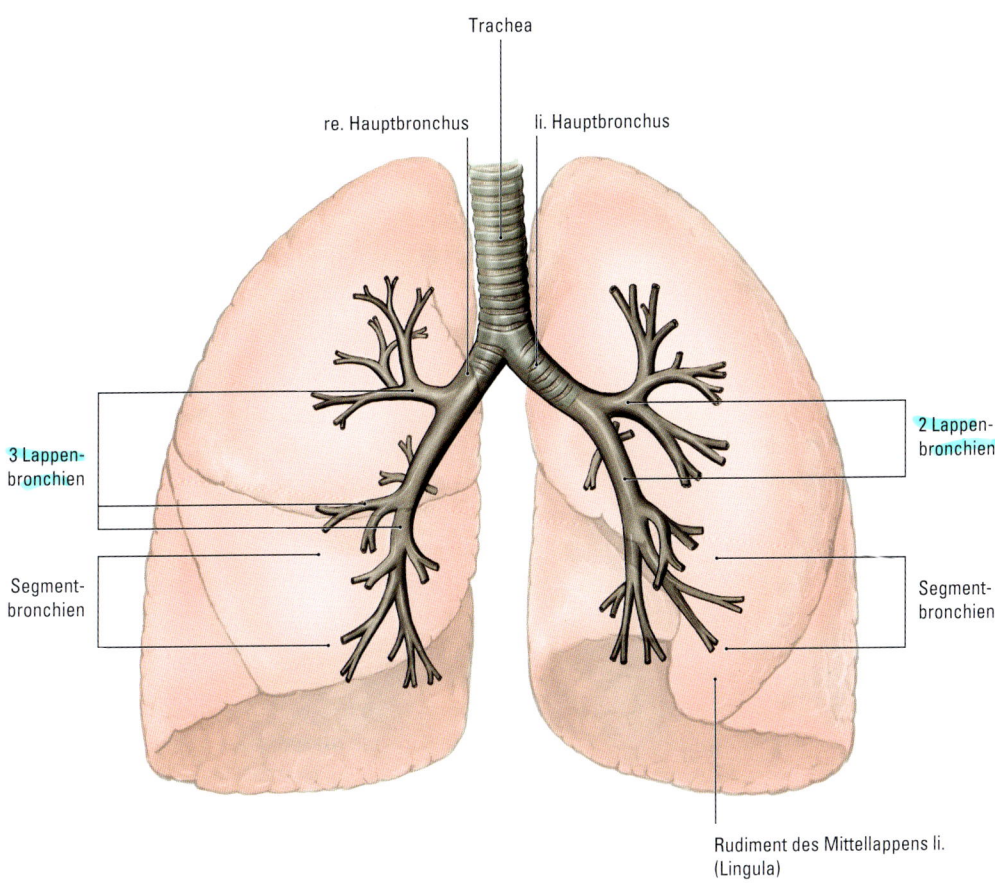

Trachea

re. Hauptbronchus   li. Hauptbronchus

3 Lappen-
bronchien

2 Lappen-
bronchien

Segment-
bronchien

Segment-
bronchien

Rudiment des Mittellappens li.
(Lingula)

Abb. 2: Unterteilung des Bronchialbaums

medi-learn.de/7-ana6-2

1.3 Lunge

Die Lunge gliedert sich in einen rechten und einen linken Lungenflügel, die jeweils in einer Cavitas pleuralis (Pleurahöhle) liegen. Die Pleura, die die Lunge direkt umgibt, bezeichnet man als Pleura pulmonalis oder Pleura visceralis; die daran angrenzende Pleura, die dem Thorax fest anliegt, als Pleura parietalis.

Die Form der Lunge wird vor allem von den sie umgebenden Organen geprägt. Das bedeutet, dass die Lunge im Wesentlichen die vorhandenen Hohlräume ausfüllt. Die Außenflächen der Lunge unterteilt man nach den angrenzenden Strukturen in eine

– Facies diaphragmatica (grenzt an das Zwerchfell; unter dem Zwerchfell grenzen links Magen und Milz, rechts die Leber an die Lunge),

– Facies costalis (den Rippen zugewandte Seite) und

– Facies medialis oder mediastinalis (grenzt an das Mediastinum und die Wirbelsäule).

Die Lunge ragt ca. zwei fingerbreit über die Clavicula und häufig auch über die erste Rippe hinaus. Sie endet spätestens auf Höhe von C7. Durch die enge topografische Beziehung zur Clavicula grenzen auch die Arteria und die Vena subclavia an die Lunge.

Die kraniale Lungenkuppel wird von den drei Musculi scaleni umgeben. Am Mediastinum zugewandten Teil der Lunge grenzen u. a. die Vena azygos, die

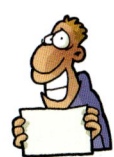

Vena cava superior (s. IMPP-Bild 1, S. 53), die Aorta thoracica mit dem Aortenbogen, der Truncus pulmonalis, der Ösophagus, der rechte sowie der linke Vorhof des Herzens sowie die linke Herzkammer. Kaudal grenzt das Zwerchfell an die Lunge.

Die Lunge kann man rechts in drei, links in zwei Lappen unterteilen (s. 1.2, S. 3). Der obere und der mittlere Lappen werden rechts von der Fissura horizontalis unterteilt, der Mittel- und der Unterlappen durch die Fissura obliqua; auf der linken Seite trennt ebenfalls eine Fissura obliqua den Ober- vom Unterlappen. Damit ist die Fissura obliqua also obligatorisch in beiden Lungenflügeln vorhanden.

Übrigens …
Neuerdings wird auch nach der Projektion der Fissura obliqua in Atemmittellage gefragt: Sie endet in Atemmittelstellung etwa am Margo inferior in Höhe der Knorpel-Knochen-Grenze der 6. Rippe.

Als Lungenhilum wird die Region bezeichnet, an der die einzelnen Strukturen in die Lunge ein- und austreten. Das Hilum pulmonis liegt an der Facies medialis der Lunge, etwa auf der Höhe von Th5 (Ansatz der 4. Rippe am Sternum).

Eintretende Strukturen am Lungenhilum sind
– dorsal die Hauptbronchien,
– ventral-kranial
  • die Arteria pulmonalis,
  • die arteriellen Rami bronchiales sowie
  • sympathische und parasympathische Nerven.

Austretende Strukturen am Lungenhilum sind
– ventral-kaudal
  • die Venae pulmonales,
  • venöse Rami bronchiales und
  • Lymphgefäße.

Ausschließlich am Hilum treten Strukturen in die Lunge ein und aus. Am Hilum befindet sich außerdem der Umschlagspunkt von der visce-

ralen in die parietale Pleura (s. Abb. 5, S. 12). Ansonsten ist die Lunge komplett von Pleura umgeben und gleitet bei In- und Exspiration im Bereich des Pleuraspalts. Etwaige durchtretende Strukturen würden die Ausdehnung und das Zusammenschrumpfen der Lunge behindern.

Es kommt also NUR am Hilum zu Ein- und Austritt von Gefäßen und Nerven. Hierbei ist noch zu beachten, dass die **Arterien mit den Bronchien ziehen**, die Venen jedoch NICHT. Dies gilt sowohl für die Vasa privata als auch für die Vasa publica (s. Kapitel 1.3.1, S. 7) und hat physiologische Gründe. Die Vasa privata dienen der Eigenversorgung des Bronchialbaums und der Lunge mit arteriellem Blut. Die Bronchien und die Alveolen enthalten zwar Luft, die jedoch viel zu schnell durch den Bronchialbaum strömt, als dass hier genügend Sauerstoff aufgenommen werden könnte. Außerdem ist die Wand der Bronchien zu dick, um ausschließlich über Diffusion ernährt zu werden. Daher ist eine eigene arterielle Gefäßversorgung vonnöten, die durch die Rami bronchiales (aus der Aorta thoracica und den Interkostalarterien) gewährleistet wird.

Die Arterien der Vasa publica kommen vom Herzen (A. pulmonalis). Ihre Aufgabe ist es, am Ende des Bronchialbaums ihr venöses Blut mit Sauerstoff sättigen zu lassen.

Sowohl die Arterien der Vasa privata als auch die Arterien der Vasa publica bilden also mit den Bronchien eine **funktionelle Einheit**. Deswegen verlaufen sie auch gemeinsam **intrasegmental** (im Inneren der einzelnen Lappen und Segmente).

Bei den Venen steht das zügige Verlassen der Lunge im Vordergrund. Die Venen der Vasa publica enthalten nämlich sauerstoffreiches Blut, das möglichst schnell wieder dem Körper zur Verfügung gestellt werden soll. Daher ziehen sie rasch zwischen den einzelnen Lappen und Segmenten aus der Lunge hinaus. Auch die Venae bronchiales der Vasa privata,

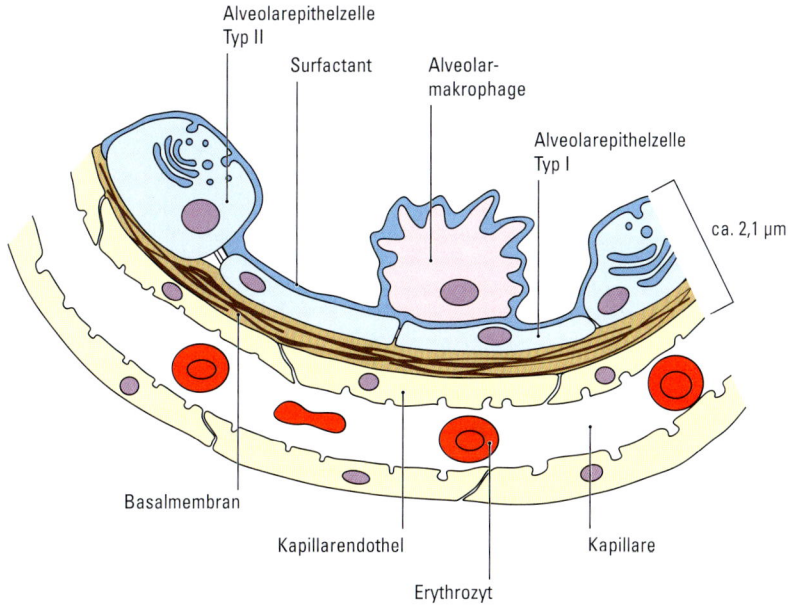

Alveolarepithelzelle
Typ II

Surfactant

Alveolar-
makrophage

Alveolarepithelzelle
Typ I

ca. 2,1 µm

Basalmembran

Kapillarendothel

Kapillare

Erythrozyt

Abb. 4: Histologie der Alveolen und Blut-Luft-Schranke

medi-learn.de/7-ana6-4

1.4   Pleura

Die Pleura ist ein einschichtiges Plattenepithel, das die Lunge und die äußere Wand der Pleurahöhle auskleidet. Sie wird in zwei Schichten unterteilt (s. Abb. 5 und Abb. 6, S. 12):
– Die Pleura visceralis (Pleura pulmonalis oder Lungenfell), die der Lunge anliegt und
– die Pleura parietalis (Rippenfell), die die Pleurahöhle auskleidet.

Die viszerale Pleura überzieht die gesamte Lunge und schlägt sich am Lungenhilum unter Bildung einer Umschlagsfalte in die parietale Pleura um. Diese verläuft dann – wieder die Lunge umgebend – entlang der Thoraxwand. Die parietale Pleura wird gelegentlich noch weiter unterteilt, je nachdem welchen Bereich sie überzieht:
– Die Pleura diaphragmatica bedeckt das Zwerchfell von kranial (außer im Bereich des Mediastinums).
– Die Pleura mediastinalis überzieht das Mediastinum (außer im Bereich des Lungenhilums). Der Teil der mediastinalen Pleura, der dem Herzen anliegt, wird als Pleura pericardiaca bezeichnet.

– Die Pleura costalis überzieht die Rippen, das Sternum und die Wirbelkörper.

Ein Pleuraduplikatur ist das sogenannte Ligamentum pulmonale. Es zieht vom Lungenhilum in Richtung Zwerchfell. Die parietale Pleura ist sensibel sehr gut innerviert und daher ausgesprochen schmerzempfindlich. Sie wird von den Nerven innerviert, die topografisch in ihrer Nähe liegen. Dies sind im Bereich der Pleura costalis die Interkostalnerven, im Bereich der Pleura mediastinalis und der Pleura diaphragmatica der Nervus phrenicus.

Da die Lunge sich bei Exspiration zusammenzieht, wandert hierbei das Zwerchfell nach kranial. Bei Inspiration wandert es dagegen nach kaudal. Dies führt dazu, dass insbesondere bei der Exspiration Teile der parietalen Pleura aneinander zu liegen kommen. Diese Umschlagsfalten, die als Komplementärräume der Atembewegungen dienen, bezeichnet man als Recessus pleurales. Von diesen Recessus gibt es drei verschiedene (s. Abb. 5, S. 12):
– Den Recessus costodiaphragmaticus,
– den Recessus costomediastinalis und
– den Recessus phrenicomediastinalis.

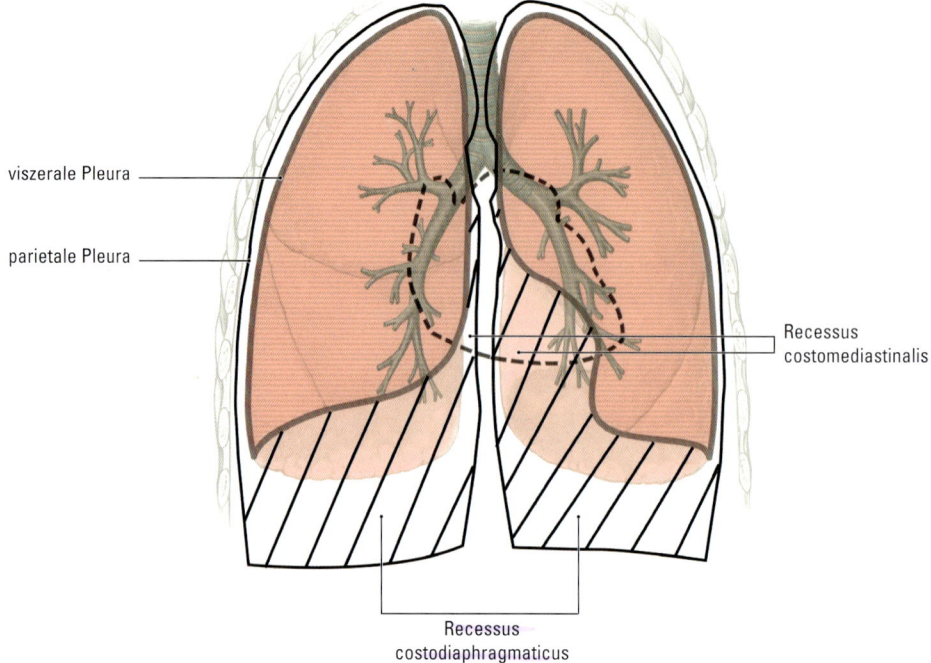

viszerale Pleura

parietale Pleura

Recessus costomediastinalis

Recessus costodiaphragmaticus

Abb. 5: Recessus und an die Lunge angrenzende Strukturen   *medi-learn.de/7-ana6-5*

Der größte Recessus ist der Recessus costodiaphragmaticus, der auch bei Röntgenaufnahmen des Thorax mit beurteilt wird.

> **Übrigens …**
> Einen Pleuraerguss, der sich infolge der Schwerkraft kaudal sammelt, erkennt man an den abgeflachten seitlichen Lungenspitzen (s. Abb. 6, S. 12).

Der Recessus costodiaphragmaticus ist der einzige Recessus, der bei einem Pleuraerguss gelegentlich punktiert wird. Die Punktion findet in der Regel in der hinteren Axillarlinie am Oberrand einer Rippe statt. Dies hat mehrere Gründe: Der Oberrand der Rippe wird ausgewählt, da am Thorax Vene, Arterie und Nerv (VAN von kranial nach kaudal) am Unterrand der Rippe liegen; somit wird durch dieses Vorgehen das Verletzungsrisiko minimiert. Insbesondere dorsalseitig liegen diese Strukturen

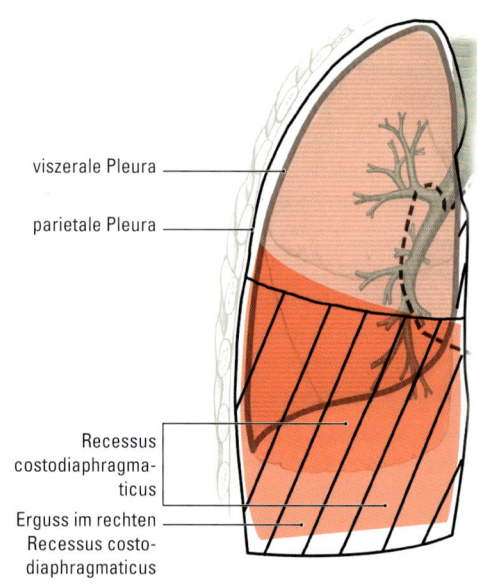

viszerale Pleura

parietale Pleura

Recessus costodiaphragmaticus

Erguss im rechten Recessus costodiaphragmaticus

Abb. 6: Schematische Darstellung eines Pleuraergusses   *medi-learn.de/7-ana6-6*

direkt unter der Rippe, doch je weiter die Gefäße und Nerven nach ventral ziehen, desto eher ragen sie in den Interkostalraum hinein. Bezüglich der Lage der Nerven und Gefäße wäre also die Scapular-Linie die beste Punktionsstelle. Der Recessus costodiagphragmaticus hat seine größte Ausdehnung jedoch in der mittleren Axillarlinie. Als Kompromisslösung zwischen den beiden anatomischen Gegebenheiten erfolgt die Punktion deshalb in der hinteren Axillarlinie.

Im Pleuraspalt befindet sich auch regulär etwas Flüssigkeit, dies sind pro Seite etwa 5 ml **Transsudat**. Der Begriff Transsudat bedeutet, dass es sich hierbei um eine Flüssigkeit handelt, die in einen Raum abgegeben und von dort auch wieder resorbiert wird. Der Körper ist also durchaus in der Lage, aus dem Pleuraspalt Flüssigkeiten, Luft und Teilchen zu resorbieren, nur reicht dies bei größeren Verletzungen oder einem Pleuraerguss nicht aus, sodass ggf. eine Drainage gelegt werden muss.

4 - 6. ICR

1

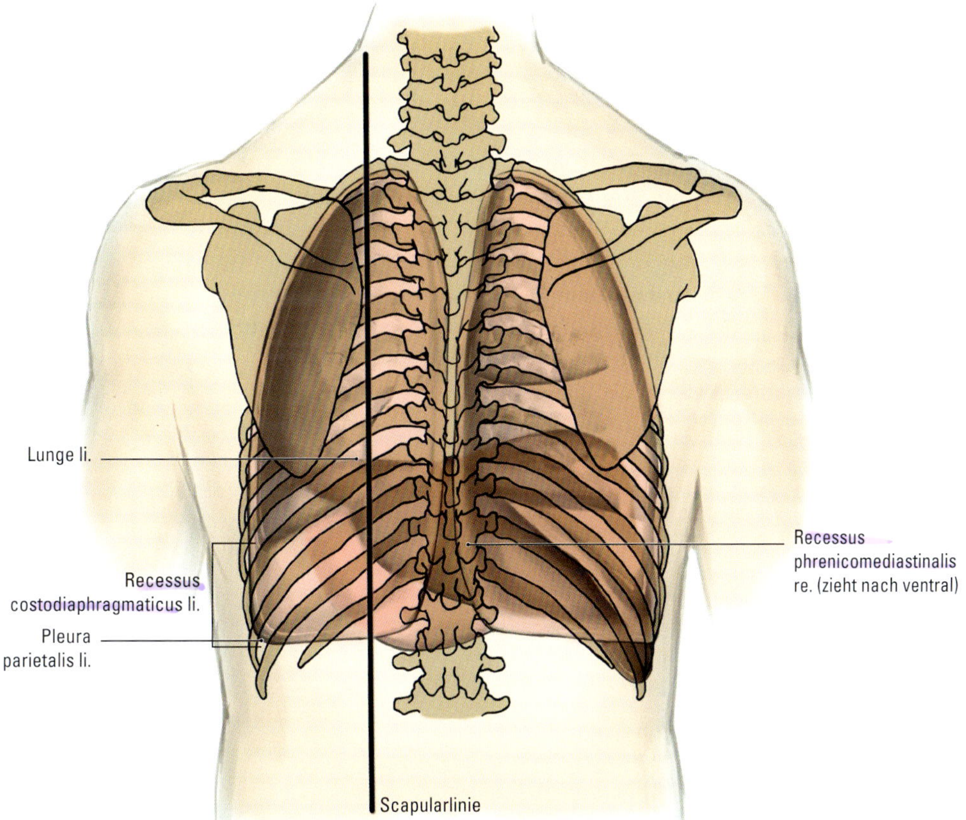

Lunge li.

Recessus costodiaphragmaticus li.

Pleura parietalis li.

Recessus phrenicomediastinalis re. (zieht nach ventral)

Scapularlinie

Abb. 7: Recessus von dorsal

medi-learn.de/7-ana6-7

1

Merke!

Der Unterdruck im Pleuraspalt wird auch als Donder-Druck bezeichnet und liegt zwischen −4 bis −7 cm H_2O.

Die Pleurakuppel ragt bis zu zwei cm über den Oberrand der Clavicula hinaus.

In enger topografischer Beziehung zur Pleurakuppel verlaufen

- Arteria und Vena subclavia (liegen der Pleurakuppel am nächsten),
- Arteria und Vena thoracica interna,
- Plexus brachialis,
- Ansa subclavia,
- Nervus phrenicus,
- Arteria vertebralis,
- links der Ductus thoracicus und
- rechts der Ductus lymphaticus dexter sowie das Ganglion stellatum.

Histologisch besteht die Pleura aus einem einschichtigen Plattenepithel mit Kollagen und elastischen Fasern. Darunter liegt eine Subpleura mit Blut- und Lymphgefäßen.

Wie bereits erwähnt, ist lediglich die parietale Pleura innerviert. Die viszerale Pleura dagegen ist NICHT sensibel innerviert. Die sensiblen Nerven enden bereits im Lungengewebe und reichen daher nicht bis in die Pleura hinein.

Die Lungen- und Pleuragrenzen sowie die einzelnen Linien zeigt Abb. 7, S. 13.

1.5   Atemmechanik

Die Atemmechanik ändert sich bei Inspiration und Exspiration je nach erforderlicher Intensität. Die normale Inspiration erfolgt einfach durch Kontraktion des Zwerchfells, wodurch es zur Erweiterung des Recessus costodiaphragmaticus kommt. Im Wesentlichen ist die normale Inspiration also eine Bauchatmung. Bei etwas tieferer Inspiration kontrahieren sich zusätzlich die Musculi intercostales externi. Hier kommt also die Brustatmung bereits dazu.

Bei sehr tiefer Inspiration wird schließlich noch die Atemhilfsmuskulatur mit genutzt.

Zur inspiratorischen Atemhilfsmuskulatur zählen im Wesentlichen alle Muskeln, die am Thorax ansetzen und in der Lage sind, den Thorax auseinander zu ziehen. Dies sind im Einzelnen

- der Musculus sternocleidomastoideus,
- die Musculi scaleni,
- die Musculi serrati posteriores superiores,
- die Musculi serrati posteriores inferiores,
- die Musculi pectorales major et minor sowie
- der Musculus erector spinae.

Die Exspiration erfolgt in Ruhe ausschließlich durch Erschlaffung der inspiratorischen Muskeln und durch die Tendenz der elastischen Fasern der Lunge, sich zusammenzuziehen. Bei vertiefter Exspiration wird die Atemhilfsmuskulatur mit benutzt.

Zur exspiratorischen Atemhilfsmuskulatur gehören zum einen die Thoraxmuskeln:

- die Musculi intercostales interni et intimi sowie
- der Musculus transversus thoracis.

Des Weiteren helfen aber auch Bauchmuskeln bei der Exspiration:

- der Musculus transversus abdominis,
- die Musculi obliqui externus et internus abdominis,
- der Musculus rectus abdominis und
- der Musculus iliocostalis lumborum.

Übrigens …

Im Liegen hilft auch das Gewicht der Bauchorgane bei der Exspiration mit. Dass die Bauchmuskeln an der forcierten Exspiration beteiligt sind, merkst du zum einen nach ausgiebigem Lachen, wenn die Muskeln schmerzen, zum anderen bei einer akuten Bronchitis. Nachdem du die halbe Nacht gehustet und somit forciert ausgeatmet hast, hast du am nächsten Morgen Muskelkater im Bereich der Bauchmuskeln.

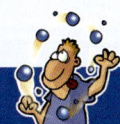

Hier gibt es zunächst ein paar ganz besonders gerne und häufig im Physikum gefragte Aussagen zum Thema **Trachea**:

- Die Bifurkation der Trachea liegt auf Höhe von Th4. Dies entspricht dem Sternalansatz der 3. Rippe.
- Der rechte Hauptbronchus verläuft steiler, fast senkrecht, und setzt somit die Verlaufsrichtung der Trachea am ehesten fort.
- Fremdkörper gelangen am ehesten in den rechten Hauptbronchus.

Nicht ganz so oft gefragt, aber trotzdem durchaus noch lernenswert, ist, dass

- die Trachea aus 16–20 Knorpelspangen besteht,
- die Trachea vom N. laryngeus recurrens innerviert und von der A. thyroidea inferior mit Blut versorgt wird und
- der Aortenbogen über den linken Hauptbronchus zieht und somit zu einer Verlagerung der Trachea nach rechts führt.

Die Namen der einzelnen Lungensegmente wurden bislang nur einmal im schriftlichen Physikum gefragt und müssen sicherlich nicht auswendig gelernt werden. Spitzenreiter unter den Fragen zum **Bronchialbaum** – und damit unbedingt wissenswert – sind aber folgende Sachverhalte:

- Bis zu den Terminalbronchien sind Kinozilien vorhanden.
- Die sezernierenden Strukturen (Becherzellen und Drüsen) enden schon vor den Bronchioli terminales.
- Clara-Zellen sind für den Respirationstrakt typische Zellen, die lysosomale Enzyme freisetzen sowie die surfactant-Proteine SP-A und SP-D sezernieren.
- Die rechte Lunge hat drei Lappen und zehn Segmente.
- Die linke Lunge hat zwei Lappen und neun Segmente.

Am häufigsten wurden zum Thema **Lunge** die folgenden Punkte im schriftlichen Physikum gefragt:

- Arterien verlaufen in der Lunge intrasegmental, die Venen intersegmental.
- Der Ober- und der Mittellappen werden rechts von der Fissura horizontalis, der Mittel- und der Unterlappen durch die Fissura obliqua voneinander getrennt.
- Auf der linken Seite trennt die Fissura obliqua den Ober- vom Unterlappen.
- Am linken Lungenhilum liegen Arterie, Bronchus und Vene von kranial nach kaudal übereinander.
- Am rechten Hilum liegen der Bronchus und die Arterie ungefähr auf einer Höhe, die Venen kaudal davon.

Zum Thema **Gefäßversorgung der Lunge** sind die folgenden Punkte bereits so oft gefragt worden, dass es sich wirklich lohnt, sie für das Schriftliche parat zu haben: Folgende Möglichkeiten des Blutflusses in der Lunge sind wahrscheinlich:

- von Bronchialarterien in Bronchialkapillaren,
- von Bronchialarterien in Alveolarkapillaren,
- von Bronchialkapillaren in Pulmonalvenen und
- von Bronchialkapillaren in Bronchialvenen.

Unwahrscheinlich ist dagegen der Abfluss von Alveolarkapillaren in Bronchialvenen.

Hier sind noch einmal – da du damit im Schriftlichen viele Punkte holen kannst – die wichtigsten Aussagen zur **Histologie der Trachea, der Hauptbronchien und der Alveolen** zusammengefasst: Folgende Zelltypen kommen im Epithel der Trachea und der großen Bronchien vor:

- Becherzellen,

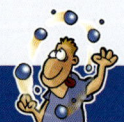
– kinozilientragende Zellen,
– Basalzellen und
– endokrine Zellen.

Ein typisches Merkmal der Schleimhaut des Respirationstrakts ist das Vorkommen von Kinozilien. Sie kommen vor im

– Bronchus segmentalis,
– Bronchus lobaris,
– Bronchiolus lobularis und
– Bronchiolus terminalis.

Im Ductus alveolaris FEHLEN dagegen die Kinozilien.

Außerdem solltest du noch wissen, dass Bronchioli bzw. Bronchioli terminales

– in ihrer Wand keine seromukösen Drüsen enthalten,
– in ihrer Wand glatte Muskulatur enthalten,
– in ihrem Epithel zilientragende Zellen und Clara-Zellen enthalten sowie
– in ihrer Wand sympathische Nervenfasern aufweisen.

Zum Thema **Alveolen** wurde schon häufig gefragt, dass

– Alveolarmakrophagen NICHT zur Blut-Luft-Schranke gehören,
– Alveolarepithelzellen Typ II Surfactant und Typ I-Zellen bilden sowie
– Alveolarepithelzellen Typ I am Gasaustausch beteiligt sind.

Kenntnisse der **Recessus** sowie der **Lungen- und Pleuragrenzen** sind für die mündliche

und die schriftliche Prüfung (und für die Klinik) sehr wichtig, daher solltest du dir Abb. 7, S. 13 gut einprägen.

Daneben solltest du, um gut punkten zu können, noch wissen, dass

– der rechten Pleurakuppel am nächsten die V. subclavia liegt,
– sich ein Pleuraerguss insbesondere im Recessus costodiaphragmaticus sammelt,
– der Recessus costodiaphragmaticus in der Röntgenaufnahme des Thorax besonders wichtig und geeignet für die Beurteilung eines Ergusses ist,
– der Recessus costodiaphragmaticus in der mittleren Axillarlinie seine größte Ausdehnung hat und
– man einen Pleuraerguss in der hinteren Axillarlinie am Oberrand einer Rippe punktiert.

Zur **Atemmechanik** solltest du dir merken, dass

– verschiedene Mechanismen die Exspiration im Stehen unterstützen können. Zu diesen gehören charakteristischerweise die Senkung der Rippen, die Rückstellkräfte der Lunge, die Kontraktion der Mm. obliqui abdominis externi und die Kontraktion der Mm. obliqui abdominis interni.
– unterstützend für die Exspiration im Liegen auch das Gewicht der Baucheingeweide wirkt.

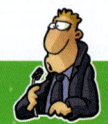
Den makroskopischen und mikroskopischen Aufbau der Trachea sowie deren Topografie solltest du im Mündlichen wiedergeben können. Das gilt natürlich auch für alle anderen Organe. Werden offene Fragen zu den Organen gestellt, wie z. B. „Erzählen Sie mir

bitte etwas über die Trachea …", solltest du Wert auf eine strukturierte Antwort legen. Dadurch wirkst du souveräner, vergisst weniger und es entstehen weniger Pausen im Redefluss, weil du den Weg der Antwort bereits vor dir siehst. Natürlich kann sich jeder

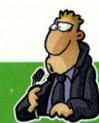
selbst eine Strukturierung für offene Fragen zu den Organen erstellen; eine beispielhafte Antwort könnte folgendermaßen gegliedert sein:

1. Ein kurzer Satz zur Funktion des Organs, z. B. „Die Trachea stellt die Verbindung zwischen Larynx und Hauptbronchien dar und dient der Luftleitung",
2. Lage und Topografie des Organs,
3. makroskopischer Aufbau des Organs,
4. Innervation und Gefäßversorgung des Organs,
5. Histologie des Organs, wobei hier auch Querverweise zur Physiologie, z. B. bei der Niere, oder eine genauere Erläuterung der Funktion „an den Prüfer gebracht" werden können und
6. wenn der Prüfer dann noch etwas hören möchte, kannst du mit der Embryologie glänzen (s. Skript Anatomie 1).

Welche Lunge wie viele Lappen hat und was durch das Lungenhilum zieht, solltest du im Mündlichen erzählen können. Daneben lohnt es sich sicherlich auch, die angrenzenden Strukturen zu beherrschen.

Von der Gefäßversorgung der Lunge werden besonders die Vasa privata und die Vasa publica gerne im Mündlichen gefragt.

Da Kenntnisse des Lympabflusses auch für die Klinik wichtig sind, z. B. für die lymphogene Metastasierung von Tumoren, ist dieses Thema auch im Mündlichen beliebt. Einen guten Eindruck wirst du sicherlich hinterlassen, wenn du die Inhalte von Abb. 3, S. 8 wiedergeben und/oder aufzeichnen kannst. Der Aufbau einer Alveole ist fürs Mündliche besonders wichtig. Daher solltest du dir Abb. 4, S. 11 gut einprägen.

1. **Erläutern Sie bitte, welche Organe in enger topografischer Beziehung zur Trachea stehen.**

2. **Beschreiben Sie bitte kurz den Aufbau der Trachea.**

3. **Beschreiben Sie bitte kurz die histologischen Besonderheiten der Trachea.**

4. **Bitte erklären Sie, was der Totraum ist.**

5. **Nennen Sie die Anzahl der Lappen und Segmente der Lungen.**

6. **Erklären Sie bitte, wo ein aspirierter Fremdkörper oder ein zu tief vorgeschobener Tubus normalerweise landet.**

7. **Beschreiben Sie bitte, den makroskopischen Aufbau der Lunge.**

8. **Erklären Sie bitte, was das Lungenhilum ist.**

9. **Bitte erläutern Sie, was die Vasa privata und Vasa publica sind.**

10. **Bitte beschreiben Sie kurz die unterschiedlichen Aufgaben der Vasa privata im Vergleich zu den Vasa publica.**

11. **Bitte erläutern Sie, worin sich die Vasa privata von den Vasa publica unterscheiden.**

12. **Erklären Sie, wohin ein Tumor im Bereich der Genitalorgane vermutlich lymphogen metastasieren wird.**

13. **Ein Arzt findet bei einer 64-jährigen Frau einen kleinen bräunlichen Hauttumor im Bereich der linken Skapularlinie in Höhe des 7. Thorakalwirbels. Er vermutet, dass der Tumor bösartig ist und die regionären Lymphknoten befallen haben könnte. In welcher Körperregion würde er, unter Berücksichtigung der normalen Lymphabflusswege, bevorzugt nach vergrößerten Lymphknoten tasten?**

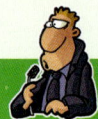

14. Welche Alveolarepithelzellen nehmen den größten Teil der Alveolaroberfläche ein?

15. Welche Alveolarepithelzellen sind – bezogen auf ihre Anzahl – häufiger vorhanden?

16. Nennen Sie bitte die Bestandteile der Blut-Luft-Schranke.

17. Erklären Sie bitte, was ein Recessus ist.

18. Erläutern Sie bitte, welcher Recessus der größte und klinisch relevanteste ist.

19. Bitte erklären Sie, wie die Pleura innerviert ist.

20. Ein 28-jähriger Mann erleidet eine Stich-verletzung in der rechten mittleren Axillarlinie zwischen der 8. und 9. Rippe bis in die Leber, als er gerade ausge-atmet hat. Erklären Sie bitte, welche Strukturen verletzt werden und welche wahrscheinlich nicht.

21. Ein 85-jähriger Patient weist links einen geringen Pleuraerguss auf und wird im Stehen geröntgt. Erklären Sie bitte, in welchem Recessus sich die Erguss-flüssigkeit überwiegend sammelt.

22. Erklären Sie bitte, wie die Exspiration in Ruhe erfolgt.

23. Bitte nennen Sie den Unterschied zwischen den verschiedenen exspira-torisch wirkenden Muskeln.

---

1. Erläutern Sie bitte, welche Organe in enger topografischer Beziehung zur Trachea stehen.
Die Trachea beginnt auf Höhe von C6/C7. In etwa auf dieser Höhe liegen auch der Kehl-kopf, die Schilddrüse und der Beginn des Ösophagus. Die V. cava und die Vv. brachio-cephalicae stehen – ebenso wie der Aorten-bogen – in enger topografischer Beziehung zur Trachea, wobei die Vv. brachiocephalicae aber keinen direkten Kontakt haben. Kaudal der Trachea liegt das Herz, dorsal der Öso-phagus.

2. Beschreiben Sie bitte kurz den Aufbau der Trachea.
Sie beginnt unterhalb des Kehlkopfs und besteht aus 16–20 nach ventral gerichteten hufeisenförmigen Knorpelspangen, die bindegewebig durch die Ligg. anularia mit-einander verbunden sind. Dorsal liegt die Pars membranacea zwischen den offenen Enden der Knorpelspangen. Die hier vorkom-mende Muskulatur wird auch als M. trachea-lis bezeichnet. Auf Höhe von Th4 gabelt sich die Trachea in die beiden Hauptbronchien.

3. Beschreiben Sie bitte kurz die histo-logischen Besonderheiten der Trachea.
Von außen nach innen:
– Tunica adventitia, die das Organ mit der Umgebung verbindet.
– Tunica fibromusculocartilaginea mit Knorpelspangen aus hyalinem Knor-pel, Bindegewebe der Ligg. anularia und Muskulatur des M. trachealis.
– respiratorisches (mehrreihiges) Flim-merepithel mit Kinozilienbesatz und Becherzellen.

4. Bitte erklären Sie, was der Totraum ist.
Zum Totraum zählt man die Teile des Respira-tionstrakts, die nicht am Gasaustausch betei-ligt sind. Die letzte Station des Totraums sind die Terminalbronchien.

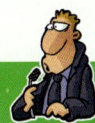
5. Nennen Sie die Anzahl der Lappen und Segmente der Lungen.
- Rechts drei Lappen und zehn Segmente,
- Links zwei Lappen und neun Segmente.

6. Erklären Sie bitte, wo ein aspirierter Fremdkörper oder ein zu tief vorgeschobener Tubus normalerweise landet.
Je nach Tiefe im rechten Hauptbronchus oder im rechten Unterlappenbronchus. Dies ist insbesondere durch den anatomisch unterschiedlichen Verlauf der Hauptbronchien zu erklären.

7. Beschreiben Sie bitte den makroskopischen Aufbau der Lunge.
Folgende Stichworte sollten im Vortrag vorkommen:
- Rechter und linker Lungenflügel,
- Facies costalis, mediastinalis und diaphragmatica,
- links 2, rechts 3 Lappen,
- links 9, rechts 10 Segmente,
- Fissura horizontalis und obliqua.

8. Erklären Sie bitte, was das Lungenhilum ist.
Die Ein- und Austrittsstelle aller in die Lunge ein- und austretenden Strukturen. Es liegt auf Höhe von Th5. Hier schlägt die viszerale in die parietale Pleura um.

9. Bitte erläutern Sie, was die Vasa privata und Vasa publica sind.
- Vasa privata (Rr. bronchiales) dienen der Eigenversorgung der Lunge und der Bronchien = Versorgungsgefäße,
- Vasa publica (A./V. pulmonales) sind für die Sauerstoffversorgung des Körpers zuständig = Arbeitsgefäße.

10. Bitte beschreiben Sie kurz die unterschiedlichen Aufgaben der Vasa privata im Vergleich zu den Vasa publica.
- Die Vasa privata dienen der Eigenversorgung der Lunge. Durch die Bronchien fließt zwar Sauerstoff, ihre Wand ist jedoch zu dick, sodass eine eigene Gefäßversorgung erforderlich ist.
- Die Vasa publica dienen dazu, das Blut für den Körper mit Sauerstoff sättigen zu lassen.

11. Bitte erläutern Sie, worin sich die Vasa privata von den Vasa publica unterscheiden.
Bei den Vasa privata (A./V. bronchiales) führen die Arterien arterielles und die Venen venöses Blut, bei den Vasa publica (A./V. pulmonales) ist dies umgekehrt. Zudem haben Vasa privata und publica auch einen unterschiedlichen Ursprung: Die Vasa publica kommen aus dem Herz, die Vasa privata aus der Aorta.

12. Erklären Sie, wohin ein Tumor im Bereich der Genitalorgane vermutlich lymphogen metastasieren wird.
Sowohl in die paraaortalen als auch in die iliacalen Lymphknoten, da aufgrund der topografischen Lage hierhin der Lymphabfluss erfolgt.

13. Ein Arzt findet bei einer 64-jährigen Frau einen kleinen bräunlichen Hauttumor im Bereich der linken Skapularlinie in Höhe des 7. Thorakalwirbels. Er vermutet, dass der Tumor bösartig ist und die regionären Lymphknoten befallen haben könnte. In welcher Körperregion würde er, unter Berücksichtigung der normalen Lymphabflusswege, bevorzugt nach vergrößerten Lymphknoten tasten?
In der Regio axillaris sinistra.

14. Welche Alveolarepithelzellen nehmen den größten Teil der Alveolaroberfläche ein?
Alveolarepithelzellen Typ I.

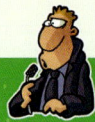
15. Welche Alveolarepithelzellen sind – bezogen auf ihre Anzahl – häufiger vorhanden?
Alveolarepithelzellen Typ II.

16. Nennen Sie bitte die Bestandteile der Blut-Luft-Schranke.
- Surfactant,
- Alveolarepithelzellen Typ I,
- Basalmembran von Alveolen und Kapillaren,
- Kapillarendothel und
- Erythrozytenmembran.

17. Erklären Sie bitte, was ein Recessus ist.
Ein Recessus ist eine Duplikatur (Umschlagsfalte) der parietalen Pleura. Er dient als Komplementärraum bei Atembewegungen. Es gibt drei Recessus:
- Recessus costodiaphragmaticus,
- Recessus costomediastinalis und
- Recessus phrenicomediastinalis.

18. Erläutern Sie bitte, welcher Recessus der größte und klinisch relevanteste ist.
Der Recessus costodiaphragmaticus. Er wird bei Vorliegen eines Pleuraergusses punktiert in der hinteren Axillarlinie. Seine größte Ausdehnung hat er in der mittleren Axillarlinie.

19. Bitte erklären Sie, wie die Pleura innerviert ist.
- Die viszerale Pleura ist NICHT sensibel innerviert.
- Die parietale Pleura wird von den Interkostalnerven und vom N. phrenicus innerviert.

20. Ein 28-jähriger Mann erleidet eine Stichverletzung in der rechten mittleren Axillarlinie zwischen der 8. und 9. Rippe bis in die Leber, als er gerade ausgeatmet hat. Erklären Sie bitte welche Strukturen verletzt werden und welche wahrscheinlich nicht.
Zu erwarten ist eine Verletzung von
- Pleura parietalis,
- Diaphragma,
- Peritoneum parietale und
- Peritoneum viscerale.

Die Pleura visceralis wird vermutlich nicht verletzt, da die Stichverletzung genau in Höhe des Recessus costodiaphragmaticus liegt und der Patient gerade ausgeatmet hat. In Inspirationsstellung wären die viszerale Pleura und Lunge vermutlich mit verletzt worden.

21. Ein 85-jähriger Patient weist links einen geringen Pleuraerguss auf und wird im Stehen geröntgt. Erklären Sie bitte, in welchem Recessus sich die Ergussflüssigkeit überwiegend sammelt.
Aufgrund der Schwerkraft wird sich die Ergussflüssigkeit überwiegend im Recessus costodiaphragmaticus ansammeln.

22. Erklären Sie bitte, wie die Exspiration in Ruhe erfolgt.
In Ruhe ist die Exspiration ein rein passiver Vorgang, der ohne Muskelaktivität zustande kommt.

23. Bitte nennen Sie den Unterschied zwischen den verschiedenen exspiratorisch wirkenden Muskeln.
Bei forcierter Exspiration werden zum einen Muskeln im Bereich des Thorax genutzt, die direkt auf den Thorax wirken, zum anderen auch Bauchmuskeln, die durch Erhöhung des intraabdominellen Drucks indirekt den intrathorakalen Druck erhöhen und somit die Exspiration unterstützen.

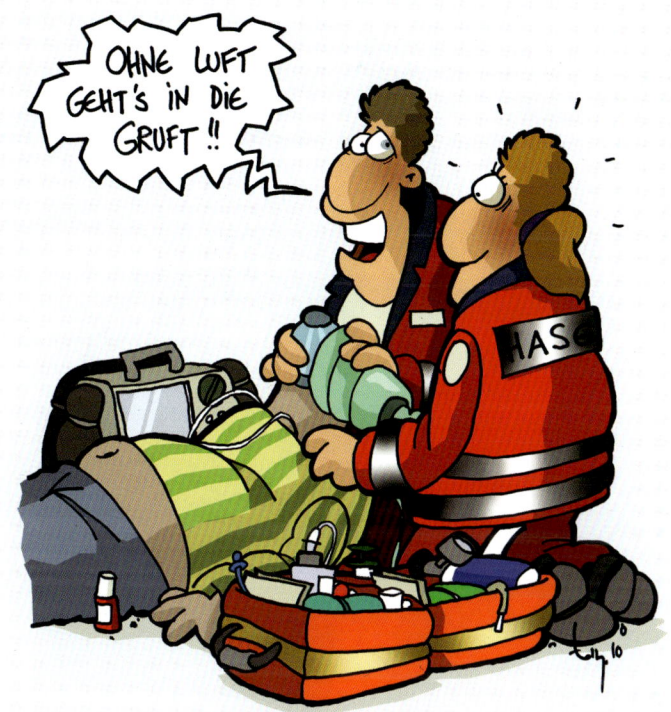

Mehr Cartoons unter www.medi-learn.de/cartoons

Pause

Soviel zum Thema „Atmung"!
Päuschen und weiter geht's ...

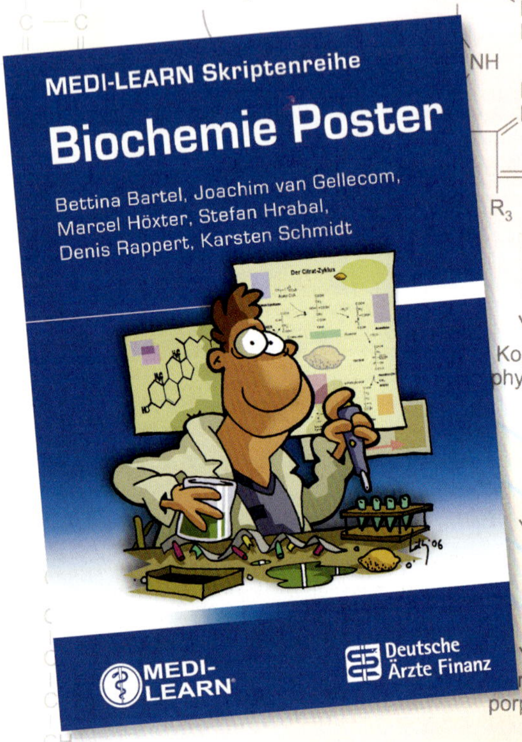

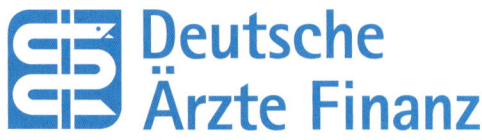

2   Herz

Fragen in den letzten 10 Examen: 28

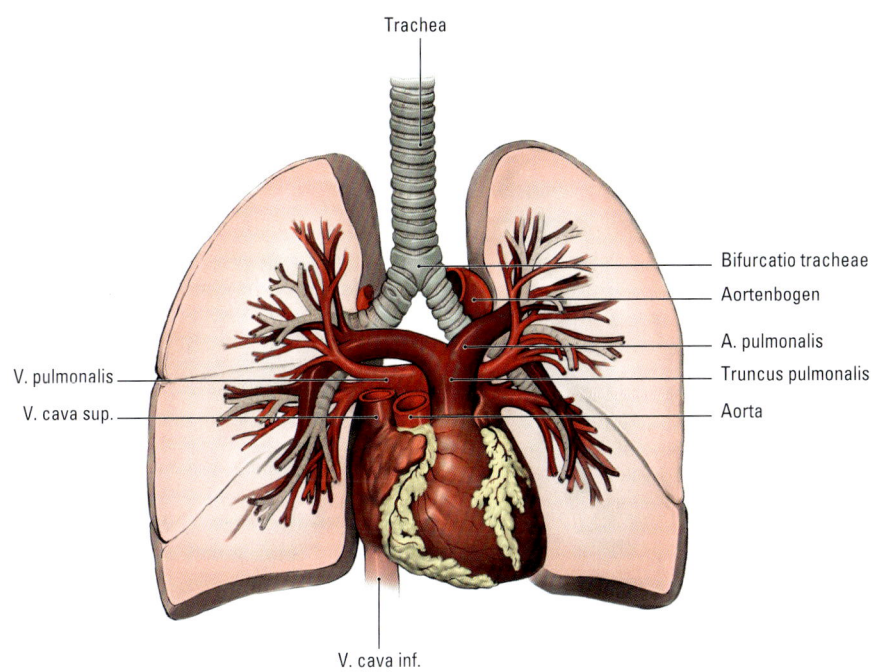

Trachea

Bifurcatio tracheae

Aortenbogen

A. pulmonalis

V. pulmonalis

Truncus pulmonalis

V. cava sup.

Aorta

V. cava inf.

Abb. 8: Lage des Herzens im Thorax

medi-learn.de/7-ana6-8

Das Herz ist nicht nur beim Menschen, sondern auch in der schriftlichen und mündlichen Prüfung ein ganz zentrales und unverzichtbares Organ. Insbesondere die Topografie des Herzens, aber auch sein makroskopischer und mikroskopischer Aufbau werden gerne gefragt.

2.1   Lage im Thorax

Das Herz liegt zu zwei Dritteln in der linken Thoraxseite. Die **Herzachse** zieht dabei von „rechts hinten oben" nach „links vorne unten". Nach den topografischen Beziehungen der Herzvorhöfe und Herzkammern wird sowohl in schriftlichen als auch in mündlichen Prüfungen häufig gefragt. Um sich das Ganze zu veranschaulichen, kannst du die Hände zur Hilfe neh-

men. Hierbei stellst du dir vor, dass die Handrücken die Vorhöfe sind und die Finger die Kammern. Da die Herzachse von rechts hinten oben nach links vorne unten verläuft, kannst du dir die Lage des Herzens jederzeit (auch im Examen) vergegenwärtigen, wenn du die flach aneinander gelegten Hände so vor den Thorax hältst, dass die Handrücken nach rechts hinten oben und die Fingerspitzen nach links vorne unten zeigen. Zu beachten ist hierbei noch, dass die linke Hand weiter dorsal liegt als die rechte. Am einfachsten näherst du dich schrittweise der korrekten Lage an, d. h. du faltest die Hände vor dem Bauch, senkst dann die Fingerspitzen um ca. 30 Grad nach unten ab, dann um 30 Grad nach links und kippst schließlich das Ganze noch um 30 Grad, sodass du mit dem linken Ellenbogen auf der linken Hüfte landest und der rechte Ellenbogen nach oben

2

zeigt (jetzt nur bitte die Richtung der Herzachse nicht vergessen). Bevor du jetzt ganz verknotet dastehst, kannst du ja mal einen Blick auf Abb. 8, S. 23 werfen. Bei korrekter Positionierung der Hände liegt nun der linke Handrücken am weitesten dorsal (der linke Vorhof). Der linke Vorhof grenzt an den Ösophagus und ist nur durch den Herzbeutel von diesem getrennt. Etwas weiter dorsal liegt die Aorta thoracica. Am weitesten rechts liegt der rechte Handrücken (der rechte Vorhof), d. h. der rechte Vorhof grenzt an den Mittel- und Unterlappen der rechten Lunge. Am weitesten unten liegen die Finger der linken Hand (die linke Kammer), diese hat daher enge topografische Beziehung zum Zwerchfell. Da die linke Hand mit den Fingerspitzen nach links zeigt, siehst du hier, dass auch eine topografische Beziehung zum Unterlappen der linken Lunge besteht (Achtung: NICHT dagegen zum Mittellappen, da dieser links nicht vorliegt). Am weitesten nach ventral zeigen die Fingerspitzen der rechten Hand (der rechte Ventrikel). Der rechte Ventrikel grenzt also an das Sternum.

Im **Röntgenbild des Thorax** zeigt sich die Lage des Herzens folgendermaßen:
Bei einer Röntgenübersichtsaufnahme des Thorax im anterior-posterioren Strahlengang wird der „linke Herzrand" gebildet durch
- Arcus aortae,
- Truncus pulmonalis,
- Vv. pulmonales sinister,
- Atrium sinistrum und
- Ventriculus sinister.
Die Aorta ascendens liegt ventral des Herzens und ist daher NICHT zu sehen!
Der „rechte Herzrand" wird gebildet von
- V. cava sup. et inf. (die V. cava allerdings nur sehr wenig)
- rechtem Atrium
- A. pulmonalis dexter und
- Vv. pulmonales dexter.

Der rechte Ventrikel wird zu einem großen Teil vom Sternum überdeckt und lässt sich gegenüber dem Zwerchfell nur schwer abgrenzen. Er

ist in der seitlichen Thoraxaufnahme viel besser zu beurteilen (ebenso das linke Atrium).

2.2   Makroskopischer Aufbau

Das Herz unterteilt man in einen rechten und linken Vorhof (Atrium dextrum et Atrium sinistrum) sowie in eine rechte und linke Kammer (Ventriculum dexter et sinister, s. IMPP-Bild 2, S. 53). Als trennende Strukturen liegen im Herzen die Herzklappen vor. Alle Herzklappen befinden sich im Bereich des Herzskeletts.

▌ **Übrigens …**
▌ Das Herzskelett heißt so, weil hier
▌ beim Rind tatsächlich ein Knochen
▌ vorliegt.

Das Herzskelett ist eine bindegewebige Struktur, die den Vorhof von der Kammer trennt und somit ein Übergreifen der Erregung von den Vorhöfen auf die Kammern verhindert. Die Weiterleitung der Erregung ist also NUR im Bereich des AV-Knotens möglich. Da optisch gesehen alle Herzklappen auf einer Ebene liegen, bezeichnet man diese auch als Ventilebene. Die **Ventilebene** ist jedoch im Gegensatz zum Herzskelett nur eine gedachte theoretische Ebene und kann deshalb, ebenfalls im Gegensatz zum Herzskelett, die Erregungsausbreitung vom Vorhof zur Kammer NICHT verhindern. Auch dann nicht, wenn das die Antwortmöglichkeiten des schriftlichen Examens mal wieder behaupten sollten.

Die Ventilebene projiziert sich auf eine Linie vom Sternalansatz der 6. Rippe rechts zum Sternalansatz der 3. Rippe links. Die Klappen, die die Vorhöfe von den Kammern trennen, bezeichnet man als Segelklappen. Segelklappen zeichnen sich dadurch aus, dass ihr freier Rand durch Sehnenfäden – die Chordae tendineae – mit den Musculi papillares der Kammer verbunden ist (s. Abb. 9, S. 26).

Zu den Segelklappen zählt man die
- Trikuspidalklappe und
- die Mitral- oder Bikuspidalklappe.

Die Chordae tendineae und die Musculi papillares haben NICHT die Aufgabe der aktiven Klappenöffnung. Die Klappe öffnet sich vielmehr durch Kontraktion des Vorhofs und den dadurch resultierenden Druckaufbau. Kontrahiert sich nachfolgend die Kammer, so muss jedoch verhindert werden, dass die Klappe wieder zurück in den Vorhof schlägt. Das ist die Aufgabe der Chordae tendineae und der Papillarmuskeln: Sie halten bei Kammerkontraktion die Klappe zu.

An den Ausflussbahnen der Kammern – also am Beginn des Truncus pulmonalis und der Aorta – liegen die Taschenklappen. Hierzu zählt man
- die Pulmonalklappe und
- die Aortenklappe.

Taschenklappen besitzen KEINE Sehnenfäden und Muskeln, jedoch existiert auch hier eine Vorrichtung, die ein Zurückschlagen der Klappen in die Kammer verhindert. Da jedoch bei den auf die Taschenklappen folgenden Gefäßen keine Kontraktion stattfindet, reicht hier eine wesentlich einfachere Einrichtung aus: Eine Tasche der Klappe weist jeweils ein kleines Knötchen – einen Nodulus – auf. Dieser setzt sich bei Klappenschluss oben auf die Klappe, hakt sich dadurch quasi ein und verhindert so das Zurückschlagen der Taschenklappe in die Kammer.

Direkt oberhalb des Abgangs der Aortenklappe liegt der Sinus aortae. Hier entspringen die beiden Koronararterien Arteria coronaria dextra et sinistra aus der Aorta. Bei der Systole öffnet sich die Aortenklappe und lagert sich vor den Sinus aortae. Die Füllung der Herzkranzgefäße wird dadurch verhindert, und das Blut strömt an den Herzkranzgefäßen vorbei in die Aorta. In der Diastole schließt sich die Aortenklappe, das Blut staut sich zurück und füllt nun die Herzkranzgefäße.

Segel- und Taschenklappen haben gemeinsam, dass sie aus Endokard-Duplikaturen bestehen. Hier liegt also sozusagen Endokard auf Endokard und dazwischen noch eine kleine Schicht aus Bindegewebe. Da die Herzklappen ständig von Blut umspült sind, ist eine eigene Gefäßversorgung der Klappen nicht notwendig. Daher sind die Herzklappen beim gesunden Herzen immer kapillarfrei.

Übrigens ...

Insbesondere bei einer akuten Entzündung des Herzinnenraums – einer Endokarditis – können Gefäße in das Gewebe der Herzklappen einsprossen. Die typischen Entzündungssymptome mit Schwellung, Rötung, Überwärmung etc. entstehen dabei im Wesentlichen durch eine erhöhte Durchblutung. Herzklappen sind also nicht grundsätzlich gefäßfrei, sondern nur beim gesunden Herzen. Damit nehmen es die Examensfragen sehr genau ...

Merke!

Eine kleine Merkhilfe zu den Segel- und Taschenklappen kann das Wort „Segel-Tasche" darstellen: In der Reihenfolge des Blutflusses kommen zuerst die Segel- und dann die Taschenklappen.

2.2.1   Blutfluss im Herzen

Den Weg des Blutes durch das Herz solltest du sowohl für die schriftliche als auch für die mündliche Prüfung beherrschen (s. Abb. 9, S. 26). Das Blut fließt zunächst durch die Vena cava superior und inferior in den rechten Vorhof. Von dort gelangt es durch die Trikuspidalklappe in den rechten Ventrikel. Aus dem rechten Ventrikel gelangt es – an der Pulmonalklappe vorbei – in den Truncus pulmonalis, der sich dann in die Arteriae pulmonales gabelt. Von dort aus fließt das Blut in die Lunge, wird mit Sauerstoff gesättigt und kommt über die

2

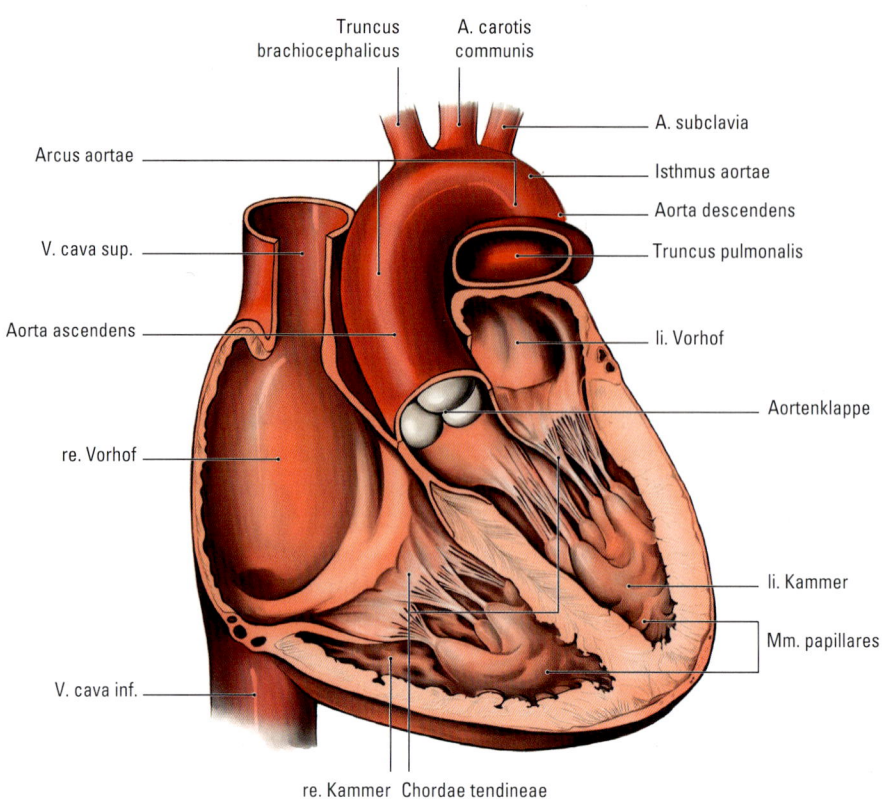

Truncus brachiocephalicus

A. carotis communis

A. subclavia

Arcus aortae

Isthmus aortae

Aorta descendens

V. cava sup.

Truncus pulmonalis

Aorta ascendens

li. Vorhof

Aortenklappe

re. Vorhof

li. Kammer

Mm. papillares

V. cava inf.

re. Kammer   Chordae tendineae

Abb. 9: Blutfluss im Herzen   *medi-learn.de/7-ana6-9*

Venae pulmonales zurück zum linken Vorhof. Anschließend fließt es durch die Mitralklappe in die linke Kammer, von dort durch die Aortenklappe in die Aorta und dann in die Peripherie.

2.2.2 Veränderungen der Herzklappen

Bei den Veränderungen der Herzklappen unterscheidet man
– die Stenose und
– die Insuffizienz.
Auch hierfür gibt es ein Modell, das dir zur Veranschaulichung dienen soll: Die Herzklappen funktionieren wie Schwingtüren. Eine Klappenstenose wäre in diesem Modell eine Tür, die deutlich zu schmal/eng angelegt ist. Trotz der schmalen und etwas klemmenden Tür muss das Blut aber in einem festgelegten Zeitraum vom Vorhof in die Kammer gelangen. Dies ist aufgrund der Enge jedoch mit normalem Kraft-

aufwand der Herzmuskulatur nicht möglich. Daher versucht unser Körper, mehr Druck im Vorhof aufzubauen. Diese erhöhte Druckbelastung im Vorhof führt zur Herzhypertrophie (Vergrößerung der Herzmuskelzellen).
Eine Insuffizienz der Herzklappe ist vergleichbar mit einer Tür, die sich nicht mehr schließen lässt; das Blut fließt während der Systole zurück in den Vorhof. Hierdurch ist es unmöglich, das Volumen zu begrenzen. Insuffizienzen führen daher immer zu einer Volumenbelastung.

Übrigens …
– Stenosen führen zu einer Druckbelastung vor der Stenose. Dies erklärt, warum das Herzgeräusch bei einer Stenose vor der eigentlichen Klappenöffnung zu hören ist.
– Insuffizienzen hört man im Wesentlichen nach dem Geräusch der ent-

sprechenden Klappe, da das Volumen durch Rückfluss zu einem Zeitraum entsteht, zu dem die Klappe bereits wieder geschlossen sein sollte.

2.2.3 Besonderheiten

Eine Besonderheit des Herzens sind sicherlich die Herzohren. Sie haben sowohl äußerlich als auch innerlich eine vom übrigen Herzen abweichende Struktur. Ihre Form dient zum einen dazu, ventralseitig an der Austrittsstelle der Gefäße das Herz vorne abzuflachen bzw. eine einigermaßen ebene Oberfläche zu schaffen. Eine weitere sehr wichtige Aufgabe der Herzmuskelzellen der Vorhöfe ist die Produktion von ANF/ANP (atrialer natriuretischer Faktor bzw. atriales natriuretisches Peptid). ANF wird bei erhöhter Vorhoffüllung/erhöhtem Blutdruck ausgeschüttet und steigert die Diurese.

Übrigens ...
Das rechte Herzohr ist häufig Bildungsort eines Blutgerinnsels, das zu einer Lungenembolie führen kann.

> **Merke!**
>
> Für die Wirkung von ANF: „Vorhof voll, Blase voll".

Auch im Bereich der Kammern zeigt sich zum Teil ein abweichendes Relief des Herzens. Der zum Reizleitungssystem gehörige rechte Tawara-Schenkel verläuft direkt unter der Kammerscheidewand (s. Abb. 10, S. 28). Dies führt dazu, dass sich in diesem Bereich, den man Trabeculum septomarginalis nennt, die Muskulatur etwas vorwölbt. Er enthält daher also Fasern des Erregungsleitungssystems. Außerdem entspringt die M. papillaris anterior der rechten Kammer von der Trabecula septomarginalis. Eine weitere Vorwölbung besteht zwischen der Pulmonal- und der Trikuspidalklappe. Diese bezeichnet man als Crista supraventricularis. Sie begrenzt die Einstrom- und die Ausstrombahn der rechten Kammer.

Die Trabecula septomarginalis und die Crista supraventricularis bezeichnet man gemeinsam auch als Moderatorband. Das Moderatorband ist eine U-förmige Struktur, die das Blut von der Kammer in Richtung Truncus pulmonalis spült.

2.3 Erregungsleitungssystem

Das Herz besitzt ein eigenes autonomes Erregungsbildungssystem aus spezialisierten Herzmuskelzellen. Die Reizweiterleitung erfolgt über die Arbeitsmuskulatur, die durch Gap Junctions (Nexus) untereinander verbunden ist. Diese Öffnungen ermöglichen die elektrische und metabolische Koppelung der einzelnen Herzmuskelzellen, was sie zu einem funktionellen Synzytium macht. Die erste Station der Erregungsbildung ist der Nodus sinuatrialis oder Sinusknoten. Von dort ziehen Fasern zum Nodus atrioventricularis (AV-Knoten), und dann weiter zum Atrioventrikularbündel (His-Bündel). Anschließend tei-  len sich die Fasern in einen rechten und linken Kammerschenkel (Tawara-Schenkel, s. IMPP-Bild 2, S. 53), die sich dann weiter aufteilen in einzelne Fasern, die Purkinje-Fasern (Rami subendocardiales). Der Sinusknoten liegt im rechten Herzen an der Einmündung der Vena cava superior in den rechten Vorhof am kranialen Abschnitt des suculus terminalis (der suculus terminalis trennt den rechten Vorhof vom rechten Herzohr). Der AV-Knoten liegt im Herzskelett und dort eher rechts, im Bereich des Trigonum fibrosum dextrum und der Mündung des Sinus coronarius im sogenannten Koch-Dreieck. Nach Durchtritt durch das Herzskelett erfolgt die Teilung in die beiden Kammerschenkel. Da die ersten erregungsleitenden Fasern eher rechts im Herzen liegen, ist der linke Tawara-Schenkel die Struktur, die das Kammerseptum (s. IMPP-Bild 2, S. 53) durchbohren muss, um die linke Seite des Herzens zu versorgen. Die Kontraktion beginnt dann in der Herzspitze.

Bereits beim Embryo wird die autonome Erregung des Herzens durch spezialisierte Muskelzellen gewährleistet.

2

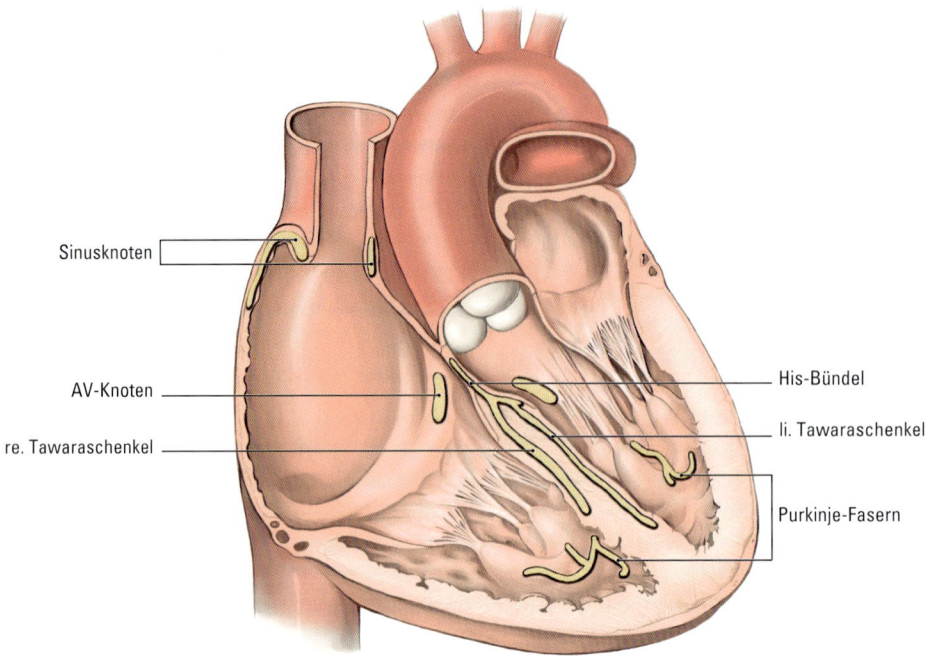

Sinusknoten

AV-Knoten

re. Tawaraschenkel

His-Bündel

li. Tawaraschenkel

Purkinje-Fasern

Abb. 10: Autonomes Erregungsleitungssystem

medi-learn.de/7-ana6-10

Wie alle inneren Organe, wird auch das Herz sympathisch und parasympathisch innerviert. Die sympathischen Fasern kommen als Nervi cardiaci des Sympathikus aus den drei sympathischen Halsganglien. Damit geben also alle drei zervikalen Ganglien Fasern zum Herzen ab. Des Weiteren ziehen auch noch Fasern aus dem 1. Brustganglion zum Herzen (das 1. Brustganglion verschmilzt hier mit dem unteren Zervikalganglion zum Ganglion stellatum). Der Plexus cardiacus profundus versorgt vor allem die Herzkranzgefäße, er liegt in der Nähe der Herzbasis (also dorsokaudal der Vorhof-Kammer-Grenze des linken Herzens). Die parasympathischen Fasern sind Rami cardiaci des Nervus vagus. Der Plexus cardiacus superficialis liegt um den Aortenbogen herum. Seine Fasern ziehen zum Sinus- und zum AV-Knoten sowie zur Arbeitsmuskulatur. Hierbei solltest du unbedingt beachten, dass bis zur Arbeitsmuskulatur der Kammern NUR der Sympathikus zieht. Der Parasympathikus endet nämlich bereits am AV-Knoten. Leichter merken lässt sich das vielleicht, wenn du bedenkst, dass der Parasym-

pathikus für die Drosselung der Herzfrequenz zuständig ist, und dass die Eigenfrequenz der Arbeitsmuskulatur bereits so langsam ist, dass eine parasympathische Innervation hier nicht mehr sinnvoll wäre. Die Wirkung der beiden Nerven auf das Herz bezieht sich auf die

– Kontraktilität (inotrop),
– Frequenz (chronotrop),
– Erregungsleitung (dromotrop) und
– Erregungsschwelle (bathmotrop).

Merke!

– Der Sympathikus wird in den Grenzstrangganglien und in den drei Zervikalganglien von prä- auf postganglionäre Fasern umgeschaltet (paravertebrale Ganglien). Zum Organ ziehen daher normalerweise postganglionäre Fasern.
– Der Parasympathikus (Fasern des N. vagus) schaltet erst in Organnähe oder sogar erst in der Wand des Organs um (prävertebrale Ganglien). Zum Organ ziehen daher in der Regel präganglionäre Fasern.

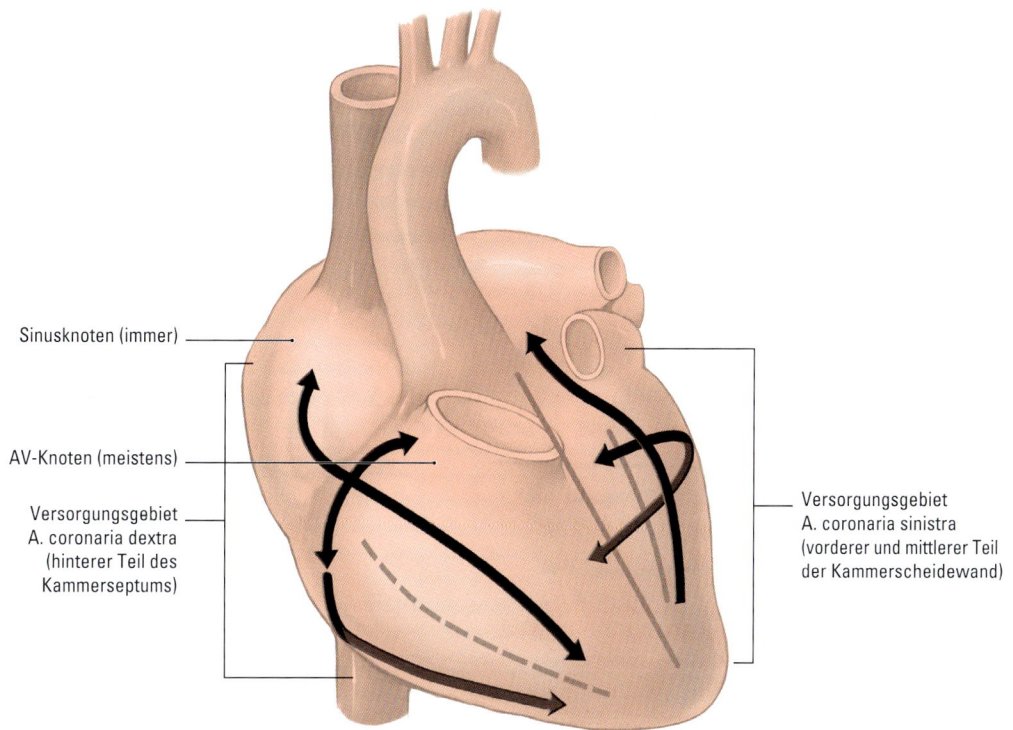

Abb. 11: Herzkranzgefäße und ihre Versorgungsgebiete

medi-learn.de/7-ana6-11

Sinusknoten (immer)

AV-Knoten (meistens)

Versorgungsgebiet
A. coronaria dextra
(hinterer Teil des
Kammerseptums)

Versorgungsgebiet
A. coronaria sinistra
(vorderer und mittlerer Teil
der Kammerscheidewand)

2.4 Herzkranzgefäße

Bei den Herzkranzgefäßen ist nicht die letzte Verzweigung wichtig – wichtig ist, dass du weißt, wie der große Ast des rechten und die beiden Äste des linken Herzkranzgefäßes heißen, und welche Strukturen des Erregungsleitungssystems sowie des Herzens hiervon versorgt werden.

2.4.1 Herzarterien

Die Blutversorgung des Herzens erfolgt – genau wie die der Lunge – über Vasa privata. Obwohl das Herz permanent von Blut durchspült wird, reicht dies zu seiner Versorgung nicht aus, da die Herzwände viel zu dick sind und das Blut viel zu schnell vorbeiströmt, um das Myokard ausreichend mit Sauerstoff zu versorgen. Zu-

sätzlich hat das Myokard auch noch einen hohen Sauerstoffbedarf, da es ja permanent arbeitet. Die Vasa privata des Herzens sind die Arteriae coronariae (Herzkranzgefäße). Dabei handelt es sich um Arterien vom muskulären Typ, deren Äste Endarterien sind. Abb. 11, S. 29, zeigt die Aufzweigung der Herzkranzgefäße. Der linke und der rechte Sinus aortae kommen aus der Aorta ascendens und werden dann jeweils zur Arteria coronaria sinistra (s. IMPP-Bild 2, S. 53) bzw. Arteria coronaria dextra. Gemeinsam haben die beiden Arterien, dass die linke zwischen dem linken Herzen und dem Truncus pulmonalis sowie dem linken Herzohr entlang zieht, und die rechte unter dem rechten Herzohr verläuft. Die Arteria coronaria sinistra gabelt sich an der Facies sternocostalis in einen Ramus circumflexus, der über den

Sulcus coronarius sinistra zur Facies diaphragmatica zieht sowie in einen Ramus interventricularis anterior, der durch den Sulcus interventricularis anterior zur Herzspitze führt. Im Gegensatz dazu besteht bei der Arteria coronaria dextra KEINE Gabelung. Sie zieht über den Sulcus coronarius dexter in den Sulcus interventricularis posterior, heißt dort dann Ramus interventricularis posterior und führt weiter über die Facies diaphragmatica ebenfalls zur Herzspitze. Daher kann man sagen, dass die Arteria coronaria dextra insbesondere die Hinterwand des Herzens versorgt, während die Arteria coronaria sinistra die Vorder- und die Seitenwand versorgt.

Da der Sinusknoten an der Einmündung der Vena cava superior in dem rechten Vorhof liegt, wird dieser immer von der Arteria coronaria dextra versorgt. Beim Normalversorgungstyp – wie er hier geschildert ist – wird auch der AV-Knoten, der ja im Trigonum fibrosum dexter liegt, von der Arteria coronaria dextra versorgt. Da das bei anderen Versorgungstypen jedoch nicht immer der Fall ist, solltest du die Fragen hierzu sehr genau lesen: Der AV-Knoten wird eben nur meistens vom rechten Herzkranzgefäß versorgt und nicht immer.

Während das rechte Herzkranzgefäß also einen großen Teil des Erregungsleitungssystems versorgt, versorgt die linke Herzkranzarterie den größeren Teil der Kammerscheidewand.

Bei einem Herzinfarkt ist bei einem Hinterwandinfarkt der Ramus interventricularis posterior betroffen. Hierbei kommt es in der Akutphase zu einer deutlichen Gefährdung des Patienten, da die Gefäßversorgung des Erregungsleitungssystems zu einem großen Teil ausfällt.

Bei einem Vorderwandinfarkt ist der Ramus interventricularis anterior, bei einem Seitenwandinfarkt der Ramus circumflexus betroffen. Hierbei kommt es – insbesondere bei einem Vorder-Seitenwandinfarkt (kompletter Verschluss der Arteria coronaria sinistra) – innerhalb der ersten Woche zu einer ausgeprägten Gefährdung des Patienten, da – je nach Ausprägung der Ischämie – im Bereich der Herzwand

eine Narbe oder Nekrose des Herzmuskels entstehen kann, die im weiteren Verlauf möglicherweise einreißt.

Bei einer Koronararterienstenose kann durch einen Bypass von der A. thoracica interna Blut in den nicht betroffenen Teil der Koronararterie geleitet werden (Mammaria interna-Bypass, nach dem englischen Namen des Gefäßes).

2.4.2 Herzvenen

Die Venen verlaufen zwar gemeinsam mit den Koronararterien, heißen aber ausnahmsweise NICHT so wie die arteriellen Gefäße.

- Die Vena cardiaca magna verläuft im Sulcus interventricularis anterior mit dem Ramus interventricularis anterior der Arteria coronaria sinistra. Sie sammelt das Blut aus der Vorderwand der Kammern und aus der Seitenwand der linken Kammer.
- Die Vena cardiaca media verläuft im Sulcus interventricularis posterior mit dem Ramus interventricularis posterior der Arteria coronaria dextra. Sie sammelt das Blut aus der Hinterwand.
- Die Vena cardiaca parva verläuft im rechten Teil des Sulcus coronarius mit der Arteria coronaria dextra. Sie sammelt das Blut aus der ventralen Wand des rechten Ventrikels und des rechten Vorhofs.

Alle Herzvenen vereinigen sich im Sinus coronarius und münden in den rechten Vorhof. Die einzige Ausnahme bilden die ausgesprochen kleinen Venae cardiacae minimae, die direkt in die Herzräume münden.

> **Merke!**
>
> Nicht alle Herzvenen münden in den Sinus coronarius, sondern nur der weitaus größte Teil. Vereinfachend kann man sich merken, dass
> - die Magna das Blut aus der Vorderwand,
> - die Media das Blut aus der Hinterwand und
> - die Parva den Rest sammelt; wie im Kino: die Großen sitzen immer vorne und die Kleinen hinten.

2.5 Histologie

Das Herz weist einen typisch dreischichtigen Wandaufbau auf, vergleichbar dem der Gefäße:
- Endokard,
- Myokard und
- Epikard.

2.5.1 Endokard

Die innerste Schicht der Herzwand bezeichnet man als Endokard. Sie ist vergleichbar mit dem Endothel der Gefäße. Das Endokard überzieht alle Herzinnenräume, schafft eine sehr glatte Fläche und geht kontinuierlich in die Tunica intima der Gefäße über. Es besteht – ebenso wie das Endothel – aus einem einschichtigen Plattenepithel. Unterhalb des Endothels kann man ein Stratum subendotheliale aus Bindegewebe sowie ein Stratum myoelasticum aus elastischem Bindegewebe und glatter Muskulatur unterschei-

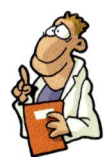

den. Das Endokard ist gefäßlos. Seine Sauerstoffversorgung erfolgt aus dem vorbeifließenden Blut. Zwischen Endokard und Myokard liegt die subendokardiale Schicht aus lockerem Bindegewebe mit Nerven und Blutgefäßen.

2.5.2 Myokard

Das Myokard besteht aus einer **Sonderform** der **quergestreiften Muskulatur**. Diese Muskulatur ist strangartig angeordnet, aber im Gegensatz zur Skelettmuskulatur untereinander über die Disci intercalares (Glanzstreifen) geflechtförmig verbunden und so mechanisch und elektrisch gekoppelt. Ihre Schichtdicke passt sich den Druckverhältnissen bzw. den Erfordernissen an. Daher ist die linke Kammer physiologischerweise etwa dreimal so dick wie die rechte. Die Muskulatur des Herzens wird sehr gut von Gefäßen versorgt. Im linken Herzen hat sogar jede Muskelzelle ihre eigene Kapillare. Die Erregungsleitung im Bereich der Muskulatur erfolgt durch Nexus (Gap Junctions). Diese Interzellulärverbindungen machen aus dem Myokard ein funk-

tionelles Synzytium und bewirken die elektrische und metabolische Koppelung der einzelnen Muskelzellen.

> **Übrigens ...**
> Im Erwachsenenalter sind die Muskelzellen nicht mehr regenerationsfähig, eine vermehrte Herztätigkeit führt daher grundsätzlich zu einer Hypertrophie. Die Hypertrophie wiederum bewirkt eine Minderversorgung der Muskelzellen, was schließlich eine Herzinsuffizienz verursacht.

2.5.3 Epikard

Auf dem Myokard liegt das Epikard, das man auch als viszerales Blatt des Herzbeutels bezeichnet. Es umschließt das Fettgewebe der subepikardialen Schicht und ist ein Mesothel (einschichtiges plattes/kubisches Epithel). Durch seinen Aufbau ermöglicht das Epikard ein reibungsfreies Gleiten des Herzens im Herzbeutel.

2.6 Herzbeutel

Als viszerales Blatt wird häufig das Epikard bezeichnet. Es liegt direkt an der Herzoberfläche und am Myokard. Das eigentliche Perikard kann man in zwei Schichten unterteilen:
- In das Pericardium serosum, eine seröse Haut, die Flüssigkeit zum reibungslosen Gleiten des Herzens absondert, ähnlich wie die Pleura der Lunge, wobei im Herzen jedoch kein Unterdruck entsteht;
- In das Pericardium fibrosum, das dem Pericardium serosum nach außen anliegt. Es besteht aus kollagenem Bindegewebe und verhindert die Überdehnung des Herzens.

2

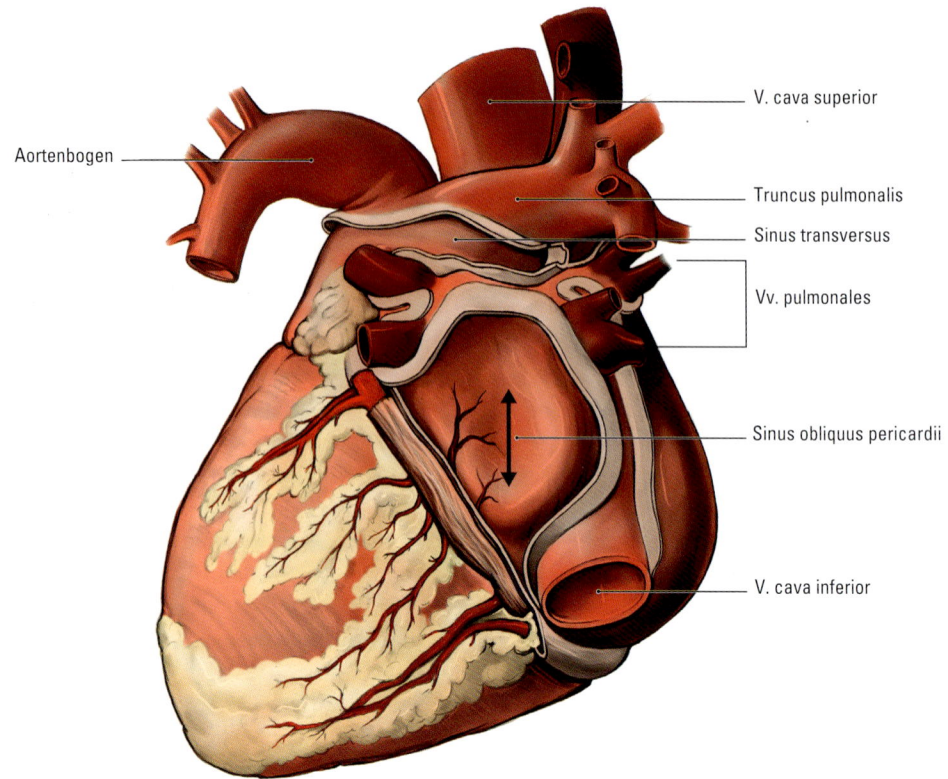

Aortenbogen

V. cava superior

Truncus pulmonalis

Sinus transversus

Vv. pulmonales

Sinus obliquus pericardii

V. cava inferior

Abb. 12: Gefäße und Umschlagsfalten des Herzbeutels

medi-learn.de/7-ana6-12

Das straffe Pericardium fibrosum, das physiologisch eine wichtige Aufgabe erfüllt, kann dem Herzen jedoch auch zum Nachteil gereichen. Kommt es zu einem Einreißen der Herzmuskulatur (z. B. bei einer Infarktnarbe) oder zu einer von außen herbeigeführten Verletzung des Myokards, so kann Blut aus dem Herzen in 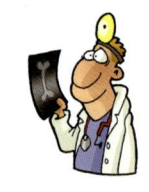 den Herzbeutel austreten. Da das Pericardium fibrosum jedoch kaum dehnbar ist, bewirkt das ausgetretene Blut eine Kompression des Herzens, einen Zustand, den man Herzbeuteltamponade nennt.

Übrigens …
Eine Herzbeuteltamponade ist lebensgefährlich und kann nur durch eine Punktion des Perikards beseitigt werden.

Die sensible Innervation des Perikards erfolgt durch den Nervus phrenicus bzw. dessen Ramus pericardiacus. Die arterielle Versorgung übernehmen zum einen die Rami pericardiaci aus der Aorta thoracica, zum anderen die Arteria pericardiacophrenica aus der Arteria thoracica interna. Der Blutabfluss erfolgt – ebenso wie der der Lunge – über die Vena azygos (s. IMPP-Bild 1, S. 53) bzw. die Vena hemiazygos.

Die Umschlagfalten des Herzbeutels entstehen durch die Herzentwicklung. Man unterscheidet einen Sinus transversus, der von rechts nach links  zwischen den Arteriae und den Venae pulmonales verläuft sowie einen Sinus obliquus, der dorsal der Pulmonalgefäße entlang der Vena cava (zwischen rechten und linken Pulmonalgefäßen) verläuft (s. Abb. 12, S. 32):

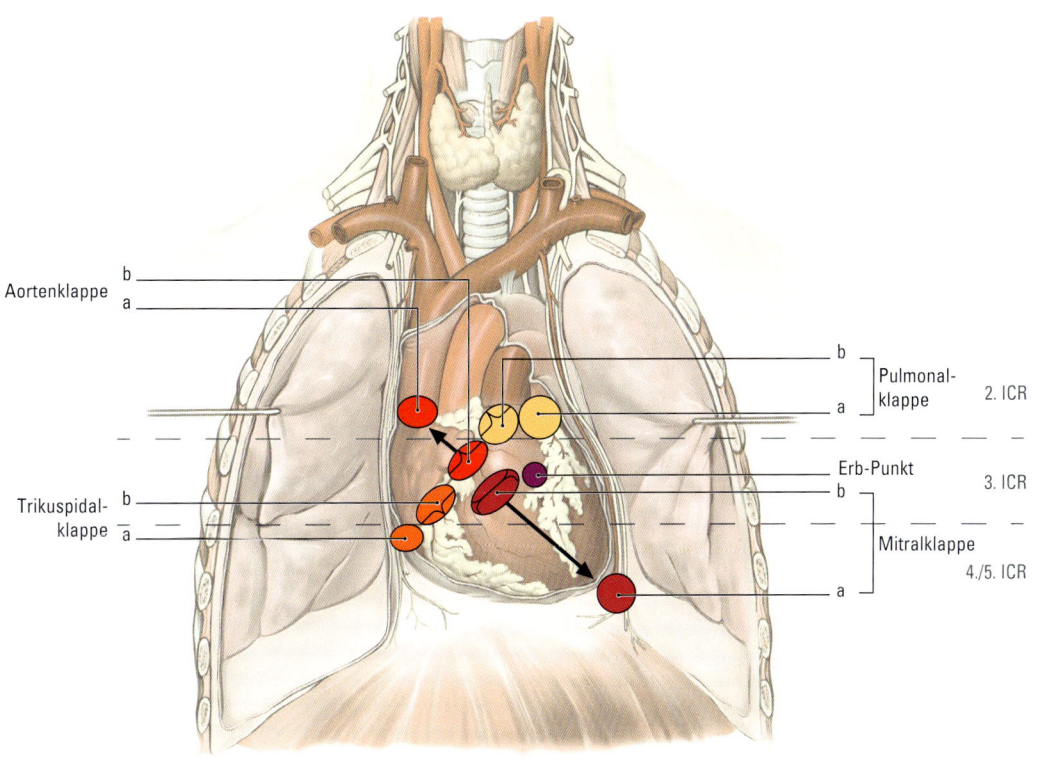

Abb. 13: Auskultations- und Projektionsstellen der Herzklappen

medi-learn.de/7-ana6-13

– Der Sinus obliquus pericardii liegt zwischen den rechten und linken Lungenvenen. Er grenzt somit an die Lungenvenen, den linken Vorhof und an das Perikard, NICHT jedoch an die Bifurcatio tracheae.

– Der Sinus transversus pericardii verläuft zwischen der V. cava superior und der Aorta ascendens sowie zwischen den linken Lungenvenen und dem Truncus pulmonalis.

Der Herzbeutel reicht kranial bis zum Ansatz der 2. Rippe am Sternum und ist kaudal mit dem Centrum tendineum des Zwerchfells verwachsen. Dies führt dazu, dass das Herz den Atembewegungen des Zwerchfells harmonisch folgt und nicht bei jedem Atemzug das Zwerchfell von kaudal gegen das Herz stößt. Nach lateral wird der Herzbeutel von den Lungen begrenzt. In diesem Bereich verlaufen auch der Nervus phrenicus und die Arteria sowie die Vena pe-

ricardiacophrenica. Ventral des Herzens liegt das vordere, dorsal des Herzens das hintere Mediastinum (s. 3.2, S. 42).

Innerhalb des Herzbeutels liegen u. a.

– die Pars ascendens der Aorta,

– der Truncus pulmonalis,

– ein Teil der V. cava inferior und

– ein Teil der V. cava superior (s. IMPP-Bild 1, S. 53).

> **Merke!**
>
> Die V. brachiocephalica liegt bereits außerhalb des Herzbeutels.

Die Auskultations- und Projektionsstellen der Herzklappen zeigt Abb. 13, S. 33, den Herzschatten im Röntgenbild Abb. 14, S. 34.

2

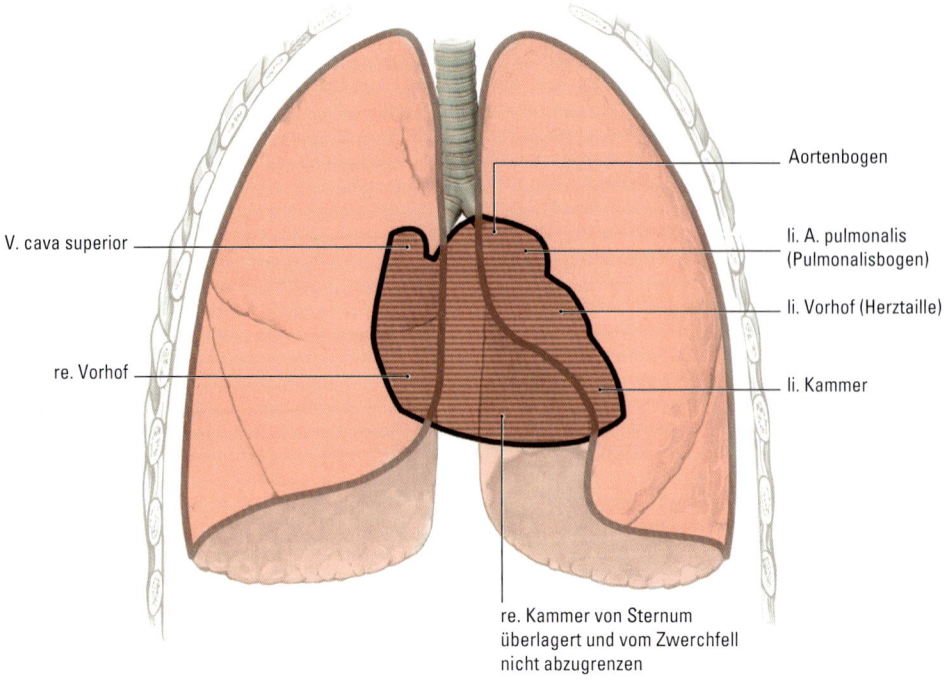

V. cava superior

Aortenbogen

li. A. pulmonalis
(Pulmonalisbogen)

li. Vorhof (Herztaille)

re. Vorhof

li. Kammer

re. Kammer von Sternum
überlagert und vom Zwerchfell
nicht abzugrenzen

Abb. 14: Herzschatten im Röntgenbild

medi-learn.de/7-ana6-14

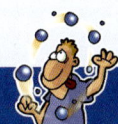

Die **Topografie des Herzens** wird sehr häufig im Schriftlichen gefragt. Die folgenden Punkte zu lernen, ist daher wirklich lohnend fürs Examen:

– Der linke Vorhof (Atrium) grenzt an den Ösophagus.
– Der linke Ventrikel grenzt an das Zwerchfell und an den Unterlappen der linken Lunge.
– Der linke Ventrikel grenzt an die Aorta descendens.
– Der rechte Vorhof grenzt an die rechte Lunge (Mittel- und Unterlappen).
– Der rechte Ventrikel grenzt an das Sternum.
– Der Truncus pulmonalis grenzt an das linke Herzohr.
– Der Aortenbogen grenzt an den Thymus.

Außerdem solltest du noch wissen, wodurch der **linke** und der **rechte Herzrand** in der Röntgenübersichtsaufnahme des Thorax gebildet werden.
Der „linke Herzrand" wird gebildet durch
– Arcus aortae,
– Truncus pulmonalis,
– Vv. pulmonales sinister,
– Atrium sinistrum (linker Vorhof) und
– Ventriculus sinister (linke Kammer).
Der „rechte Herzrand" wird gebildet durch
– V. cava,
– Atrium dextrum (rechten Vorhof),
– A. pulmonalis dexter und
– Vv. pulmonales dexter.

Zu den **Klappen und Gefäßen** solltest du dir insbesondere diese beiden Fakten einprägen:
– Der Sinusknoten wird immer, der AV-Knoten meistens von der A. coronaria dextra versorgt und
– die Herzklappen sind NICHT immer, sondern nur beim gesunden Herzen IMMER gefäßfrei.

Von den **Besonderheiten des Herzens** solltest du dir unbedingt die Lage der Trabecula septomarginalis und der Crista supraventricularis für das Schriftliche einprägen:
– Die Trabecula septomarginalis enthält Fasern des Erregungsleitungssystems,
– der M. papillaris anterior der rechten Kammer entspringt von der Trabecula septomarginalis und
– die Vorwölbung zwischen der Pulmonal- und der Trikuspidalklappe bezeichnet man als Crista supraventricularis. Sie begrenzt die Einstrom- und die Ausstrombahn der rechten Kammer.

Nicht nur die autonome, sondern vor allem die vegetative **Innervation des Herzens** werden im Schriftlichen gerne gefragt. Dazu solltest du dir die folgenden Aussagen merken:
Die Innervation des Herzens erfolgt durch
– sensible Fasern des Nervus vagus mit Zellkörpern in den sensiblen Vagusganglien (Ggl. jugulare),
– präganglionäre parasympathische Fasern aus dem Hirnstamm, die mit dem N. vagus zu Ganglien am Herzen ziehen,
– sensible Fasern, die in thorakalen Spinalsegmenten enden; diese verlaufen mit den sympathischen Nervenfasern,
– postganglionäre sympathische Fasern aus dem Ganglion cervicale superius und medium sowie
– postganglionäre sympathische Fasern aus dem Ganglion stellatum (Verschmelzung des Ganglion cervicale inferior und des ersten thorakalen Grenzstrangganglions).

Aus dem Kapitel **Herzarterien** wird ganz besonders gerne gefragt, dass
– die A. coronaria dextra immer den Sinusknoten und meist auch den AV-Knoten versorgt.

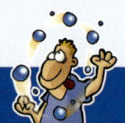
Zu den **Herzvenen** solltest du dir merken, dass
- NICHT alle Herzvenen im Sinus coronarius münden; die V. cardiacae minimae münden nämlich direkt in die Herzräume.

Zudem stehen folgende Fakten ganz oben auf der Hitliste für das Schriftliche:
- Das Endokard geht kontinuierlich in die Tunica intima der Gefäße über.
- Das Myokard besteht aus einer Sonderform der quergestreiften Muskulatur.
- Die Muskulatur des Myokards ist strangartig angeordnet, aber im Gegensatz zur Skelettmuskulatur untereinander geflechtförmig verbunden.

- Die Schichtdicke des Myokards passt sich den Druckverhältnissen bzw. den Erfordernissen an.
- Durch seinen Aufbau ermöglicht das Epikard ein reibungsfreies Gleiten des Herzens im Herzbeutel.

Folgende Punkte zum **Herzbeutel** werden immer wieder im Schriftlichen gefragt: Innerhalb des Herzbeutels liegen
- die Pars ascendens der Aorta,
- der Truncus pulmonalis,
- ein Teil der V. cava inferior und
- ein Teil der V. cava superior.

Innerhalb des Herzbeutels liegt KEIN Teil der V. brachiocephalica sinistra.

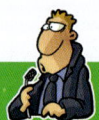
Ein Präparat des Herzens solltest du unbedingt entsprechend seiner anatomischen Lage halten. Die Topografie wird immer wieder gerne gefragt. Den Blutfluss durch das Herz und die Herzklappen solltest du im Mündlichen flüssig wiedergeben können.

Im Mündlichen wird gelegentlich nach dem Moderatorband gefragt. Unter dem Moderatorband versteht man die Trabecula septomarginalis und die Crista supraventricularis. Das Moderatorband ist U-förmig und spült das Blut von der Kammer in Richtung Truncus pulmonalis.

Die autonome und die vegetative Innervation des Herzens sind nicht nur für die mündliche Anatomie-, sondern auch für die mündliche Physiologie-Prüfung wirklich wichtig und sollten dir daher unbedingt geläufig sein. Die Herzkranzgefäße solltest du benennen und am Modell auch zeigen können. Die Besonderheiten der Herzmuskulatur werden gerne gefragt und sollten daher unbedingt beherrscht werden.

1. Erklären Sie bitte, welchen Teil des Herzens man in einer normalen Ultraschalluntersuchung des Herzens (UKG) nur sehr eingeschränkt beurteilen kann.

2. Bitte erläutern Sie, wie die Herzachse verläuft.

3. Beschreiben Sie bitte den Blutfluss durch das Herz.

4. Beschreiben Sie bitte die autonome Innervation des Herzens.

5. Erläutern Sie bitte den Unterschied zwischen der autonomen und der vegetativen Innervation des Herzens.

6. Erklären Sie bitte, was das Ganglion stellatum ist.

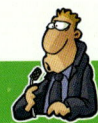
7. Nennen Sie das Gefäß, welches beim Vorder-Seitenwandinfarkt verschlossen ist.

8. Erklären Sie bitte, welche Vene das Blut von der Vorderwand des Herzens sammelt.

9. Bitte erläutern Sie, wo die Herzvenen münden.

10. Nennen Sie die drei Schichten des Herzens und erläutern Sie, was ihre Besonderheiten sind.

11. Erklären Sie bitte den Unterschied zwischen Hypertrophie und Hyperplasie.

12. Erläutern Sie bitte das funktionelle Synzytium des Herzens.

13. Erläutern Sie, was die Herzmuskulatur ist.

14. Bei einem 45-jährigen Mann fällt bei einer Röntgenuntersuchung des Thorax ein vergrößerter Winkel zwischen den beiden Stammbronchien auf. Dies beruht auf einer Vergrößerung eines dort liegenden Organs/Organabschnitts. Nennen Sie das Organ, welches am wahrscheinlichsten betroffen ist.

15. Erklären Sie, was eine Herzbeuteltamponade sein könnte.

---

1. Erklären Sie bitte, welchen Teil des Herzens man in einer normalen Ultraschalluntersuchung des Herzens (UKG) nur sehr eingeschränkt beurteilen kann.
Den linken Vorhof. Er liegt am weitesten dorsal und wird von vielen Strukturen überdeckt. Zur Beurteilung des linken Vorhofs führt man daher ein TEE (transösophageales Echokardiogramm) durch.

2. Bitte erläutern Sie, wie die Herzachse verläuft.
Von rechts kranial nach links kaudal.

3. Beschreiben Sie bitte den Blutfluss durch das Herz.
- Vena cava,
- rechter Vorhof,
- Trikuspidal- (Segel-)Klappe,
- rechte Kammer,
- Pulmonal- (Semilunar-, Taschen-)Klappe,
- Truncus pulmonalis,
- Aa. pumonales,
- Lunge,
- Vv. pulmonales,
- linker Vorhof,
- Mitral- (Bikuspidal-, Segel-)Klappe,
- linke Kammer,
- Aorten- (Taschen-)Klappe,
- Aortenbogen und
- Körper.

4. Beschreiben Sie bitte die autonome Innervation des Herzens.
Das Herz hat ein eigenes Erregungsleitungssystem, kann aber auch „von außen" durch das vegetative Nervensystem angeregt oder gehemmt werden. Zum autonomen Erregungsleitungssystem gehören:
- Sinusknoten,
- AV-Knoten,
- His-Bündel,
- Tawara-Schenkel,
- Purkinje-Fasern.

5. Erläutern Sie bitte den Unterschied zwischen der autonomen und der vegetativen Innervation des Herzens.
Autonome Innervation:
Hier wird die Eigenfrequenz des Herzens festgelegt. Die Frequenz ändert sich je nach Lokalisation des Erregungszentrums. Für die Erregungsbildung sind autonome, spezialisierte Muskelzellen verantwortlich.

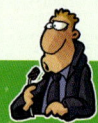
Vegetative Innervation:
Sympathikus und Parasympathikus können das autonome Erregungsleitungssystem beeinflussen (z. B. die Frequenz erhöhen oder verlangsamen).

6. Erklären Sie bitte, was das Ganglion stellatum ist.
Das Ganglion stellatum ist eine Verschmelzung des sympathischen Ganglion cervicale inferior und des ersten thorakalen Grenzstrangganglions

7. Nennen Sie das Gefäß, welches beim Vorder-Seitenwandinfarkt verschlossen ist.
Die A. coronaria sinistra.

8. Erklären Sie bitte, welche Vene das Blut von der Vorderwand des Herzens sammelt.
Die V. cardiaca magna.

9. Bitte erläutern Sie, wo die Herzvenen münden.
Zum größten Teil in den Sinus coronarius, dieser mündet dann in den rechten Vorhof.

10. Nennen Sie die drei Schichten des Herzens und erläutern Sie, was ihre Besonderheiten sind.
Endokard = Endothel des Herzens.
Myokard: Schichtdicke je nach Druckverhältnissen unterschiedlich, Gap Junctions, bei übermäßiger Belastung Entwicklung einer Hypertrophie.
Epikard überzieht die Außenseite des Herzens.

11. Erklären Sie bitte den Unterschied zwischen Hypertrophie und Hyperplasie.
Hypertrophie = Vergrößerung der Zellgröße ohne Vermehrung der Zellzahl.
Hyperplasie = Vermehrung der Zellzahl ohne Zunahme der Zellgröße.

12. Erläutern Sie bitte das funktionelle Synzytium des Herzens.
Die Gap Junctions (Nexus). Sie ermöglichen die elektrische und metabolische Kopplung der Zellen.

13. Erläutern Sie, was die Herzmuskulatur ist.
Eine Sonderform der quergestreiften Muskulatur: Die Zellen sind untereinander geflechtförmig verbunden und bilden ein funktionelles Synzytium.

14. Bei einem 45-jährigen Mann fällt bei einer Röntgenuntersuchung des Thorax ein vergrößerter Winkel zwischen den beiden Stammbronchien auf. Dies beruht auf einer Vergrößerung eines dort liegenden Organs/Organabschnitts. Nennen Sie das Organ, welches am wahrscheinlichsten betroffen ist.
Aufgrund der normalen Lage der Organe handelt es sich dabei am wahrscheinlichsten um den rechten Herzvorhof.

15. Erklären Sie, was eine Herzbeuteltamponade sein könnte.
Tritt Blut aus dem Herzen aus (z. B. durch Aufreißen einer Infarktnarbe oder durch ein Trauma), so sammelt es sich im Herzbeutel. Da dieser sehr fest ist, gibt er kaum nach und das Blut tamponiert das Herz, was zum Tod führen kann.

Übrigens …

Vergegenwärtigst du dir, dass die gesamte Einteilung des Mediastinums auf der Lage des Herzens beruht, kannst du dir die einzelnen Strukturen, die das jeweilige Mediastinum enthält, einfach herleiten.

Im **oberen Mediastinum** verlaufen also z. B.

– die Trachea,
– der Ösophagus,
– die Nn. vagi,
– der Nervus laryngeus recurrens,
– der Aortenbogen (zieht am weitesten nach dorsal),
– der Thymus-Restkörper
– die beiden sympathischen Grenzstränge,
– die Vena azygos (s. IMPP-Bild 1, S. 53),
– die Vena cava superior, die V. brachiocephalica
– die Vena hemiazygos accessoria,
– der Ductus thoracicus und
– gelegentlich auch die Arteria und Vena thoracica interna.

Im **vorderen Mediastinum** verlaufen

– ebenfalls gelegentlich die Arteria und Vena thoracica interna,

ansonsten enthält es beim Erwachsenen üblicherweise nur noch

– Fettgewebe,
– Lymphknoten und
– gelegentlich den Ramus phrenicoabdominalis dexter und kleine Teile des Thymusrestkörpers.

Im **mittleren Mediastinum** befinden sich

– das Herz mit der Pars ascendens aortae und
– die Nn. phrenici, da sie rechts und links des Herzbeutels verlaufen.

Übrigens …

Gelegentlich kommt es durch die Drehung des Herzens sogar dazu, dass der rechte Nervus phrenicus soweit ventral liegt, dass er auch zum vorderen Mediastinum gezählt werden kann.

Im **hinteren Mediastinum** verläuft

– die Aorta thoracica,
– der Ösophagus,
– die Vena azygos (s. IMPP-Bild 1, S. 53),
– die Vena hemiazygos,
– der Nervus vagus,
– der Sympathikus und
– der Ductus thoracicus.

NICHT im hinteren Mediastinum verlaufen die Trachea, da sie oberhalb des Herzens bereits aufhört, und die Vena cava, die an dieser Stelle gerade das Herz erreicht hat.

Ein besonderer Berufsstand braucht besondere Finanzberatung.

Als einzige heilberufespezifische Finanz- und Wirtschaftsberatung in Deutschland bieten wir Ihnen seit Jahrzehnten Lösungen und Services auf höchstem Niveau. Immer ausgerichtet an Ihrem ganz besonderen Bedarf – damit Sie den Rücken frei haben für Ihre anspruchsvolle Arbeit.

- Services und Produktlösungen vom Studium bis zur Niederlassung

- Berufliche und private Finanzplanung

- Beratung zu und Vermittlung von Altersvorsorge, Versicherungen, Finanzierungen, Kapitalanlagen

- Niederlassungsplanung & Praxisvermittlung

- Betriebswirtschaftliche Beratung

Lassen Sie sich beraten!

Nähere Informationen und unseren Repräsentanten vor Ort finden Sie im Internet unter www.aerzte-finanz.de

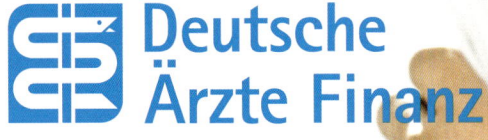

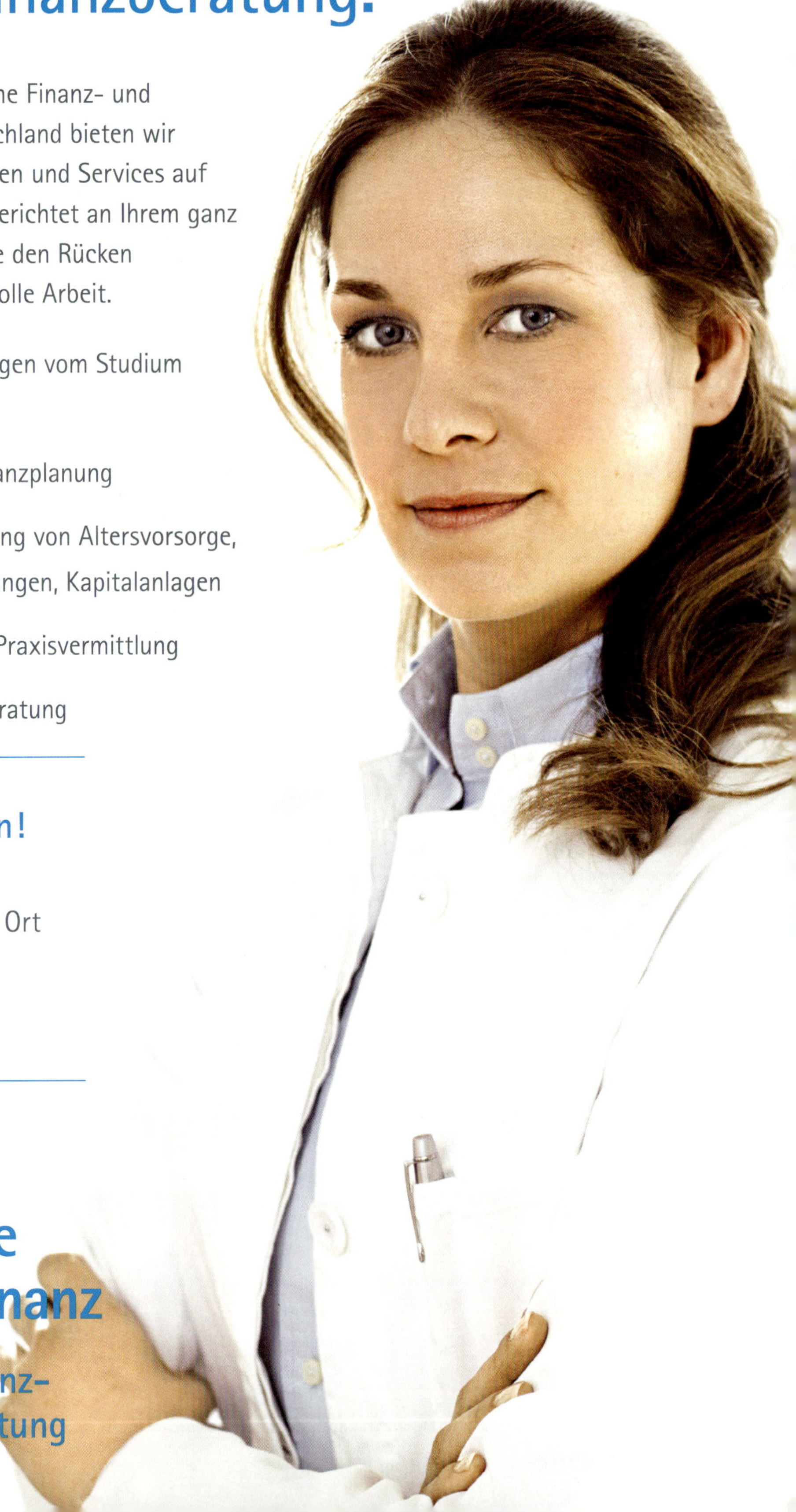

Deutsche Ärzte Finanz

Standesgemäße Finanz- und Wirtschaftsberatung

4   Nerven und Gefäße im Thorax

Fragen in den letzten 10 Examen: 11

4.1   Verlauf des Nervus phrenicus

Von den Kenntnissen über den Verlauf der großen Nerven und Gefäße im Thorax kannst du sowohl im schriftlichen als auch im mündlichen Examen sehr profitieren!

Der Nervus phrenicus beginnt auf Höhe von C3, 4 und 5, wobei der Hauptteil des Nervus phrenicus aus C4 stammt. Er verläuft auf dem Musculus scalenus anterior und daher im Halsbereich lateral des Nervus vagus und zieht danach zwischen Arteria und Vena subclavia in den Thorax. Im Thorax zieht er rechts und links am Mediastinum entlang und innerviert zunächst sensibel die Pleura, dann das Perikard (er zieht also VOR dem Lungenhilum entlang), tritt anschließend durch das Zwerchfell (rechts mit der Vena cava, links mit dem Ösophagus) und innerviert von kaudal motorisch das Zwerchfell sowie sensibel das Peritoneum.

→ eigentl. durch Zwerchfell

4

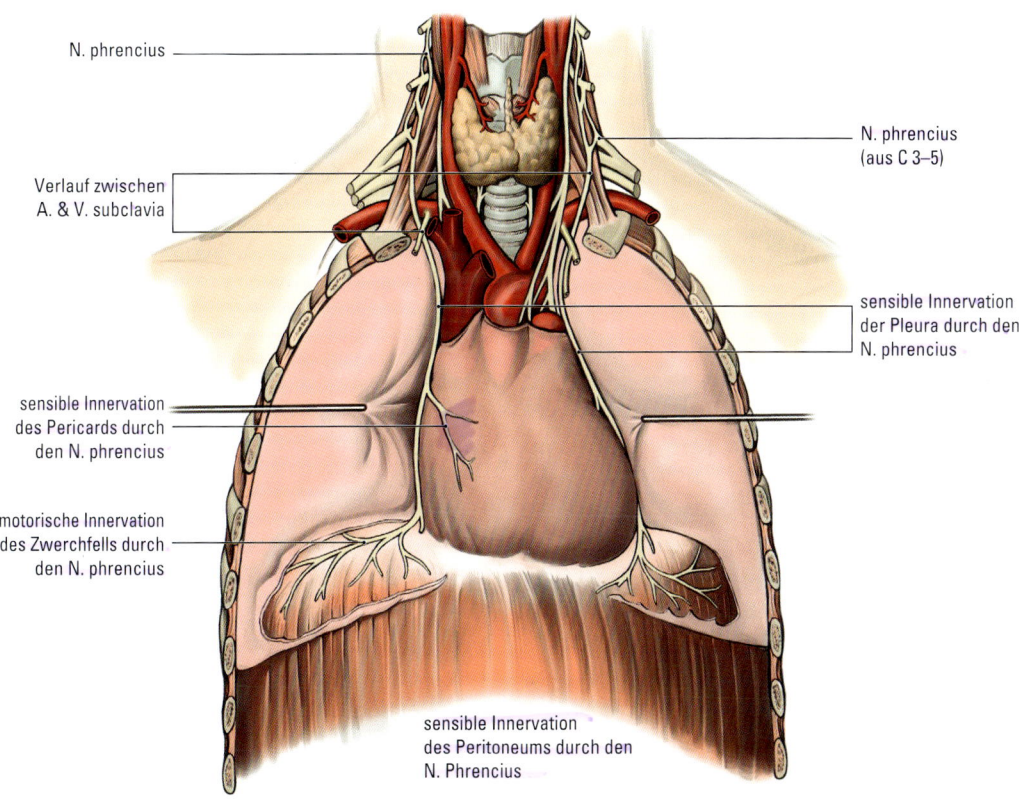

N. phrencius

N. phrencius
(aus C 3–5)

Verlauf zwischen
A. & V. subclavia

sensible Innervation
der Pleura durch den
N. phrencius

sensible Innervation
des Pericards durch
den N. phrencius

motorische Innervation
des Zwerchfells durch
den N. phrencius

sensible Innervation
des Peritoneums durch den
N. Phrencius

Abb. 17: Verlauf des N. phrenicus   *medi-learn.de/7-ana6-17*

> **Merke!**
>
> Die drei „P" für die sensible Innervation des Nervus phrenicus lauten:
> – Pleura,
> – Perikard und
> – Peritoneum.
>
> Für die Durchtrittsstelle links durch das Zwerchfell gilt die Merkhilfe „ÖVP": Hier treten
> – der Ösophagus,
> – der Vagus und
> – der linke Phrenicus gemeinsam durch das Zwerchfell (gelegentlich hat der N. phrenicus auch eine eigene Durchtrittsstelle).

4.2   Verlauf des Nervus vagus

Der Nervus vagus verlässt den Schädel durch das Foramen jugulare gemeinsam mit der Vena jugularis, dem Nervus glossopharyngeus und dem Nervus accessorius (s. Abb. 18, S. 47).
Alle diese drei Hirnnerven – also IX, X und XI – besitzen auch einen gemeinsamen Kern, den Nucleus ambiguus.

Vom Foramen jugulare aus zieht der Nervus vagus in der Karotisfaszie nach kaudal und verläuft somit medial des Nervus phrenicus. Bereits im Halsbereich – ungefähr auf Höhe von C5 – gibt er den Nervus laryngeus superior ab. Dieser zieht zur Schilddrüse und innerviert am Kehlkopf den Musculus cricothyroideus motorisch sowie den Kehlkopfanteil oberhalb der Stimmbänder sensibel. Der Rest des Nervus vagus zieht weiter nach kaudal. Im Brustbereich gibt er den Nervus laryngeus recurrens ab. Dieser schlingt sich links von ventral nach dorsal um den Aortenbogen und rechts um die Arteria subclavia, was bedeutet, dass der linke Nervus laryngeus recurrens etwas länger ist als der rechte. Dieses Wissen kann dir im Examen häufiger einen Punkt bescheren. Der Nervus laryngeus recurrens zieht dann in der Rinne zwischen Trachea und Ösophagus wieder nach kranial in Richtung Kehlkopf und in-

nerviert auf diesem Weg die Trachea und den Ösophagus, einen Teil der Schilddrüse, die Nebenschilddrüse sowie als N. laryngeus inferior sämtliche Kehlkopfmuskeln motorisch (AUSSER dem Musculus cricothyroideus) und sensibel den Teil kaudal der Stimmbänder. Der Rest des Nervus vagus verläuft als Truncus vagalis gemeinsam mit dem Ösophagus durch das Zwerchfell; merke „ÖVP" (Ösophagus, Vagus, linker Phrenikus). Im Bauchbereich zieht dann der linke Nervus vagus über die Vorderwand des Magens, der rechte über die Hinterwand, was durch die embryonale Magendrehung um 90 Grad im Uhrzeigersinn bedingt ist. Dies bedeutet auch, dass z. B. der Pankreas ausschließlich vom rechten Nervus vagus versorgt wird (engere topografische Beziehung).

> **Merke!**
>
> Mit dem Nervus vagus ist es genauso wie mit den Herzkranzgefäßen: Der linke Ast zieht über die Vorderwand, der rechte über die Hinterwand. Oder als Merkspruch: Wer link ist, drängelt sich vor.

4.3   Vena azygos und Vena hemiazygos

Die Vena azygos stellt eine Fortsetzung der V. lumbalis ascendens dextra dar, die V. hemiazygos stammt dagegen aus der V. lumbalis ascendens sinistra. Auf Höhe des Herzens steht die V. azygos mit der V. hemiazygos in Verbindung. Im weiteren Verlauf heißt die V. hemiazygos dann V. hemiazygos accessoria. Beide nehmen u. a. die Vv. intercostales posteriores dextrae bzw. sinistrae auf und verlaufen dorsal 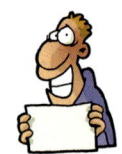 des Lungenstiels nach kranial. Die V. azygos mündet dann in die V. cava superior (s. IMPP-Bild 1, S. 53), die V. hemiazygos accessoria in die linke V. brachiocephalica.

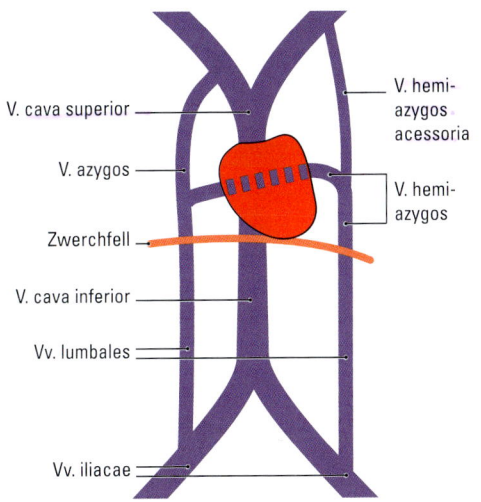

V. cava superior

V. azygos

Zwerchfell

V. cava inferior

Vv. lumbales

Vv. iliacae

V. hemi-azygos acessoria

V. hemi-azygos

Abb. 18: Verlauf von V. azygos und V. hemiazygos

medi-learn.de/7-ana6-18

4.4   Weitere Gefäße im Thorax und deren Topografie

Die folgenden Aussagen tauchen mit konstanter Regelmäßigkeit im schriftlichen Examen auf (aber auch im mündlichen machen so detaillierte Kenntnisse der Anatomie einen sehr guten Eindruck). Um sie besser nachvollziehen zu können, solltest du dir parallel zum Lesen einen Atlas neben das Skript legen. So werden die Aussagen anschaulicher, lassen sich leichter vorstellen und besser einprägen.

– Die A. subclavia dextra geht aus dem Truncus brachiocephalicus hervor. Sie zieht hinter dem M. scalenus anterior zum Arm und gibt u. a. die A. vertebralis ab. Im weiteren Verlauf legt sie sich dem Plexus brachialis an und geht in die A. axillaris über. Außerdem zieht die A. subclavia durch die Lücke zwischen M. scalenus anterior und medius in den Brustraum.
– Die A. pulmonalis dextra verläuft hinter der Aorta ascendens und ebenfalls hinter der V. cava superior.
– Der Aortenbogen verläuft links von der Trachea nach hinten.

– Die V. azygos verläuft oberhalb des rechten Lungenstiels nach vorne.
– Die V. brachiocephalica sinistra verläuft in der Nähe des Aortenbogens, ventral der A. carotis communis sinistra, ventral des Truncus brachiocephalicus, ventral des N. vagus, aber dorsal des Thymus.
– Die V. cava superior geht aus der Vereinigung der beiden Vv. brachiocephalicae rechts hinter dem ersten Rippenknorpel hervor (s. IMPP-Bild 1, S. 53). Sie grenzt rechts an die Pleura mediastinalis (teilweise von der Pleura bedeckt) und nach dorsal an die A. pulmonalis dextra. Die V. cava grenzt auch an die Aorta ascendens und an den Thymus. Sie nimmt die V. azygos auf. Dagegen grenzt sie links NICHT an den Truncus pulmonalis. Auch der Sinus coronarius mündet NICHT in die V. cava, sondern direkt in den rechten Vorhof.
– Die V. subclavia liegt der Pleurakuppel an. Sie tritt aus dem Brustraum vor dem M. scalenus anterior in den Hals über (dort fließt ihr Blut in die V. brachiocephalica) und ist in ihrem Verlauf unter der Clavicula fest mit der Faszie des M. subclavius verwachsen. Über das Trigonum deltoideopectorale (clavipectorale) ist sie zugänglich. Sie nimmt u. a. Blut aus der V. cephalica auf und kann in ihrem Inneren im aufrechten Stand einen negativen Blutdruck aufweisen. Die V. subclavia geht aus der V. axillaris hervor.
– Die Aorta ascendens wird vom Perikard bedeckt.
– Der Isthmus aortae liegt außerhalb des vom Perikard bedeckten Teils der Aorta, distal des Abgangs der A. subclavia sinistra.
– Die Aorta teilt man (vom Ursprung in der linken Kammer ausgehend) ein in:
  • Aorta ascendens,
  • Arcus aortae,
  • Isthmus aortae,
  • Aorta descendens,
  • Aorta thoracica und
  • Aorta abdominalis.

Anschließend erfolgt die Gabelung in die Iliakalgefäße.

4

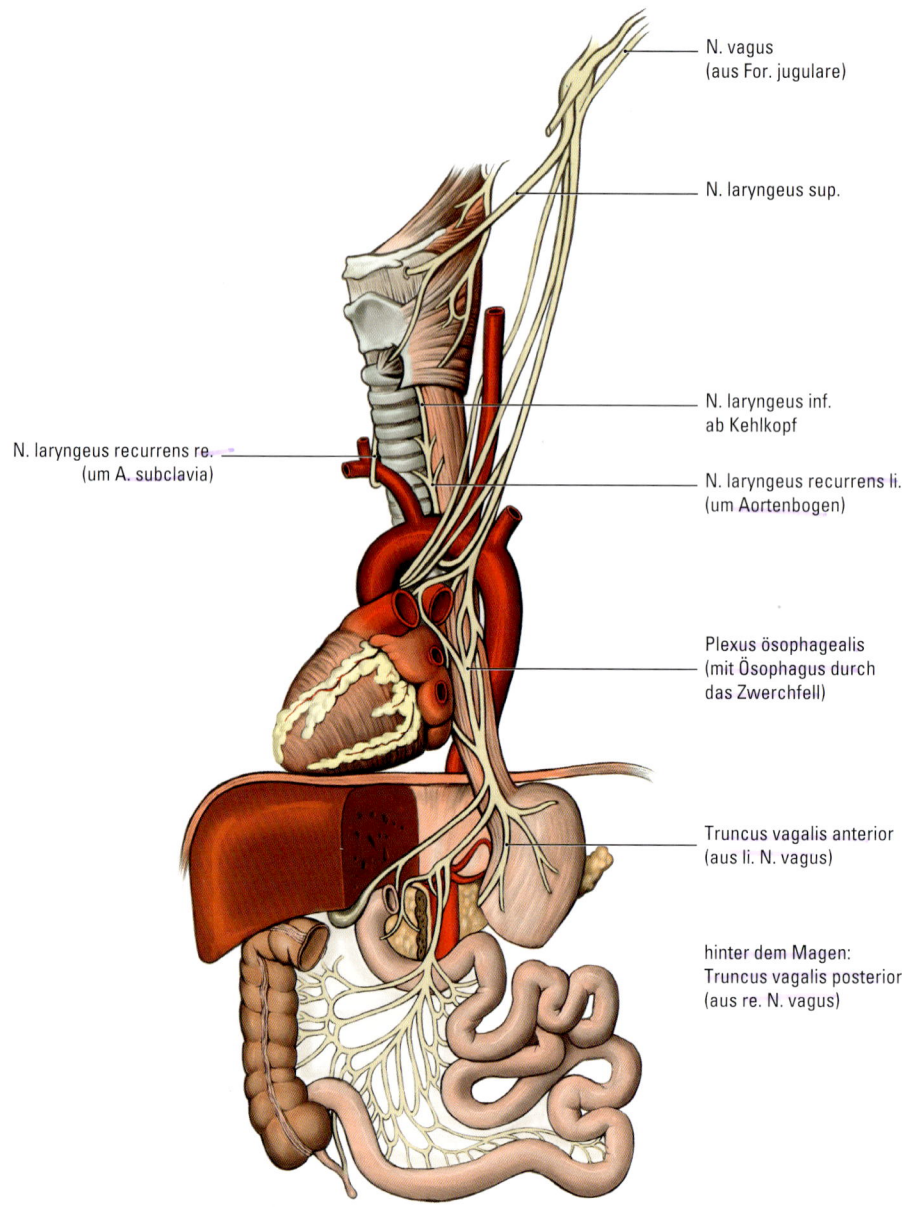

N. vagus
(aus For. jugulare)

N. laryngeus sup.

N. laryngeus inf.
ab Kehlkopf

N. laryngeus recurrens re.
(um A. subclavia)

N. laryngeus recurrens li.
(um Aortenbogen)

Plexus ösophagealis
(mit Ösophagus durch
das Zwerchfell)

Truncus vagalis anterior
(aus li. N. vagus)

hinter dem Magen:
Truncus vagalis posterior
(aus re. N. vagus)

Abb. 19: Verlauf des N. vagus

medi-learn.de/7-ana6-19

4.5   Durchtrittsstellen durch das Zwerchfell

Das Zwerchfell weist einige größere und kleinere Öffnungen auf, die natürlich alle einen Namen haben und durch die bestimmte Strukturen ziehen. Auf jeden Fall solltest du die größten von ihnen kennen (s. Tab. 1, S. 49).

Übrigens …
Große angeborene Zwerchfellhernien, die mit einer sekundären Lungenhypoplasie einhergehen, befinden sich am ehesten zwischen der Pars lumbalis und der Pars costalis des Zwerchfells.

Hiatus aorticus

– Aorta descendens
– Ductus thoracicus

Lage: zwischen Crura media (Pars lumbalis) vor L1 und Lig. arcuatum medium.

Hiatus oesophageus

– Ösophagus
– evtl. R. phrenicoabdominalis sinister des N. phrenicus
– Nn. vagi

Lage: Pars lumbalis, Th10, vollständig von Muskulatur umgeben.

Foramen V. cavae

– V. cava inferior
– R. phrenicoabdominalis dexter des N. phrenicus

Lage: im Centrum tendineum, bindegewebig mit der V. cava verbunden.

Larrey-Spalte (links) (Merke: Larrey, links)

– A. epigastrica superior
– V. epigastrica superior
Anschließend werden die beiden dann A. und V. thoracica interna genannt.

Lage: zwischen Pars sternalis und costalis, Th9.

medialer Lumbalspalt

– N. splanchnicus major
– N. splanchnicus minor
– V. azygos
– V. hemiazygos

Lage: zwischen Crus dextrum/sinistrum, L1.

lateraler Lumbalspalt (jeweils rechts und links)

– Grenzstrang

Lage: zwischen Pars medialis/lateralis, L2.

Tab. 1: Durchtrittsstellen durch das Zwerchfell

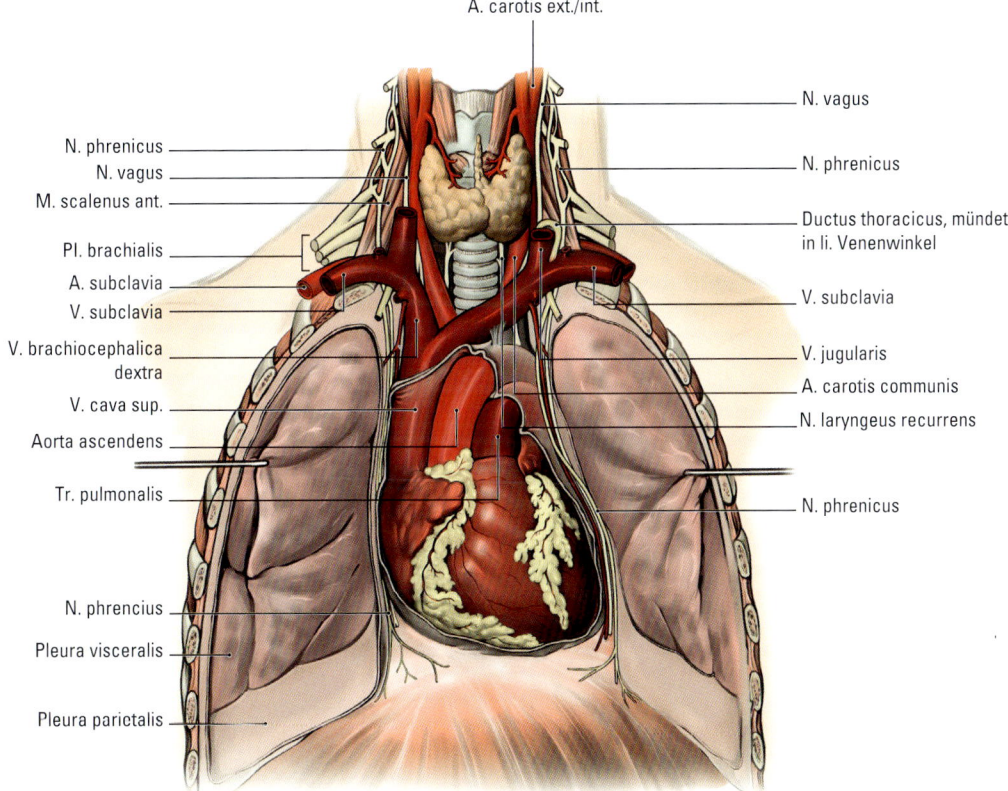

Abb. 20: Topografie der Gefäße im Thorax

medi-learn.de/7-ana6-20

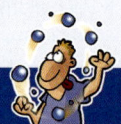
Der **Ösophagus** war und ist ein gern gefragtes Thema im Schriftlichen. Besonders häufig werden folgende Fakten gefragt:

- Die „engste Enge" des Ösophagus ist die erste Enge am Ösophagusmund.
- Im ersten Drittel ist die Muskulatur noch quergestreift, im unteren Drittel liegt glatte Muskulatur vor.
- Der Ösophagus liegt in der Pars abdominalis intraperitoneal.
- Der Ösophagus hinterlässt auf der Leber eine Impression.

Hast du die **Einteilung des Mediastinums** verstanden, kannst du dir die Antworten gut herleiten. Besonders gerne wurden bislang folgende Punkte gefragt:

- Im hinteren Mediastinum verlaufen die Vv. azygos und hemiazygos, der Ductus thoracicus, die Pars thoracica aortae und der Ösophagus, NICHT aber die Nn. phrenici.
- Der N. phrenicus verläuft im mittleren und vorderen Mediastinum, NICHT jedoch im hinteren.

Vor dem Examen ist es hilfreich, sich den Verlauf der beiden **Nerven Phrenikus und Vagus** noch mal mit Unterstützung durch einen Anatomieatlas anzuschauen. Merken solltest du dir besonders Folgendes:

- Der N. vagus verläuft hinter dem Lungenhilum, der N. phrenicus davor,

- der N. vagus verläuft im hinteren Mediastinum, der N. phrenicus im mittleren sowie
- der N. vagus und der Ramus phrenicoabdominalis sinister ziehen gemeinsam mit dem Ösophagus durch den Hiatus ösophageus.

Insbesondere ein Satz brachte in den letzten Jahren die Punkte im Schriftlichen:
Die V. azygos und die V. hemiazygos verlaufen dorsal der Trachea und des Lungenstiels.

Alle in Kapitel 4, S. 45 aufgeführten **Lagebeziehungen** wurden schon gefragt. Besonders häufig gefragt und daher wichtig zu wissen ist, dass

- die V. subclavia vor dem M. scalenus anterior verläuft und
- die A. subclavia hinter dem M. scalenus anterior.

Ebenfalls merken solltest du dir, dass die V. brachiocephalica sinistra vor dem Truncus brachiocephalicus verläuft.

Eine gute Punkteausbeute verspricht, wenn du weißt, dass

- die V. cava im Centrum tendineum durch das Zwerchfell tritt,
- die V. cava im Centrum tendineum bindegewebig verwachsen ist und
- der N. vagus mit dem Ösophagus durch das Zwerchfell zieht.

FÜRS MÜNDLICHE
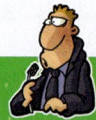

Die Besonderheiten des jeweiligen Organs, seine Topografie sowie seine Innervation und Gefäßversorgung solltest du zu jedem Organ – also auch zum Ösophagus – fürs Mündliche parat haben. Den Verlauf von V. azygos und V. hemiazygos und ihre Funktion als cavo-cavale Anastomose (Umgehungskreislauf der V. cava) solltest du unbedingt kennen.

1. **Nennen Sie bitte die Organe, welche an den Ösophagus grenzen.**

2. **Bitte nennen Sie die Besonderheiten des Ösophagus.**

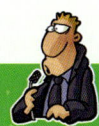
3. Bitte erläutern Sie die Einteilung des Mediastinums

4. Beschreiben Sie bitte den Verlauf des N. vagus und des N. phrenicus.

5. Erläutern Sie bitte, was eine cavo-cavale Anastomose ist.

6. Beschreiben Sie bitte den Verlauf der V. azygos und V. hemiazygos.

7. Nennen Sie bitte die einzelnen Abschnitte der Aorta.

8. Nennen Sie bitte, wer mit dem Ösophagus durch das Zwerchfell tritt.

9. Erläutern Sie die Besonderheit des Foramen venae cavae.

---

1. Nennen Sie bitte die Organe, welche an den Ösophagus grenzen.
auf Höhe C6/C7:
  – Kehlkopf,
  – Trachea und
  – Schilddrüse.
Pars thoracalis:
  – Trachea,
  – Aorta thoracica und
  – linker Vorhof.
Pars abdominalis:
  – Leber.

2. Bitte nennen Sie die Besonderheiten des Ösophagus.
Der Ösophagus hat
  – ein unverhorntes mehrschichtiges Plattenepithel (restl. Verdauungstrakt: einschichtig hochprismatisches Epithel),
  – im oberen Drittel quergestreifte, im unteren Drittel glatte Muskulatur, in der Mitte findet sich beides (s. Abb. 15, S. 41),
  – drei Engen: Ösophagusmund, Aorten-enge, Zwerchfellenge und
  – unterschiedliche Gefäßversorgung:
    • kranial = A. thyroidea inferior,
    • thorakal = Aorta und
    • abdominal = A. phrenica inferior sowie A. gastrica sinistra.

3. Bitte erläutern Sie die Einteilung des Mediastinums.
Das Herz ist die zentrale Struktur für die Einteilung des Mediastinums:
  – oberhalb des Herzens liegt das obere Mediastinum,
  – auf Höhe des Herzens das untere, welches weiter unterteilt wird in
    • ein vorderes (vor dem Herzen),
    • ein mittleres (enthält das Herz) und
    • ein hinteres (hinter dem Herzen) Mediastinum.

4. Beschreiben Sie bitte den Verlauf des N. vagus und des N. phrenicus.
Nervus phrenicus:
  – C3, C4 und C5,
  – auf dem Musculus scalenus anterior lateral des Nervus vagus,
  – zwischen Arteria und Vena subclavia in den Thorax,
  – rechts und links am Mediastinum entlang,
  – innerviert Pleura und Perikard (er zieht also VOR dem Lungenhilum entlang),
  – tritt durch das Zwerchfell (rechts mit der Vena cava, links mit dem Ösophagus) und
  – innerviert das Zwerchfell sowie das Peritoneum.

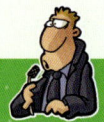

Nervus vagus:
- Er enthält präganglionäre, para-
  sympathische und sensible Fasern,
- Foramen jugulare,
- Karotisfaszie (somit medial des Nervus
  phrenicus),
- C5: Nervus laryngeus superior,
- zu Schilddrüse und Kehlkopf
  (Musculus cricothyroideus),

der Rest des Nervus vagus zieht weiter nach
kaudal.

Brustbereich N. laryngeus recurrens:
- links um den Aortenbogen, rechts
  um die Arteria subclavia, in der Rinne
  zwischen Trachea und Ösophagus wieder nach kranial in Richtung Kehlkopf,
- innerviert Trachea, Ösophagus, Schilddrüse, die Nebenschilddrüse sowie
  sämtliche Kehlkopfmuskeln motorisch
  - AUßER dem Musculus cricothyroideus - und sensibel den Teil kaudal der
  Stimmbänder.

Rest des Nervus vagus = Truncus vagalis mit
dem Ösophagus durch das Zwerchfell.

Bauchbereich:
- linker Nervus vagus Vorderwand des
  Magens,
- rechter Nervus vagus Hinterwand.

**5. Erläutern Sie bitte, was eine cavo-cavale
Anastomose ist.**

Eine cavo-cavale Anastomose stellt einen
Umgehungskreislauf der V. cava dar. Sie ver-
läuft parallel zur V. cava und verbindet die
V. cava superior mit der V. cava inferior.

**6. Beschreiben Sie bitte den Verlauf der
V. azygos und V. hemiazygos.**

Hier empfiehlt es sich, Abb. 18, S. 47 zu
skizzieren. Wichtig ist, hierbei zu erwähnen,
dass die Gefäße im Bauchraum primär retroperitoneal und im Brustraum im hinteren
Mediastinum verlaufen.

**7. Nennen Sie bitte die einzelnen Abschnitte
der Aorta.**
- Aorta ascendens,
- Arcus aortae,
- Isthmus aortae,
- Aorta descendens,
- Aorta thoracica und
- Aorta abdominalis.

Anschließend erfolgt die Gabelung in die
Iliakalgefäße auf Höhe von L4.

**8. Nennen Sie bitte, wer mit dem Ösophagus
durch das Zwerchfell tritt.**

Durch den Hiatus oesophageus ziehen
- der Ösophagus,
- der R. phrenicoabdominalis sinister
  des N. phrenicus und
- die Nn. vagi.

**9. Erläutern Sie die Besonderheit des
Foramen venae cavae.**

Es liegt im Centrum tendineum. Die V. cava
ist hiermit bindegewebig verwachsen.

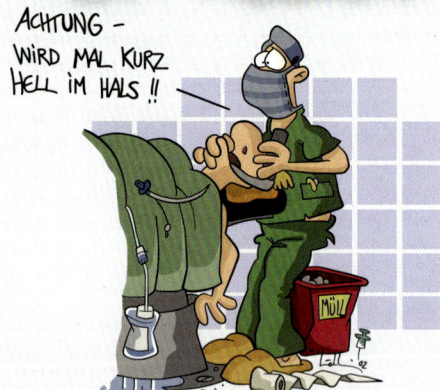

ACHTUNG -
WIRD MAL KURZ
HELL IM HALS !!

Pause

Geschafft? Päuschen gefällig?
Das hast du dir verdient!

Mehr Cartoons unter www.medi-learn.de/cartoons

Deine Meinung ist gefragt!

Es ist erstaunlich, was das menschliche Gehirn an Informationen erfassen kann. Slbest wnen kilene Fleher in eenim Txet entlheatn snid, so knnsat du die eigneltchie lofnrmotian deoncnh vershteen – so wie in dsieem Text heir.

Wir heabn die Srkitpe mecrfhah sehr sogrtfältg güpreft, aber vilcheliet hat auch uesnr Girehn – so wie deenis grdaee – unbeswust Fheler übresehne. Um in der Zuuknft noch bsseer zu wrdeen, bttein wir dich dhear um deine Mtiilhfe.

Sag uns, was dir aufgefallen ist, ob wir Stolpersteine übersehen haben oder ggf. Formulierungen verbessern sollten. Darüber hinaus freuen wir uns

natürlich auch über positive Rückmeldungen aus der Leserschaft.

Deine Mithilfe ist für uns sehr wertvoll und wir möchten dein Engagement belohnen: Unter allen Rückmeldungen verlosen wir einmal im Semester Fachbücher im Wert von 250 Euro. Die Gewinner werden auf der Webseite von MEDI-LEARN unter www.medi-learn.de bekannt gegeben.

Schick deine Rückmeldung einfach per E-Mail an support@medi-learn.de oder trag sie im Internet in ein spezielles Formular für Rückmeldungen ein, das du unter der folgenden Adresse findest:

www.medi-learn.de/rueckmeldungen

Dr. Malte Plato

Anatomie Band 5

MEDI-LEARN Skriptenreihe

7., komplett überarbeitete Auflage

MEDI-LEARN Verlag GbR

Autor: Dr. Malte Plato
Fachlicher Beirat: PD Dr. Rainer Viktor Haberberger

Teil 5 des Anatomiepaketes, nur im Paket erhältlich
ISBN-13: 978-3-95658-010-9

Herausgeber:
MEDI-LEARN Verlag GbR
Dorfstraße 57, 24107 Ottendorf
Tel. 0431 78025-0, Fax 0431 78025-262
E-Mail redaktion@medi-learn.de
www.medi-learn.de

Verlagsredaktion:
Dr. Marlies Weier, Dipl.-Oek./Medizin (FH) Désirée
Weber, Denise Drdacky, Jens Plasger, Sabine
Behnsch, Philipp Dahm, Christine Marx, Florian
Pyschny, Christian Weier

Layout und Satz:
Fritz Ramcke, Kristina Junghans,
Christian Gottschalk

Grafiken:
Dr. Günter Körtner, Irina Kart, Alexander Dospil,
Christine Marx

Illustration:
Daniel Lüdeling

Druck:
Löhnert Druck

7. Auflage 2015
© 2015 MEDI-LEARN Verlag GbR, Kiel

Wichtiger Hinweis für alle Leser
Die Medizin ist als Naturwissenschaft ständigen Veränderungen und Neuerungen unterworfen. Sowohl die Forschung als auch klinische Erfahrungen führen dazu, dass der Wissensstand ständig erweitert wird. Dies gilt insbesondere für medikamentöse Therapie und andere Behandlungen. Alle Dosierungen oder Applikationen in diesem Buch unterliegen diesen Veränderungen.
Obwohl das MEDI-LEARN Team größte Sorgfalt in Bezug auf die Angabe von Dosierungen oder Applikationen hat walten lassen, kann es hierfür keine Gewähr übernehmen. Jeder Leser ist angehalten, durch genaue Lektüre der Beipackzettel oder Rücksprache mit einem Spezialisten zu überprüfen, ob die Dosierung oder die Applikationsdauer oder -menge zutrifft. Jede Dosierung oder Applikation erfolgt auf eigene Gefahr des Benutzers. Sollten Fehler auffallen, bitten wir dringend darum, uns darüber in Kenntnis zu setzen.

Inhalt

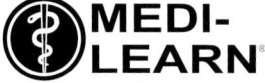

1 Allgemeines

Fragen in den letzten 10 Examen: 6

Bevor du dich mit der Anatomie des Bewegungsapparates beschäftigst, solltest du die Vokabeln zur Orientierung im Raum verstehen und auch anwenden können. Dazu gehören – neben den Ebenen und Achsen – auch die einzelnen Bewegungsarten. Diese alltäglichen Begriffe sollten in Fleisch und Blut übergehen, was sicherlich am besten gelingt, wenn du dir im Geist ein dreidimensionales Bild des Körpers machst und dann den einzelnen Bewegungen die passenden Bezeichnungen zuordnest. So wird nicht nur das Lernen einfacher, sondern auch das erfolgreiche Anwenden des Gelernten in schriftlichen und mündlichen Prüfungen. Da das folgende Einführungskapitel die Grundlage für alle weiteren bildet, wurde darauf verzichtet, einzelne Schwerpunktthemen herauszuarbeiten. Denn in vielen Fragen kommen die Begriffe, die hier erklärt sind, eben nicht als das Hauptthema vor, sondern sind Grundvoraussetzung für deren Verständnis. Mit anderen Worten: Obwohl eher selten explizit nach den

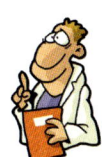

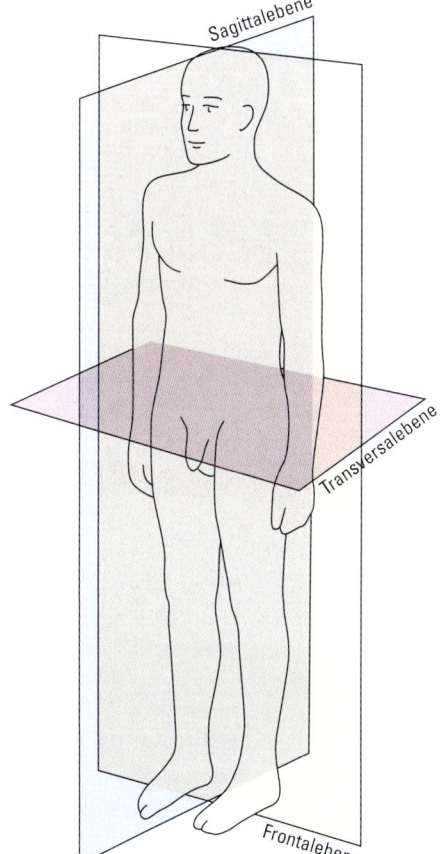

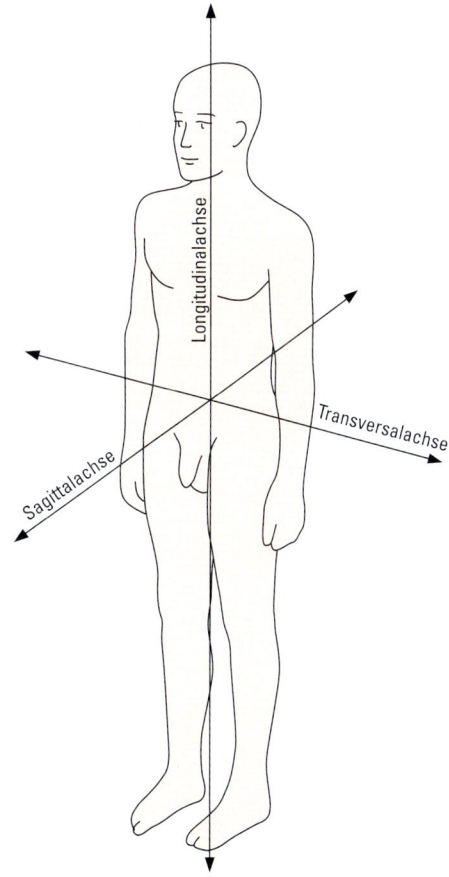

Abb. 1: Achsen und Ebenen

medi-learn.de/7-ana5-1

hier erklärten Begriffen gefragt wird, sind sie extrem wichtig und zwar nicht nur fürs Physikum.

1.1 Achsen und Ebenen

Da es im Raum drei Dimensionen gibt, in denen wir uns bewegen, lässt sich dieser Raum auch mit drei Achsen definieren und verfügt entsprechend über drei Ebenen.

Achse	Richtung im Körper
Sagittal	vorne nach hinten
Transversal	links nach rechts
Longitudinal	oben nach unten

Ebene	Unterteilt den Körper in
Sagittalebene	links und rechts
Transversalebene/ Horizontalebene	oben und unten
Frontalebene	vorne und hinten

Tab. 1: Achsen und Ebenen

1.2 Bewegungen um Achsen und damit in Ebenen

Eine Bewegung findet immer um eine Achse statt. Anstelle des Begriffs „Achse" benutzt man in der Medizin den Begriff „Freiheitsgrad".
Zur besseren Veranschaulichung eignet sich das Beispiel eines Fahrradreifens: Das Rad kann sich nach vorne oder nach hinten um die Achse drehen. In diesem Fall sind vorne und hinten die möglichen Bewegungen. Der Bewegungsvorgang spielt sich innerhalb einer Ebene ab, die durch die Speichen dargestellt wird.

> **Merke!**
>
> Um einen Freiheitsgrad (Achse) gibt es immer zwei mögliche Bewegungen, die innerhalb einer Ebene ablaufen.

Da wir pro Freiheitsgrad zwei mögliche Bewegungen haben, gibt es insgesamt folglich sechs Bewegungen. Dies sind:

Achse	Bewegungen	In der Ebene
Sagittal	Abduktion und Adduktion	Frontalebene
Transversal	Flexion und Extension	Sagittalebene
Longitudinal	Innenrotation und Außenrotation	Transversalebene/ Horizontalebene

Tab. 2: Achsen

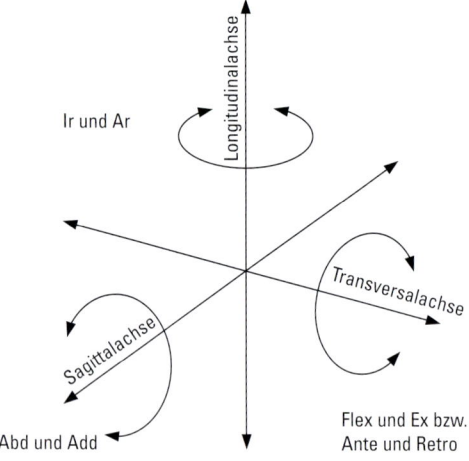

Abb. 2: Bewegungen   *medi-learn.de/7-ana5-2*

> **Merke!**
>
> An sich gibt es im Körper nur sechs Bewegungen, von denen jeweils zwei gegenläufig sind. Diese beiden spielen sich **in einer Ebene um eine Achse** (Freiheitsgrad) ab.

Die zusätzlich existierenden weiteren Bezeichnungen sind lediglich Unterarten oder Kombinationen der bekannten sechs Bewegungen (s. Tab. 3, S. 3). Solche Fallen sollten dich jedoch nicht von dem einfachen und praktikablen „sechs-Bewegungs-Wissen" abhalten.

Begriff	Ist folgende Bewegung
Elevation	Abduktion über 90° im Schultergelenk
Anteversion	Flexion in Schulter- und Hüftgelenk
Retroversion	Extension in Schulter- und Hüftgelenk
Zirkumduktion	Kombinationsbewegung aller sechs Bewegungen, in der ein Arm oder ein Bein einen Kegel in die Luft malt
Opposition	Daumen an den kleinen Finger heranbringen (Kombination aus Flexion und Adduktion)
Reposition	Daumen vom kleinen Finger wegbewegen (Kombination aus Extension und Abduktion)

Tab. 3: Bewegungskombinationen

1.3   Gelenktypen und Freiheitsgrade

Gelenke können – je nach ihrer Bauart – in solche mit einem, zwei oder drei Freiheitsgraden unterteilt werden (mehr als drei Freiheitsgrade sind nicht möglich, weil es nicht mehr als drei Ebenen im dreidimensionalen Raum gibt). Pro Freiheitsgrad gibt es zwei Bewegungen, was bedeutet, dass ein Gelenk mindestens zwei und höchstens sechs Bewegungen zulässt.

Gelenktyp	Freiheitsgrade
Scharniergelenk	1
Radgelenk	1
Eigelenk	2
Sattelgelenk	2
Kugelgelenk	3

Tab. 4: Freiheitsgrade

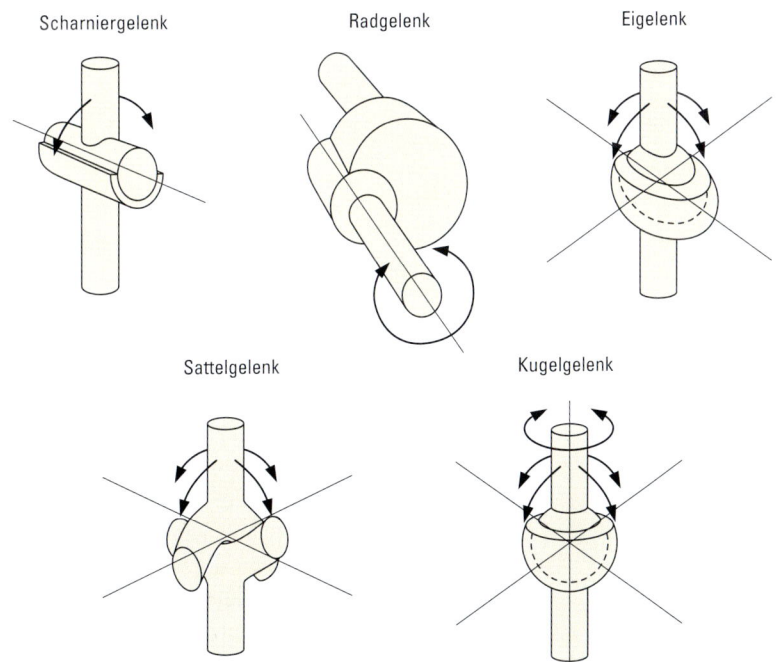

Scharniergelenk Radgelenk Eigelenk

Sattelgelenk Kugelgelenk

Abb. 3: Gelenktypen

medi-learn.de/7-ana5-3

1

1.3.1 Diarthrosen und Synarthrosen

Als **Diarthrosen** bezeichnet man **echte Gelenke**. Dazu zählen auch die **Amphiarthrosen**, obwohl diese nur ein geringes Bewegungsausmaß zulassen (z. B. kleine Fußgelenke, iliosakrales Gelenk).
Alle echten Gelenke müssen folgende **obligate Anteile** besitzen:
– mindestens zwei Knochenanteile,
– einen Gelenkspalt zwischen den Knochen,
– eine Gelenkkapsel mit der innen anliegenden Membrana synovialis,
– Gelenkknorpel.
Fakultative Anteile sind:
– Menisken,
– Disci,
– Bänder.

Synarthrosen werden auch „Haften" genannt. Sie sind keine echten Gelenke, sondern **Knochenverbindungen**, da sie sich zwar mehr oder weniger gegeneinander bewegen, aber keine der typischen Anteile eines echten Gelenkes aufweisen. Meistens sind sie recht straff und durch Bänder, Knorpel oder Knochen fest miteinander verbunden.

Synarthrosen	Verbindung	Beispiel
Syndesmosen	Bänder	– Membrana interossea – Schädelsuturen
Synchondrosen	Knorpel	– Zwischenwirbelscheiben – Symphysis pubica
Synostosen	Knochen	– Fossa acetabuli

Tab. 5: Synarthrosen

1.4 Gelenkphysik

Der **Hebelarm** ist der Abstand des Gelenks vom Ansatzpunkt eines Muskels. Je größer der Hebelarm ist, desto effektiver ist die Muskelwirkung. Mit der Stellung des Gelenks ändert sich auch der virtuelle (wirksame) Hebelarm. Je größer dieser ist, desto effizienter wird die Muskelwirkung ausgenutzt. In Streckstellung ist der virtuelle Hebelarm sehr klein, was dazu führt, dass die meiste Kraft nur zum Aufeinanderpressen der Knochenanteile verwendet wird. In Beugestellung wächst der virtuelle Hebelarm und die Kraft kann als **Hubkraft** (als Bewegung) genutzt werden.

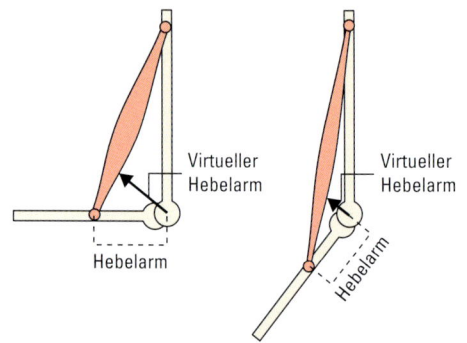

Abb. 4: Virtueller Hebelarm   *medi-learn.de/7-ana5-4*

1.4.1 Zuggurtung

Das beste Beispiel für eine Zuggurtung ist der Tractus iliotibialis mit seiner Wirkung auf den Femur.
Ohne Zuggurtung würden im Einbeinstand auf die mediale Seite des Femurs Druckkräfte, auf die laterale Seite Zugkräfte wirken. Zugkräfte können Knochen jedoch nicht gut vertragen und Knochenbrüche wären die Folge.

Als Gegenmittel gibt es die **Zuggurtung**: Neben dem Knochen wird lateral ein Zügel eingebaut, der die entstehenden **Zugkräfte in Druckkräfte umwandelt** (**Zuggurtungsprinzip**). Daher bestehen nun auf beiden Seiten Druckkräfte, die der Knochen gut aushalten kann.

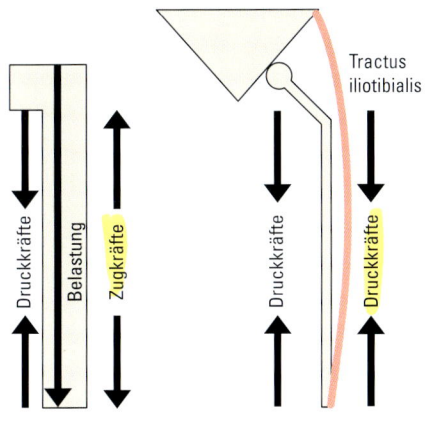

Abb. 5: Zuggurtung *medi-learn.de/7-ana5-5*

Tractus iliotibialis

Druckkräfte · Belastung · Zugkräfte · Druckkräfte · Druckkräfte

1.5   Aktive und passive Insuffizienz

Wenn man sich ausschließlich die Knochen vorstellt und alle anderen Anteile vernachlässigt, hat ein Gelenk fast immer ein sehr viel höheres Bewegungsausmaß als das in der Realität der Fall ist. Offensichtlich wird dies bei Betrachtung der Bewegungsmöglichkeiten des Hüftgelenks am Skelett, wenn du die theoretisch möglichen Bewegungen mit denen vergleichst, die du selbst durchführen kannst. Ursachen hierfür sind auf der einen Seite **Hemmungen**:

– **Knochenhemmung** bedeutet, dass ein Knochen die Bewegung limitiert;
– **Weichteilhemmung** bedeutet entsprechend, dass Weichteile der Bewegung im Wege stehen;
– **Bänderhemmung** bedeutet, dass Bänder so straff sind, dass sie eine Bewegung beenden.

Auf der anderen Seite sind **aktive und passive Insuffizienzen** bewegungslimitierend. Hierbei spielen die Muskeln, die ein Gelenk bewegen, die Hauptrolle.

Ein **Agonist** bewegt das Gelenk in eine Richtung (z. B. Extension), der **Antagonist** macht das Gegenteil (Flexion). Wichtig zu wissen ist, dass der Antagonist dann gedehnt wird, wenn der Agonist sich verkürzt.

Als Beispiel dient wieder einmal das Hüftgelenk: Am Skelett kannst du eine Flexion von 180° durchführen. In Wirklichkeit schaffst du aber nur so um die 130°, und das auch nur bei gebeugtem Knie. Das liegt daran, dass der Hüftbeuger bei ca. 130° Flexion seine absolute Verkürzungslänge – sie wird **Hubhöhe** genannt – erreicht hat. Damit kann die Bewegung nicht weiter ausgeführt werden. Diese Art der Begrenzung bezeichnet man als **aktive Insuffizienz**.

Versuchst du das gleiche mit gestrecktem Knie, ist die Hüftbeugung nur noch bis ca. 90° möglich. Außerdem spürst du, wie die Hüftstrecker auf der Oberschenkelrückseite gedehnt werden. Das liegt daran, dass bei gestrecktem Kniegelenk die Antagonisten der Hüftbeugung (die Hüftstrecker) schon vorgedehnt sind. Verkürzen sich jetzt die Beuger, werden die Strecker bis zum Maximum gedehnt und limitieren dadurch die Bewegung, was als **passive Insuffizienz** bezeichnet wird.

Insuffizienz	Erklärung	Beispiel
Aktive Insuffizienz	Da der Agonist einer Bewegung seine kürzeste Hubhöhe erreicht hat, wird die Bewegung beendet.	Hüftbeugung bei gebeugtem Kniegelenk
Passive Insuffizienz	Der Agonist hat zwar seine kürzeste Hubhöhe noch nicht erreicht, aber sein Antagonist ist so sehr gedehnt, dass dieser die Bewegung limitiert.	Hüftbeugung bei gestrecktem Kniegelenk

Tab. 6: Aktive und passive Insuffizienz

1.6   Muskelfaszien und Muskellogen

Wichtig hierbei ist der Begriff **Septum intermusculare**. Von der großen Körperfaszie (Scarpa fascie) ziehen Bindegewebsstränge (Septa intermuscularia) zum Knochen und bilden damit **Muskellogen**.

1

Die Muskeln, die innerhalb einer Loge liegen, werden als **Muskelgruppen** bezeichnet, wie z. B. die Flexoren in der Flexorenloge des Oberarms. Jeder einzelne Muskel hat dann zusätzlich eine eigene Muskelfascie die ihn umgibt, diese sichert, dass bei Bewegungen der Muskulatur nicht Muskel direkt an Muskel reibt. Die Kenntnis der Muskelgruppen ist hilfreich, da bis auf einige Ausnahmen alle Muskeln in einer Loge von dem gleichen Nerv motorisch innerviert und auch von den gleichen Gefäßen versorgt werden. Eine Tatsache, die das Lernen sehr viel einfacher macht.

Achtung: Nur weil ein Muskel in der Extensorenloge liegt, muss er noch lange kein Extensor sein (s. M. sartorius in Tab. 29, S. 46)!

Kompartmentsyndrome

Die Muskellogen bilden abgeschlossene Kompartimente. Kommt es zur Druckerhöhung innerhalb eines oder mehrerer Kompartimente und wird hierdurch der arterielle Kapillarperfusionsdruck überschritten (ab etwa 40 mmHg), folgt eine Minderperfusion. Im schlimmsten Fall führt das zum Absterben aller Strukturen in der betroffenen Loge mit Ausbildung einer Volkmann-Kontraktur. Obwohl hierbei die Kapillarperfusion gestört ist, lassen sich die peripheren Pulsationen ggf. noch tasten. Um den Druck zu senken, muss sofort eine operative Spaltung (Fasziotomie) der Logen erfolgen. Am häufigsten tritt ein Kompartmentsyndrom in der Extensorenloge des Unterschenkels auf, prinzipiell aber kann jede Muskelloge betroffen sein.

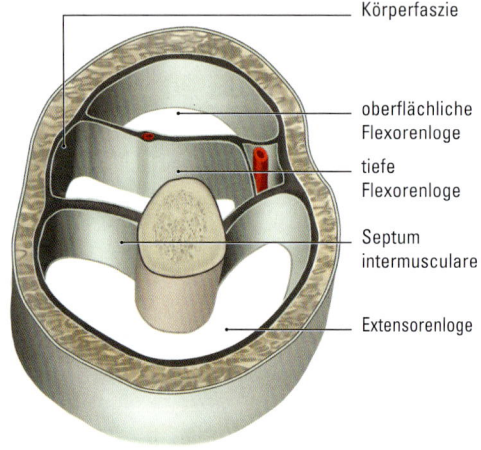

Körperfaszie

oberflächliche Flexorenloge

tiefe Flexorenloge

Septum intermusculare

Extensorenloge

Abb. 6: Muskellogen   *medi-learn.de/7-ana5-6*

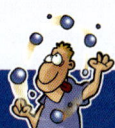

In diesem Kapitel wurden die typischen Vokabeln behandelt, die eine Orientierung im Körper ermöglichen. Begriffen wie **Achsen, Ebenen** und den dazugehörigen **Bewegungen** ein inneres Bild zuzuordnen, erscheint anfangs schwierig. Es geht aber schnell ins Alltägliche über, wenn du grundsätzlich nur die hier erwähnten Vokabeln benutzt.

Viele Fragen im schriftlichen und mündlichen Physikum kannst du nur dann lösen, wenn die Bewegungen klar sind. Daher solltest du folgenden Vokabeln ein Bild zuordnen können:

– Achsen und Ebenen
– Bewegungen um Achsen und in Ebenen.

Einige Bewegungen haben eigene Namen:

– Opposition, Reposition
– Elevation
– Anteversion, Retroversion
– Zirkumduktion.

Dabei handelt es sich aber nur um „Sonderformen" (s. Tab. 3, S. 3) der möglichen sechs Bewegungen im Körper:

– Abduktion, Adduktion
– Flexion, Extension
– Innenrotation, Außenrotation.

Häufig werden auch die **Gelenktypen** gefragt. Jedes größere Gelenk im Körper solltest du dem richtigen Typ zuordnen können (s. einzelne Gelenke im Skript). Gerade wenn es sich um Sonderformen handelt (s. Tab. 3, S. 3), kann man leicht ins Schleudern geraten. Die bekanntesten fünf Typen sind:

– Kugelgelenk
– Scharniergelenk
– Eigelenk
– Sattelgelenk
– Radgelenk.

Ein Gelenk kann maximal drei Freiheitsgrade haben und damit höchstens sechs Bewegungen. Auch die Anzahl der Freiheitsgrade zum Gelenktyp solltest du wissen, denn damit wird die Zuordnung der möglichen Bewegungen leichter.

Aktive und passive Insuffizienz werden alle zwei bis drei Jahre im schriftlichen Physikum gefragt, zum Glück aber immer das gleiche Beispiel mit der Flexion im Hüftgelenk bei gebeugtem und gestrecktem Knie:

– Aktive Insuffizienz = Beendigung der Hüftbeugung bei gebeugtem Kniegelenk,
– passive Insuffizienz = Beendigung der Hüftbeugung bei gestrecktem Kniegelenk.

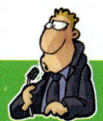

Auch in der mündlichen Prüfung ist ein sicherer Umgang mit den Bewegungen, Achsen, Ebenen und Gelenktypen unerlässlich, da das dem Prüfer die Sicherheit des Prüflings demonstriert. Oft werden Fragen zu diesen Themen als „Einführung" in die Prüfung benutzt, um so das Basiswissen zu prüfen. Wenn du die Chance hast, auf das Zuggurtungsprinzip zu kommen, solltest du dieses Wissen auf alle Fälle anbringen, da es zeigt, dass du einen wichtigen Zusammenhang verstanden hast und mehr als nur die Vokabeln beherrschst.

1. **Wie viele und welche Bewegungen kennen Sie?**

2. **Bitte erklären Sie, in welcher Ebene und um welche Achse die Flexion verläuft.**

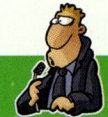
3. Nennen Sie einen Gelenktypen des menschlichen Körpers mit Beispiel.

4. Bitte erklären Sie, was eine Zuggurtung ist.

5. Erläutern Sie bitte, was Muskellogen sind.

---

1. Wie viele und welche Bewegungen kennen Sie?
Sechs: Abduktion, Adduktion, Innenrotation, Außenrotation, Flexion, Extension.
Zusätzlich Kombinationsbewegungen: Zirkumduktion, Opposition, Reposition.

2. Bitte erklären Sie, in welcher Ebene und um welche Achse die Flexion verläuft.
In der Sagittalebene um die Transversalachse.

3. Nennen Sie einen Gelenktypen des menschlichen Körpers mit Beispiel.
Scharniergelenk: distales Interphalangealgelenk und proximales Interphalangealgelenk;
Kugelgelenk: Schultergelenk;
Sattelgelenk: Daumensattelgelenk.

4. Bitte erklären Sie, was eine Zuggurtung ist.
Eine Zuggurtung dient der Umwandlung von Zug- in Druckkräfte. Ein Beispiel hierfür ist der Tractus iliotibialis.

5. Erläutern Sie bitte, was Muskellogen sind.
Bindegewebsräume, die die Muskeln in Gruppen zusammenfassen, die meistens von ein und demselben Nerven und auch demselbem Gefäß versorgt werden.
Beispiel: oberflächliche und tiefe Flexorenloge am Unterschenkel.

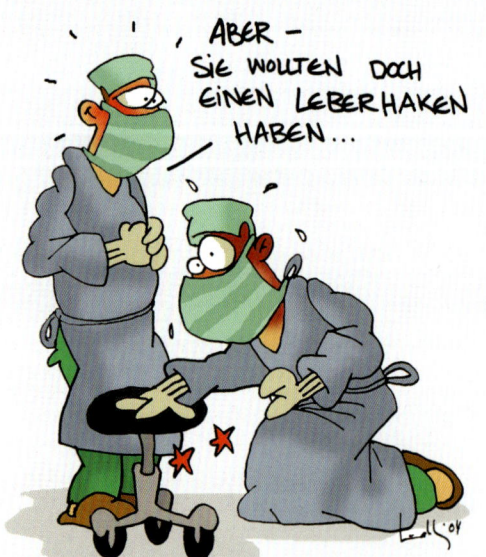

Mehr Cartoons unter www.medi-learn.de/cartoons

Pause

In diesem Sinne ... kurze Pause!

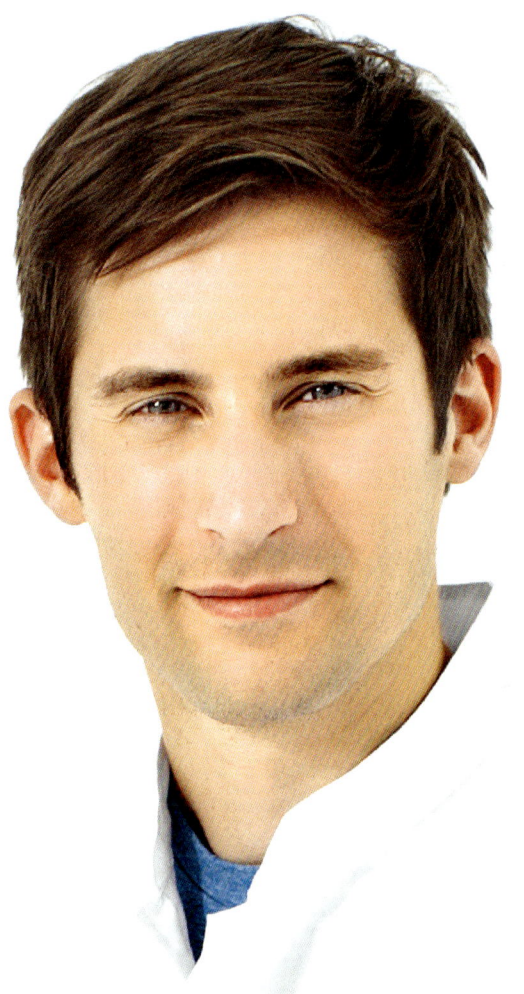
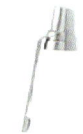
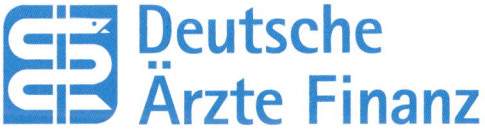

2   Obere Extremität

▁▅▇ Fragen in den letzten 10 Examen: 25

Gerade das Thema obere Extremität eignet sich sehr gut, um Faktenwissen zu prüfen. Im schriftlichen Teil des Physikums werden dazu sowohl Bild- als auch Textfragen gestellt, die lediglich reines Auswendiglernen voraussetzen. Aber wie immer kannst du dir das Lernen viel einfacher machen, wenn du nicht stur Lernkarten paukst, sondern die einzelnen Themen auf das Wesentliche reduzierst und diese „Lernhäppchen" dann verstehst. Das Reduzieren haben wir gemacht, das Verstehen ist jetzt dein Part. Bei der oberen Extremität sind einige Muskeln und Nervenverläufe (s. Hinweise im Text) typische Themen, die nicht nur im Schriftlichen zum Punktesammeln dienen, sondern auch in mündlichen Prüfungen gerne als Einstiegsfragen gewählt werden, um zu testen, ob du die Grundlagen verstanden hast.

2.1   Gelenke und Bänder

Die Gelenke und Bänder dienen der Bewegung und der Sicherung der Gelenkanteile. Da der Arm im Schultergelenk die am besten bewegliche Extremität des Körpers ist, wird ihm besonders großes Interesse entgegen gebracht.

2.1.1   Schultergelenk

Der **Schultergürtel** verbindet den Rumpf mit dem Arm. Er besteht aus Scapula und Clavicula. Diese beiden Knochen bewegen sich bei fast jeder Bewegung der Schulter mit und bilden daher zusammen mit dem eigentlichen Schultergelenk eine **funktionelle Einheit**. Die folgenden Gelenke werden zwar sehr selten im schriftlichen Physikum gefragt und an dieser Stelle kurz gehalten, sind aber für das Verständnis der Schulter wichtig und daher doch wieder prüfungsrelevant.

Insgesamt besteht die funktionelle Einheit der Schulter aus vier Anteilen:

– drei echte Gelenke (zwei Gelenke der Clavicula + das Schultergelenk) und
– die thorakoscapulare Gleitschicht, die kein echtes Gelenk ist.

Besonders wichtig ist die thorako-scapulare Gleitschicht, durch die wir den Arm über 90° abduzieren können. Dieser Vorgang funktioniert so: Steht der Arm bei ca. 90° Abduktion, würde theoretisch der Humerus an das Acromion stoßen. Dazwischen liegt die Bursa subacromialis, eine Art Stoßdämpfer, um das

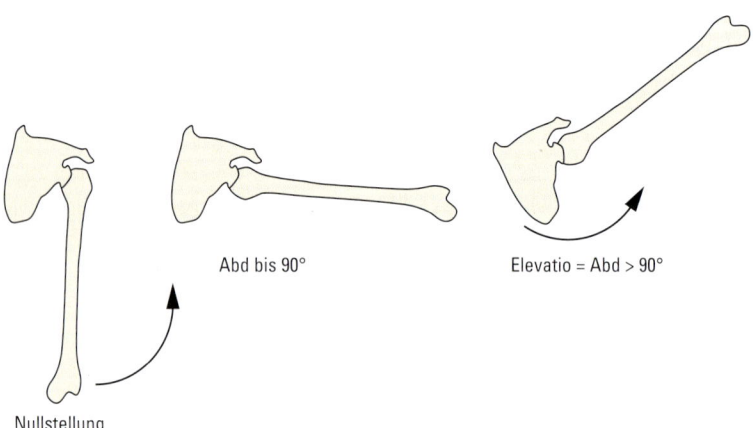

Nullstellung

Abd bis 90°

Elevatio = Abd > 90°

Abb. 7: Elevation

medi-learn.de/7-ana5-7

Aneinanderstoßen beider Knochen zu verhindern. Verschiedene Muskeln drehen nun die Scapula mit der unteren Spitze nach außen, dadurch wird das Acromion weggedreht und der Weg für den Humerus nach oben ist frei: Die Abduktion über 90° kann durchgeführt werden.

Merke!

Die Abduktion über 90° im Schultergelenk wird Elevation genannt, ist aber eine ganz normale Abduktion.

Übrigens ...
Die **Bursa subacromialis** ist der einzige Schleimbeutel, der jemals im Physikum gefragt wurde.

Die **Clavicula** dient als „Führungsstange" im Gefüge. Sie bildet die eigentliche Verbindung zwischen Arm und Rumpf. Ihre zwei Gelenke sind die Articulatio sternoclaviculare und die Articulatio acromioclaviculare.
Das sternoclaviculare Gelenk ist ein Zweikammergelenk, das durch einen Discus articularis unterteilt ist.
Das acromioclaviculare Gelenk – auch Schultereckgelenk genannt – ist keiner typischen Gelenkart zuzuordnen. Als Notlösung spricht man daher von einem funktionell eingeschränkten Kugelgelenk.
Das Hauptgelenk der Schulter ist die **Articulatio humeri,** deren Kopf vom Humerus und deren Pfanne von der Cavitas glenoidalis der Scapula gebildet wird. Dies ist das Kugelgelenk mit der **größten Bewegungsfreiheit** im menschlichen Körper. Die Gründe dafür sind:
- **Großer Kopf** und **kleine Pfanne** (Verhältnis ca. 4:1, mit dem Nachteil, dass es sehr leicht luxiert); dieses Verhältnis wird durch das Labrum glenoidale etwas zugunsten der Pfanne verbessert.
- Es ist **muskelgesichert** (Achtung: Es gibt hier auch einige Bänder, die absolut wichtig sind; s. Tab. 7, S. 12).

- Sehr **schlaffe Gelenkkapsel** und dass damit genügend Spielraum für die Knochen vorhanden ist. Dieser Reserveanteil der Kapsel liegt in der Achsel und ist der **Recessus axillaris**, der sich bei Abduktion spannt (vergleichbar mit einem Hemd, das bei adduziertem Arm in der Achsel Falten wirft).
Die Gelenkkapsel hat noch eine Besonderheit: Durch die Kapsel hindurch – also **intraartikulär – läuft die Sehne des langen Bizepskopfes**. Man sagt zwar, die „Sehne läuft frei durch das Gelenk", aber in Wirklichkeit liegt sie innerhalb einer röhrenartigen Verschiebeschicht (Vagina intertubercularis), die dafür sorgt, dass am Austrittspunkt der Sehne aus der Kapsel keine Synovialflüssigkeit heraustritt.

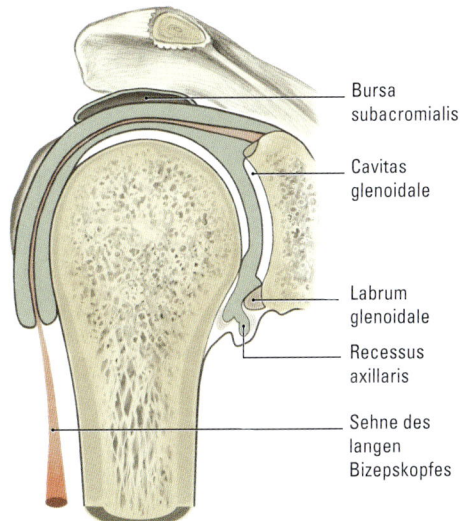

Bursa subacromialis

Cavitas glenoidale

Labrum glenoidale

Recessus axillaris

Sehne des langen Bizepskopfes

Abb. 8: Schultergelenk   *medi-learn.de/7-ana5-8*

Bewegungen

Die Bewegungen im Schultergelenk sind die typischen sechs (s. Tab. 3, S. 3), werden jedoch anders genannt:
- Flexion/Extension heißen hier **Anteversion** und **Retroversion**.
- Die Abduktion über 90° heißt **Elevation**.
- Innen- und Außenrotation behalten ihre Namen.

– Die Zirkumduktion ist eine Kombination aller sechs Bewegungen, bei der der Arm einen Kegel in die Luft zeichnet.

Bänder

Sicher beherrschen solltest du die drei Bänder im Schultergelenk. Eine typische Falle ist, dass zwei der drei Bänder einen sehr ähnlichen Verlauf haben, aber unterschiedlich heißen: Es gibt zwei **Ligamenta coracoclavicularia**; das vordere heißt **Ligamentum trapezoideum**, das hintere **Ligamentum conoideum**. Ihre Funktion ist es – zusammen mit dem Ligamentum acromioclaviculare – die Clavicula an ihrem lateralen Ende unten am Acromion zu halten. Das ist wichtig,  da der Zug des Musculus trapezius die Clavicula ansonsten nach kranial ziehen würde.

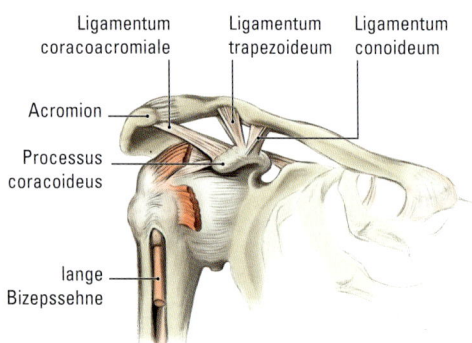

Ligamentum coracoacromiale — Ligamentum trapezoideum — Ligamentum conoideum

Acromion

Processus coracoideus

lange Bizepssehne

Abb. 9: Schulterbänder   *medi-learn.de/7-ana5-9*

Übrigens …
Die „Tossi-Verletzungen" sind Zerreißungen dieses Bandapparates, wodurch die Clavicula an ihrem lateralen Ende nach kranial schaut. Drückt man sie runter, schmerzt es und der Patient stöhnt. Lässt man los, springt die Clavicula wieder hoch, was zur Bezeichnung Klaviertastenphänomen geführt hat.

Schließlich solltest du noch das **Ligamentum coracoacromiale** kennen, das ein Dach über dem Humeruskopf bildet.

1. Thorakoscapulare Gleitschicht	– kein echtes Gelenk – ermöglicht die Elevation durch „nach außen drehen" des unteren Scapulaanteils
2. Art. sternoclavicularis	– einzige knöcherne Verbindung Arm zu Rumpf – hat einen Discus articularis
3. Art. acromioclavicularis	– Schultereckgelenk – Lig. acromioclaviculare
4. Art. humeri	– eigentliches Schultergelenk – Kugelgelenk mit der größten Bewegungsfreiheit des Menschen – muskelgesichert – großer Kopf, kleine Pfanne (Stabilität durch Labrum glenoidale verbessert) – Bursa subacromialis – Recessus axillaris (bei Abduktion gespannt) – intraartikulär verlaufende lange Bizepssehne – Ligamenta: trapezoideum, conoideum und coraco-acromiale

Tab. 7: Überblick über die funktionelle Einheit der vier Gelenke an der Schulter

2.1.2   Ellenbogengelenk

Auch das Ellenbogengelenk ist kein Gelenk, sondern eine funktionelle Einheit aus vier einzelnen Gelenken. Man spricht beim Ellenbogengelenk von einem „Drehscharniergelenk" (Trochoginglymus). Obwohl diese vier Gelenke alle zusammen arbeiten, haben sie streng getrennte Aufgaben:

Muskel	Ursprung	Ansatz	Innervation	Funktion
M. infraspinatus	Fossa infraspinata der Scapula	Tuberculum majus humeri	N. suprascapularis	– Abduktion – Außenrotation (stärkster Außenrotator M. infraspinatus) Kapselspanner
M. supraspinatus	Fossa supraspinata der Scapula			
M. teres major	Margo lat. an der Scapula UNTEN	Tuberculum minus humeri (zieht durch die Achsel)	– N. thoracodorsalis und/oder – N. subscapularis	– Adduktion – Innenrotation
M. teres minor	Margo lat. an der Scapula OBEN	Tuberculum majus humeri (zieht hinten außen am Arm herum)	N. axillaris	– Adduktion – Außenrotation
M. subscapularis	Ventrale Fläche der Scapula	Tuberculum minus humeri (zieht durch die Achsel)	N. subscapularis	– Adduktion – Innenrotation (stärkster Innenrotator)
M. deltoideus	in drei Anteilen: – Clavicula – Acromion – Spina scapulae	Tuberositas deltoidea humeri	N. axillaris	tolle Sache: der kann theoretisch alle Funktionen an der Schulter

Tab. 12: Überblick Verbindungen vom Schultergürtel zum Oberarm (s. IMPP-Bild 4, S. 81)

Wichtig: Beim „Impingement-Syndrom" wird bei der Abduktion ab 90° der M. supraspinatus zwischen Acromion und Tuberculum majus eingeklemmt.

welcher der beiden Teres-Muskeln dazu gehört: Es ist der M. teres MINOR.

Merke!

Der Begriff **Rotatorenmanschette** stammt aus der Orthopädie. Darunter versteht man vier Muskeln, die die Gelenkkapsel trichterförmig verstärken:
–   M. supraspinatus
–   M. infraspinatus
–   M. teres minor
–   M. subscapularis.

Übrigens ...
Die Zusammensetzung der Rotatorenmanschette ist sicherlich die am häufigsten gestellte Frage im schriftlichen Examen. Egal in welcher Form die Frage auftritt, es geht immer darum,

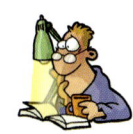

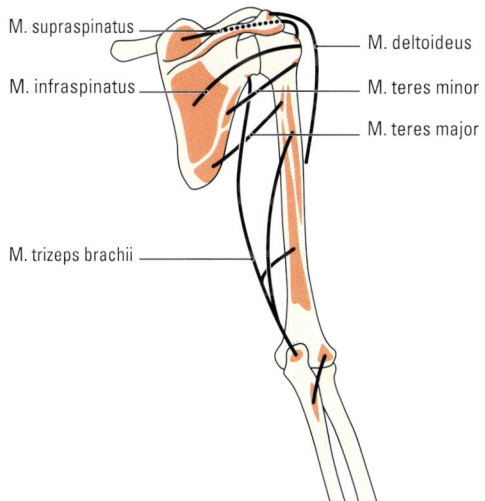

M. supraspinatus

M. infraspinatus

M. trizeps brachii

M. deltoideus

M. teres minor

M. teres major

Abb. 17: Verbindungen vom Schultergürtel zum Oberarm und Rotatorenmanschette

medi-learn.de/7-ana5-17

2.2.2   Oberarmmuskulatur

Es gibt zwei Muskellogen am Oberarm: Ventrale Flexoren und dorsale Extensoren. Aber Vorsicht: Ein Muskel gehört zu den Flexoren, weil er in der entsprechenden Loge liegt. Er muss dafür nicht unbedingt eine Flexion im Ellenbogen machen.

	Muskel	Ursprung	Ansatz	Innervation	Funktion
Flexoren-Loge	M. coraco-brachialis	Processus coracoideus	ventraler Humerus	N. musculocu-taneus	– Adduktion – Innenrotation
	M. brachialis	ventraler Humerus	ventrale Ulna		– stärkster Flexor des Ellenbogengelenks (liegt unterhalb des M. biceps brachii)
	M. biceps brachii	Caput longum: – Tuberculum supraglenoidale scapulae Caput breve: – Processus coracoideus	Tuberositas radii		im Ellenbogen: – stärkster Supinator bei gebeugtem Arm – Flexion in der Schulter: – Caput breve: Adduktion – Caput longum: Abduktion
Extensoren-Loge	M. triceps brachii	Caput longum: – Tuberculum infraglenoidale scapulae Caput mediale: – medialer Humerus Caput laterale: – lateraler Humerus	Olecranon	N. radialis	im Ellenbogen: – Extension im Schultergelenk: – Adduktion – Retroversion – Innenrotation

Tab. 13: Überblick über die Flexoren- und Extensoren-Loge des Oberarms

2.2.3   Unterarmmuskulatur

Wie der Oberarm, so hat auch der Unterarm zwei Muskellogen: ventrale Flexoren und dorsale Extensoren. Die Unterarmmuskeln sind kompliziert und schwer zu lernen, aber mit den hier aufgeführten Tipps kannst du dir die Sache sehr erleichtern:
Wenn ein Muskel z. B. Flexor carpi heißt, beugt er die Hand, heißt er Flexor digitorum, läuft er über das Handgelenk und beugt neben den Fingern auch das Handgelenk.

Flexoren	Ursprung: am Epicondylus medialis humeri und/oder am ventralen Unterarm
Extensoren	Ursprung: am Epicondylus lateralis humeri und/oder am dorsalen Unterarm
Innervation	Flexoren: N. medianus Extensoren: N. radialis
Funktion	durch den Namen charakterisiert

Tab. 14: Übersicht Unterarmmuskeln

Weil das so gar zu einfach wäre, hier die typischen (gern gefragten) Ausnahmen:

M. flexor carpi ulnaris	liegt in der Flexorenloge: obwohl ein Flexor, wird er durch den N. ulnaris innerviert
M. flexor digitorum profundus	liegt in der Flexorenloge: Doppelinnervation: radialer Anteil durch N. medianus, ulnarer Anteil durch N. ulnaris
M. brachioradialis	liegt in der Extensorenloge: Innervation durch N. radialis; Ursprung: Crista supracondylaris lateralis humeri, Ansatz: Processus styloideus radii; seine Funktion ist aber die Flexion im Ellenbogen; daneben sowohl Supi – als auch Pronation (je nach Stellung)
M. pronator teres	liegt in der Flexorenloge: Innervation durch N. medianus; Ursprung: Epicondylus med. humeri und ventrale Ulna, Ansatz: lateraler und dorsaler Radius; Funktion: Pronation, Flexion im Ellenbogen
M. supinator	liegt in der Extensorenloge: Innervation durch N. radialis; Ursprung: Epicondylus lateralis humeri, Ansatz: Vorder- und Seitenfläche Radius; Funktion: Supination

Tab. 15: Besonderheiten Unterarmmuskulatur

Noch ein wichtiger Punkt ist der Verlauf der Sehnen der beiden Fingerbeuger M. flexor digitorum profundus und M. flexor digitorum superficialis.
Der oberflächliche Fingerbeuger setzt an den Mittelphalangen der Finger an, der tiefe an den Endphalangen. Damit die Beugung funktioniert, spalten sich die Sehnen des oberflächlichen auf und die Sehnen des tiefen Fingerbeugers laufen durch sie hindurch zu den Endgliedern. Somit beugt der M. flexor digitorum profundus in allen Fingergelenken, also auch in den distalen Interphalangealgelenken.

2.2.4 Handmuskulatur

Es gibt einige Handmuskeln, von denen besonders die Innervation gerne gefragt wird (s. Tab. 16, S. 21).
Zum M. adductor pollicis solltest du dir außerdem den Ursprung und Ansatz merken:
– Ursprung seines Caput transversum ist das Os metacarpale III,
– Ursprung seines Caput obliquum das Os metacarpale II, Os capitatum.
– Ansatz ist die Grundphalanx des Daumens.

Muskel	Innervation	Funktion
Daumenballenmuskeln (thenare Gruppe)		
M. abductor pollicis brevis	N. medianus	Abduktion
M. opponens pollicis	N. medianus	Opposition
M. adductor pollicis	N. ulnaris	– Adduktion – Opposition
Hohlhandmuskeln		
Mm. lumbricales I + II	N. medianus	
Mm. lumbricales III + IV	N. ulnaris	– Flexion im Grundgelenk
Mm. interossei palmares	N. ulnaris	– Extension in DIP und PIP
Mm. interossei dorsales		
Kleinfingerballenmuskeln		
M. abductor digiti minimi		– Abduktion
M. flexor digiti minimi brevis	N. ulnaris	– Flexion
M. oppneus digiti minimi		– Opposition

Tab. 16: Handmuskeln

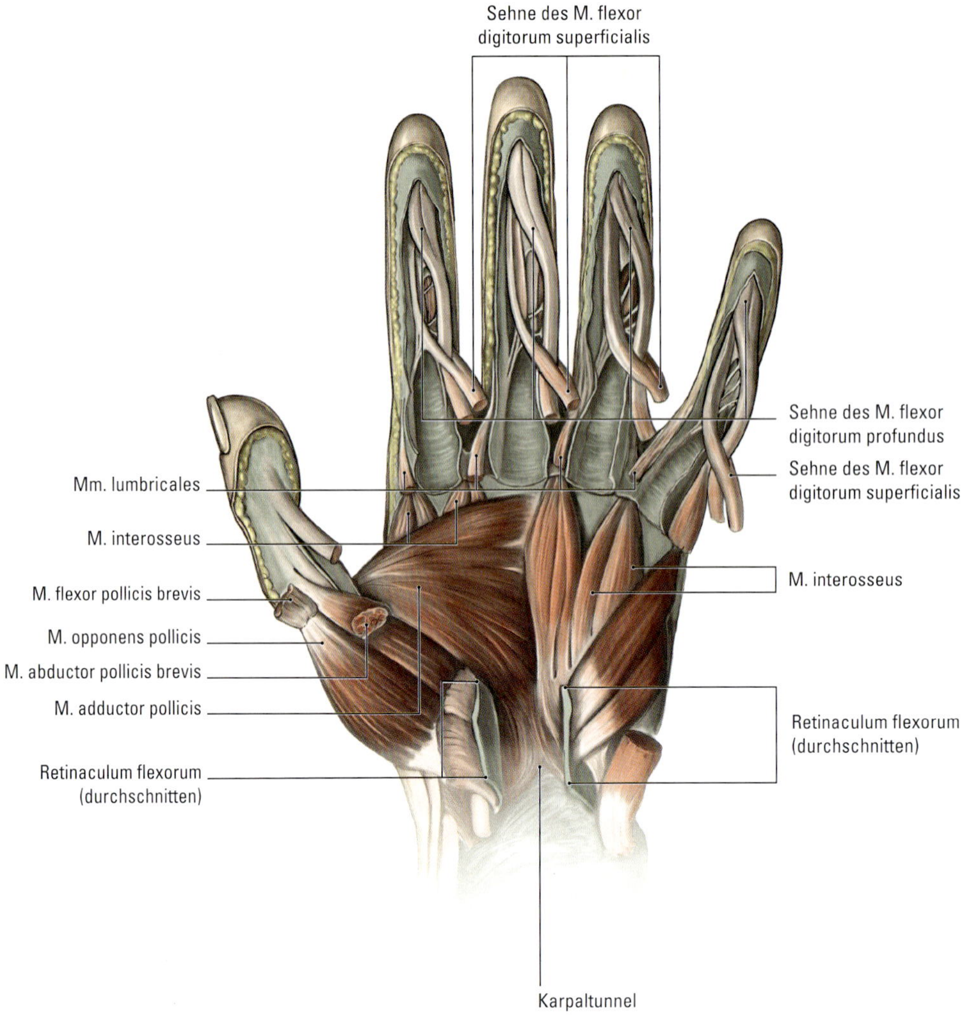

2

Sehne des M. flexor
digitorum superficialis

Sehne des M. flexor
digitorum profundus

Sehne des M. flexor
digitorum superficialis

Mm. lumbricales

M. interosseus

M. interosseus

M. flexor pollicis brevis

M. opponens pollicis

M. abductor pollicis brevis

M. adductor pollicis

Retinaculum flexorum
(durchschnitten)

Retinaculum flexorum
(durchschnitten)

Karpaltunnel

Abb. 18: Handgelenk palmar

medi-learn.de/7-ana5-18

2.3   Leitungsbahnen obere Extremität

Die Leitungsbahnen – also Nerven und Ge-
fäße – der oberen Extremität sind in ihrem
Verlauf und ihrem Ursprung recht kompli-
ziert. Allerdings kannst du dir durch einfache
Tricks und das „Herauspicken"
der wichtigen Strukturen das
Lernen   sehr   vereinfachen.
Aber sieh selbst ...

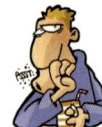

2.3.1   Arterien und Venen

Diese Abbildungen zeigen die wichtigsten
Armarterien:
Arteria subclavia
– Aus der A. subclavia wird die A. brachialis.
– Die A. subclavia verläuft durch die **Scale-
   nuslücke** (hinter dem M. scalenus anterior).

Arteria brachialis

Die A. brachialis versorgt die Flexoren des
Oberarms. Aus ihr kommen die

– A. collateralis ulnaris superior et inferior, die in das Rete articulare cubiti münden und weiter in die A. ulnaris fließen;
– **A. profunda brachii,**
  • die in der **Extensorenloge** verläuft und die dortigen Muskeln versorgt.
  • die als A. collateralis radialis über die A. recurrens radialis in die A. radialis mündet.

Die A. brachialis teilt sich in die
– A. radialis, die an der Hand den Arcus palmaris profundus bildet. Der wiederum liegt unter den langen Flexorsehnen auf den Ossa metacarpalia und speist den Daumen.
– A. ulnaris, die den Arcus palmaris superficialis bildet. Der liegt zwischen der Palmaraponeurose und den langen Flexorsehnen.

Die Venen heißen und verlaufen wie die Arterien, allerdings sind sie meist paarig angelegt. Eine Ausnahme ist die **V. subclavia**. Sie läuft **vor** dem **M. scalenus ant**. und damit nicht durch die Scalenuslücke (s. Abb. 21, S. 24), während die A. subclavia durch die Scalenuslücke zieht.

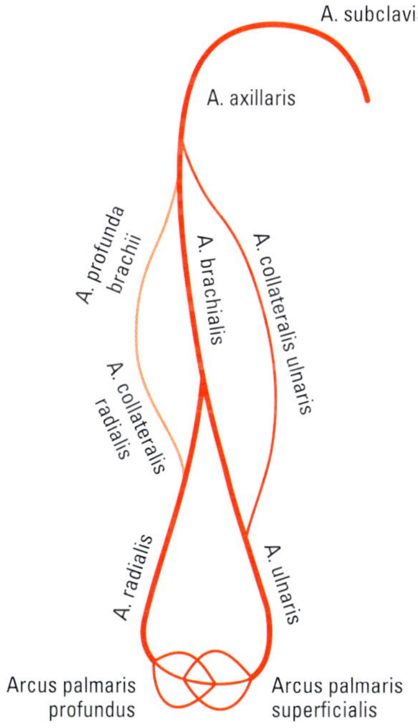

Zu den oberflächlichen (epifaszialen) Venen solltest du dir merken, dass es davon zwei am Arm gibt:
– Die längere V. cephalica, die in die V. axillaris mündet und radial verläuft, und
– die kürzere V. basilica, die in die V. brachialis mündet und ulnarseitig entlang zieht.

Im klinischen Alltag werden an den oberen Extremitäten folgende Pulse getastet:
– A. axillaris (sehr gut)
– A. brachialis (gut)
– A. radialis (sehr gut)
– A. ulnaris (schwer).

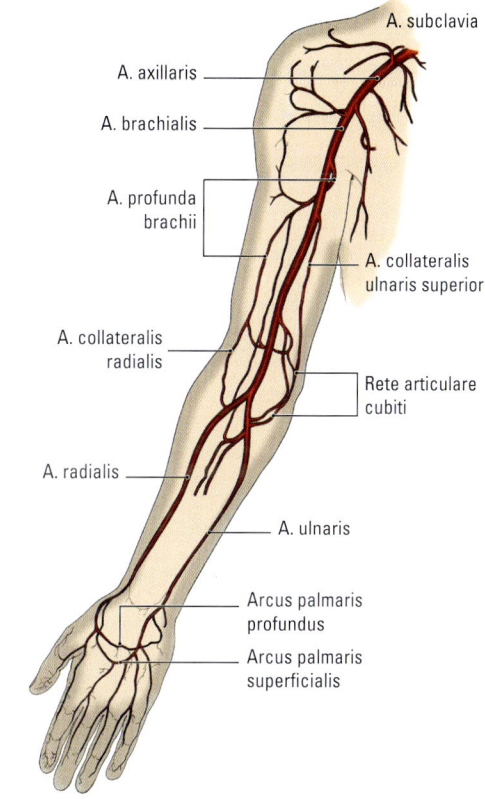

Abb. 20: Armarterien

medi-learn.de/7-ana5-20

Abb. 19: Armarterien schematisch

medi-learn.de/7-ana5-19

2.3.2 Nerven

Die Nerven der oberen Extremität entstammen alle dem Plexus brachialis, der wiederum aus den ventralen Ästen der Spinalnerven C5 bis Th1 gebildet wird (s. Abb. 21, S. 24). Er hat einen komplizierten Aufbau, der in verschiedenen Lehrbüchern zudem unterschiedlich beschrieben wird. Dennoch solltest du die wichtigsten vier Nerven aus dem Plexus brachialis von ihrem Ursprung bis zu den Erfolgsorganen auswendig kennen. Diese vier sind:

– N. radialis,
– N. ulnaris,
– N. medianus,
– N. musculocutaneus.

Alle anderen wurden im schriftlichen Physikum noch nie und an den meisten Unis im Mündlichen nur äußerst selten gefragt.

Plexus brachialis

Der Plexus brachialis entsteht aus den ventralen Ästen der Spinalnerven **C5 bis Th1**. Diese bilden drei Trunci:

– Truncus superior,
– Truncus medius,
– Truncus inferior.

Diese Trunci bilden drei Fasciculi:

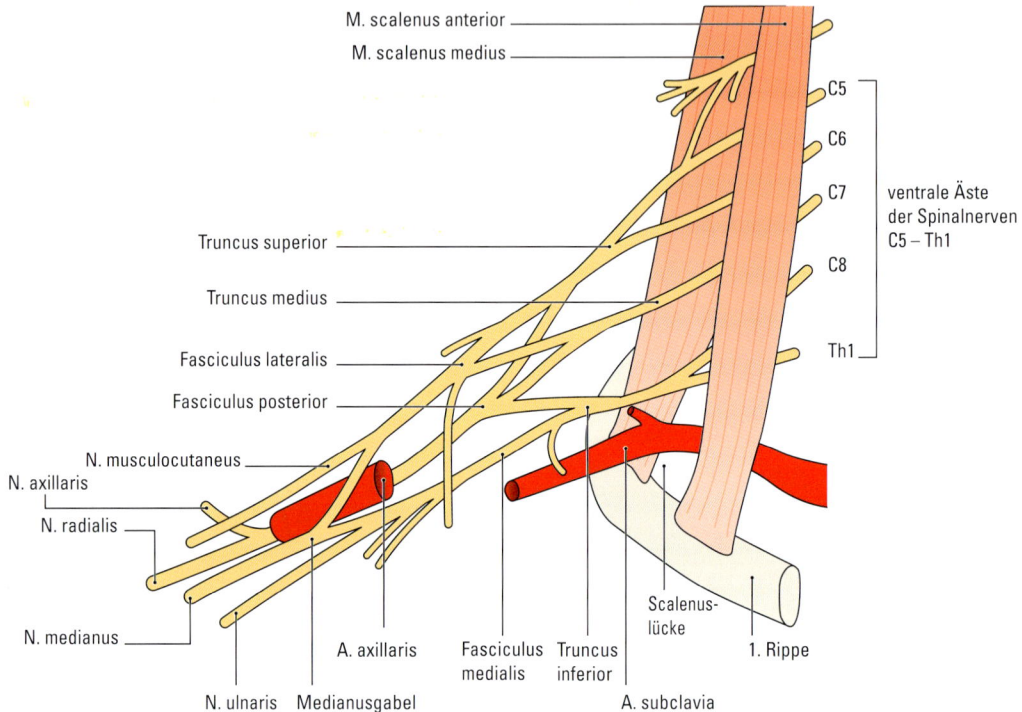

Abb. 21: Plexus brachialis 1

medi-learn.de/7-ana5-21

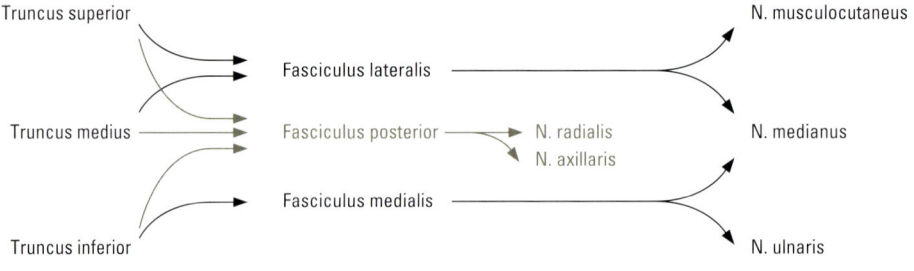

Abb. 22: Plexus brachialis 2

medi-learn.de/7-ana5-22

– Fasciculus lateralis,
– Fasciculus medialis,
– Fasciculus posterior.

Und diese schließlich bilden die Nerven, die den Arm versorgen. Die Abb. 21, S. 24 und Abb. 22, S. 24 stellen vereinfacht dar, wer hier was bildet.

Zur Topografie der Nerven:
– Der N. medianus verläuft zusammen mit der A. brachialis im Oberarm.
– Der N. ulnaris verläuft zusammen mit der A. ulnaris im Unterarm.
– Der N. radialis verläuft zusammen mit der A. profunda brachii dorsal am Humerus.

Zu den motorischen Ausfällen:
– N. medianus: **Schwurhand** beim Versuch, die Faust zu schließen.
– N. ulnaris: **Krallenhand** beim Versuch, die Faust zu schließen.
– N. radialis: **Fallhand** beim Versuch einer Dorsal-Extension.

Da die motorischen Handfunktionen auch von den Unterarmmuskeln gewährleitstet werden kommen diese Ausfälle bei Schädigungen proxmial des Unterarms vor.

> **Merke!**
>
> Der Merkspruch dazu lautet:
> Ich **schwöre** beim heiligen **Medianus**, dass ich mir die **Ulna kralle**, wenn ich vom **Rad falle**.

Sensible Innervation der Hand

Das untere Bild (s. Abb. 23, S. 25) erklärt sich von selbst. Wichtig ist, dass der N. medianus die ersten dreieinhalb Finger von palmar und die Endglieder der gleichen Finger auch von dorsal sensibel innerviert.

2.4 Topografie der oberen Extremität

Im schriftlichen Examen werden immer wieder dieselben Fragen über die Topografie der oberen Extremität gestellt. Daher ist es ausreichend, sich diese speziellen Punkte anzuschauen. Meistens werden die Durchtritte gefragt, daneben kommen auch Bildfragen, besonders zum Canalis carpi. Da prüfungsrelevant, solltest du dir folgende markante Nervenverläufe einprägen:

N. medianus:
– Am Oberarm verläuft er zusammen mit der A. brachialis im Sulcus bicipitalis medialis, auf der Beugeseite des Ellenbogens liegt er direkt unter der Aponeurosis musculi bicipitis brachii, dann zieht er am Unterarm zwischen den Köpfen des M. pronator teres nach distal und schließlich zwischen dem M. flexor digitorum superficialis und dem M. flexor digitorum profundus unter dem Retinaculum flexorum durch den Karpaltunnel. Dort liegt er oberflächlich zwischen den Sehnen des M. palmaris longus und M. flexor carpi radialis.

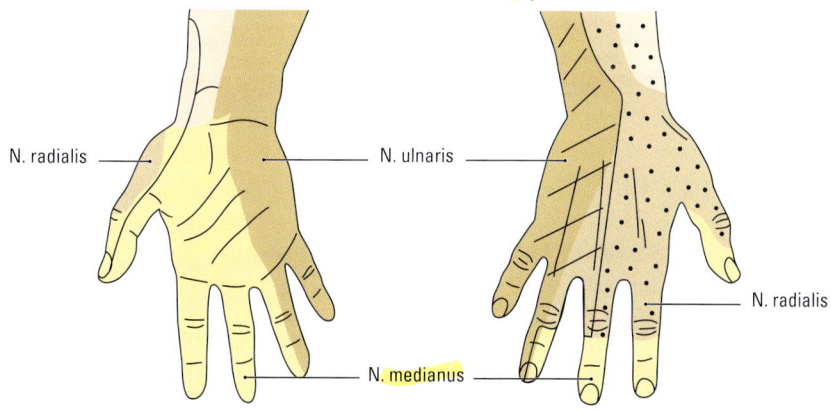

N. radialis — N. ulnaris — N. radialis — N. medianus

Abb. 23: Sensible Innervation der Hand

medi-learn.de/7-ana5-23

N. ulnaris:

– Er zieht medial am Oberarm hinab, um sich im Sulcus nervi ulnaris dorsalseitig (ugs. = Musikantenknochen) um das Ellenbogengelenk zu legen. Dann zieht er weiter auf die Vorderseite des Unterarms zwischen den Köpfen des M. flexor carpi ulnaris hindurch und zusammmen mit der A. ulnaris nach distal, wo er durch die Guyon-Loge palmar in die Hand übertritt. In der Guyon-Loge kann es zur Kompression des N. ulnaris und damit zur Schwächung des M. adductor pollicis kommen. Achtung: Bitte die Guyon-Loge NICHT mit der Tabatiére (s. 2.4.4, S. 28) verwechseln. Die Guyon-Loge liegt ulnarseitig und volar am Handgelenk, aber oberflächlich des Retinaculum flexorum (im Gegensatz zu dem tiefer und radial liegenden Karpaltunnel) und wird vom Os pisiforme nach ulnar hin begrenzt. Hier treten N. ulnaris und A. ulnaris in die Hohlhand über.

N. radialis:

– In der Achselhöhle verläuft er mit der A. axillaris, dann am dorsalen Oberarm (wo er bei Oberarmbrüchen gefährdet ist) mit der A. profunda brachii nach distal. Am Ellenbogen zieht er auf die Beugerseite (nach ventral) und zwischen dem M. brachioradialis und dem M. brachialis hindurch.

N. axillaris:

– Er zieht durch die laterale Achsellücke und unter dem M. deltoideus entlang um das Collum chirurgicum humeri auf die dorsale Oberarmseite. Bei einer Schulterluxation läuft er daher Gefahr, geschädigt zu werden, was zu einem Ausfall des M. deltoideus führen kann.

Scalenuslücke

Der M. scalenus anterior und der M. scalenus medius bilden die Scalenuslücke, durch die der Plexus brachialis und die A. subclavia ziehen (s. Abb. 21, S. 24). Achtung: Die V. subclavia zieht NICHT durch die Scalenuslücke, sondern vor dem M. scalenus anterior entlang.

2.4.1 Achsellücken

Es gibt zwei Achsellücken, die laterale und die mediale:

Laterale Achsellücke	Begrenzungen	Durchtritt
viereckig	lateral: – Humerus medial: – lange Trizepssehne kranial: – M. teres minor kaudal: – M. teres major	– N. axillaris – A. und V. circumflexa humeri posterior

Mediale Achsellücke	Begrenzungen	Durchtritt
dreieckig	kaudal: – M. teres major kranial: – M. teres minor lateral: – lange Trizepssehne	A. circumflexa scapulae

Tab. 17: Achsellücken

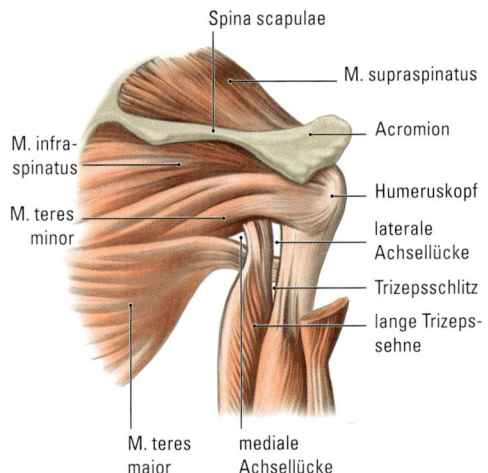

Abb. 24: Achsellücken   *medi-learn.de/7-ana5-24*

2.4.2 Trizepsschlitz

Der Trizepsschlitz wird nach cranial vom M. teres major, nach medial vom Caput longum und nach lateral vom Caput laterale des M. triceps brachii gebildet. Hier treten A. profunda brachii und N. radialis nach dorsal in die Extensorenloge ein.

2.4.3 Canalis carpi (Karpaltunnel)

Der Karpaltunnel wird aufgrund des **Karpaltunnelsyndroms** sehr oft gefragt. Beim Karpaltunnelsyndrom wird der **N. medianus** im Karpaltunnel eingeengt. Dadurch kann er seine distal des Karpaltunnels liegenden sensiblen und motorischen Funktionen einbüßen. Die Klinik besteht dann aus nächtlichen Schmerzen oder **Parästhesien** (Missempfindungen) der Beugeseiten der ersten drei Finger und **Paresen** der vom N. medianus innervierten Muskulatur der Hand (M. abductor pollicis brevis und M. opponens pollicis), wodurch es zu einer **Daumenballenatrophie** kommt.

Begrenzung	Durchtritt
Handwurzelknochen, Retinaculum flexorum	Sehnen der langen Fingerbeuger, N. medianus

Tab. 18: Karpaltunnel

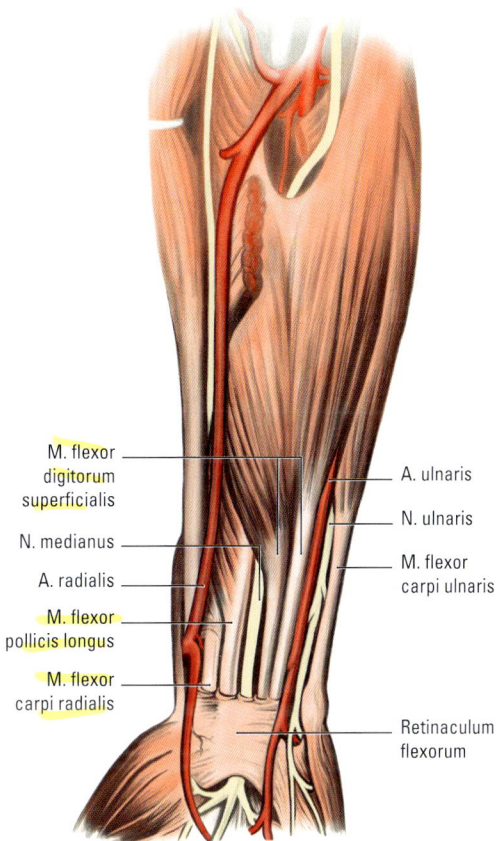

M. flexor digitorum superficialis

A. ulnaris

N. ulnaris

N. medianus

M. flexor carpi ulnaris

A. radialis

M. flexor pollicis longus

M. flexor carpi radialis

Retinaculum flexorum

Abb. 26: Karpaltunnel 2

medi-learn.de/7-ana5-26

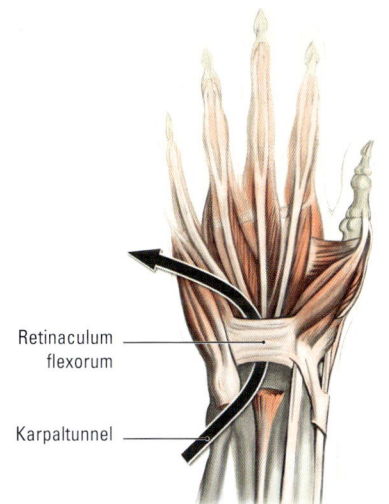

Retinaculum flexorum

Karpaltunnel

Abb. 25: Karpaltunnel 1   *medi-learn.de/7-ana5-25*

2.4.4   Tabatière (Fovea radialis)

Die Tabatière wird
– handrückenwärts von der Sehne des M. extensor pollicis longus,
– palmar von den Sehnen des M. extensor pollicis brevis und M. abductor pollicis longus begrenzt (s. Abb. 27).

M. extensor pollicis longus

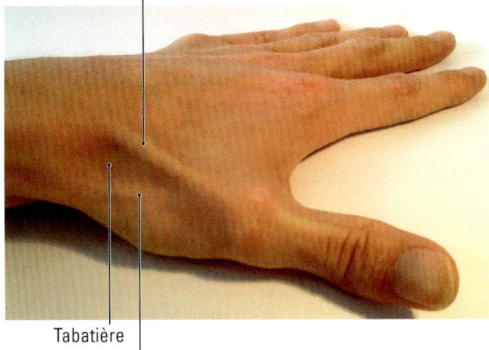

Tabatière
(Fovea radialis)

M. extensor pollicis brevis und
M. abductor pollicis longus

Abb. 27: Tabatière   *medi-learn.de/7-ana5-27*

2.4.5   Leitmuskeln

Verläuft ein Nerv durch einen Muskel hindurch, so wird dieser Muskel als Leitmuskel bezeichnet. Bisher gab es noch kein einziges Physikum, in dem dieses Wissen nicht geprüft wurde. Daher Gehirnspeicher weit geöffnet und los geht`s:

Leitmuskel	Nerv, der den Muskel durchbohrt
M. coracobrachialis	N. musculocutaneus
M. pronator teres	N. medianus
M. supinator	N. radialis
M. flexor carpi ulnaris	N. ulnaris

Tab. 19: Leitmuskeln

2.4.6   Sehnenscheiden in der Hand

Dieses Thema ist unbeliebt und kompliziert, da es sechs dorsal-karpale, drei palmar-karpale und fünf palmar-digitale Sehnenscheiden gibt. Prüfungsrelevant ist folgende Information: Über den Karpaltunnel kommunizieren die Sehnenscheiden des 5. und 1. Fingers auf der Beugeseite. Dadurch kann eine Entzündung einer dieser beiden Sehnenscheiden auf die andere übergreifen, wodurch eine **V-Phlegmone** entsteht.

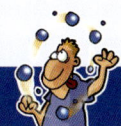
Gerade das **Schulter- und das Ellenbogengelenk** werden im schriftlichen Physikum gerne gefragt. Machst du dir klar, dass beide in je vier Gelenke eingeteilt werden können, die zusammen funktionelle Einheiten bilden, wird das Lernen sehr viel einfacher.

Schultergelenk:
– Drei echte Gelenke (Art. sternoclaviculare, acromioclaviculare und Art. humeri) und die thorakoscapulare Gleitschicht bilden eine funktionelle Einheit;
– Elevation (Abd > 90°) durch Gleitschicht möglich.

Typische Besonderheiten der Articulatio humeri:
– Verlauf der langen Bizepssehne (intraartikulär durch die Schultergelenkkapsel),
– Recessus axillaris.

Namen der Bewegungen unterscheiden sich etwas vom Standard:
– Ante- und Retroversion entsprechen Flexion und Extension.

Ellenbogengelenk:
– Vier Gelenke bilden eine funktionelle Einheit:
  • Art. humeroradialis, Art. humeroulnaris, Art. radioulnaris proximalis und Art. radioulnaris distalis.
– Drei davon in gemeinsamer Kapsel:
  • Art. humeroradialis, Art. humeroulnaris, Art. radioulnaris proximalis.
– Jedem Gelenk kann eine spezielle Funktion zugeordnet werden:
  • Art. humeroradialis = keine eigtl. Funktion
  • Art. humeroulnaris = Flexion/ Extension
  • Art. radioulnaris proximalis und distalis zusammen = Pronation/Supination.
– Ligamentum anulare mit seinem Verlauf (s. Tab. 8, S. 14):

– Ursprung an ventraler Ulna, umgibt Radius, Ansatz an dorsaler Ulna.
– Ligamentum collaterale radiale mit Ansatz am Ligamentum anulare.

Handgelenke:
– Proximales Handgelenk ist ein Eigelenk mit zwei Freiheitsgraden.
– Bei Bewegungen immer die Richtung mitsagen (in mündlichen Prüfungen, um Verwechslungen zu vermeiden).
– Proximales Handgelenk wird aus Radius und Handwurzelknochen sowie einem Discus articularis gebildet, **die Ulna hat NICHTS mit dem proximalen Handgelenk zu tun.**
– Der Discus articularis bildet einen Teil der Gelenkpfanne.

Fingergelenke:
– Daumensattelgelenk mit seinen Funktionen und seiner Lage (s. Abb. 12, S. 15):
  • Funktionen: Flexion/Extension sowie Adduktion/Abduktion.
  • Das Daumensattelgelenk darf NICHT mit dem Daumengrundgelenk verwechselt werden, welches den Anfang des Daumens, also die Verbindung zur Hand bildet.

Achtung: Opposition und Reposition sind Kombinationsbewegungen.
– Lage der Fingergrundgelenke, besonders des Daumens.
– DIP und PIP: Diese Abkürzungen haben zwischenzeitlich Einzug in die schriftliche Prüfung genommen:
  • PIP = proximales Interphalangealgelenk,
  • DIP = distales Interphalangealgelenk.

Sehr häufig gestellte Fragen über die Muskeln der oberen Extremität beziehen sich auf den **Schultergürtel**. Den M. serratus anterior solltest du ebenso wie den M. trapezius

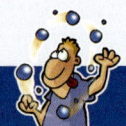

recht genau kennen. Beide können durch das Herausdrehen der Scapula die Elevation ermöglichen, der M. trapezius – als ausgewanderter Kopfmuskel – wird vom Nervus accessorius, dem elften Hirnnerven, innerviert.

– Elevation ermöglicht durch Herausdrehen der Scapula durch M. serratus anterior und M. trapezius.

Der **M. pectoralis major** wird als bedeutendster Atemhilfsmuskel ebenfalls gerne gefragt. Im so genannten „Kutschersitz" stützt sich der Mensch mit den Armen ab, die dadurch nicht mehr zu bewegen sind, sodass der M. pectoralis major seine gesamte Kraft für die Inspiration verwenden kann.

– M. pectoralis major ist der stärkste inspiratorische Atemhilfsmuskel.

Vom **M. latissimus dorsi** wird im Schriftlichen gerne die Innervation gefragt. Merkst du dir aber, dass sowohl der Muskel als auch seine Innervation (N. thoracodorsalis) den Begriff „dorsal" im Namen tragen, sollte jegliche Gefahr gebannt sein.

– M. latissimus dorsi innerviert durch N. thoracodorsalis.

Die **Rotatorenmanschette** wird fast in jedem Physikum gefragt. Daher zählen ihre Muskeln zu den wichtigsten Themen überhaupt. Rotatorenmanschette =

– M. teres minor
– M. supraspinatus
– M. infraspinatus
– M. subscapularis.

Der M. teres major ist dagegen KEIN Bestandteil der Rotatorenmanschette.

Als berühmtesten Muskel solltest du den **M. biceps brachii** genau kennen. Wichtig ist, dass er seine meiste Kraft zur Supination aufbringt, er ist sogar der stärkste Supinator des Körpers überhaupt. Nur einen kleinen Teil seiner Kraft nutzt er für die Flexion. Eine häufige Bildfrage betrifft den Verlauf seiner langen Sehne durch das Schultergelenk. Im Gegensatz dazu kann der M. brachialis nur beugen, da er nicht am beweglichen Radius, sondern an der unbeweglichen Ulna ansetzt.

– M. biceps brachii:
  • stärkster Supinator bei gebeugtem Arm,
  • lange Sehne läuft durch das Schultergelenk,
  • Ansatz am Radius.
– M. brachialis:
  • stärkster Beuger im Ellenbogen,
  • Ansatz an der Ulna.

Bei den **Handmuskeln** wird regelmäßig nach der Innervation des M. abductor pollicis und des M. opponens pollicis gefragt (N. medianus). Im Gegensatz dazu wird der M. adductor pollicis vom N. ulnaris versorgt. Bildfragen gibt es zu den Handmuskeln kaum.

Die **Arterien des Arms** sind ein oft gefragtes Gebiet. Gerne wird die Frage nach der A. profunda brachii gestellt, die dorsal am Humerus verläuft. Auch die beiden Arcus palmares gehören zu den typischen Fragen im schriftlichen Physikum.

– A. profunda brachii läuft dorsal am Humerus.
– Arcus palmaris superficialis aus A. ulnaris.
– Arcus palmaris profundus aus A. radialis.

Die wichtigste und am häufigsten gestellte Frage bezieht sich auf den **Verlauf der V. subclavia**, die nicht wie ihre Begleitarterie zwischen dem M. scalenus anterior und medius hindurchzieht (Scalenuslücke), sondern vor dem M. scalenus anterior vorbeizieht.

– A. subclavia durch die Scalenuslücke.
– V. subclavia vor dem M. scalenus anterior.

Darüber hinaus ist der **Plexus brachialis** eines der Standardthemen. Sein Verlauf durch

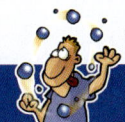

die Scalenuslücke und die Bildung des N. medianus, ulnaris, radialis und musculocutaneus wurden bislang in jedem Physikum gefragt.

 – Siehe Abb. 21, S. 24 und Abb. 22, S. 24.

Im Rahmen eines Geburtstraumas kann es zu Verletzungen des Plexus brachialis kommen. Man unterscheidet eine obere (Erb-) von einer unteren (Klumpke-)Plexusläsion. Die obere Plexuslähmung betrifft die Segmente C5 und C6. Hierbei kommt es zur Parese (Lähmung) der Schultergürtel-, Oberarm- und Unterarmmuskeln, was die Hebung der Schulter sowie die Beugung des Ellenbogens unmöglich macht. Bei der unteren Plexusläsion sind die kleinen Handmuskeln und Fingerbeuger betroffen, wodurch sich z. B. die Faust nicht mehr schließen lässt.

Auch die **Topografie der oberen Extremität** gehört zu den typischen Themen des schriftlichen Physikums. Besonders gerne wird nach dem **Karpaltunnel** gefragt, weswegen du dir Abb. 25, S. 27 und Abb. 26, S. 27 sehr genau anschauen solltest. Die am häufigsten gestellte Bildfrage bezieht sich nämlich auf diese Region.
Erkennen und benennen solltest du zudem die einzelnen Sehnen und Nerven der oberen Extremität:

 – N. medianus durchläuft den Karpaltunnel.
 – Die wichtigen Strukturen von radial nach ulnar sind am Querschnitt durch den Handwurzelbereich:

  • Arteria radialis

  • M. flexor carpi radialis
  • M. flexor pollicis longus
  • N. medianus
  • M. flexor digitorum superficialis und profundus (da gemeinsame Sehnenscheide)

  } durch Karpaltunnel

  • A. ulnaris ⎤ oberhalb des Retinaculum
  • N. ulnaris ⎦ flexorum, in Guyon-Loge

Darüber hinaus solltest du fürs Schriftliche die **Leitmuskeln** beherrschen, denn es gab bisher noch kein Physikum, in dem nicht mindestens eine Frage zu diesem Thema gestellt wurde (s. Tab. 19, S. 28).

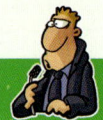
Die im schriftlichen Physikum typischen Fragen zu den Gelenken der oberen Extremitäten tauchen häufig in der mündlichen Prüfung wieder auf und sollten daher sitzen. Besonders beliebt sind Fragen nach der langen Bizepssehne und ihrem Verlauf sowie nach den vier Gelenken des Ellenbogens und dem Ligamentum anulare. Typisch ist auch die Aufforderung, die Lage des Daumensattelgelenks zu zeigen und es vom Daumengrundgelenk zu differenzieren.

1. **Bitte nennen Sie die Besonderheiten der Schulter.**

2. **Erläutern Sie bitte, welche Gelenke den Ellenbogen bilden.**

3. **Erklären Sie bitte, wer das proximale Handgelenk bildet.**

4. **Bitte erläutern Sie, wer das Daumensattelgelenk bildet und welche Bewegungen hier möglich sind.**

5. **Nennen Sie bitte die Funktionen des M. pectoralis major.**

6. **Nennen Sie die Funktion der Rotatorenmanschette.**

7. **Erklären Sie bitte, wo der Ursprung des langen und kurzen Bizepskopfes liegt.**

8. **Bitte erklären Sie, wie der M. flexor digitorum profundus innerviert wird und was seine Besonderheiten sind.**

9. **Bitte erläutern Sie, wen der N. medianus an der Hand innerviert.**

10. **Nennen Sie die Funktion der Mm. lumbricales.**

11. **Bitte erklären Sie, wer die Oberarmextensoren versorgt.**

12. **Erläutern Sie bitte den Verlauf der V. subclavia.**

13. **Bitte erläutern Sie, welcher Fasciculus den N. radialis bildet.**

14. **Bitte erklären Sie, woraus der Plexus brachialis entsteht.**

15. **Bitte erklären Sie, durch welche Achsellücke der N. axillaris tritt. Welche Strukturen laufen noch hindurch?**

16. **Nennen Sie bitte die Struktur, die den N. medianus typischerweise einengen und damit stören kann.**

17. **Nennen Sie bitte den Muskel, welcher an der Bildung beider Achsellücken beteiligt ist.**

18. **Nennen Sie bitte den Leitmuskel des N. radialis und erklären Sie, was einen Leitmuskel ausmacht.**

---

1. Bitte nennen Sie die Besonderheiten der Schulter.
– Drei Gelenke und thorakoscapulare Gleitschicht,
– lange Bizepssehne läuft durchs Gelenk,
– Recessus axillaris.

2. Erläutern Sie bitte, welche Gelenke den Ellenbogen bilden.
– Art. humeroulnaris (Scharnier)
– Art. humeroradialis (eingeschränktes Kugelgelenk)
– Art. radioulnaris proximalis und distalis (Drehgelenk)

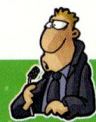
3. Erklären Sie bitte, wer das proximale Handgelenk bildet.
Proximale Handwurzelknochen, Radius und Discus articularis.

4. Bitte erläutern Sie, wer das Daumensattelgelenk bildet und welche Bewegungen hier möglich sind.
Os trapezium und Os metacarpale I. Neben Flexion und Extension auch Abduktion und Adduktion sowie die Kombinationsbewegungen Opposition und Reposition.

Auch in der mündlichen Prüfung stehen Schulter und Oberarmmuskeln weit oben in der Beliebtheitsskala. Der Unterarm wird seltener gefragt, meist reicht dafür das Basiswissen (s. Tab. 14, S. 20) aus. Extrem selten sind Fragen zu den Handmuskeln. Sie werden oftmals nur gestellt, um die Sicherheit des Prüflings zu erforschen. Allerdings kannst du mit solchem Wissen Punkte sammeln. Wenn du auf diesem Gebiet also wirklich sicher bist (wichtig, sonst geht der Schuss nach hinten los), solltest du bei diesem komplizierten Thema zeigen, was du kannst.

5. Nennen Sie bitte die Funktionen des M. pectoralis major.
Anteversion, Innenrotation, Adduktion, stärkster Inspirator. Atemhilfsmuskel im Kutschersitz.

6. Nennen Sie die Funktion der Rotatorenmanschette.
Sicherung des Humerus im Schultergelenk.

7. Erklären Sie bitte, wo der Ursprung des langen und kurzen Bizepskopfes liegt.
Langer Kopf: Tuberculum supraglenoidale, kurzer Kopf: Processus coracoideus.

8. Bitte erklären Sie, wie der M. flexor digitorum profundus innerviert wird und was seine Besonderheiten sind.
Doppelinnervation durch N. medianus und N. ulnaris. Läuft durch eine Spaltung der Sehnen des oberflächlichen Fingerbeugers hindurch zu den Endphalangen.

9. Bitte erläutern Sie, wen der N. medianus an der Hand innerviert.
M. abductor pollicis brevis,
M. opponens pollicis.

10. Nennen Sie die Funktion der Mm. lumbricales.
Flexion in Grundgelenken, Extension in DIP und PIP.

Analog zum Schriftlichen werden sowohl Gefäße als auch Nerven oft gefragt. Du solltest dir als Orientierungspunkt die Medianusgabel nehmen und von dort aus die Nerven aufsuchen. Die Armgefäße sind nicht schwer zu finden und zu benennen. Auch im Mündlichen ist ein Hinweis auf den Verlauf der V. subclavia vor dem M. scalenus anterior immer angebracht.

11. Bitte erklären Sie, wer die Oberarmextensoren versorgt.
A. profunda brachii.

12. Erläutern Sie bitte den Verlauf der V. subclavia.
Vor dem M. scalenus anterior.

13. Bitte erläutern Sie, welcher Fasciculus den N. radialis bildet.
Fasciculus posterior.

14. Bitte erklären Sie, woraus der Plexus brachialis entsteht.
Ventrale Äste der Spinalnerven C5 bis Th1.

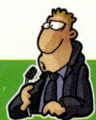
Falls du die Chance hast, in der mündlichen Prüfung topografisches Wissen zu den Achsellücken anzubringen, kannst du damit sicherlich glänzen. Auch in der Mündlichen wird der Karpaltunnel gerne gefragt und zählt zu den Themen, die du sicher beherrschen solltest; ein Hinweis auf das Karpaltunnelsyndrom macht sich in jeder Prüfung gut!

15. Bitte erklären Sie, durch welche Achsellücke der N. axillaris tritt. Welche Strukturen laufen noch hindurch?
Durch die laterale Achsellücke, zusammen mit A. und V. circumflexa humeri posterior.

16. Nennen Sie bitte die Struktur, die den N. medianus typischerweise einengen und damit stören kann.
Der Canalis carpi. Er bildet sich aus dem Retinaculum flexorum und den Handwurzelknochen; Krankheitsbild: Karpaltunnelsyndrom.

17. Nennen Sie bitte den Muskel, welcher an der Bildung beider Achsellücken beteiligt ist.
Der lange Kopf des M. trizeps brachii.

18. Nennen Sie bitte den Leitmuskel des N. radialis und erklären Sie, was einen Leitmuskel ausmacht.
Der M. supinator. Leitmuskeln sind solche, durch die ein Nerv hindurchläuft.

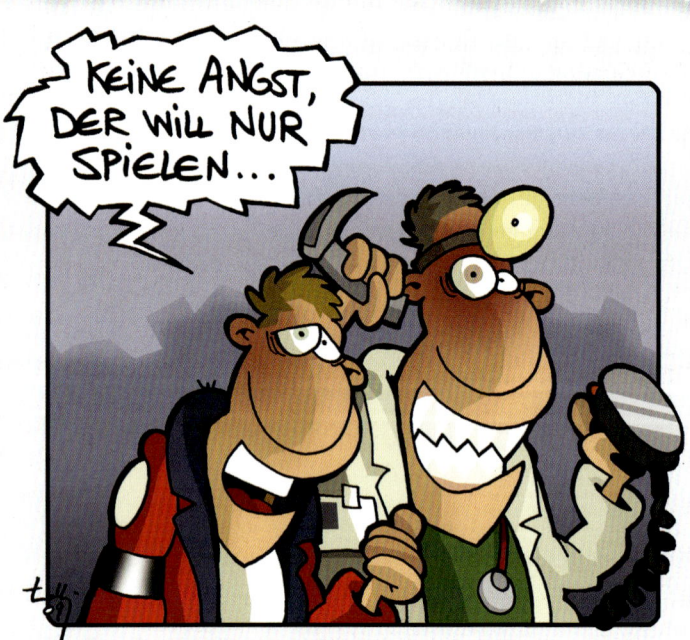

Mehr Cartoons unter www.medi-learn.de/cartoons

Pause

So, jetzt nutze deine obere Extremität, öffne das Fenster und lass ordentlich Luft rein. Zeit zum Verschnaufen: lange Pause!

Ein besonderer Berufsstand braucht besondere Finanzberatung.

Als einzige heilberufespezifische Finanz- und Wirtschaftsberatung in Deutschland bieten wir Ihnen seit Jahrzehnten Lösungen und Services auf höchstem Niveau. Immer ausgerichtet an Ihrem ganz besonderen Bedarf – damit Sie den Rücken frei haben für Ihre anspruchsvolle Arbeit.

- Services und Produktlösungen vom Studium bis zur Niederlassung

- Berufliche und private Finanzplanung

- Beratung zu und Vermittlung von Altersvorsorge, Versicherungen, Finanzierungen, Kapitalanlagen

- Niederlassungsplanung & Praxisvermittlung

- Betriebswirtschaftliche Beratung

Lassen Sie sich beraten!

Nähere Informationen und unseren Repräsentanten vor Ort finden Sie im Internet unter www.aerzte-finanz.de

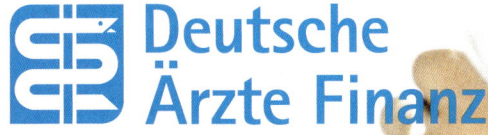

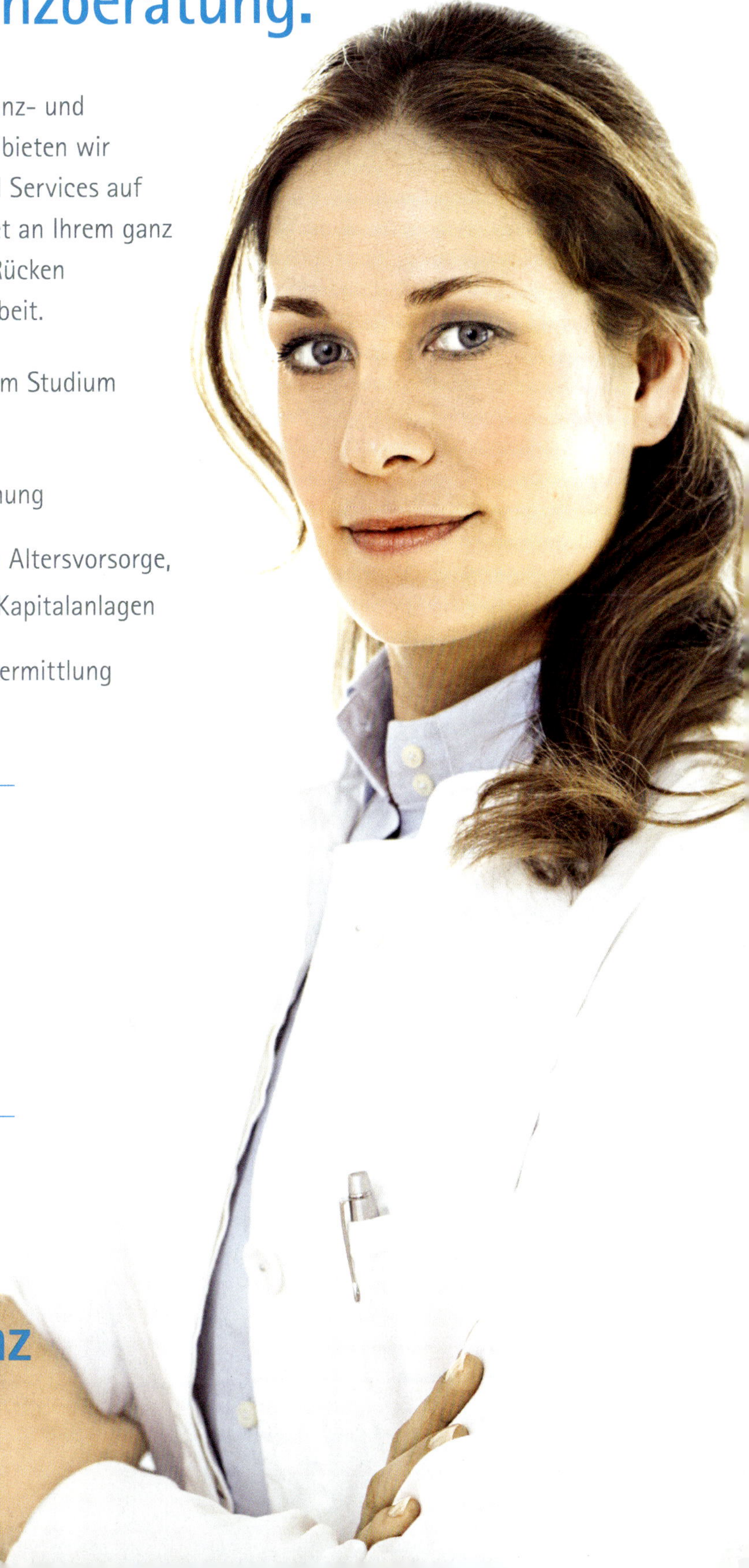

Deutsche Ärzte Finanz

Standesgemäße Finanz- und Wirtschaftsberatung

3   Untere Extremität

📊 Fragen in den letzten 10 Examen: 55

Verallgemeinert kannst du davon ausgehen, dass bei der unteren Extremität im Physikum eher die Topografie als die Muskulatur geprüft wird. Dennoch gibt es auch hier Muskeln, die du beherrschen solltest. Die großen Gelenke wie Hüft-, Knie- und Sprunggelenk werden sowohl im Schriftlichen als auch im Mündlichen häufig gefragt.

3.1   Gelenke und Bänder

Das Wissen über die Bänder des Beckens ist die Grundvoraussetzung für ein Verständnis der Topografie. Nur wenn du den Verlauf der Bänder verinnerlicht hast, kannst du die einzelnen topografischen Strukturen verstehen und damit Punkte im Schriftlichen und Mündlichen sammeln.

3.1.1   Becken

Das Becken besteht aus zwei **Ossa coxae (Hüftbeinen)**, die jeweils aus drei Knochen gebildet werden: Os ilium, Os pubis und Os ischium. Die beiden Ossa coxae sind ventral durch die Symphyse und dorsal durch die **sacroiliakalen Gelenke** mit dem Os sacrum verbunden. Durch diese Verbindungen der Ossa coxae entsteht der **Beckenring**. Mit anderen Worten: Der Beckenring wird aus zwei Ossa (Os coxae und Os sacrum) gebildet. Er dient damit zum einen der Verbindung des Rumpfes mit den Beinen, zum anderen trägt er die Baucheingeweide. Die sakroiliakalen Gelenke sind echte Gelenke (Amphiarthrosen), die bei jedem Schritt kleine Ausgleichsbewegungen vornehmen. Weitere wichtige Bänder des Beckens sind:

– das **Lig. sacrospinale**,
– das **Lig. sacrotuberale**,
– das **Lig. inguinale**.

Diese drei werden im Abschnitt Topografie genauer vorgestellt (s. 3.4, S. 52). Zwischen dem Os pubis und dem Os ischium bildet sich das knöcherne **Foramen obturatum**, das beim lebenden Menschen durch die **Membrana obturatoria** bedeckt ist. Ein kleines Loch in dieser Membran wird Canalis obturatorius genannt. Dieser Kanal gehört zu den Lieblingsthemen im Physikum (s. 3.4, S. 52).

Achtung: Verwechsle niemals den Canalis obturatorius mit dem Canalis pudendalis (auch „Alcock'scher Kanal"). Die beiden liegen zwar dicht nebeneinander, haben aber nichts miteinander zu schaffen.

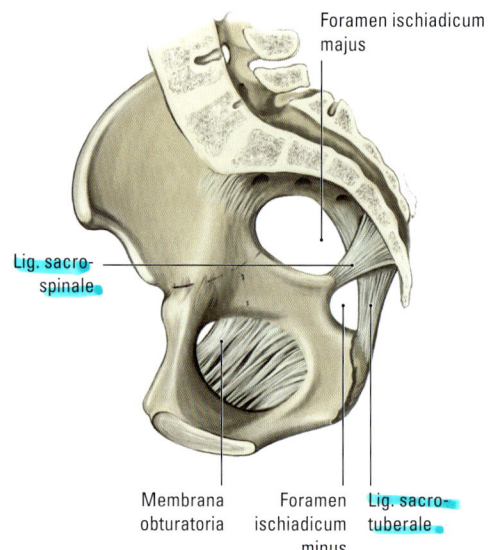

Abb. 28: Os coxae   *medi-learn.de/7-ana5-28*

Symphysis pubica	– kein echtes Gelenk
	– Discus interpubicus
	– Lig. pubicum sup. (oben)
	– Lig. arcuatum pubis (unten)
Art. sacroiliaca	– **Amphiarthrose** (echtes Gelenk, aber sehr starr)
	– Ligg. sacroiliaca ant.
	– Ligg. sacroiliaca post.
	– Ligg. sacroiliaca interossea

Tab. 20: Überblick über die Knochenverbindungen des Beckens

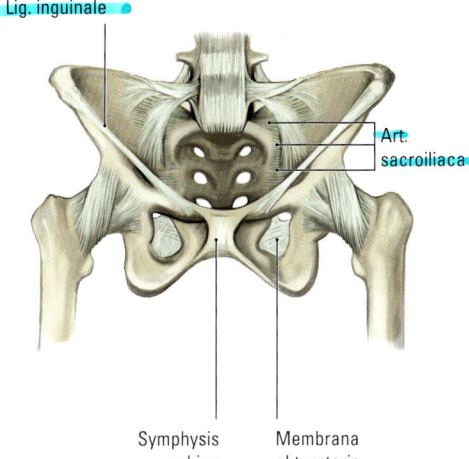

Abb. 29: Becken   *medi-learn.de/7-ana5-29*

Lig. sacrospinale	– vom Os sacrum zur Spina ischiadica
	– begrenzt das Foramen ischiadicum majus nach unten und das Foramen ischiadicum minus nach oben
Lig. sacrotuberale	– vom Os sacrum zum Tuber ischiadicum
	– begrenzt das Foramen ischiadicum minus nach unten
Membrana obturatoria	– bedeckt das knöcherne Foramen obturatum
	– bildet den Canalis obturatorius

Tab. 21: Absolut Wissenswertes zum Becken

Diameter

Die Beckendiameter sind gerade in der Gynäkologie von Bedeutung, da sie den Geburtskanal definieren. Die Conjugata vera (obstetricia) definiert die kürzeste Strecke zwischen Promontorium und Symphyse. Sie kann durch die Conjugata diagonalis (vom Promontorium zum Unterrand der Symphyse, ca. 1,5 cm länger als die Conjugata vera) abgeschätzt werden.

Übrigens …
Ohne Instrumente (nur mit palpierenden Fingern) kann nur die Conjugata diagonalis bestimmt werden.

Conjugata vera = Conjugata obstetricia	– vom Promontorium zur Innenseite der Symphyse
	– 11 cm
Diameter transversa	– quer im Becken verlaufend
	– 13,5 cm

Tab. 22: Beckendiameter

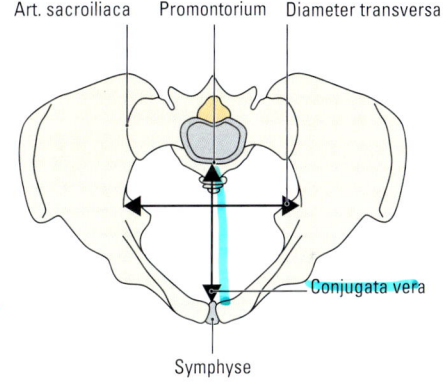

Abb. 30: Beckendiameter

medi-learn.de/7-ana5-30

3.1.2 Hüftgelenk (Art. coxae)

Das Hüftgelenk wird auch als Nussgelenk bezeichnet, da die Pfanne größer ist als der Kopf. Der Kopf wird vom Femur gebildet. Die Pfanne heißt **Acetabulum** und besteht aus den drei Knochen eines Os coxae, die die Y-Fuge bilden.

Die Y-Fuge liegt also im Acetabulum. Außerdem liegt im Acetabulum die **Facies lunata**. Das ist der eigentliche Ort, an dem Hüftknochen und Femur artikulieren. Daher ist auch nur sie und nicht das ganze Acetabulum mit Knorpel überzogen. Außen am Acetabulumrand entlang verläuft das **Labrum acetabulare**, ein kräftiger Faserknorpelzug, der die Pfanne vergrößert und damit das Kugelgelenk zum Nussgelenk macht.

Das Hüftgelenk ist **bandgesichert**. Innerhalb seiner **drei Freiheitsgrade** (alle sechs Bewegungen: Innenrotation/Außenrotation, Extension/Flexion, Abduktion/Adduktion) ist es daher relativ schlecht beweglich (verglichen z. B. mit der Schulter), dafür aber auch sehr sicher. Eine Luxation im Hüftgelenk (ohne vorbestehende knöcherne Deformität oder schweren Unfall) tritt aus diesem Grund sehr selten auf. Alle drei extrakapsulären Bänder münden mit ihren Faserzügen in die **Zona orbicularis**. Das

ist eine ringförmig um den Schenkelhals des Femurs verlaufende, die Kapsel verstärkende Bandstruktur.

Lig. capitis femoris	– liegt intrakapsulär
	– keine Haltefunktion fürs Hüftgelenk
	– ist die obliterierte A. femoris capitis
Lig. iliofemorale	– von der Spina iliaca ant. inf. des Os ilium zur Linea intertrochanterica und zur Zona orbicularis
	– stärkstes Band im menschlichen Körper (ermöglicht das amuskuläre Stehen)
	– limitiert die Extension
Lig. ischiofemorale	– vom Os ischium zur Fossa trochanterica und zur Zona orbicularis
	– limitiert Innenrotation und Extension
Lig. pubofemorale	– vom Os pubis zur Linea intertrochanterica und zur Zona orbicularis
	– limitiert Außenrotation und Abduktion

Tab. 23: Bänder des Hüftgelenks

3.1.3   Kniegelenk (Art. genus)

Das Kniegelenk ist das größte Gelenk im menschlichen Körper und das Lieblingsgelenk der Physikumsfragen. Es ist ein **Drehscharniergelenk**; kann also neben der Extension/Flexion auch rotieren. Damit hat das Kniegelenk zwei Freiheitsgrade.

Merke!

Die Rotation ist nur in Beugestellung möglich, weil dann die Bänder entspannt sind.

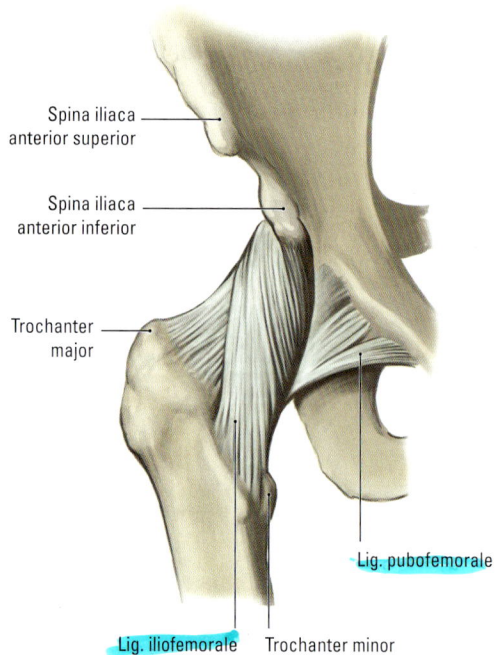

Spina iliaca anterior superior

Spina iliaca anterior inferior

Trochanter major

Lig. pubofemorale

Lig. iliofemorale   Trochanter minor

Abb. 31: Bänder des Hüftgelenks

medi-learn.de/7-ana5-31

Drei Knochen bilden das Knie:
- **Femurkondylen** (Kopf),
- **Tibiaplateau** (Pfanne),
- **Patella**.

Die Fibula hat NICHTS mit dem Kniegelenk zu tun!

Da Kopf und Pfanne des Kniegelenks nicht aufeinander passen (inkongruent sind), gibt es die **Menisken**, deren Funktion im **Inkongruenzausgleich** besteht, d. h. sie sorgen für die richtige Passform der beiden Knochen. Die Patella artikuliert über ihre Hinterfläche mit dem Femur (sie berührt NIEMALS die Tibia!). Die Patellasehne entspringt an der Patellaspitze (die liegt kaudal, zeigt also nach unten) und setzt an der Tibia an. Sie vergrößern damit den Kraftarm (s. Gelenkphysik Abb. 4, S. 4).

Viele Bänder sichern das Knie. Man kann sie in **intrakapsuläre** und **extrakapsuläre Bänder** untergliedern. Neben der in Beugestellung möglichen aktiven Innen- und Außenrotation, gibt es die **passive Schlussrotation**: Wenn du das Knie streckst, kannst du sehen, dass bei den letzten Graden der Extension der Unterschenkel in eine leichte Außenrotation gedreht wird. Das ist keine Muskelleistung, sondern liegt daran, dass das **vordere Kreuzband** als erstes aller Bänder **bei der Extension gespannt** wird und den Unterschenkel in Außenrotation dreht. Das **vordere Kreuzband** ist mit dem **medialen Meniskus** und dem **medialen Kollateralband verwachsen**.

Merke!

Weil bei einem Unfall häufig alle drei miteinander verbundenen Komponenten (vorderes Kreuzband, medialer Meniskus, mediales Kollateralband) gleichzeitig zerstört werden, spricht man auch von der „unhappy triad".

Das hintere Kreuzband ist frei und daher sehr viel beweglicher als das vordere. Das ist auch der Grund dafür, dass es sich bei Belastungen besser mitbewegen kann und daher nicht so schnell zerreißt – außer, es war schon vorgeschädigt.

Das gesamte Knie ist ein beliebtes Prüfungsthema in Wort und Bild. Ganz besonders häufig wird nach dem Verlauf der Bänder gefragt.

Merke!

Da gerade die Kreuzbänder oft gefragt werden, hier eine kleine Denkhilfe: Legst du den Mittelfinger über den Zeigefinger einer Hand und hältst dann diese Hand vor das gleichseitige Knie, so hast du in etwa den Verlauf der Kreuzbänder dargestellt. Alternativ kannst du dir ein Skelett nehmen und die Kreuzbänder mit Klebestreifen einkleben.

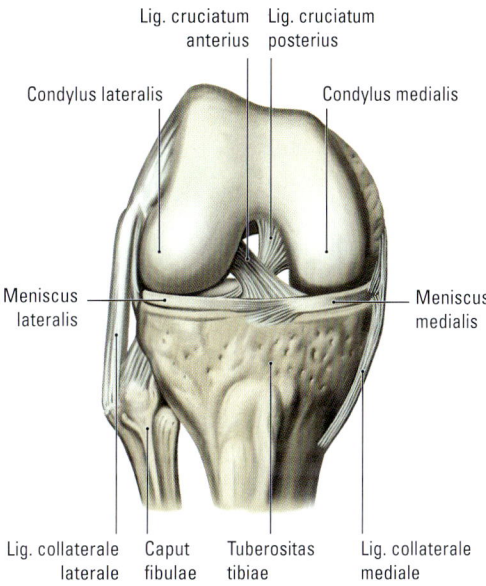

Abb. 32: Knie   medi-learn.de/7-ana5-32

Ein Wort zur klinischen Untersuchung: Bei einer Ruptur des vorderen Kreuzbandes kann der Unterschenkel im gebeugten Knie ventral herausgezogenen werden (vordere Schublade).

Bei einer Ruptur des hinteren Kreuzbandes kann der Unterschenkel nach dorsal geschoben werden (hintere Schublade).

Sind die Seitenbänder gerissen, kann der Unterschenkel bei gestrecktem Kniegelenk nach medial (bei Außenbandriss) oder lateral (bei Innenbandriss) geklappt werden.

3

Anteile des Kniegelenks

Meniscus med.	– C-Form – über Gelenkkapsel mit medialem Kollateralband und vorderem Kreuzband verwachsen („unhappy triad") – dient dem Inkongruenzausgleich von Femur und Tibia
Meniscus lat.	– 4/5-Form (Halbmondform) – ist beweglicher, da nicht mit dem Seitenband verwachsen – dient ebenfalls dem Inkongruenzausgleich

Tab. 24: Menisken des Kniegelenks

Intraartikuläre Bänder

Lig. cruciatum ant.	– von medialer Fläche des äußeren Femurkondylus zur Eminentia intercondylare tibiae ant. – „verläuft wie die vordere Hosentasche" – wird als erstes aller Bänder bei der Extension gespannt und bedingt so die „passive Schlussrotation" bei Extension – ist mit medialem Meniskus und medialem Kollateralband verwachsen („unhappy triad")
Lig. cruciatum post.	– vom medialen Femurkondylus zur Eminentia intercondylare tibiae post.
Lig. transversum genus	– verbindet beide Menisken ventral miteinander

Tab. 25: Intraartikuläre Bänder des Kniegelenks

Extraartikuläre Bänder

Die extraartikulären Bänder sichern das Knie gegen unphysiologische Bewegungen. Als Scharniergelenk hat das Knie ein **mediales („tibiales") und ein laterales („fibulares") Kollateralband**, die die Abduktion und Adduktion verhindern. Eine übermäßige Extension verhindern zwei dorsal („popliteal") gelegene Bänder: das **Lig. popliteum arcuatum** und das **Lig. popliteum obliquum**. Ventral liegt das **Lig. patellae**, welches von der Patellaspitze zur Tuberositas tibiae verläuft und die Kraft des M. quadrizeps auf den Unterschenkel überträgt. Medial und lateral neben der Patella liegen noch zusätzlich zwei kleine Bänder: das Retinaculum genu laterale und mediale.

Verbindung Tibia zu Fibula

Im Gegensatz zur oberen Extremität können sich im Unterschenkel die beiden Knochen nicht gegeneinander bewegen. Proximal artikuliert das Fibulaköpfchen mit der Tibia in einer Amphiarthrose und die Schäfte beider Knochen werden durch eine Membrana inter-

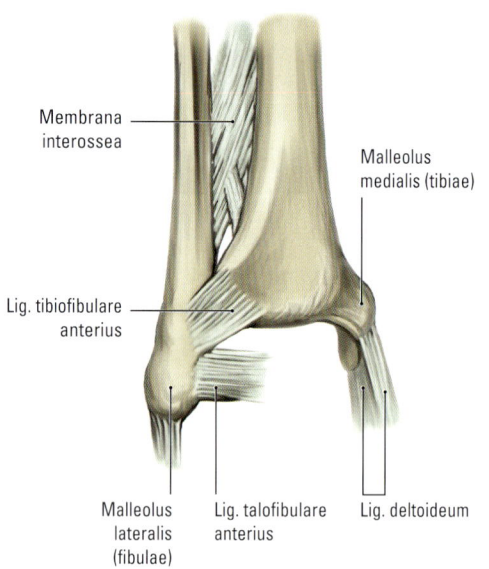

Abb. 33: Malleolengabel   *medi-learn.de/7-ana5-33*

ossea zusammengehalten. Die distale Verbindung beider Knochen ist eine Syndesmose. Für die Prüfung wichtig ist dagegen die Bildung der **Malleolengabel** durch Tibia und Fibula, die wiederum der proximale Anteil des **oberen Sprunggelenks** ist.

3.1.4   Sprunggelenke

Es gibt ein **oberes Sprunggelenk** (OSG) und ein **unteres Sprunggelenk** (USG). Das USG wird in eine vordere und eine hintere Kammer unterteilt, die funktionell immer zusammenarbeiten. Das OSG ist für die **Dorsalextension und die Plantarflexion** zuständig, das USG für die **Supination und Pronation**. Bei der Supination wird der Fußinnenrand nach oben gezogen, die Pronation ist die Gegenbewegung. Diese Gelenke werden zwar von einer verwirrenden Vielzahl von Bändern gesichert, um die Fragen des schriftlichen Physikums zu diesem häufig geprüften Thema lösen zu können, muss man jedoch nur diese fünf kennen:

Merke!

Die fünf wichtigen Bänder der Sprunggelenke sind:
- Lig. tibiofibulare ant. (OSG) und Lig. tibiofibulare post. (OSG) – lateral
  - diese beiden Bänder werden klinisch auch Syndesmose genannt
- Lig. deltoideum (OSG)
  - liegt medial und sichert das OSG gegen ungewollte Pronation
- Lig. calcaneofibulare (OSG) – lateral
- Lig. calcaneonaviculare plantare (USG) = Pfannenband

Oberes Sprunggelenk

Das obere Sprunggelenk (OSG) wird von der **Malleolengabel** und dem **Talus** (Trochlea tali) gebildet. Es dient der Dorsalextension (Fußspitze zur Nase hochziehen) und der Plantarflexion (Fußspitze zum Boden). Die Malleolen-

gabel wird durch das **Lig. tibiofibulare ant.** und **tibiofibulare post.** (klinisch auch **Syndesmose**) gesichert. Medial spannt sich am OSG das **Lig. deltoideum** aus, das seinerseits aus vier einzelnen Bändern zusammengesetzt ist. Es verhindert eine Pronation im OSG.

Lateral am OSG liegen das **Lig. talofibulare ant.** und **talofibulare post.** sowie das **Lig. calcaneofibulare**.

Die Trochlea tali ist ventral breiter als dorsal. Bei Dorsalextension kommt der ventrale Anteil zwischen der Malleolengabel zu liegen und verklemmt sich, daher ist die **Dorsalextension** auch die **stabile Stellung des OSG**. Bei Plantarflexion liegt der schmale hintere Teil der Trochlea tali zwischen der Malleolengabel, wodurch die **Plantarflexion instabil** ist und leicht Verletzungen auftreten können.

Übrigens …

Eine der häufigsten Verletzungen überhaupt ist der Bänderriss im OSG. In 99,9 % der Fälle hat der Patient dann ein **Supinationstrauma**. Dabei werden die medialen Bänder gestaucht (das Lig. deltoideum), was sie aber nicht sonderlich interessiert. Viel wichtiger ist, dass die lateralen Bänder überdehnt werden und dann reißen. Eigentlich handelt es bei dieser Verletzung um eine Supination, die im OSG abläuft, und das kann das OSG eben nicht.

Unteres Sprunggelenk

Das untere Sprunggelenk (USG) besteht aus zwei Kammern: der vorderen und der hinteren Kammer. Diese arbeiten immer zusammen. Die **Art. subtalaris** (hintere Kammer) und die **Art. talocalcaneonavicularis** (vordere Kammer) werden durch das **Lig. calcaneonaviculare plantare** (Pfannenband) verbunden. Dieses Band bildet eine Gelenkpfanne.

Im USG können **Supination** und **Pronation** durchgeführt werden.

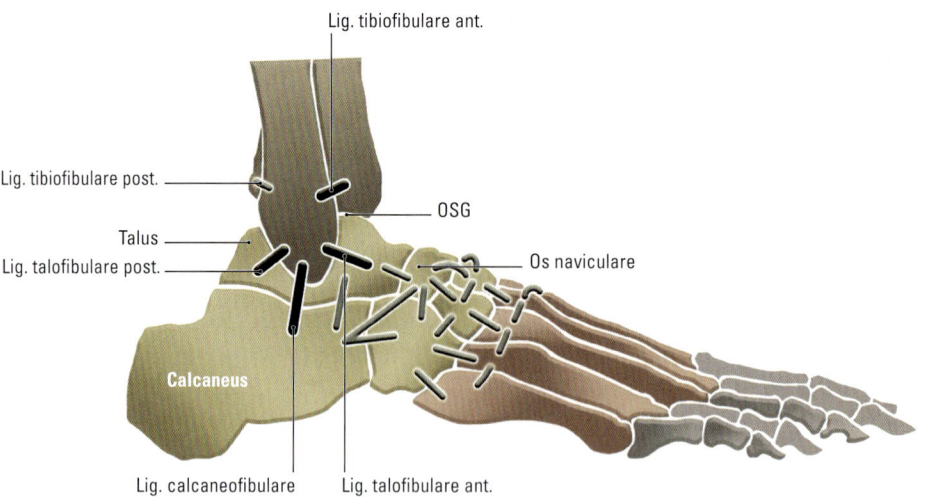

Abb. 34: Oberes Sprunggelenk (OSG)

medi-learn.de/7-ana5-34

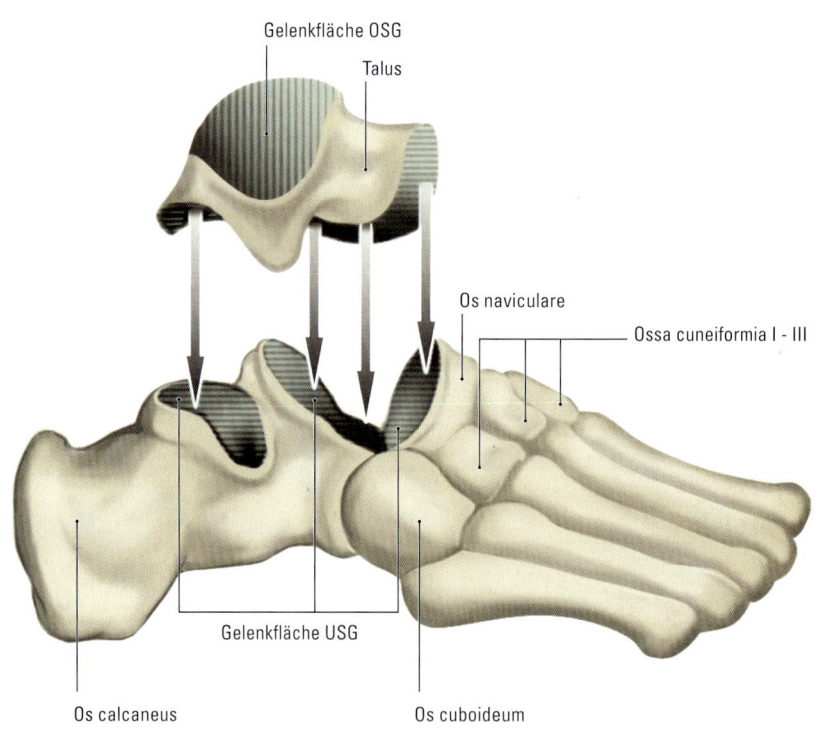

Abb. 35: Unteres Sprunggelenk (USG)

medi-learn.de/7-ana5-35

Oberes Sprunggelenk (Art. talocruralis)	– Malleolengabel und Trochlea tali – Dorsalextension (stabil) und Plantarflexion (instabil) – mediale Bänder: Lig. deltoideum (aus vier einzelnen Bändern) – laterale Bänder (reißen bei Supinationstrauma): Lig. talofibulare ant. Lig. talofibulare post. Lig. calcaneofibulare
Unteres Sprunggelenk (Art. talocalcaneonavicularis + Art. subtalaris)	– zwei Kammern: hintere Kammer (Art. subtalaris) und vordere Kammer (Art. talocalcaneonavicularis) – Supination und Pronation – Lig. calcaneonaviculare plantare (Pfannenband)

Tab. 26: Sprunggelenke

3.1.5   Fußgewölbe

Die Knochen des Fußes werden durch Bänder und Sehnen so gehalten, dass sie ein Längs- und ein Quergewölbe bilden. Diese dienen als Federmechanismus beim Gehen und Springen. Den Scheitelpunkt des Quergewölbe bildet als „Schlußstein" der zweite Strahl mit os cuneiforme mediale und MFK II.

Merke!

Das Längsgewölbe wird mehr durch Bänder aufrechterhalten (Lig. plantare longum), das Quergewölbe mehr durch Sehnen (der Mm. peronei).

Manchmal wird in mündlichen Prüfungen nach dem Steigbügel gefragt. Damit sind die Sehnen des M. tibialis anterior (medial) und des M. peronaeus longus (lateral) gemeint. In diesen Sehnen ist der Fuß wie in einem Steigbügel aufgehängt.

Übrigens ...

Tipp aus der Unfallchirurgie: Die Linie zwischen Fußwurzel- und Mittelfußknochen wird „Lisfranc-Gelenklinie" genannt; die zwischen dem Rückfuß (also Talus und Calcaneus) und den davor gelegenen Fußwurzelknochen (also Os naviculare und Os cuboideum) „Chopart-Gelenklinie". Luxationen in einer dieser beiden Linien sind zwar selten, aber meistens schwerwiegend.

3.1.6   Biomechanik des Fußes

Beim Gehen wird im Abrollvorgand zunächst die Ferse aufgesetzt, dabei wird das untere Sprunggelenk in Valgusposition gesetzt, hierdurch wird die Chopart-Gelenkreihe entkoppelt und das Längsgewölbe somit flexibel. Dadurch kann das Körpergewicht federnd abgefangen werden. Beim Abstoßen der Zehen vom Boden dreht das untere Sprunggelenk durch die Beugemuskulatur des Fußes in Varusposition, die Chopart-Gelenkreihe ist fest und damit kann das Körpergewicht kräftig vom Boden abgestoßen werden.

3.2   Muskeln

Auch die Muskulatur der unteren Extremität ist in ihrer Vielfalt leicht verwirrend. Zum Glück hat das schriftliche Physikum seine „Lieblingsmuskeln", und wenn du die kennst, kannst du die Fragen auch beantworten. Daher werden wir hier ausschließlich diese Muskeln vorstellen mit dem Ziel: maximale Punkte bei mäßigem Aufwand.

3

3.2.1   Hüftmuskulatur

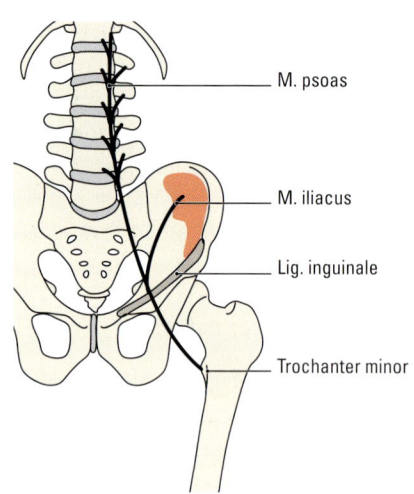

M. gluteus minimus   M. gluteus medius

M. psoas

M. iliacus

Lig. inguinale

Trochanter minor

Tractus iliotibialis
mit M. tensor
fasciae latae

Abb. 36: M. iliopsoas   *medi-learn.de/7-ana5-36*   **Abb. 37: M. glutaeus medius** *medi-learn.de/7-ana5-37*

Muskel	Ursprung	Ansatz	Innervation	Funktion
M. iliopsoas – M. iliacus – Mm. psoas major und minor	M. iliacus: – Innenseite Darmbeinschaufel (Fossa iliaca) M. psoas: – Innenseite BWK12 – LWK4	Gemeinsam: – Trochanter minor – durchläuft Lacuna musculorum	Plexus lumbalis – N. femoralis	Hüfte: – Flexion (**stärkster Hüftbeuger**) – Außenrotation – Adduktion Besonderheit: zwischen beiden Muskelbäuchen läuft der N. femoralis
M. glutaeus maximus	– dorsales Os sacrum – Ala ossis ilii	– Tuberositas gluteae femoralis – Tractus iliotibialis	N. gluteus inf.	Hüfte: – Extension (**stärkster Hüftstrecker**) – Außenrotation – Adduktion und Abduktion je nach Stellung
M. glutaeus medius	Außenseite Darmbeinschaufel	Trochanter major femoris	N. gluteus sup.	Hüfte: – Abduktion (bei Ausfall **Trendelenburg-Zeichen**) – Innenrotation und Außenrotation
M. tensor fasciae latae	Spina iliaca anterior superior	strahlt in den Tractus iliotibialis ein	N. gluteus sup.	spannt Fascia lata, Flexion und Innenrotation Hüftgelenk

Tabelle 27: Hüftmuskulatur

Trendelenburg-Zeichen

Während des Gehens befindet sich immer ein Bein in der **Standbeinphase**, das andere schwingt als **Spielbein** durch. Das Körpergewicht würde das Becken auf der Seite des Spielbeins nach unten drücken. Damit das nicht passiert, muss auf der Standbeinseite der M. glutaeus medius kontrahieren. Er hält also das Becken während der Standbeinphase in der horizontalen Ebene. Wenn der Glutaeus medius ausgefallen ist (z. B. durch **Schädigung des N. gluteus superior** nach fehlerhafter intramuskulärer Injektion), **neigt sich das Becken zur Spielbeinseite hinunter**, während man auf der Standbeinseite einen Beckenhochstand hat. Dieses Phänomen heißt Trendelenburg-Zeichen.

Übrigens …

Bei der Inspektion eines Patienten mit Trendelenburg-Zeichen fällt der **Watschelgang** auf, außerdem ist auf der geschädigten Seite (Beckenhochstand) die horizontale Glutealfalte vertieft, die Rima ani („Pofalte") zeigt **kranial zur gesunden Seite, kaudal zur betroffenen**.

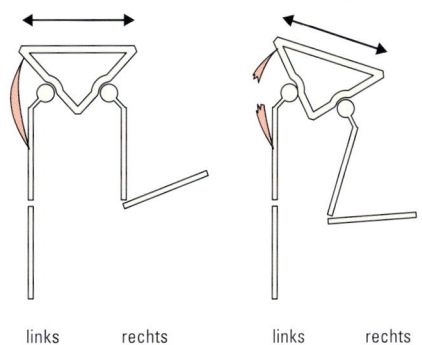

links   rechts   links   rechts

Abb. 38: Trendelenburg-Zeichen

medi-learn.de/7-ana5-38

Muskel	Ursprung	Ansatz	Innervation	Funktion
M. piriformis	ventrales Os sacrum	Trochanter major femoris	direkte Äste aus Plexus sacralis	– Abduktion u. Außenrotation; – unterteilt das Foramen ischiadicum majus in ein Foramen suprapiriforme und ein Foramen infrapiriforme
M. glutaeus minimus	Facies glutea ossis ilii	mediale Fläche des Trochanter major femoris	N. gluteus superior	– Immer Abduktion, aber je nach Anteil: Flexion + Innenrotation oder Extension + Außenrotation
M. obturatorius ext.	Außenseite der Membrana obturatoria	Fossa trochanterica femoris	N. obturatorius	– Adduktion – Flexion – Außenrotation
M. obturatorius int.	Innenfläche der Membran obturatoria	Fossa trochanterica femoris	direkte Äste aus dem Plexus sacralis	
Mm. gemelli	Spina ischiadica und Tuber ischiadicum	zusammen mit M. obturatorius int. in der Fossa trochanterica	direkte Äste aus dem Plexus sacralis	– Adduktion – Außenrotation – Extension
M. quadratus femoris	lateraler Rand des Tuber ischiadicum	Crista intertrochanterica femoris	direkte Äste aus dem Plexus sacralis	

Tab. 28: Tiefe Hüftmuskulatur

Tiefe äußere Hüftmuskeln

Diese Muskeln werden so gut wie nie im Schriftlichen gefragt. Als einzigen Vertreter dieser Gruppe solltest du den **M. piriformis** kennen, der auch bei der Topografie eine Rolle spielt (s. Abb. 43, S. 53).

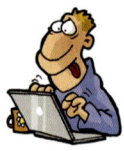

3.2.2 Oberschenkelmuskulatur

Der Oberschenkel wird durch die drei Septa intermuscularia in drei Muskellogen unterteilt. Die Muskeln in einer Loge werden alle durch denselben Nerven innerviert und von denselben Gefäßen versorgt.

Ventrale Extensorenloge:
– Innervation durch N. femoralis
– Gefäße A. et V. femoralis

Mediale Adduktorenloge:
– Innervation durch N. obturatorius
– Gefäße A. et V. obturatoria

Dorsale Flexorenloge:
– Innervation pars tibialis N. ischiadicus
– Gefäße: A. et Vv. perforantes aus A. und V. profunda femoris

Die beiden in Tab. 29, S. 46 genannten Muskeln werden gerne gefragt. Beide solltest du dir auch im Atlas ansehen und dir ihren Verlauf,

ihre Innervation und die Funktion sehr genau einprägen. Der M. sartorius liegt zwar in der Extensorenloge, macht aber eine Flexion im Knie.

Von den Adduktoren wird fast ausschließlich der M. gracilis gefragt.
Warum er den Namen „Jungfrauenhüter" trägt? Nun, das erklärt sich über seine Funktion …

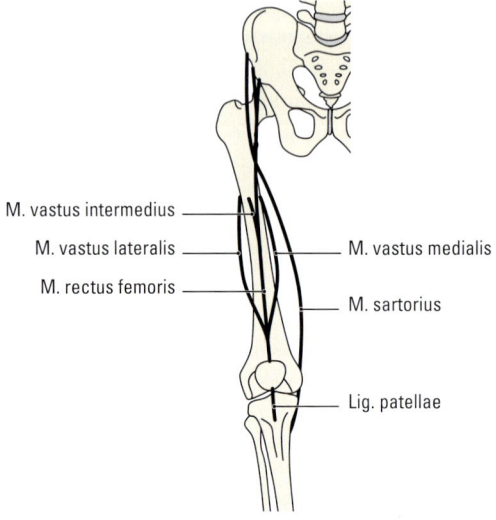

Abb. 39: Extensoren Oberschenkel

medi-learn.de/7-ana5-39

Muskel	Ursprung	Ansatz	Innervation	Funktion
M. sartorius = „Schneidermuskel"	Spina iliaca ant. sup.	Pes anserinus	N. femoralis	**Schneidersitz**: Hüfte: – Flexion – Abduktion – Außenrotation Knie: – Flexion – Innenrotation
M. quadrizeps femoris: – M. rectus femoris – M. vastus lat. – M. vastus med. – M. vastus intermed.	Spina iliaca ant. inf. lateraler Femur medialer Femur ventraler Femur	über Patella an Tuberositas tibiae	N. femoralis	Hüfte: – Flexion (durch M. rectus femoris) Knie: – Extension

Tab. 29: Überblick über die Extensoren-Loge

Muskel	Ursprung	Ansatz	Innervation	Funktion
M. pectineus	Os pubis	dorsaler Femur Linea pectinea femoris	Doppelinnervation: N. obturatorius und N. femoralis	– Adduktion – Außenrotation
M. adductor longus	Os pubis	medialer Femur	N. obturatorius	Hüfte: – Adduktion und Flexion – Außenrotation
M. gracilis = „Jungfrauenhüter"	Ramus inf. ossis pubis	Pes anserinus	N. obturatorius	Hüfte: – Adduktion und Flexion Knie: – Flexion – Innenrotation
M. adductor brevis	Os pubis	medialer Femur	N. obturatorius	Hüfte: – Adduktion
M. adductor magnus	Os pubis	medialer Femur	Doppelinnervation: N. obturatorius und N. tibialis	– Innenrotation und Außenrotation je nach Stellung

Tab. 30: Überblick über die Adduktoren-Loge

Muskel	Ursprung	Ansatz	Innervation	Funktion
M. biceps femoris	Caput longum: Tuber ischiadicum Caput breve: Linea aspera femoris	Caput fibulae	Caput longum: N. tibialis Caput breve: N. fibularis com.	Hüfte: – Extension Knie: – Außenrotation – Flexion
M. semimembranosus	Tuber ischiadicum	med. Tibia unter Pes anserinus	Pars tibialis: N. ischiadicus	Hüfte: – Extension Knie: – Innenrotation (bei gebeugtem Knie) – Flexion
M. semitendinosus	Tuber ischiadicum	Pes anserinus		

Tab. 31: Überblick über die Flexoren-Loge

Die Flexoren des Oberschenkels werden oft gefragt. Ganz besonders beliebt ist der M. biceps femoris. Hier solltest du dir auf alle Fälle merken, dass der **kurze Kopf** vom **N. fibularis communis** und der **lange Kopf** vom **N. tibialis** innerviert wird. Außerdem ist der **M. biceps femoris** der **einzige Außenrotator im Kniegelenk**, eine Tatsache, die bislang in jedem Physikum gefragt wurde!

Auch immer geprüft wurde das **Pes anserinus**. Es dient als gemeinsame Ansatzsehne von drei Muskeln, die alle medial an der Tibia ansetzen:

- **M. sartorius**
- **M. gracilis**
- **M. semitendinosus.**

Der M. semimembranosus hat eine eigene Ansatzsehne, die manchmal auch als Pes anserinus profundus bezeichnet wird.

Im Anhang findest du zum Thema Oberschenkelmuskulatur die IMPP-Bilder 7 und 8 (IMPP-Bild 7, S. 83 und IMPP-Bild 8, S. 84).

3

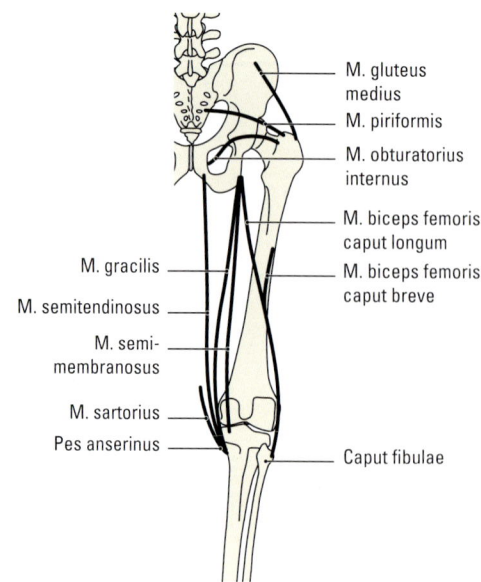

M. gluteus
medius

M. piriformis

M. obturatorius
internus

M. biceps femoris
caput longum

M. gracilis

M. biceps femoris
caput breve

M. semitendinosus

M. semi-
membranosus

M. sartorius

Pes anserinus

Caput fibulae

Abb. 40: Flexoren Oberschenkel

medi-learn.de/7-ana5-40

3.2.3   Unterschenkelmuskulatur

Auch der Unterschenkel wird durch Septa intermuscularia in drei Logen unterteilt. Genau genommen sind es sogar fünf Logen, denn die Extensorenloge und die Flexorenloge werden noch
weiter in eine oberflächliche und eine tiefe Loge
unterteilt. Für die Innervation und Gefäßversorgung reicht aber die Kenntnis der **drei Logen** aus.

Ventrale Extensoren:
– Innervation durch **N. fibularis profundus**
– Gefäße: **A. et V. tibialis anterior**

Dorsale Flexoren:
– Innervation durch **N. tibialis**
– Gefäße: **A. et V. tibialis posterior**

Laterale Peronaeen:
– Innervation durch **N. fibularis superficialis**
– Gefäße: **A. et V. peronaea** (fibularis)

Die Begriffe N. fibularis und N. peronaeus werden synonym verwendet.
Der M. gastrocnemius (zweiköpfig) wird gemeinsam mit dem M. soleus (einköpfig) als
M. triceps surae zusammengefasst. Sie bilden
den Hauptanteil der Achillessehne, in die auch
noch der M. plantaris einstrahlt.

Der M. plantaris hat eine lange dünne Sehne,
die medial am Unterschenkel hi-
nabläuft und gerade in Bildfragen
leicht mit einem Nerven oder Gefäß verwechselt werden kann.

Merke!

Die Peronaeusmuskeln fangen mit einem „P" an
und haben am Fuß auch die Funktionen, die mit einem „P" beginnen: Plantarflexion und Pronation.

Muskel	Ursprung	Ansatz	Innervation	Funktion
M. tibialis anterior (s. IMPP-Bild 9, S. 85 und IMPP-Bild 10, S. 86)	ventrale Tibia	Os metatarsale I		– Dorsalextension – Supination
M. extensor hallucis longus (s. IMPP-Bild 10, S. 86)	Membrana interossea	Endphalanx der Großzehe	N. fibularis profundus	– Dorsalextension – Supination, sehr gering – Extension Zehe I
M. extensor digitorum longus (s. IMPP-Bild 10, S. 86)	ventrale Fibula	Endphalangen der Zehen II–V (Dorsal-aponeurosen II.–V. Zehen)		– Dorsalextension – Extension der Zehen II–V

Tab. 32: Überblick über die Extensoren-Loge

Muskel	Ursprung	Ansatz	Innervation	Funktion
M. gastrocnemius	– mit zwei Köpfen vom Condylus med. und lat. des Femur – liegt oberflächlich	über Achillessehne am Tuber calcanei	N. tibialis	Knie: – Flexion Sprunggelenk: – Plantarflexion – Supination
M. soleus	– dorsale Tibia und dorsale Fibula – liegt tief			– Plantarflexion – Supination
M. plantaris	Condylus lat. des Femur			– Plantarflexion – Supination

Tab. 33: Überblick über die Flexoren-Loge (M. gastrocnemius und M. soleus bilden den M. triceps surae)

Muskel	Ursprung	Ansatz	Innervation	Funktion
M. peronaeus longus	Fibula	plantar am Os metatarsale I	N. fibularis superf.	– Plantarflexion – Pronation
M. peronaeus brevis	Fibula	plantar am Os metatarsale V		– Plantarflexion – Pronation

Tab. 34: Peronaeus-Loge

3.3   Leitungsbahnen

Wie immer sind es die Leitungsbahnen, die dem Prüfling die größten Sorgen bereiten und die gemeinerweise sowohl im schriftlichen als auch im mündlichen Physikum grundsätzlich geprüft werden. Der besondere Schwerpunkt liegt dabei auf den Nerven, deren Namen sich mit Hilfe der Merksprüche (s. Tab. 35, S. 51) gut lernen lassen, aber recht kompliziert wirken und damit gerne als Falle gestellt werden. Die typischen Prüfungslieblinge sind hier zusammengefasst.

3.3.1   Arterien

Auf der Schemazeichnung ist der Verlauf der wichtigsten Arterien der unteren Extremität zu sehen. Du solltest dir die Zahl 3 merken, da es im Ober- wie auch im Unterschenkel drei Logen gibt, zu deren Versorgung drei Gefäße vorhanden sind.

Oberschenkel
– Extensoren: A. femoralis
– Flexoren: Aa. perforantes
– Adduktoren: A. obturatoria

Unterschenkel
– Extensoren: A. tibialis anterior
– Flexoren: A. tibialis posterior
– Peronaeus: A. fibularis (peronaea)

Die Adduktoren des Oberschenkels werden durch die A. obturatoria versorgt, die aus der A. iliaca interna stammt (verläuft durch den Canalis obturatorius), alle anderen Gefäße stammen aus der A. iliaca externa.
Die Flexoren des Oberschenkels werden durch die Aa. perforantes versorgt, die aus der A. profunda femoris und damit aus der A. femoralis stammen.

A. iliaca externa
– **A. femoralis**
  • **A. profunda femoris**
  • **Aa. perforantes**

3

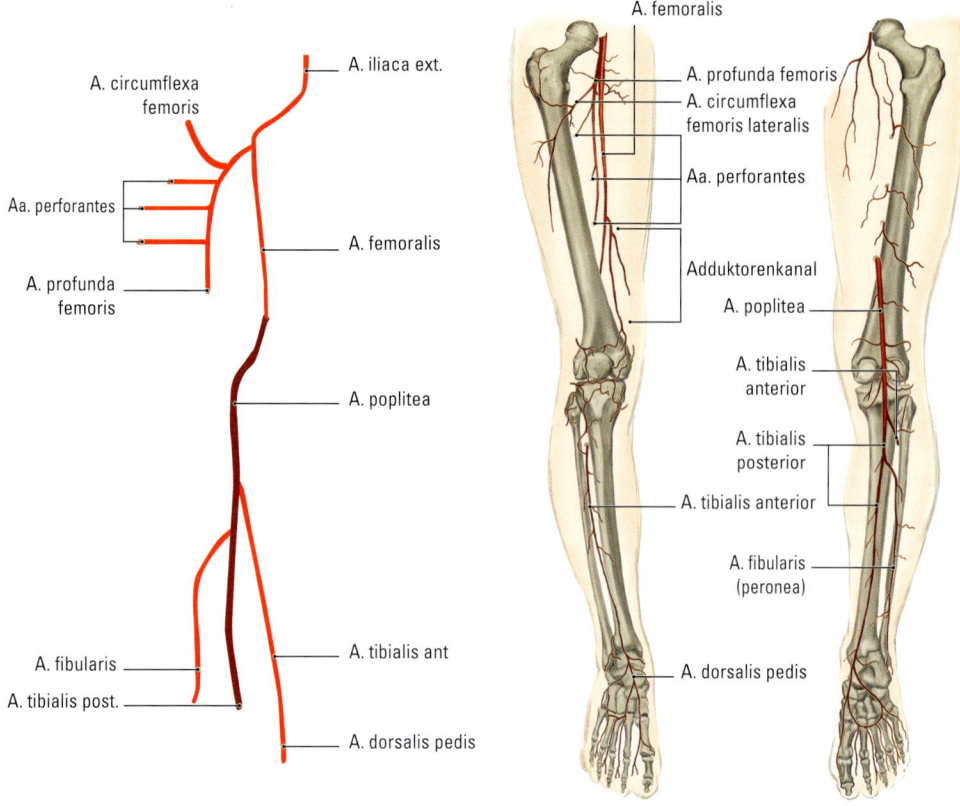

Abb. 41: Arterien der unteren Extremität

medi-learn.de/7-ana5-41

– Die A. femoralis verläuft durch den Adduktorenkanal und heißt ab der Kniekehle A.poplitea.
– Der Femurkopf wird aus der A. circumflexa femoris arteriell mit Blut versorgt.

A. poplitea
– **A. tibialis posterior**
  • **A. fibularis (peronaea)**
– **A. tibialis anterior**
  • **A. dorsalis pedis**

Im klinischen Alltag werden an den unteren Extremitäten folgende Punkte getastet:
– A. femoralis (sehr gut)
– A. poplitea (sehr gut)
– A. dorsalis pedis (gut)
– A. tibialis posterior.

3.3.2 Venen

Die Venen heißen und verlaufen wie die Arterien, liegen allerdings paarig vor. Prüfungsrelevant sind die hier vorgestellten oberflächlichen Venen:
– Die **V. saphena magna** liegt medial und zieht epifaszial das ganze Bein hoch, um im **Hiatus saphenus in die V. femoralis** zu münden.
– Die **V. saphena parva** liegt **lateral** und **mündet in der Kniekehle in die V. poplitea**.

Oberflächliche (epifasziale) und tiefe Venen haben ein Klappensystem, das das Versacken des Blutes nach distal verhindert. Über Venae perforantes fließt das Blut aus den oberflächlichen Venen in die tiefen. Werden die Klappen der epifaszialen Venen insuffizient, kommt es zur Umkehrung des Blutflusses im Beinvenensystem und zur Entstehung von Krampf-adern, auch Varikosis genannt. Krampfadern sind daher Aussackungen der epifaszialen Venen.

3.3.3 Nerven

Die Nerven, die die untere Extremität versor-gen, stammen alle aus dem **Plexus lumbosac-ralis**. Da diese Nerven sehr oft gefragt werden, ist es ratsam, sich mit Hilfe der Merksprüche den Ursprung der Nerven aus den jeweiligen Plexusanteilen einzuprägen.

Der Plexus lumbosacralis entsteht aus den vor-deren Ästen der Spinalnerven Th12 bis S4:
– **Plexus lumbalis aus Th12 bis L4,**
– **Plexus sacralis aus L4 bis S4**.

Plexus lumbalis

In	N. **i**liohypogastricus
Indien	N. **i**lioinguinalis
gibts	N. **g**enitofemoralis
kein	N. **c**utaneus femoris lateralis
frisches	N. **f**emoralis
Obst	N. **o**bturatorius

Plexus sacralis

Gut	N. **g**luteus sup.
gehts	N. **g**luteus inf.
kaum	N. **c**utaneus femoris post.
mit **Ischia**s	N. **i**schiadicus
im **P**aradies	N. **p**udendus

Tab. 35: Plexus lumbosacralis

N. iliohypogastricus
– verläuft auf dem M. quadratus lumborum durch den M. psoas major,
– zwischen M. transversus abdominis und M. obliquus internus abdominis.

N. ilioinguinalis
– verläuft parallel zum N. iliohypogastricus, aber weiter kaudal,
– zwischen M. transversus abdominis und M. obliquus internus abdominis.

N. genitofemoralis
– verläuft durch den M. psoas major,
– spaltet sich in zwei Äste:
  • **Ramus genitalis**, der im Leistenkanal verläuft und motorisch den M. cremas-ter versorgt.
  • **Ramus femoralis**, der durch die Lacuna vasorum verläuft und die Innenseite des Oberschenkels im oberen Bereich sensi-bel versorgt.

> **Übrigens …**
> Bitte niemals den R. femoralis des N. ge-nitofemoralis mit dem N. femoralis ver-wechseln. Das passiert sehr leicht und wird im Schriftlichen auch provoziert!

N. cutaneus femoris lateralis
– Verläuft durch die Lacuna musculorum und versorgt die laterale Seite des Oberschen-kels sensibel.

N. femoralis
– Liegt **zwischen den Bäuchen des M. iliop-soas** und verläuft damit durch die **Lacuna musculorum**.
– Kurz **unter dem Leistenband** fasert er in sei-ne Endäste auf, von denen der **sensible N. saphenus** mit **A. und V. femoralis durch den Adduktorenkanal** zieht.

N. obturatorius
– Zieht **durch den Canalis obturatorius** zum **medialen Oberschenkel** und versorgt die **Ad-duktorenmuskulatur** und die **Haut der medi-alen Oberschenkelseite unten sensibel**.

N. gluteus superior
– Versorgt den M. glutaeus medius und minimus.

N. gluteus inferior
– Versorgt den M. glutaeus maximus.

N. cutaneus femoris posterior
– Versorgt die Haut des dorsalen Oberschen-kels sensibel.

3

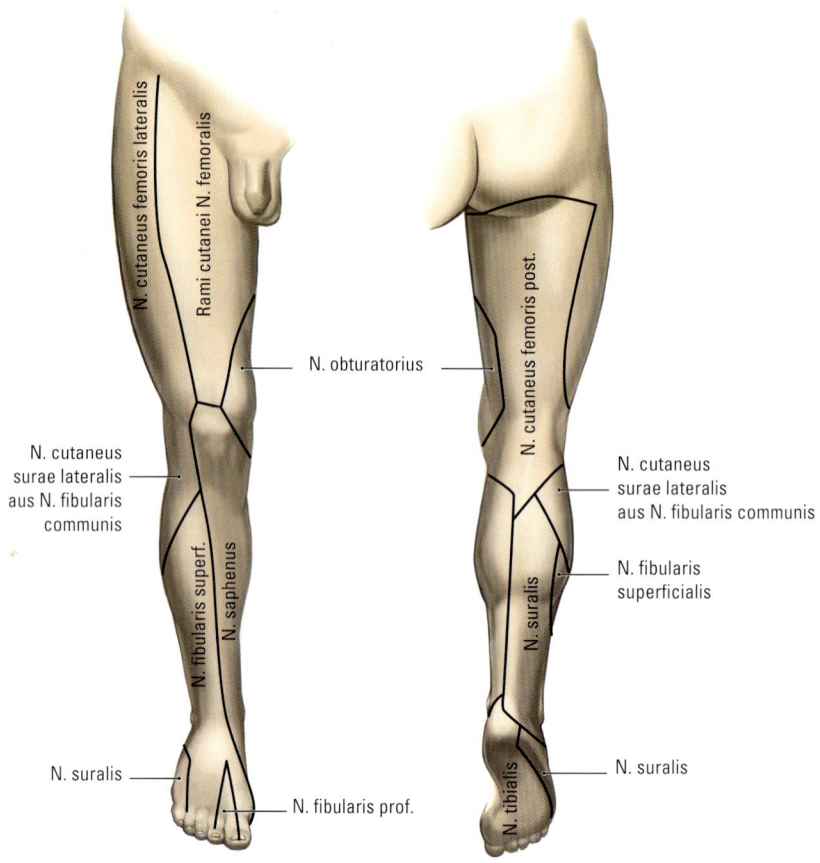

Abb. 42: Sensible Innervation der unteren Extremität

medi-learn.de/7-ana5-42

N. ischiadicus

– Verläuft durch das **Foramen infrapiriforme** (Anteil des Foramen ischiadicum majus).
– Teilt sich in seine beiden Äste:
  • **N. tibialis**, der die **Flexoren des Ober- und Unterschenkels** versorgt. Der sensible Endast des **N. tibialis** ist der **N. suralis**, der am Außenknöchel mit der **V. saphena parva** zur Fußaußenkante verläuft.
  • **N. fibularis**, der sich weiter teilt in:
    • **N. fibularis superficialis** zur Versorgung der **Mm. peronei** und
    • **N. fibularis profundus** zur Versorgung der **Extensoren des Unterschenkels**.

N. pudendus

• Verlässt das Becken durch das Foramen infrapiriforme, wickelt sich um die Spina ischiadica und zieht durch das Foramen ischiadicum minus wieder ins Becken zurück.
• Verläuft in der Fossa ischiorectalis, genauer an deren Seitenwand im Canalis pudendalis (Alcock-Kanal).

3.4   Topografie der unteren Extremität

Die Topografie der unteren Extremität wurde bislang in jedem Physikum geprüft. Die einzelnen Durchtrittsstellen für Nerven und Gefäße solltest du dir daher sehr genau ansehen und auch die Strukturen einander zuordnen können.

3.4.1 Regio glutealis

Durch das Ligamentum sacrospinale und das Ligamentum sacrotuberale (s. Abb. 43, S. 53) werden das Foramen ischiadicum minus und das Foramen ischiadicum majus gebildet. Durch das Foramen ischiadicum majus läuft der M. piriformis und unterteilt es in das Foramen suprapiriforme und das Foramen infrapiriforme.

> **Merke!**
>
> Das Lernen fällt leichter, wenn du dir merkst, dass durch das Foramen suprapiriforme alles läuft, was „glutea superior" heißt. Durch das Foramen ischiadicum minus laufen der M. obturatorius internus sowie A., V. und N. pudendus. Alle anderen Strukturen, die auf der dorsalen Seite liegen, müssen folglich durch das Foramen infrapiriforme laufen ... und sie tun es auch.

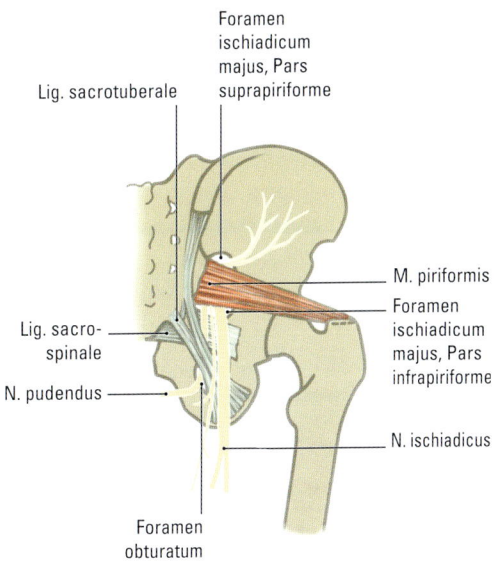

Abb. 43: Regio glutealis   *medi-learn.de/7-ana5-43*

3.4.2 Canalis obturatorius

Der Canalis obturatorius ist ein Loch in der Membrana obturatoria, welche das knöcherne Foramen obturatum bedeckt (s. Abb. 44, S. 54).

Canalis obturatorius	– A. und V. obturatoria
	– N. obturatorius

Tab. 37: Canalis obturatorius

> **Übrigens ...**
> Der Canalis obturatorius steht in keinem Zusammenhang mit dem Canalis pudendalis (s. Abb. 55, S. 69), obwohl sie dicht beieinander liegen. Viele Fragen im schriftlichen Physikum zielen auf diese leicht zu verwechselnde Tatsache ab. Also nicht verwirren lassen!

3.4.3 Regio subinguinalis

Auch auf der ventralen Seite gibt es Strukturen, die an das Bein gelangen müssen. Dafür sorgen die **Lacuna musculorum** und die **Lacu-**

Foramen suprapiri-	– A. und V. glutea superior
forme	– N. gluteus superior
Foramen infrapiri-	– N. ischiadicus
forme	– A. und V. glutea inferior
	– N. gluteus inferior
	– N. cutaneus femoris post.
	– N. pudendus
	– A. und V. pudenda interna (ziehen aus dem Becken heraus)
Foramen ischiadicum	– M. obturatorius internus
minus	– N. pudendus
	– A. und V. pudenda interna (ziehen in das Becken hinein)

Tab. 36: Regio glutealis

na vasorum. Diese liegen unter dem **Ligamentum inguinale (Leistenband)**. Der Arcus iliopectineus (auch ein Band) trennt den Raum zwischen Leistenband und Beckenknochen in die beiden Lacunen. Lateral liegt die Lacuna musculorum, medial die Lacuna vasorum. Übrigens tritt die Schenkelhernie durch die Lacuna vasorum. Auch diese Themen werden oft gefragt und sollten daher sitzen.

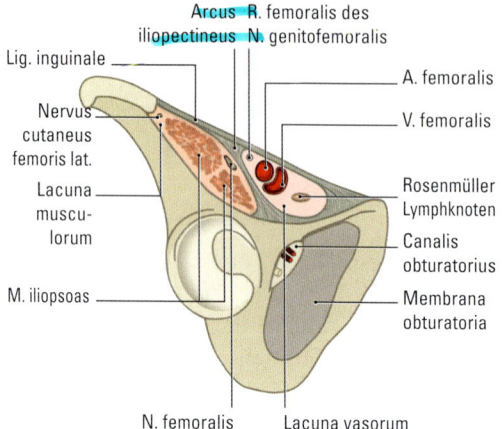

Abb. 44: Regio subinguinalis

medi-learn.de/7-ana5-44

Lacuna musculorum	– M. iliopsoas
	– N. femoralis
	– N. cutaneus femoris lateralis
Lacuna vasorum	– A. femoralis (lateral)
	– V. femoralis (medial)
	– R. femoralis des Nervus genitofemoralis
	– Rosenmüller-Lymphknoten

Tab. 38: Regio subinguinalis

> **Merke!**
>
> iVAN führt dich von medial nach lateral durch die Lacuna vasorum:
> **i**nnen **V**ene – mittig **A**rterie – außen **N**erv!

3.4.4   Canalis adductorius

Der Adduktorenkanal wird aus dem **M. vastus medialis**, dem **M. adductor magnus** und **M. adductor longus** sowie der **Membrana vastoadductoria** gebildet. Er dient als Übertritt von der Extensorenloge in die Kniekehle.

> **Merke!**
>
> A. und V. femoralis ziehen durch den Canalis adductorius, NICHT jedoch der N. femoralis, sondern nur dessen sensibler Endast, der N. saphenus (beliebte Fangfrage im schriftlichen Examen).

Canalis adductorius	– N. saphenus
	– A. femoralis
	– V. femoralis

Tab. 39: Canalis adductorius

3.4.5   Fossa poplitea

Die Kniekehle (Fossa poplitea) ist rautenförmig. Oben wird sie lateral vom M. biceps femoris und medial vom M. semimembranosus zusammen mit dem M. semitendinosus begrenzt. Kaudal bilden die Köpfe des M. gastrocnemius die Begrenzung der Raute. In ihr liegen oberflächlich die Äste des N. ischiadicus (N. fibularis und N. tibialis), etwas tiefer die V. poplitea und ganz tief die A. poplitea.

3.4.6   Zusätzliches zur Topografie

Folgende Vokabeln aus der Klinik werden auch in den Physikumsfragen gebraucht.

Fußdeformitäten:
– Pes equinuus = Spitzfuß
  Bei Lähmung des N. fibularis profundus, da dann keine Dorsalextension mehr möglich ist und der Fuß in Plantarflexion steht.

– Pes calcaneus = Hackenfuß
Bei Lähmung des N. tibialis; hier ist keine Plantarflexion mehr möglich und der Fuß steht in Dorsalextension.

– Pes varus = Klumpfuß
Angeborene Fehlstellung mit Kombination aus Spitzfußstellung, Supination des Rückfußes, Supination und Adduktion des Vorfußes sowie Hohlfußstellung.

Traglinie:
Die Traglinie des Körpergewichts sollte optimalerweise durch den Femurkopf, die Mitte des Tibiaplateaus und die Mitte des oberen Sprunggelenkes verlaufen.

– Genu varum = „O-Beine" (an sich „O-Knie"): Hier läuft die Traglinie medial am Knie vorbei.

– Genu valgum = „X-Beine" (an sich „X-Knie"): Hier läuft die Traglinie lateral am Knie vorbei.

3

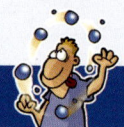

Die **Bänder im Becken** werden oft gefragt. Sie sind sehr verwirrend und können leicht verwechselt werden. Also Vorsicht, gerade bei Bildfragen!

- Lig. sacrotuberale und Lig. sacrospinale:
  - Diese beiden bilden das Foramen ischiadicum majus und minus,
  - Ursprung und Ansatz ergeben sich aus den Namen.
- Membrana obturatoria:
  - Sie bedeckt das knöcherne Foramen obturatum zwischen Os pubis und Os ischiadicum.
  - Ein Loch in der Membrana obturatoria heißt Canalis obturatorius (s. 3.1.1, S. 36).

Eine typische Falle gibt es bei der Frage nach dem Canalis obturatorius und dem Canalis pudendalis, denn diese beiden liegen dicht beieinander, haben aber nichts gemeinsam (s. Topografie Abb. 44, S. 54).

Auch **Hüft- und Kniegelenk** sind in jedem Physikum zu finden. Besonders die Bänder beider Gelenke sind ein beliebtes Thema für Bildfragen, wobei die Kreuzbänder in der Beliebtheitsskala ganz oben stehen. Daneben kommt auch die unhappy triad manchmal dran.

- unhappy triad: vorderes Kreuzband, Innenmeniskus, mediales Kollateralband.
- Vorderes Kreuzband verläuft wie Hosentasche.
- Vorderes Kreuzband hemmt Innenrotation.
- Vorderes Kreuzband ist für passive Schlussrotation verantwortlich.

Die schriftlichen Fragen zum oberen und unteren **Sprunggelenk** sind recht einfach, wenn du dir klar machst, dass

- im OSG nur Dorsalextension und Plantarflexion,
- im USG nur Pronation und Supination durchgeführt werden können;
- beim typischen Umknicken die lateralen Bänder des OSG reißen, die medialen jedoch nicht zerstört werden.

Die **Hüftmuskulatur** – gerade der M. iliopsoas und der M. glutaeus medius – ist Thema der schriftlichen Wort- und Bildfragen. Ein Ausfall des M. glutaeus medius führt zum Trendelenburg-Zeichen mit Beckenhochstand auf der betroffenen Seite.

- Der M. glutaeus medius wird vom N. gluteus superior innerviert und ist als Abduktor in der Standbeinphase für die Stabilisierung der Beckenebene verantwortlich.
- Bei Ausfall des M. glutaeus medius kommt es zum Trendelenburg-Zeichen.
- Der M. iliopsoas ist der stärkste Beuger der Hüfte.
- Der N. femoralis verläuft zwischen den beiden Köpfen des M. iliopsoas (s. Abb. 44, S. 54).
- Der M. piriformis unterteilt das Foramen ischiadicum majus in ein Foramen supra- und infrapiriforme (s. Abb. 43, S. 53).

Auch das **Pes anserinus** wird oft gefragt. Wissen solltest du, dass es aus dem M. gracilis, dem M. semitendinosus und dem M. sartorius gebildet wird. Der M. semimembranosus gehört dagegen NICHT dazu.

- Das Pes anserinus an der medialen Tibia ist der gemeinsame Ansatzort für den M. sartorius, M. gracilis und M. semitendinosus.
- Der M. biceps femoris ist der einzige Außenrotator am Kniegelenk, außerdem werden seine beiden Köpfe unterschiedlich innerviert: Caput longum durch den N. tibialis, Caput breve durch den N. fibularis communis.

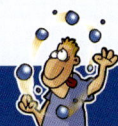

Am Unterschenkel sind die **Mm. peronei** die Lieblingskandidaten. Ihre Funktion beginnt, wie sie selbst, mit dem Buchstaben „P": Plantarflexion und Pronation.

Der **Verlauf der A. femoralis** durch den Adduktorenkanal und die aus ihr entstehenden Äste werden gerne gefragt. Auch die Zuordnung der Arterien zu den Muskellogen gehört zum notwendigen Wissen fürs Schriftliche.
Achtung: Die Adduktoren werden über die A. obturatoria mit Blut versorgt, die ihrerseits aus der A. iliaca interna stammt.
- A. femoralis versorgt die Extensoren und über die A. profunda femoris die Flexoren am Oberschenkel;
- V. saphena magna liegt medial epifaszial am Bein und mündet am Venenstern in die V. femoralis.
- V. saphena parva liegt lateral epifaszial am Unterschenkel und mündet in die V. poplitea.

In jedem Physikum waren bisher die **Nerven des Plexus lumbosacralis** Thema. Dabei wurde immer die Zuordnung eines Nerven zu einem der beiden Plexus gefragt. Besondere Vorsicht ist bei den kleinen Nerven geboten: Beispielsweise ist der N. cutaneus femoris lateralis – obwohl kaum zu sehen – ein eigenständiger Nerv aus dem Plexus lumbalis und nicht etwa irgendein Endast eines größeren Nerven.
- N. femoralis liegt zwischen den Bäuchen des M. iliopsoas und spaltet sich rasch – nachdem er unterm Leistenband hindurchgelaufen ist – in seine Endäste auf; der wichtigste davon ist der rein sensible N. saphenus, der durch den Adduktorenkanal verläuft.
- N. ischiadicus ist der dickste Nerv im Körper und teilt sich nach seinem Durchtritt durch das Foramen infrapiriforme in den N. tibialis und den N. fibularis.

- N. obturatorius verläuft durch den Canalis obturatorius zu den Adduktoren.
- N. gluteus superior versorgt u. a. den M. glutaeus medius, bei dessen Ausfall das Trendelenburg-Zeichen auftritt.
- Der N. suralis eignet sich zur Nerven-Probeexzision, da er leicht aufzufinden (epifascial hinter dem Außenknöchel) und der Funktionsverlust vergleichsweise gering ist. Dieses diagnostische Mittel kommt bei Nervenerkrankungen zum Einsatz.

Es gab noch nie ein Physikum ohne die **Topografie der unteren Extremität**. Also solltest du dir dieses Thema sehr genau ansehen. Neue Lieblingsthemen im Physikum sind das **Chiasma crurale** und das **Chiasma plantare**:
- Chiasma crurale: Am Innenknöchel überkreuzt die Sehne des M. flexor digitorum longus die Sehne des M. tibialis posterior.
- Chiasma plantare: In der Fußsohle überkreuzt die Sehne des M. flexor digitorum longus die Sehne des M. flexor hallucis longus.

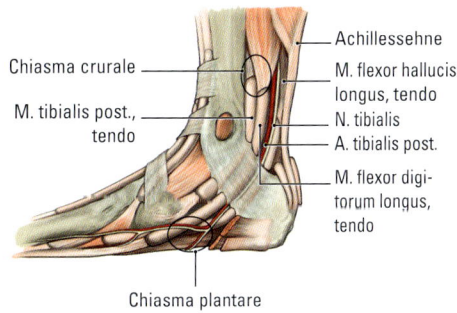

Abb. 45: Innenknöchel *medi-learn.de/7-ana5-45*

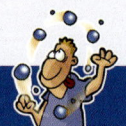
Die verschiedenen Durchtrittsstellen in der **Regio glutealis** werden immer wieder sowohl in Bild- als auch Wortfragen geprüft. Ganz genauso verhält es sich mit der **Regio inguinalis**, wobei hier das besondere Interesse auf der Tatsache liegt, dass die A. femoralis lateral der V. femoralis verläuft. Ebenso wird oft nach dem N. femoralis gefragt, der zwischen den Muskelköpfen des M. iliopsoas verläuft.

Um mit der Regio glutealis zu punkten, solltest du dir Tab. 36, S. 53 einprägen. Zur Regio subinguinalis empfiehlt es sich, die Inhalte von Tab. 38, S. 54 parat zu haben.

Vorsicht ist bei Fragen nach dem Canalis obturatorius und dem Canalis pudendalis geboten, da beide dicht beieinander liegen aber nichts gemeinsam haben!

Und noch eine Bemerkung zum Canalis adductorius: Zwar laufen Arteria und Vena femoralis hindurch, nicht aber der N. femoralis, sondern nur sein sensibler Endast, der N. saphenus.

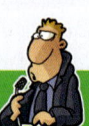

FÜRS MÜNDLICHE

Die untere Extremität hast du nun fleißig bearbeitet und dir alles gut eingeprägt. Nun wird es Zeit, dein Wissen auf die Probe zu stellen. Dazu hier die gesammelten Fragen aus unserer Prüfungsprotokoll-Datenbank.

1. Bitte erläutern Sie, welche Funktion die Kreuzbänder haben.

2. Erklären Sie bitte die Funktion der Patella.

3. Wie teilen Sie die Sprunggelenke ein?

4. Erklären Sie bitte, was bei der typischen Verletzung im Sprunggelenk passiert.

5. Bitte erläutern Sie, welche Bänder das Hüftgelenk sichern.

6. Bitte nennen Sie die Funktion des M. biceps femoris.

7. Bitte erläutern Sie, wie die Adduktoren des Oberschenkels innerviert werden.

8. Bitte nennen Sie die Muskeln, welche die Achillessehne bilden.

9. Sagen Sie, welcher Kopf des M. quadriceps femoris ist zweigelenkig?

10. Nennen Sie bitte die Muskeln, welche einen „Steigbügel" um das Sprunggelenk bilden.

11. Wissen Sie, welche Funktion nach Ausfall des Nervus tibialis am Unterschenkel eingeschränkt ist?

12. Bitte erklären Sie, wie die Oberschenkelinnenseite sensibel innerviert wird.

13. Bitte nennen Sie den sensiblen Endast des N. femoralis. Wo läuft er hindurch?

14. Erklären Sie bitte, wo die A. femoralis unter dem Leistenband durchzieht.

15. Wissen Sie, wie der dickste Nerv des Körpers heißt?

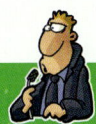
16. Erläutern Sie, wie die Adduktoren und die Flexoren des Oberschenkels mit Blut versorgt werden.

17. Bitte nennen Sie den Nerv, der motorisch für die Flexoren im Ober- und Unterschenkel verantwortlich ist.

18. Bitte erläutern Sie, welcher Muskel sowohl vom N. tibialis als auch vom N. fibularis versorgt wird.

19. Bitte erläutern Sie, wo hindurch der N. ischiadicus verläuft.

20. Erklären Sie bitte die Beziehung des N. femoralis zur Muskulatur.

21. Erläutern Sie bitte, welcher weitere Nerv neben dem N. femoralis durch die Lacuna musculorum läuft.

22. Bitte erklären Sie, wodurch die Lacuna musculorum und die Lacuna vasorum voneinander getrennt sind.

23. Erklären Sie, welches Gefäß in der Lacuna vasorum medial liegt.

24. Nennen Sie bitte die Strukturen, die den Adduktorenkanal bilden.

25. Erläutern Sie bitte, welcher Nervenausfall Ursache des Trendelenburg-Zeichens ist und durch welches Foramen dieser Nerv läuft.

Das Knie ist das größte Gelenk im Körper und hat sehr viele Bänder, die häufig Thema mündlicher Prüfungen sind. Dass es sich um ein Drehscharniergelenk handelt, gehört ebenso zum Standardwissen wie die Funktion und der Verlauf der Kreuzbänder. Übrigens: Der einzige Außenrotator im Kniegelenk ist der M. biceps femoris (s. Tab. 32, S. 48).
Auch die Sprunggelenke sind beliebte Themen. Du musst zwar nur selten die einzelnen Bänder zeigen, dennoch solltest du gerade die des OSG schon einmal gesehen haben und sie finden können.

1. Bitte erläutern Sie, welche Funktion die Kreuzbänder haben.
Sie stabilisieren das Knie in der Horizontalebene. Vorderes Kreuzband ist vor allen anderen bei der Extension straff und sorgt für die passive Schlussrotation.

2. Erklären Sie bitte die Funktion der Patella.
Sie dient als Hypomochlion, also als Umlenkrolle, um den Kraftarm auf den Unterschenkel zu vergrößern.

3. Wie teilen Sie die Sprunggelenke ein?
OSG zwischen Malleolengabel und Talus für Dorsalextension und Plantarflexion.
USG zwischen Talus, Calcaneus und Naviculare für Pronation und Supination.

4. Erklären Sie bitte, was bei der typischen Verletzung im Sprunggelenk passiert.
Supinationstrauma mit Riss der lateralen Bänder des OSG.

5. Bitte erläutern Sie, welche Bänder das Hüftgelenk sichern.
Ligg. ilio-, pubo- und ischiofemorale.

Neben den fürs Schriftliche genannten Themen gibt es eine speziell im Mündlichen gern gestellte Falle: Die Sehne vom M. plantaris ist lang und dünn, sie läuft medial am Unterschenkel zur Achillessehne hinab und wird leicht mit einem Nerven oder einem Gefäß verwechselt. Die solltest du dir vor der Prüfung einmal angesehen haben und auch im Präparat wiedererkennen können.

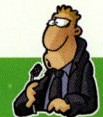
6. Bitte nennen Sie die Funktion des M. biceps femoris.
Hüfte: Extension
Knie: Flexion und Außenrotation

7. Bitte erläutern Sie, wie die Adduktoren des Oberschenkels innerviert werden.
Über den Nervus obturatorius.

8. Bitte nennen Sie die Muskeln, welche die Achillessehne bilden.
M. gastrocnemius, M. plantaris, M. soleus.

9. Sagen Sie, welcher Kopf des M. quadriceps femoris ist zweigelenkig?
M. rectus femoris.

10. Nennen Sie bitte die Muskeln, welche einen „Steigbügel" um das Sprunggelenk bilden.
M. tibialis anterior und die Mm. peronei.

11. Wissen Sie, welche Funktion nach Ausfall des Nervus tibialis am Unterschenkel eingeschränkt ist?
Plantarflexion, da die Wadenmuskulatur ausfällt.

Auch in der mündlichen Prüfung sind die A. obturatoria und ihr Ursprung immer wieder Thema. Die beliebtesten Nerven im Mündlichen sind der N. femoralis und der N. ischiadicus. Gerade der Ischiadicus kann aufgrund seiner Größe sehr leicht detektiert werden und eignet sich außerdem gut dazu, seine Endäste abzufragen. Besondere Vorsicht gilt beim N. genitofemoralis, da sein Oberschenkelast – der Ramus femoralis – gerne mit dem Nervus femoralis verwechselt wird.

12. Bitte erklären Sie, wie die Oberschenkelinnenseite sensibel innerviert wird.
Oberer Anteil: Ramus femoralis des N. genitofemoralis. Unterer Anteil: N. obturatorius.

13. Bitte nennen Sie den sensiblen Endast des N. femoralis. Wo läuft er hindurch?
N. saphenus, durch den Adduktorenkanal.

14. Erklären Sie bitte, wo die A. femoralis unter dem Leistenband durchzieht.
Durch die Lacuna vasorum.

15. Wissen Sie, wie der dickste Nerv des Körpers heißt?
N. ischiadicus; er ist aber nicht der längste, da er sich rasch in seine Hauptäste – N. tibialis und N. fibularis – teilt.

16. Erläutern Sie, wie die Adduktoren und die Flexoren des Oberschenkels mit Blut versorgt werden.
A. obturatoria für die Adduktoren. Rami perforantes der A. profunda femoris für die Flexoren.

17. Bitte nennen Sie den Nerv, der motorisch für die Flexoren im Ober- und Unterschenkel verantwortlich ist.
N. tibialis.

18. Bitte erläutern Sie, welcher Muskel sowohl vom N. tibialis als auch vom N. fibularis versorgt wird.
M. biceps femoris.

Die Topografie ist im Beckenbereich anspruchsvoll. Deshalb solltest du dir vor der Prüfung die Regio glutealis und subinguinalis noch einmal genau anschauen. Wer hier sicher eine Struktur auffinden und benennen kann, hinterlässt immer einen guten Eindruck. Auch im Mündlichen gilt: Canalis obturatorius und Canalis pudendalis sind zwei verschiedene Angelegenheiten. Ein kurzer Hinweis auf die lokale Nähe, aber ansonsten getrennten Eigenschaften zeigt dem Prüfer, dass der Prüfling über diese Spitzfindigkeit nachgedacht hat und hinterlässt sicherlich einen guten Eindruck.

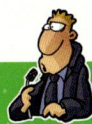
19. Bitte erläutern Sie, wo hindurch der N. ischiadicus verläuft.

Foramen infrapiriforme, danach rasche Aufteilung in seine Hauptäste N. tibialis und N. fibularis.

20. Erklären Sie bitte die Beziehung des N. femoralis zur Muskulatur.

Er liegt zwischen den Bäuchen des M. iliopsoas und durchtritt mit ihm die Lacuna musculorum, dann rasche Aufteilung in seine Endäste. Nur der sensible N. saphenus gelangt mit durch den Canalis adductorius.

21. Erläutern Sie bitte, welcher weitere Nerv neben dem N. femoralis durch die Lacuna musculorum läuft.

N. cutaneus femoris lateralis.

22. Bitte erklären Sie, wodurch die Lacuna musculorum und die Lacuna vasorum voneinander getrennt sind.

Arcus iliopectineus.

23. Erklären Sie, welches Gefäß in der Lacuna vasorum medial liegt.

V. femoralis (A. femoralis liegt lateral).

24. Nennen Sie bitte die Strukturen, die den Adduktorenkanal bilden.

- M. vastus medialis
- Mm. adductores
- Membrana vastoadductoria.

25. Erläutern Sie bitte, welcher Nervenausfall Ursache des Trendelenburg-Zeichens ist und durch welches Foramen dieser Nerv läuft.

N. gluteus superior, durch das Foramen suprapiriforme.

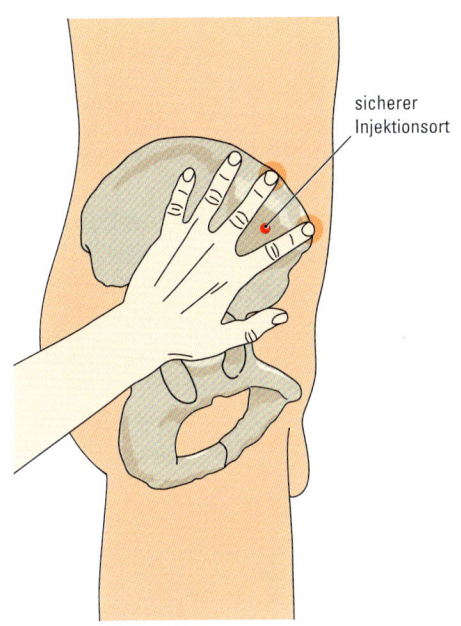

sicherer Injektionsort

Abb. 46: Intragluteale Injektion

medi-learn.de/7-ana5-46

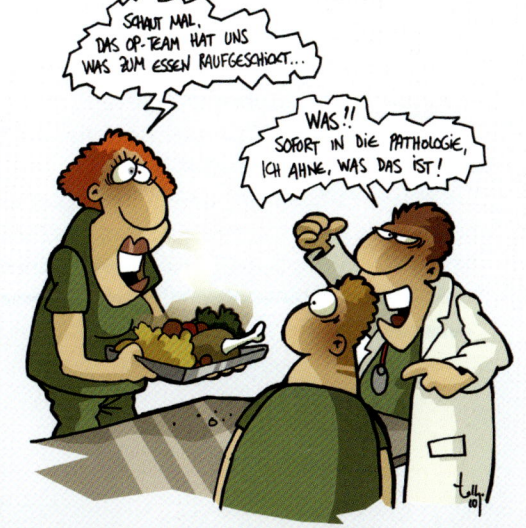

SCHAUT MAL, DAS OP-TEAM HAT UNS WAS ZUM ESSEN RAUFGESCHICKT...

WAS!! SOFORT IN DIE PATHOLOGIE, ICH AHNE, WAS DAS IST!

Pause

Du hast jetzt auch Nervennahrung verdient:
Hole dir was Leckeres und mache eine Pause.

4 Leibeswand

📊 Fragen in den letzten 10 Examen: 16

Die Leibeswand wird häufig etwas stiefkind-lich behandelt. Aber Vorsicht: Auch dieses The-ma ist prüfungsrelevant. In den letzten Jahren wurden immer häufiger Fragen zur Wirbelsäu-le und ihren Bändern, zur Bauchmuskulatur und den Gefäßen gestellt. Dieses Thema um-fasst weit mehr als nur Zwerchfell und Leis-tenbrüche.

4.1 Wirbelsäule (Columna vertebralis)

Die Wirbelsäule bildet mit ihrer **doppelten S-Form** das Stützgerüst unseres Körpers. Die Halswirbelsäule stellt eine nach vorne zeigen-de Lordose, die Brustwirbelsäule eine entge-gengerichtete Kyphose und die Lendenwir-belsäule wieder eine Lordose dar. Kreuz- und Steißwirbel bilden eine Kyphose. Diese charak-teristische Form hat die Wirbelsäule nicht von Geburt an. Sie entwickelt sich, während wir den aufrechten Gang lernen. Die S-Form ent-steht nicht durch die Knochen, sondern durch die **Disci intervertebrales**.
Insgesamt bilden 33 Knochen die Wirbelsäule:
– **sieben Halswirbel** (HWK),
– **zwölf Brustwirbel** (BWK) mit Gelenken zu den Rippen,
– **fünf Lendenwirbel** (LWK),
– fünf Kreuzwirbel,
– vier Steißbeinwirbel.
Die Kreuz- und Steißbeinwirbel sind zusam-mengewachsen. Da die Lendenwirbel am meisten Gewicht tragen müssen, sind sie grö-ßer und massiver als die Halswirbel.
Bis auf HWK 1 und HWK 2 haben alle Wirbel eine ähnliche Form, nämlich einen massiven Wirbelkörper (Corpus vertebrae), an dessen dorsaler Kante der Wirbelbogen (Arcus verteb-rae) abgeht. Der Bereich des Wirbelbogens, der mit dem Wirbelkörper verwachsen ist, heißt **Pe-diculus**. Am Wirbelbogen wiederum sitzen die beiden **Processus transversus** (Querfortsätze)

und ein **Processus spinosus** (Dornfortsatz). Das dadurch entstehende Loch heißt **Foramen ver-tebrale**; in ihm ist das Rückenmark eingebettet.

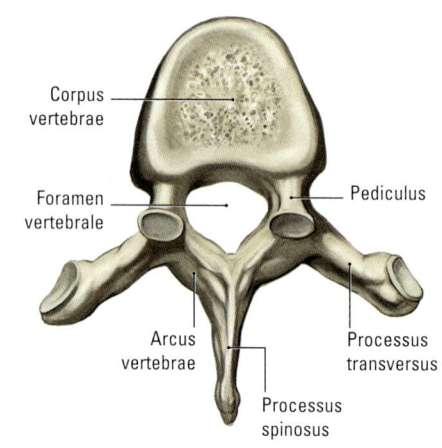

Corpus vertebrae
Foramen vertebrale
Pediculus
Arcus vertebrae
Processus transversus
Processus spinosus

Abb. 47: Wirbel *medi-learn.de/7-ana5-47*

Im Bereich der Wirbelbögen sind die einzel-nen Wirbel mit echten Gelenken untereinan-der verbunden (**Articulationes intervertebra-les** oder auch „Zygapophysialgelenke"). Die Stellung dieser Gelenke variiert; im Halsbe-reich stehen sie eher frontal, im Lendenbereich eher sagittal. Dadurch ist die Wirbelsäule in den verschiedenen Bereichen unterschiedlich beweglich.
Zwischen zwei Wirbelbögen entsteht auf jeder Seite je ein **Foramen intervertebrale**, durch das die Spinalnerven austreten.
Zwischen den einzelnen Wirbelkörpern liegen die **Disci intervertebrales** (Zwischenwirbel-scheiben). Sie bestehen aus dem **Anulus fi-brosus** (einem Ring aus Faserknorpel) und in der Mitte aus einem geleeartigen Nucleus pul-posus. Der Faserknorpel ist fest mit den Wir-belkörpern verwachsen. Da der **Nucleus pulpo-sus** jedoch nicht fest mit dem Faserknorpelring **verbunden** ist, kann er bei dessen Beschädi-gung herausrutschen.

Übrigens …

Dieses Herausrutschen wird im Volksmund Bandscheibenvorfall genannt, obwohl dabei nicht die ganze Bandscheibe, sondern nur der Nukleus vorfällt.

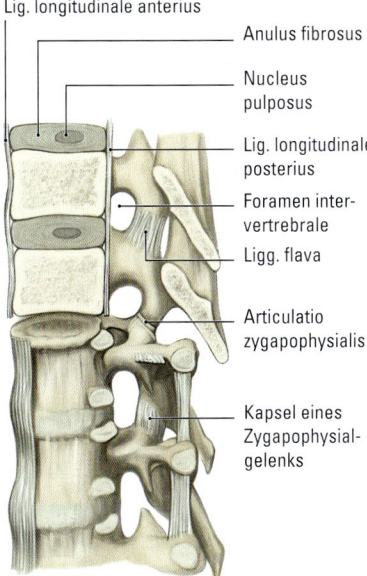

Lig. longitudinale anterius

Anulus fibrosus

Nucleus pulposus

Lig. longitudinale posterius

Foramen intervertebrale

Ligg. flava

Articulatio zygapophysialis

Kapsel eines Zygapophysialgelenks

Abb. 48: Bänder Wirbelsäule

medi-learn.de/7-ana5-48

4.1.1 Halswirbel

Gerade die Halswirbel haben einige besondere Charakteristika:

– C1 heißt Atlas, da er wie der griechische Gott Atlas, der das Himmelsgewölbe trägt, unseren Kopf hält. Er besteht aus einem Knochenring, hat also keinen richtigen Wirbelkörper, sondern nur einen vorderen und hinteren Bogen (Arcus anterior und Arcus posterior). C1 ist im **Atlantooccipital-Gelenk** mit dem Kopf verbunden, in dem Flexion und Extension durchgeführt werden können (Ja-Bewegung).

– C2 heißt **Axis**, da sein Körper einen nach kranial zeigenden **Dens axis** (Zahn) aufweist, der im **Atlantoaxial-Gelenk** mit C1 verbunden ist. Das ist ein Drehgelenk, in dem rotiert werden kann (Nein-Bewegung).

– Das Atlantoaxial-Gelenk wird durch zwei Bänder gesichert: Das **Lig. transversum atlantis** und die **Fasciculi longitudinales**. Zusammen bilden diese Bänder das **Lig. cruciforme**. Sie schützen das Gelenk vor Extrembewegungen und sichern die Medulla oblongata bei einer Densfraktur.

– Die ersten sechs Halswirbel haben **Foramina transversales** (Löcher) in ihren Processus transversales, durch die die A. vertebralis zum Gehirn zieht.

– Die Processus spinosi sind an ihrem Ende gespalten.

– Da der Processus spinosus von C7 besonders groß ist, wird dieser Wirbelkörper Vertebra prominens genannt.

– An den Körpern der Halswirbel ragen an den lateralen Seiten **Unci corpores** (Knochenlamellen) nach kranial auf.

4.1.2 Brustwirbel

Die Brustwirbel sind über Gelenke mit den Rippen verbunden und bilden so zwölf Rippenpaare. Die ersten sieben Rippen sind „echte" Rippen, da sie über einzelne Knorpelspangen mit dem Sternum verwachsen sind. Die achte bis zehnte Rippe sind über eine gemeinsame Knorpelspange am Sternum befestigt, die elfte und zwölfte enden frei in der dorsolateralen Bauchwand.

4.1.3 Lendenwirbel

Da die Lendenwirbel das meiste Gewicht tragen müssen, sind sie besonders groß. Ihre seitlichen Fortsätze sind Rippenrudimente, die daher Processus costales heißen. Die eigentlichen Querfortsätze (Proc. transversi) sind nur noch kleine Processus accessorii.

4.1.4 Bänder der Wirbelsäule

Von den unzähligen Bändern der Wirbelsäule solltest du drei genauer kennen.

4

4

– Das **Lig. longitudinale anterius** liegt ventral den Wirbelkörpern an und ist fest mit ihnen verwachsen.

– Auf der Rückseite der Wirbelkörper – innerhalb des Rückenmarkkanals – liegt das **Lig. longitudinale posterius**, das nicht mit den Wirbelkörpern, sondern mit den Disci intervertebrales verwachsen ist.

– Ebenfalls auf der Innenseite des Rückenmarkkanals liegen über den Kapseln der Zygapophysialgelenke die **Ligamenta flava**. Diese beinhalten elastische Fasern (die gelb sind, daher „flavus" für gelb).

Übrigens …
Alle Ligg. flava zusammen kannst du dir wie ein Gummiband vorstellen, das sich dehnt, wenn wir uns nach vorne beugen. Beim Aufrichten ziehen sich diese Bänder wieder zusammen und nehmen so den Muskeln viel Arbeit ab.

4.2   Rumpfmuskulatur

Die Verspannung der Bauchmuskeln, das Diaphragma und die weiteren Atemmuskeln solltest du sowohl in der schriftlichen als auch mündlichen Prüfung beherrschen. Die autochthone Rückenmuskulatur dient hauptsächlich als Thema für Einleitungsfragen im Mündlichen.

4.2.1   Autochthone Rückenmuskeln

Die autochthone Rückenmuskulatur ist ein sehr unbeliebtes Thema. Trotzdem solltest du einige Informationen – gerade auch für die mündliche Prüfung – parat haben. Das Wort autochthon bedeutet, dass die Muskeln dort, wo sie liegen, entstanden sind. Man spricht daher auch von genuiner oder primärer Muskulatur. Die **autochthonen Rückenmuskeln** werden von den **Rami dorsales** der Spinalnerven innerviert (s. Abb. 56, S. 71). Ihre Funktion besteht darin, den Körper in der **aufrechten**

Position zu halten. Zum Aufrichten werden zusätzlich die Ligg. flava benötigt.

Man kann die autochthone Rückenmuskulatur in einen **medialen** und einen **lateralen Trakt** einteilen und jeden davon wiederum in drei Systeme. Diese bisher genannten Fakten solltest du kennen. Darüber hinaus gibt es eine Unzahl von Muskeln, die den einzelnen Systemen zugeordnet werden, aber bislang nicht im Schriftlichen gefragt wurden.

Medialer Trakt

Transversospinales System
Interspinales System
Spinales System

Lateraler Trakt

Intertransversales System
Spinotransversales System
Sakrospinales System

Tab. 40: Überblick über die autochthone Rückenmuskulatur

4.2.2   Brustmuskulatur

Der Großteil der Brustmuskulatur wurde beim Thema obere Extremität (s. Tab. 10, S. 17 und Tab. 11, S. 18) besprochen. Hier folgen nun diejenigen, deren Hauptfunktion die Atmung ist.

Name	Funktion	Innervation
Mm. intercostales externi	Inspiration	
Mm. intercostales interni	Exspiration	Interkostalnerven
Mm. intercostales intimi	Exspiration	

Tab. 41: Brustmuskulatur

Die Mm. intercostales intimi sind Abspaltungen der Mm. intercostales interni und dienen ebenfalls der Exspiration.

4.2.3   Diaphragma

Das **Diaphragma** (Zwerchfell) ist der **Hauptatemmuskel**. Er dient der **Inspiration**. Der Begriff Diaphragma bedeutet, dass dieser Muskel flächig aufgespannt ist. Er trennt Brust- und Bauchhöhle. In seinem Zentrum liegt eine Sehnenplatte, das **Centrum tendineum**, von dem aus die Muskelfasern radiär (wie die Speichen eines Rades) zur Bauchwand ausstrahlen.

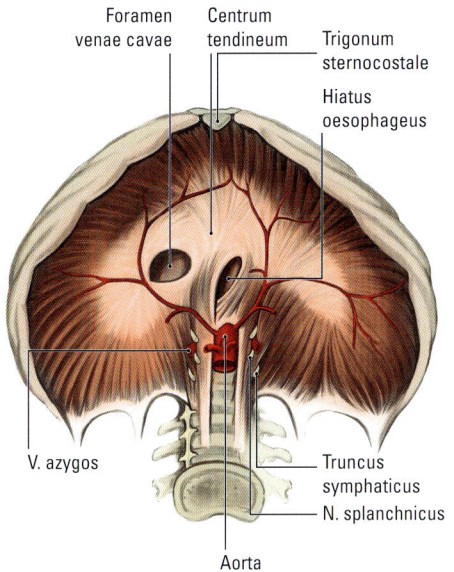

Foramen venae cavae · Centrum tendineum · Trigonum sternocostale · Hiatus oesophageus · V. azygos · Truncus symphaticus · N. splanchnicus · Aorta

Abb. 49: Diaphragma   *medi-learn.de/7-ana5-49*

Im Ruhezustand bildet das Diaphragma eine Kuppel. Wird es aktiviert, ziehen die Muskelfasern die Kuppel nach unten und sie flacht ab. Dadurch wird das intrathorakale Volumen größer und wir atmen ein. Die Innervation erfolgt über den **N. phrenicus**, der aus den ventralen Ästen der Spinalnerven C3 bis C5 gebildet wird.

> **Merke!**
>
> C3, 4, 5 keep the diaphragma alive.

Alle Organe, die von der Brust- in die Bauchhöhle oder umgekehrt wollen, müssen durch das Zwerchfell. Daher hat es an unterschiedlichen Stellen folgende Durchtritte:

Durchtrittsstelle	Organ
Hiatus aorticus	– Aorta – Ductus thoracicus
Hiatus oesophageus	– Ösophagus – Truncus vagalis ant. und post. – R. phrenicoabdominalis des linken N. phrenicus
Foramen venae cavae	– V. cava inferior – R. phrenicoabdominalis des rechten N. phrenicus
Medialer Lumbalspalt	– N. splanchnicus maj. – N. splanchnicus minor – V. azygos (rechts) – V. hemiazygos (links)
Lateraler Lumbalspalt	– Truncus sympathicus
Trigonum sternocostale (Larrey-Spalte)	– A. und V. epigastrica superior

Tab. 42: Durchtritte Diaphragma

Muskel	Ursprung	Ansatz	Innervation	Funktion
M. rectus abdominis	5.–7. Rippenknorpel Proc. xiphoideus	– Symphysis pubica	Spinalnerven: Th5–Th12	– Rumpfbeugung – Exspiration – Bauchpresse
M. obliquus ext. abdominis	Außenfläche 5.–12. Rippe	– vorderes Blatt der Rektusscheide – Linea alba	Spinalnerven: Th5–Th12	– Flexion – Rotation zur kontra- lateralen Seite
M. obliquus int. abdominis	Crista iliaca Fascia thoracolum- balis	– 9.–12. Rippe – Linea alba	Spinalnerven: Th10–Th12	– Flexion – Rotation zur gleichen Seite – bildet den M. cre- master (Hodenheber)
M. transversus abdominis	Innenfläche der sechs kaudalen Rippen	– hinteres Blatt der Rektusscheide	Spinalnerven: Th12–L1	– Bauchpresse

Tab. 43: Überblick über die Bauchmuskulatur

4.2.4 Bauchmuskulatur

Die Bauchmuskeln „verspannen" den Bauch in drei Richtungen: von oben nach unten, schräg und zu den Seiten. Die schräge Verspannung wird aus dem **M. obliquus internus** und dem **M. obliquus externus** der kontralateralen Seite gebildet. Der **M. rectus abdominis** (Wasch- brett/Six-Pack am Bauch) verspannt von oben nach unten. Er hat eine **Rektusscheide** auf sei- ner ventralen Seite, die auf der Rückseite nur die obere Hälfte des Muskels bedeckt und sich von da wieder nach oben um den **M. transver- sus abdominis** schlägt. Dieser Rand heißt **Li- nea arcuata** und wird beim Thema Leistenbrü- che (s. Abb. 54, S. 68) interessant. Der M. transversus abdominis übernimmt die trans- versale Verspannung.

Die Funktionen und der Verlauf der schrägen Bauchmuskeln lassen sich an einem Beispiel leichter verstehen:

Der rechte M. obliquus ext. abdominis ver- läuft wie die rechte vordere Hosentasche. Sei- ne Funktion ist es, die rechte Schulter zum lin- ken Fuß zu ziehen.

Genau den gleichen Verlauf und die gleiche Funktion hat der gegenüberliegende (also lin- ke) M. obliquus int. abdominis. Übrigens bil- det der M. obliquus int. abdominis mit Mus- kelfasern, die in den Leistenkanal ziehen, den M. cremaster, also den Hodenheber.

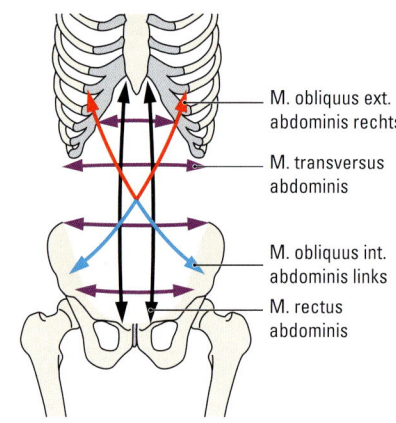

Abb. 50: Bauchmuskeln   *medi-learn.de/7-ana5-50*

4.3 Gefäße der Leibeswand

Hier gibt es zwar nur wenige Gefäße, die da- für aber umso wichtiger sind.

Aus der Aorta kommen die
– **A. subclavia** und aus der wiederum die
  • **A. thoracica int. (A. mammaria).** Dieses Gefäß läuft auf der Innenseite des Thorax beiderseits des Sternums herunter, tritt

durch das **Trigonum sternocostale** und heißt dann **A. epigastrica superior**. Unterhalb des Nabels heißt sie **A. epigastrica inferior** (sie bildet die **Plica umbilicalis lat.**) und mündet in die **A. iliaca externa**. Das ist eine große Anastomose, da über diesen Weg Blut in die Beine gelangen kann, ohne die Aorta zu benutzen.

- **A. intercostalis suprema.** Aus ihr stammen die ersten beiden Interkostalarterien, die als Anastomose in der A. thoracica int. enden.
– **Aa. intercostales.** Die Interkostalarterien verlaufen am Rippenunterrand und münden **als Anastomosen in die A. thoracica interna**.

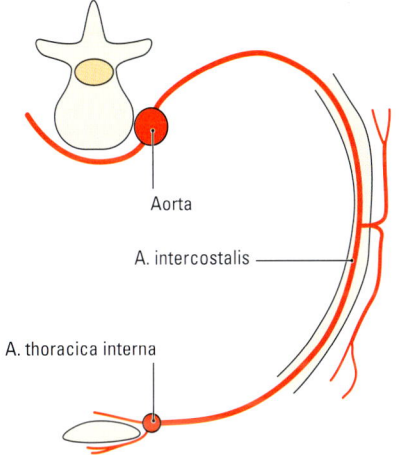

Abb. 51: A. intercostalis *medi-learn.de/7-ana5-51*

Die Venenverläufe gleichen denen der Arterien, bis auf eine wichtige Ausnahme:
– das **Azygos-System:**
  Die Interkostalvenen münden linksseitig in die links der Wirbelsäule gelegene **V. hemiazygos**, die Interkostalvenen der rechten Seite münden in die rechts der Wirbelsäule gelegene **V. azygos.**
Die **V. hemiazygos mündet in die V. azygos**, die dann **in die V. cava superior** fließt.

4.4 Topografie der Bauchwand

Die Topografie der Bauchwand hat große Relevanz für die Klinik

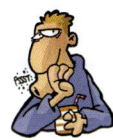

(Leistenbrüche) und daher auch für das schriftliche Examen. Bis jetzt gab es noch kein Physikum ohne Fragen zum Canalis inguinalis/zu den Leistenbrüchen. Also Augen auf, Aufmerksamkeit geschärft und ran an den Speck ...

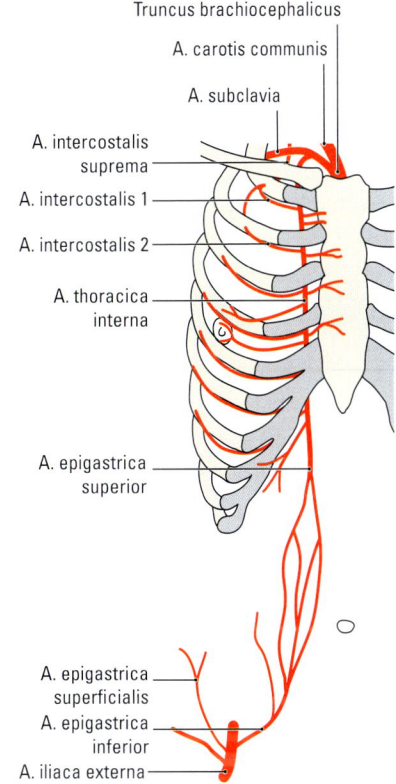

Truncus brachiocephalicus
A. carotis communis
A. subclavia
A. intercostalis suprema
A. intercostalis 1
A. intercostalis 2
A. thoracica interna
A. epigastrica superior
A. epigastrica superficialis
A. epigastrica inferior
A. iliaca externa

Abb. 52: Gefäße Leibeswand

medi-learn.de/7-ana5-52

4.4.1 Canalis inguinalis

Der **Canalis inguinalis** (Leistenkanal) hat sowohl einen **Anulus inguinalis profundus** (eine innere Öffnung), der sich lateral der **Plica umbilicalis lateralis** befindet, als auch einen **Anulus inguinalis superficialis** (eine äußere Öffnung, s. IMPP-Bild 1, S. 79). Er ist beim Mann die Verbindung von der Bauchhöhle zum Hoden, in der der **Funiculus spermaticus** (Samenstrang) verläuft. Bei der Frau verbindet er die Bauchhöhle mit den großen Schamlippen und

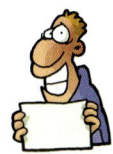

4

enthält das **Ligamentum teres uteri**. Seine Begrenzungen sind nach ventral der M. obliquus externus, nach kranial der M. obliquus internus und der M. transversus abdominis, nach dorsal die Fascia transversalis und das Peritoneum und nach kaudal das Lig. inguinale (Leistenband).

Der Funiculus spermaticus enthält den Ductus deferens, den M. cremaster, die A. testicularis, den venösen Plexus pampiniformis, der sich zur V. testicularis vereint, den R. genitalis des N. genitofemoralis und den N. ilioinguinalis.

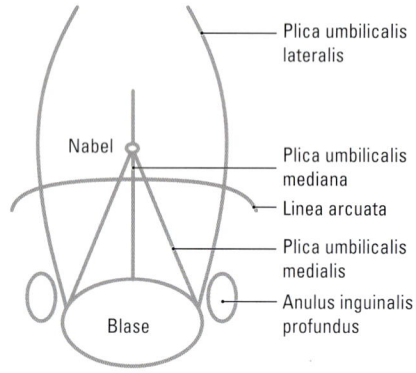

Abb. 53: Plicae umbilicales

medi-learn.de/7-ana5-53

4.4.2 Leistenbrüche (Leistenhernien)

Leistenbrüche sind Aussackungen des Peritoneums entweder durch den Leistenkanal (indirekter Bruch) oder durch den M. transversus abdominis (direkter Bruch).

Bevor wir die Leistenbrüche genauer anschauen, noch einige Begriffe zur Anatomie:

Plicae umbilicales sind Falten, die sich auf der Innenseite der Bauchwand durch verschiedene Strukturen bilden. Insgesamt gibt es fünf dieser Falten:

– Eine **Plica umbilicalis mediana** = ehemals der **Urachus/Allantois** (die embryologische Verbindung von der Kloake durch den Nabel zum Dottersack),

– zwei **Plicae umbilicales mediales = ehemalige Nabelarterien**,

– zwei **Plicae umbilicales laterales = A. epigastrica inferior**

Die **Linea arcuata** wird vom hinteren Blatt der Rektusscheide gebildet, die auf der Rückseite des M. rectus abdominis nur die halbe Strecke herunterläuft und sich dann nach oben um den M. transversus abdominis schlägt. Dadurch ist die Bauchwand unterhalb der Linea arcuata relativ dünn (sie besteht ja nur aus

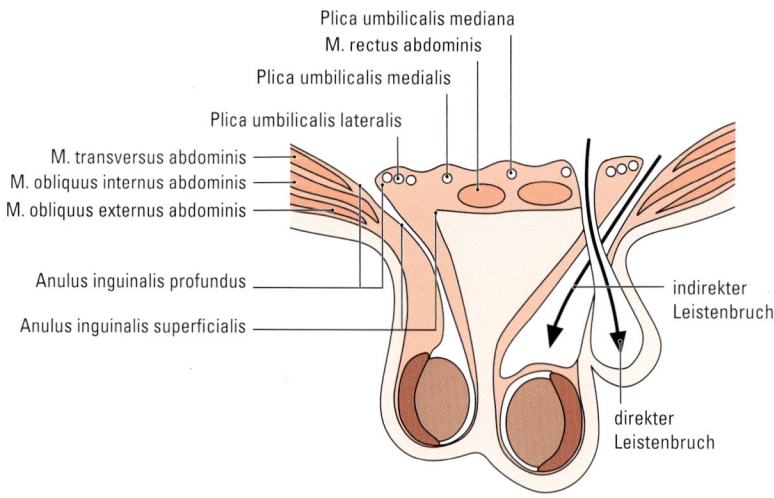

Abb. 54: Leistenbrüche

medi-learn.de/7-ana5-54

dem M. rectus abdominis und seiner vorderen Rektusscheide), darüber relativ fest (M. rectus abdominis und M. transversus abdominis sowie drei Blätter der Rektusscheide). Ein Bruch wird den Weg des geringsten Widerstandes nehmen und daher unterhalb der Linea arcuata die Bauchwand durchbrechen. So, und jetzt endlich zu den schon so oft angekündigten Leistenbrüchen:

Drückt sich das Peritoneum durch den Leistenkanal, spricht man von einem indirekten Leistenbruch oder angeborenen Leistenbruch. Da er als Eingang den Anulus inguinalis profundus benutzt, der sich ja lateral der Plica umbilicalis lateralis befindet, sagt man häufig auch lateraler Leistenbruch. Der direkte Leistenbruch drückt sich medial der Plica umbilicalis lateralis durch die Bauchwand und wird auch erworbener Leistenbruch genannt.

Merke!

- **D**r. **med.** (**d**irekt **m**edial)
- **Al**a (**a**ngeboren **l**ateral)

Übrigens ...

Die typische Differentialdiagnose zum Leistenbruch ist die – fast nur bei Frauen vorkommende – **Femoralishernie**. Hier stülpt sich der Bruchsack durch den medialen Anteil der Lacuna vasorum, die normalerweise durch das Septum femorale verschlossen ist.

4.5 Beckenboden

Der Beckenboden besteht aus zwei Diaphragmen (flächige Muskeln) und einem Muskel. Diese drei Strukturen bilden zusammen die **Fossa ischioanalis** (einen Hohlraum). Jede der Strukturen hat Faszien, sodass es eigentlich die Faszien sind, die die Fossa ischioanalis begrenzen.

- Das **Diaphragma pelvis** wird vom M. levator ani gebildet. Du kannst es dir wie eine Schale vorstellen, in der die Beckeneingeweide liegen. In ihrem tiefsten Punkt hat diese Schale Durchtrittsstellen für den Anus und die Vagina. Eine obere und eine untere Faszie bedecken das Diaphragma pelvis (Fascia diaphragmatis pelvis sup. und inf.). Die inferiore Faszie begrenzt dabei die **Fossa ischioanalis** nach oben.

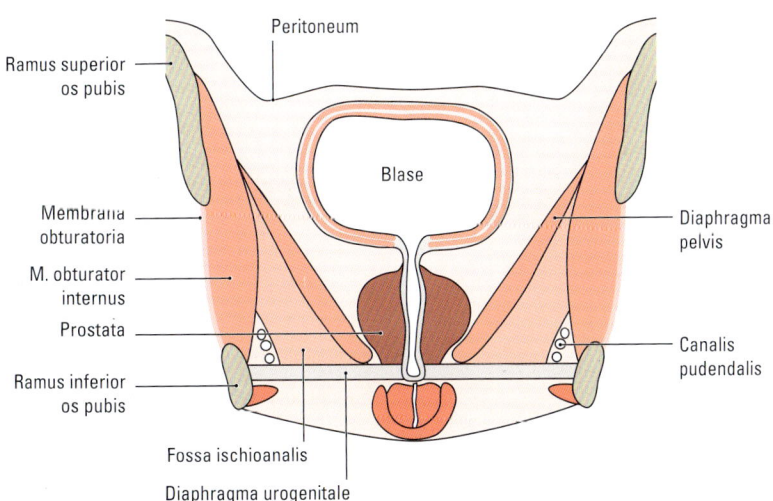

Abb. 55: Beckenboden (von vorne)

medi-learn.de/7-ana5-55

Zum Diaphragma pelvis zählen der

- M. levator ani mit seinem M. puborecta-lis genannten Anteil,
- M. coccygeus.

– Das **Diaphragma urogenitale** spannt sich horizontal zwischen den beiden Rami inferiores der beiden Ossa pubis aus. Es hat eine dreieckige Form (die Spitze zeigt zur Symphyse) und ebenfalls eine superiore und eine inferiore Faszie. Die superiore Faszie begrenzt die Fossa ischioanalis nach unten. Das Diaphragma urogenitale dient den Urogenitalorganen als Anheftungsstelle.

Zum Diaphragma urogenitale zählen der

- M. transversus perinei profundus,
- M. transversus perinei superficialis,
- M. sphincter urethrae.

Und jetzt noch ein ganz besonderes Schmankerl: Die Fascia obturatoria (bitte niemals mit der Membrana obturatoria verwechseln!) hat eine Doppelung innerhalb der Fossa ischioanalis. Diese **Doppelung heißt Alcock-Kanal** oder auch **Canalis pudendalis**, in ihr verlaufen der N. pudendus und die A. und V. pudenda interna.

Das Centrum tendineum perinei liegt am Damm und wird aus folgenden Muskeln aufgebaut:

– M. levator ani,
– M. transversus perinei profundus,
– M. transversus perinei superficialis,
– M. bulbospongiosus,
– M. sphincter ani externus.

4.5.1 Verlauf des N. pudendus

Der N. pudendus versorgt sensibel die Haut am Damm und die Genitalorgane. Extrem wichtig für die Physikumsprüfung ist sein Verlauf. Er verlässt das kleine Becken durch das Foramen infrapiriforme (unterer Anteil des Foramen ischiadicum majus), knickt dann nach kaudal um das Lig. sacrospinale herum ab und geht wieder ins kleine Becken hinein durch das Foramen ischiadicum minus. Innerhalb des Alcock-Kanals (der Fasziendopplung des M. obturatorius int. innerhalb der Fossa ischioanalis) verläuft er dann nach ventral zu den Genitalorganen.

5 Spinalnerv

▍▍ Fragen in den letzten 10 Examen: 1

Obwohl das Thema Spinalnerv nicht direkt etwas mit dem Bewegungsapparat zu tun hat, werden wir hier die wichtigsten Punkte darstellen. Die Innervation der Muskulatur geschieht über ventrale und dorsale Äste von Spinalnerven, außerdem ist die topografische Beziehung zur Wirbelsäule sehr interessant. Mit anderen Worten: Dieses Thema rundet das Wissen über den Bewegungsapparat ab und verschafft dir nebenbei auch noch wichtige Punkte in der Prüfung.

Diese Schemazeichnung zeigt vereinfacht einen Rückenmarksquerschnitt mit den in diesem Kapitel behandelten Strukturen und Gebieten.

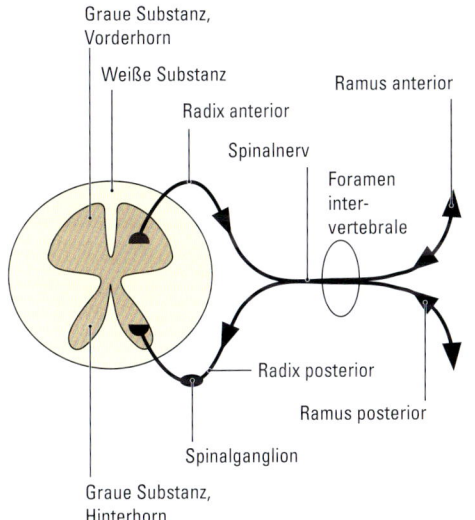

Abb. 56: Spinalnerv *medi-learn.de/7-ana5-56*

Im Zentrum des Rückenmarks (RM) liegt die graue Substanz. Grau nennt man sie deshalb, weil sie aus Nervenzellkörpern (Perikarien) besteht und diese unter dem Mikroskop grau aussehen. Die graue Substanz ist von der weißen Substanz umgeben, die aus Zellfortsätzen (Nervenfasern) besteht. Deren Myelinscheiden

färben sie weiß. Ventral aus dem Rückenmark entspringt die **Radix anterior (vordere Wurzel)**, die **ausschließlich efferente Informationen** leitet. Efferent bedeutet, dass die Aktionspotentiale vom ZNS weg transportiert werden. Hinten ins Rückenmark hinein läuft die **Radix posterior (hintere Wurzel)**. Sie ist **rein afferent**, bringt also Aktionspotentiale zum ZNS hin. Innerhalb der Radix posterior liegt das **Spinalganglion** (hier bitte Vorsicht: Das Spinalganglion liegt NICHT innerhalb des Spinalnerven!). Spinalganglien sind die Nervenzellkörper der afferenten Nerven.

Durch das Spinalganglion laufen die Informationen nur durch, da im Spinalganglion ausschließlich pseudounipolare Nervenzellen liegen. Daher findet innerhalb eines Spinalganglions auch NIEMALS eine Umschaltung auf ein anderes Neuron statt.

Die beiden Radices (Wurzeln) vereinen sich zum Spinalnerv, der damit also sowohl efferente wie auch afferente Informationen leitet. Daher ist er ein gemischter Nerv. Der Spinalnerv verlässt die Wirbelsäule durch ein Foramen intervertebrale und bildet damit die Grenze zwischen zentralem und peripherem Nervensystem. Kurz nach seinem Durchtritt teilt er sich in zwei Äste auf:

– **Ramus anterior,**
– **Ramus posterior.**

Ramus anterior und Ramus posterior sind ebenfalls gemischte Nerven.

Der Ramus anterior eines Spinalnerven vereinigt sich mit anderen Rami anteriores, die dann die peripheren Nerven bilden (z. B. N. radialis, N. femoralis, N. iliohypogastricus usw.). Der Ramus posterior biegt direkt nach dorsal ab und versorgt die autochthone Rückenmuskulatur sowie die Haut über den autochthonen Rückenmuskeln.

Vorsicht: Bitte nicht die Begriffe Ramus und Radix verwechseln!

5.1 Kerngebiete

Die einzelnen Spinalnerven entspringen Kerngebieten. Das sind die Orte, an denen die Perikarien (Zellkörper) der Nervenfasern sitzen, die in den Spinalnerven verlaufen. Bei ganzen Nerven (z. B. N. radialis) erstreckt sich solch ein Kerngebiet leicht mal über mehrere Segmente. Die Frage ist nun, wo solch ein gemischter Nerv seinen Ursprung haben kann?

Nehmen wir als Beispiel den N. radialis. Er entsteht aus den Segmenten C5 bis Th1. Dabei entspringen seine efferenten Anteile aus dem Vorderhorn des Rückenmarks und gelangen durch die Radix anterior und die Rami ventrales der entsprechenden Spinalnerven zu ihm. Die Perikarien seiner afferenten Anteile liegen nicht im Hinterhorn des Rückenmarks, sondern in den Spinalganglien der entsprechenden Radices posteriores. Diese laufen zum Hinterhorn hinein ins Rückenmark und werden dort umgeschaltet (um dann weiter zentralwärts zu ziehen, z. B. zum Gehirn). Somit sind schon zwei Kerngebiete eines peripheren Nervs gefunden:
– Vorderhorn des Rückenmarks,
– Spinalganglien der entsprechenden Radices posteriores.

Darüber hinaus transportiert ein peripherer Nerv noch Fasern des autonomen Nervensystems (**Sympathikus/Parasympathikus**). Die Neurone des Sympathikus haben ihre **Kerngebiete in den Seitenhörnern des thorakalen und lumbalen Rückenmarks**. Da es sich um Efferenzen handelt, verlassen sie das Rückenmark in der Radix anterior und gelangen so zum Spinalnerven. Diesen verlassen sie durch den **Ramus communicans albus** und gelangen dadurch zum sympathischen Grenzstrang. Hier liegen ebenfalls Kerne des sympathischen Systems, und es kann – muss aber nicht – auf andere Neurone umgeschaltet werden. Durch den **Ramus communicans griseus** gelangen nun sympathische Neurone wieder in den Spinalnerven, um dann mit den peripheren Nerven zu ihren jeweiligen Erfolgsorganen zu ziehen.  Damit haben wir ein drittes Kerngebiet eines peripheren Nerven gefunden:
– Seitenhörner des thorakalen und lumbalen Rückenmarks oder
– sympathischer Grenzstrang.

Sympathische Nervenfasern benutzen in der Peripherie also andere Nerven, um zu ihren Erfolgsorganen zu gelangen.

Im Kopf ist das anders, denn da lagern sich die sympathischen Nerven den Arterien an, um ihr Ziel zu erreichen.

5

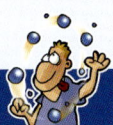

Die **Wirbelsäule** ist und bleibt ein Lieblingsthema in der schriftlichen Prüfung. Gerade Bildfragen sind in den letzten Jahren häufig gestellt worden. Folgende Strukturen solltest du daher erkennen können:

– Pediculus
– Zygapophysialgelenke
– Ligamentum flavum
– Anulus fibrosus (ist mit den Knochen fest verwachsen)
– Nucleus pulposus (ist nicht mit dem Anulus fibrosus verwachsen).

Zum Glück werden die autochthonen Rückenmuskeln so gut wie nie gefragt. Dafür war bislang das **Diaphragma** mit seinen Durchtrittsstellen in jedem Physikum zu finden. Wertvolle Punkte im Schriftlichen kannst du daher mit dem Wissen aus Tab. 44, S. 73 ergattern.

Die **Bauchmuskulatur** erscheint anfangs schwierig. Hast du dir aber einmal vergegenwärtigt, dass der äußere schräge Muskel der einen und der innere schräge der anderen Seite den gleichen Verlauf haben, wird die Sache sehr viel einfacher.
Die **Linea arcuata** als Umschlagfalte des hinteren Blattes der Rektusscheide um den M. transversus abdominis herum ist eine typische Frage in der schriftlichen Prüfung. Dieses Wissen solltest du auch für die Leistenhernien parat haben (s. Abb. 54, S. 68).

– Linea arcuata ist die Umschlagfalte des hinteren Blattes der Rektusscheide um den M. transversus abdominis; Leistenhernien treten unterhalb dieser Linie auf.

Bei den Gefäßen der Leibeswand tauchen der **Verlauf der A. subclavia** durch die Scalenuslücke (im Gegensatz zur V. subclavia) und der **Verlauf der A. thoracica interna** regelmäßig im schriftlichen Physikum auf. Außerdem lohnt es sich zu wissen, dass die Fortführung der A. thoracica interna die A. epigastrica ist und die A. epigastrica die Plica umbilicalis la-

Durchtrittsstelle	Organ
Hiatus aorticus	– Aorta – Ductus thoracicus
Hiatus oesophageus	– Ösophagus – Truncus vagalis ant. und post. – R. phrenicoabdominalis des linken N. phrenicus
Foramen venae cavae	– V. cava inferior – R. phrenicoabdominalis des rechten N. phrenicus
Medialer Lumbalspalt	– N. splanchnicus maj. – V. azygos (rechts) – V. hemiazygos (links)
Lateraler Lumbalspalt	– Truncus sympathicus – N. splanchnicus minor
Trigonum sternocostale (Larrey-Spalte)	– A. und V. epigastrica superior

Tab. 44: Durchtritte Diaphragma

teralis bildet, die wiederum die Leistenbrüche in laterale und mediale Brüche unterteilt.

– A. subclavia läuft durch die Scalenuslücke, V. subclavia vor dem M. scalenus anterior.
– A. epigastrica bildet die Plica umbilicalis lateralis.
– Interkostalarterien bilden mit der A. thoracica interna Anastomosen.

Inhalt, Verlauf und Bildung des Leistenkanals gehörten schon immer zu den Standardfragen des schriftlichen Physikums. Unbedingt wissen solltest du daher, dass

– die Plica umbilicalis lateralis (gebildet durch die epigastrischen Gefäße) defi-

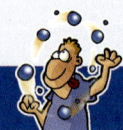
niert, ob ein Leistenbruch lateral oder medial verläuft,

– der laterale Leistenbruch durch den Anulus inguinalis profundus läuft und häufig auch angeborener Leistenbruch genannt wird (obwohl diese Bezeichnung irreführend ist, da es sehr viele Erwachsene gibt, die einen lateralen Leistenbruch erleiden).

Ebenfalls oft gefragt wird der **Beckenboden**. Daher solltest du Vokabeln wie Diaphragma pelvis und urogenitale oder auch Fossa ischioanalis kennen.

Schließlich wird auch häufig der N. pudendus in seinem Verlauf gefragt. Achtung: Immer wieder wird versucht, dass der Prüfling den Nervus pudendus mit dem Nervus obturatorius verwechselt. Beide liegen zwar streckenweise dicht beieinander, haben aber ansonsten völlig unterschiedliche Verläufe und Funktionen.

Zum Thema **Spinalnerv** solltest du unbedingt wissen, dass

– die graue Substanz grau ist, weil sie die Perikarien enthält und

– die weiße Substanz weiß ist, weil die Myelinscheiden der Nervenfasern weiß sind,

– die graue Substanz Kerngebiete bildet:
  • im Vorderhorn befinden sich die Perikarien der Efferenzen,
  • im Hinterhorn die Perikarien der zweiten afferenten Neurone,
  • im Seitenhorn die Perikarien des autonomen Nervensystems und
  • im Spinalganglion die Perikarien der ersten afferenten Neurone.
– im Spinalganglion die Perikarien pseudounipolarer Neurone liegen; hier wird NIEMALS umgeschaltet.

Daneben ist immer Vorsicht geboten, wenn es um die Begriffe **Radix und Ramus** geht:

– Die Radix anterior enthält ausschließlich Efferenzen,
– die Radix posterior ausschließlich Afferenzen; hier liegt auch das Spinalganglion.
– Der Ramus anterior und posterior enthält gemischte Nerven, zeigt also eine afferente und efferente Aktionspotentialweiterleitung.
– Der Spinalnerv ist ebenso gemischt, d. h. afferent und efferent.

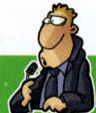

FÜRS MÜNDLICHE

Gleich hast du es geschafft! Teste nun noch dein neues Wissen und lehne Dich danach erstmal entspannt zurück. Hier kommen die wichtigsten Fragen der letzten Examina:

1. Erläutern Sie bitte, welche Bänder der Wirbelsäule bei der Aufrichtung aus gebeugter Rumpfhaltung helfen.

2. Erklären Sie bitte, wie ein „Bandscheibenvorfall" entsteht.

3. Bitte erklären Sie, wo hindurch die Spinalnerven aus dem Rückenmarkkanal herausgelangen.

4. Erläutern Sie bitte die Besonderheiten der Halswirbelkörper.

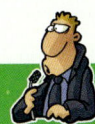

5. Bitte erklären Sie, wodurch die Beweglichkeit der Wirbelsäule bedingt wird.

6. Erläutern Sie bitte, wodurch die doppelte S-Form der Wirbelsäule entsteht.

7. Sagen Sie, durch wie viele Muskelschichten tritt ein direkter Leistenbruch?

8. Bitte erläutern Sie, welche Funktion der M. obliquus externus abdominis rechts hat.

9. Erklären Sie bitte, wie das Diaphragma innerviert wird.

10. Zählen Sie bitte auf, was gemeinsam mit der Aorta durch den Hiatus aorticus läuft.

11. Bitte sagen Sie, was durch das Centrum tendineum läuft (und warum).

12. Bitte erläutern Sie, worauf ein linksseitiger Zwerchfellhochstand hindeutet.

13. Bitte zeigen Sie, wo die A. thoracica durch das Zwerchfell tritt.

14. Bitte zeigen Sie, wo eine Pleurapunktion angesetzt werden müsste.

15. Erklären Sie bitte, woher die ersten beiden Interkostalarterien stammen.

16. Bitte erklären Sie, wie die Plica umbilicalis lateralis gebildet wird.

17. Erläutern Sie bitte die Bedeutung der A. epigastrica bei den Leistenbrüchen.

18. Erklären Sie bitte, woher die A. epigastrica stammt und wohin sie verläuft.

19. Bitte erklären Sie, wo die V. azygos und wo die V. hemiazygos münden.

20. Bitte erklären Sie, wie der N. pudendus verläuft.

21. Wissen Sie, wer die Fossa ischioanalis bildet?

22. Bitte erläutern Sie, was der Canalis pudendalis (Alcock-Kanal) ist.

23. Nennen Sie bitte den Unterschied zwischen afferenter und efferenter Informationsweiterleitung. Geben Sie bitte jeweils Beispiele.

24. Bitte erklären Sie, was ein Spinalganglion ist.

25. Erklären Sie bitte, welche Neurone im Hinterhorn der grauen Substanz des Rückenmarks liegen.

26. Radix und Ramus eines Spinalnerven, bitte nennen Sie den Unterschied.

27. Erläutern Sie, wie die Fasern des Sympathikus in den Kopf gelangen.

Die Bänder der Wirbelsäule sowie die Besonderheiten der Halswirbel und Bandscheiben sind das A und O. Wer glänzen will, kann für die Zwischenwirbelgelenke anstelle von „Articulationes intervertebrales" „Zygapophysialgelenke" sagen und ihre Stellung im Raum als Ursache für die unterschiedliche Beweglichkeit der Wirbelsäulenabschnitte hervorheben.

1. Erläutern Sie bitte, welche Bänder der Wirbelsäule bei der Aufrichtung aus gebeugter Rumpfhaltung helfen.
Ligg. flava.

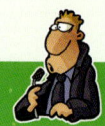
2. Erklären Sie bitte, wie ein „Bandscheibenvorfall" entsteht.
Die Bandscheibe fällt nicht komplett vor, sondern der Nucleus pulposus rutscht aus dem Anulus fibrosus heraus und drückt dann auf die Spinalnerven.

3. Bitte erklären Sie, wo hindurch die Spinalnerven aus dem Rückenmarkkanal herausgelangen.
Durch die Foramina intervertebralia.

4. Erläutern Sie bitte die Besonderheiten der Halswirbelkörper.
- Uncus corporis
- Foramina transversalia C1 bis C6 für den Durchtritt der A. vertebralis
- Gespaltene Dornfortsätze
- Atlas hat keinen Corpus
- Axis hat einen Dens

5. Bitte erklären Sie, wodurch die Beweglichkeit der Wirbelsäule bedingt wird.
Durch die Zygapophysialgelenke/deren Stellung im Raum.

6. Erläutern Sie bitte, wodurch die doppelte S-Form der Wirbelsäule entsteht.
Anpassung an die Belastung beim aufrechten Gang.

Das Zwerchfell mit seinen Durchtrittsstellen ist ein beliebtes Thema in mündlichen Prüfungen, ebenso wie die Bauchmuskulatur. Der genaue Verlauf der Rektusscheide wie auch die schräge Bauchmuskulatur in ihren Schichten wird oft gefragt. Meist dienen diese Fragen als Eingang zu dem leidigen Thema Leistenbrüche. Nimm dir am besten vor der Prüfung ein Gummiband zur Hand und stell den Verlauf der einzelnen Muskeln nach. So lässt sich ihre Funktion besser verstehen.

7. Sagen Sie, durch wie viele Muskelschichten tritt ein direkter Leistenbruch?
Durch keine: Ein direkter Leistenbruch tritt durch das Hesselbach-Dreieck, eine muskelfreie Stelle der Bauchwand.

8. Bitte erläutern Sie, welche Funktion der M. obliquus externus abdominis rechts hat.
Er zieht die rechte Schulter in Richtung des linken Fußes.

9. Erklären Sie bitte, wie das Diaphragma innerviert wird.
Vordere Äste der Spinalnerven C3 bis C5 bilden den N. phrenicus.

10. Zählen Sie bitte auf, was gemeinsam mit der Aorta durch den Hiatus aorticus läuft.
Ductus thoracicus.

11. Bitte sagen Sie, was durch das Centrum tendineum läuft (und warum).
Die V. cava inferior; sie würde, falls sie durch die Muskelfasern hindurchtreten müsste, bei jeder Einatmung komprimiert werden.

12. Bitte erläutern Sie, worauf ein linksseitiger Zwerchfellhochstand hindeutet.
Auf einen Ausfall des linken N. phrenicus.

13. Bitte zeigen Sie, wo die A. thoracica durch das Zwerchfell tritt.
Trigonum sternocostale, auch Larrey-Spalte genannt.

Auch hier sind besonders die A. thoracica interna und ihr weiterer Verlauf als A. epigastrica superior und inferior (Plica umbilicalis lateralis) wichtig. Darüber hinaus wird gerne gefragt, wo im Verhältnis zu den Rippen die A. intercostalis verläuft: nämlich immer unter den Rippen. Das wird bei der Pleurapunktion relevant, denn mit diesem Wissen kann man am Oberrand einer Rippe die Nadel einführen, ohne ein Gefäß zu verletzen.

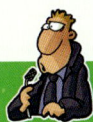
14. Bitte zeigen Sie, wo eine Pleurapunktion angesetzt werden müsste.
Am kranialen Rippenrand, um Gefäßverletzungen vorzubeugen.

15. Erklären Sie bitte, woher die ersten beiden Interkostalarterien stammen.
Aus der A. subclavia über die A. intercostalis suprema, alle anderen stammen aus der Aorta.

16. Bitte erklären Sie, wie die Plica umbilicalis lateralis gebildet wird.
Aus der A. epigastrica.

17. Erläutern Sie bitte die Bedeutung der A. epigastrica bei den Leistenbrüchen.
Durch sie wird unterschieden, ob es sich um mediale oder laterale Leistenbrüche handelt.

18. Erklären Sie bitte, woher die A. epigastrica stammt und wohin sie verläuft.
Sie ist die Fortführung der A. thoracica interna und bildet mit der A. iliaca externa eine Anastomose.

19. Bitte erklären Sie, wo die V. azygos und wo die V. hemiazygos münden.
Die V. hemiazygos mündet in die V. azygos und die dann in die V. cava superior.

Auch in der mündlichen Prüfung sind Leistenbrüche eines der besonders beliebten Themen. Wer hier die Plicae umbilicales samt ihrer embryologischen Herkunft sicher benennen kann, hat schon viele Pluspunkte gesammelt. Auch eine kurze Erklärung, was die Linea arcuata ist und wie sie entsteht (nämlich aus dem Umschlagen des hinteren Blattes der Rektusscheide um den Unterrand des M. transversus abdominis), lässt das Prüferherz höher schlagen.
- Direkter Leistenbruch = medial der Plica umbilicalis lateralis, immer erworben
- Indirekter Leistenbruch = lateral der Plica umbilicalis lateralis, tritt durch den Leistenkanal
- Plica umbilicalis mediana = ehemaliger Urachus
- Plica umbilicalis medialis = ehemalige Nabelarterien
- Plica umbilicalis lateralis = A. und V. epigastrica

Für diejenigen, die in der Mündlichen wirklich glänzen wollen: Bei der Operation von Leistenhernien besteht die Gefahr, epigastrische Gefäße zu verletzen. Verfügen diese zudem noch über eine Corona mortis (eine Anastomose zur A. obturatoria), kann es ziemlich blutig und damit gefährlich werden. Wer im Mündlichen außerdem den Beckenboden mit beiden Diaphragmen, der Fossa ischioanalis und den Verlauf des N. pudendus aufzählen kann, ist ganz gewiss kein Kandidat fürs Durchfallen mehr.

20. Bitte erklären Sie, wie der N. pudendus verläuft.
Verlauf N. pudendus: heraus aus dem kleinen Becken durch das Foramen infrapiriforme, dann um das Lig. sacrospinale herum und durch das Foramen ischiadicum minus wieder in das kleine Becken hinein, dann im Canalis pudendalis (Doppelung der Faszie des M. obturatorius internus) innerhalb der Fossa ischioanalis nach ventral zu den Genitalorganen.

21. Wissen Sie, wer die Fossa ischioanalis bildet?
Fossa ischioanalis wird von den Faszien folgender Muskeln gebildet:
- M. obturatorius internus,
- Diaphragma pelvis,
- Diaphragma urogenitale.

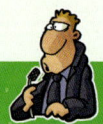
22. Bitte erläutern Sie, was der Canalis pudendalis (Alcock-Kanal) ist.
Canalis pudendalis = Doppelung der Faszie des M. obturatorius internus innerhalb der Fossa ischioanalis.

Auch im Mündlichen wird gerne nach den Kerngebieten der einzelnen Spinalnerven gefragt. Daher sollten Begriffe wie afferent und efferent auf jeden Fall sitzen. Daneben machen sich auch immer einige Beispiele gut, die du einfließen lässt. Also nicht unbedingt warten bis du danach gefragt wirst, sondern raus mit dem Wissen ...

23. Nennen Sie bitte den Unterschied zwischen afferenter und efferenter Informationsweiterleitung. Geben Sie bitte jeweils Beispiele.
Afferent bedeutet aus der Peripherie zum ZNS hin. Beispiel: sensible Informationen (Schmerz, Temperatur, Lagesinn etc.).
Efferent bedeutet vom ZNS in Richtung Peripherie. Beispiel: α-Motoneurone, Efferenzen des autonomen Nervensystems.

24. Bitte erklären Sie, was ein Spinalganglion ist.
Der Ort, wo die Perikarien afferenter Neurone eines Spinalnerven liegen. Es handelt sich um pseudounipolare Nervenzellkörper. Im Spinalganglion wird NICHT umgeschaltet.

25. Erklären Sie bitte, welche Neurone im Hinterhorn der grauen Substanz des Rückenmarks liegen.
Die Perikarien der zweiten afferenten Neurone. Von hier aus werden die Informationen nach Umschaltung auf das zweite afferente Neuron zum ZNS weitergeleitet.

26. Radix und Ramus eines Spinalnerven, bitte nennen Sie den Unterschied.
Radices sind die Wurzeln, die den Spinalnerven bilden. Die vordere Wurzel enthält ausschließlich efferente Fasern, die hintere Wurzel ausschließlich afferente Fasern.
Ramus anterior und posterior sind die beiden Hauptäste eines Spinalnerven, beide sind gemischt, enthalten also sowohl afferente als auch efferente Fasern.

27. Erläutern Sie, wie die Fasern des Sympathikus in den Kopf gelangen.
Im Gegensatz zu Rumpf und Extremitäten gelangen sympathische Fasern nicht über Nerven in den Kopf, sondern ziehen mit den Gefäßen dorthin.

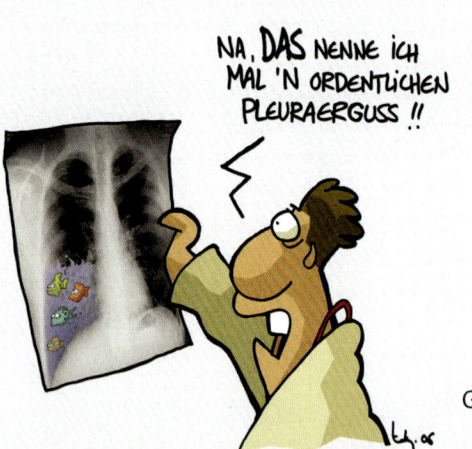

Pause

Geschafft! Hier ein kleiner Cartoon als Belohnung.

Mehr Cartoons unter www.medi-learn.de/cartoons

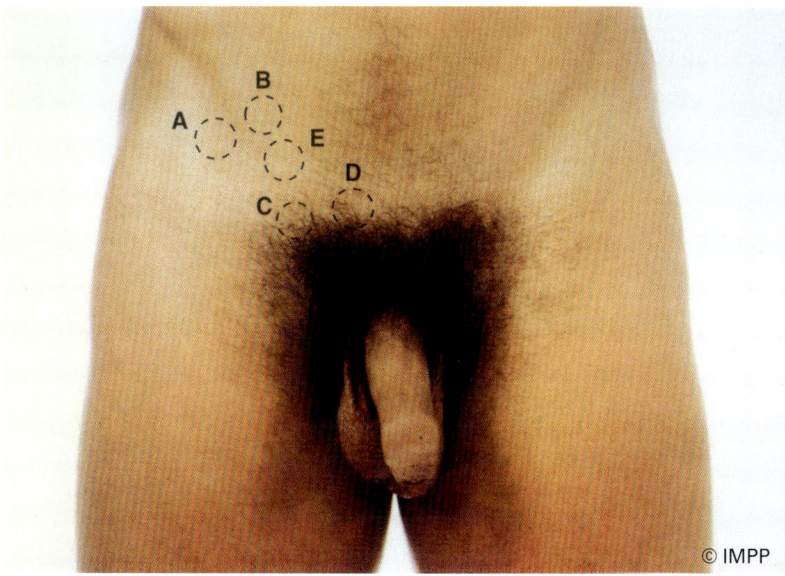

IMPP-Bild 1: Canalis inguinalis

medi-learn.de/7-ana5-impp1

Gefragt wurde nach der Hautstelle, unter der sich der Anulus inguinalis superficialis befindet. Dies ist der Bereich D.

Anhang

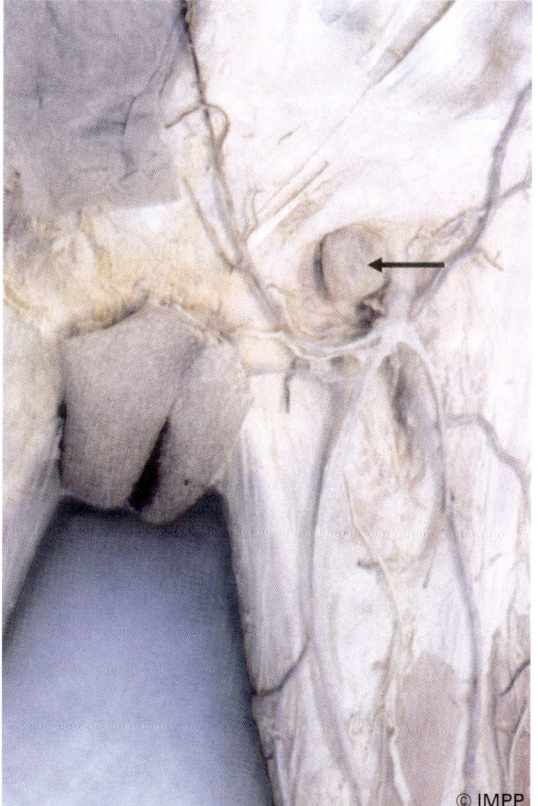

Hierbei handelt es sich um eine Hernia femoralis. Gut zu erkennen ist der Bruchsack (Pfeil) neben der V. femoralis. Damit ist klar, dass die Bruchpforte die Lacuna vasorum und die gefragte Hernie eine Femoralishernie ist. Gefestigt wird diese Diagnose durch die Tatsache, dass es sich hier um eine Frau handelt (s. 4.4.2, S. 68).

IMPP-Bild 2: Femoralishernie

medi-learn.de/7-ana5-impp2

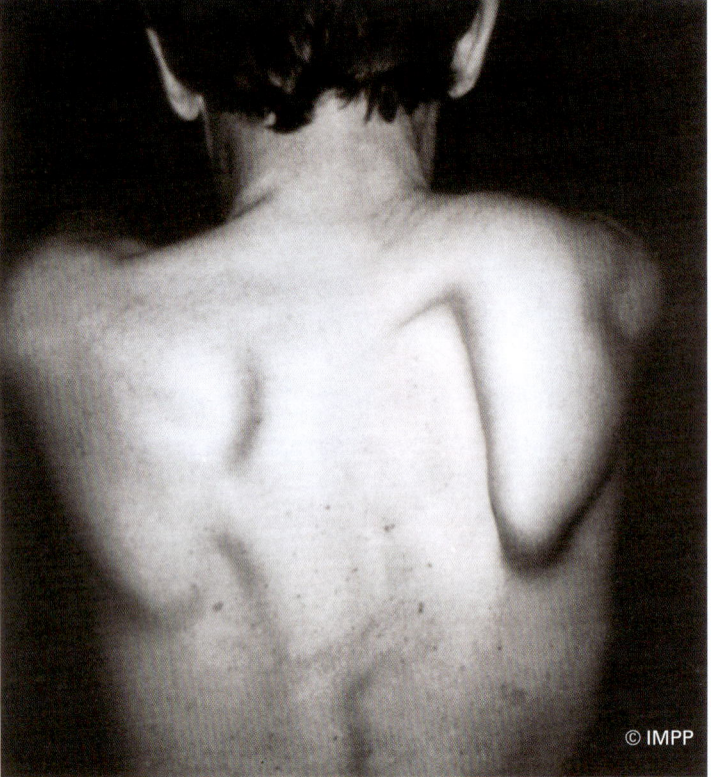

© IMPP

IMPP-Bild 3: Scapula alata

medi-learn.de/7-ana5-impp3

Typisches Bild einer Scapula alata bei Schädigung des N. thoracicus longus: Dadurch fällt die Innervation des M. serratus ant. aus, der die Scapula am Rumpf fixiert. Gut zu sehen ist der vergrößerte Abstand zwischen Margo medialis und Wirbelsäule auf der pathologisch betroffenen Seite.

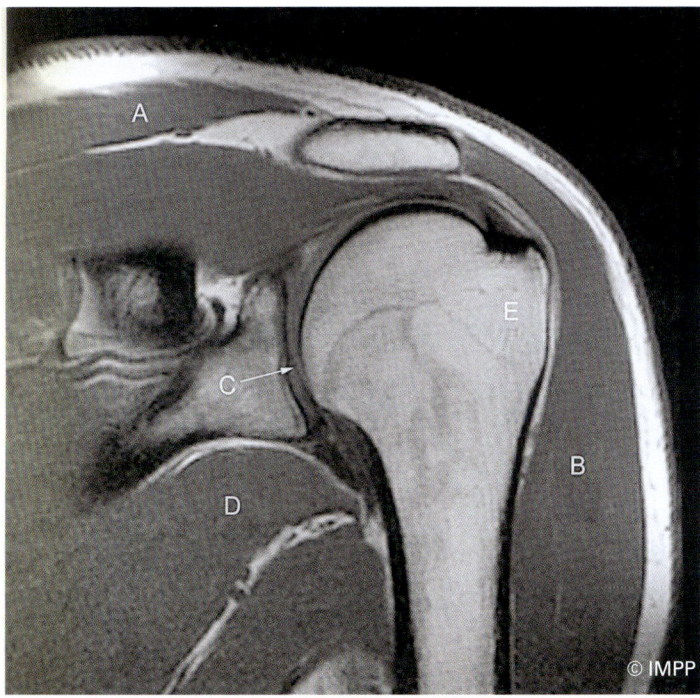

A: M. trapezius
B: M. deltoideus
C: Cavitas glenoidalis
D: M. subscapularis
E: Tuberculum majus

IMPP-Bild 4: MRT der linken Schulter

medi-learn.de/7-ana5-impp4

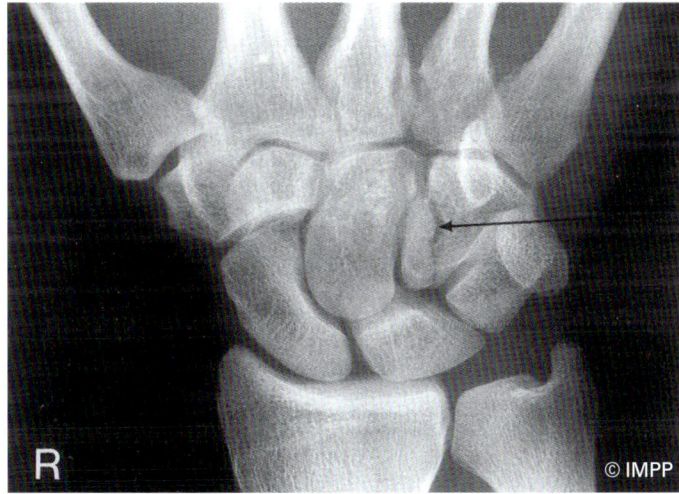

Hierbei handelt es sich um eine frische Fraktur des Os hamatum, genauer an dessen Basis. Der Hamulus ossis hamati ist erhalten.

IMPP-Bild 5: Frakturspalt im Os hamatum

medi-learn.de/7-ana5-impp5

Anhang

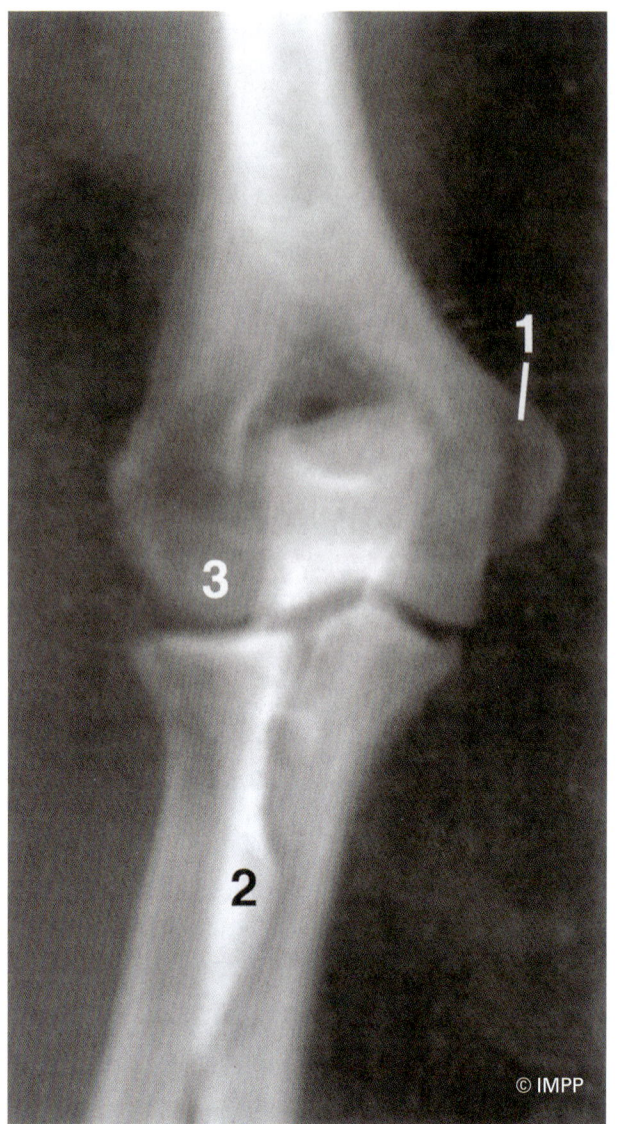

1: Epicondylus humeri medialis
2: Tuberositas radii
3: Capitulum humeri

IMPP-Bild 6: Ellenbogengelenk

medi-learn.de/7-ana5-impp6

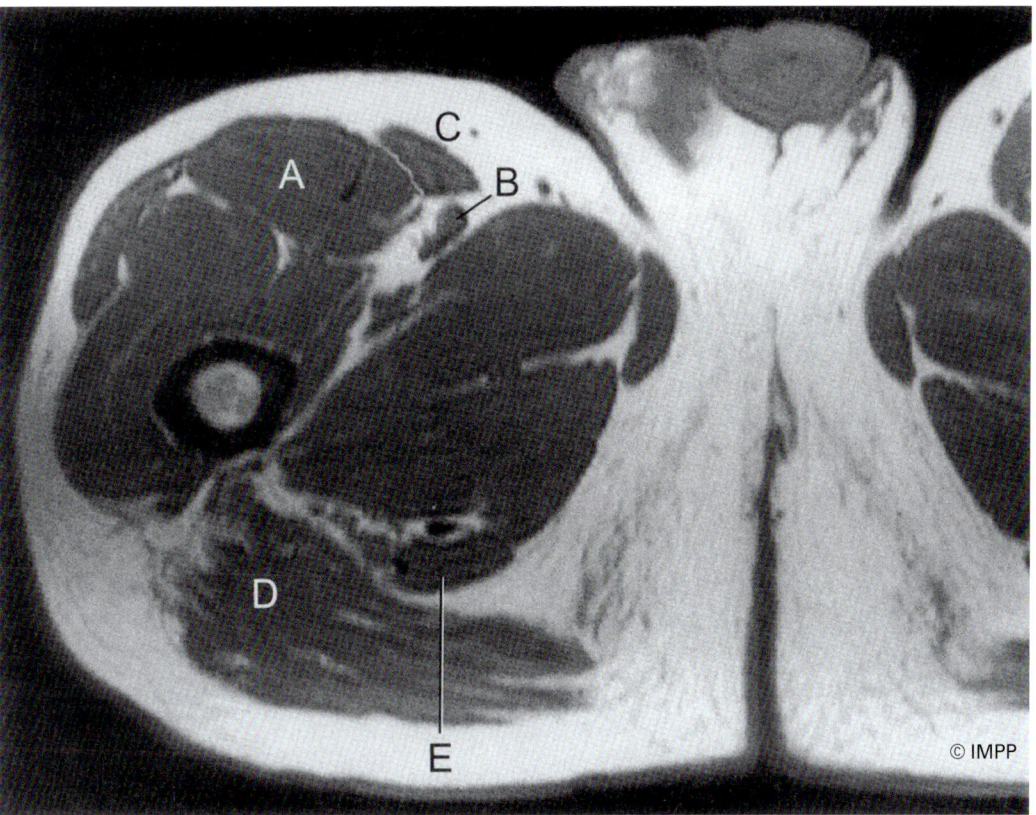

IMPP-Bild 7: CT-Querschnitt durch den rechten Oberschenkel

medi-learn.de/7-ana5-impp7

Blickrichtung (wie immer beim CT) von kaudal nach kranial, daher ist medial rechts und lateral links.

A: Rectus femoris des M. quadrizeps
B: A. et V. femoralis
C: M. sartorius
D: Fasern des M. glutaeus maximus
E: ischiokrurale Muskulatur

Anhang

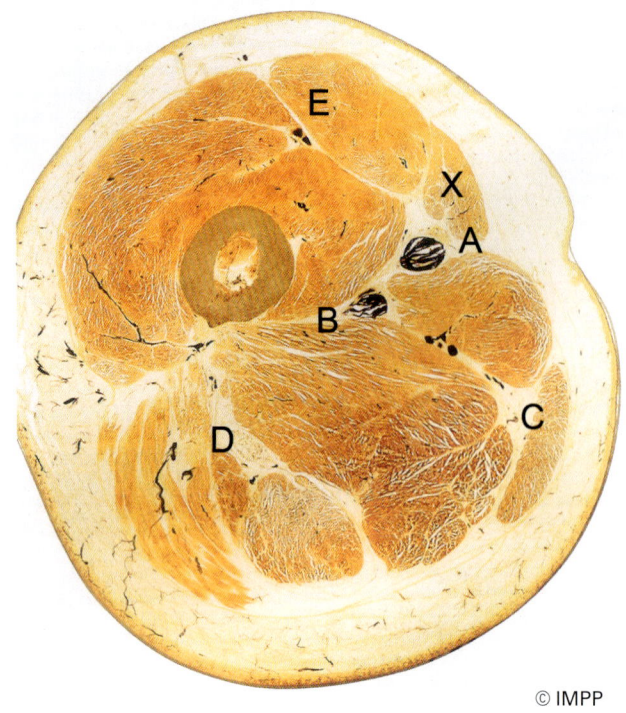

Blick von kaudal nach kranial. Gefragt
wurde nach folgenden Strukturen:

A: A. femoralis
B: V. femoralis
C: Bindegewebe
D: N. ischiadicus
E: M. vastus medialis
X: Der mit X markierte Muskel (M. sartori-
us) beugt im Hüftgelenk. Der Gefäßnerven-
strang, der unter dem M. sartorius liegt,
verläuft weiter proximal im Trigonum fe-
morale.

© IMPP

IMPP-Bild 8: Querschnitt durch ein Präparat des rechten Oberschenkels

medi-learn.de/7-ana5-impp8

Index

Dr. Kristin Szalay

Anatomie Band 4

MEDI-LEARN Skriptenreihe

7., komplett überarbeitete Auflage

MEDI-LEARN Verlag GbR

Autorin: Dr. Kristin Szalay
Fachlicher Beirat: PD Dr. Rainer Viktor Haberberger

Teil 4 des Anatomiepaketes, nur im Paket erhältlich
ISBN-13: 978-3-95658-010-9

Herausgeber:
MEDI-LEARN Verlag GbR
Dorfstraße 57, 24107 Ottendorf
Tel. 0431 78025-0, Fax 0431 78025-262
E-Mail redaktion@medi-learn.de
www.medi-learn.de

Verlagsredaktion:
Dr. Marlies Weier, Dipl.-Oek./Medizin (FH) Désirée
Weber, Denise Drdacky, Jens Plasger, Sabine
Behnsch, Philipp Dahm, Christine Marx, Florian
Pyschny, Christian Weier

Layout und Satz:
Fritz Ramcke, Kristina Junghans,
Christian Gottschalk

Grafiken:
Dr. Günter Körtner, Irina Kart, Alexander Dospil,
Christine Marx

Illustration:
Daniel Lüdeling

Druck:
Löhnert Druck

7. Auflage 2015
© 2015 MEDI-LEARN Verlag GbR, Kiel

Wichtiger Hinweis für alle Leser
Die Medizin ist als Naturwissenschaft ständigen Veränderungen und Neuerungen unterworfen. Sowohl die Forschung als auch klinische Erfahrungen führen dazu, dass der Wissensstand ständig erweitert wird. Dies gilt insbesondere für medikamentöse Therapie und andere Behandlungen. Alle Dosierungen oder Applikationen in diesem Buch unterliegen diesen Veränderungen.
Obwohl das MEDI-LEARN Team größte Sorgfalt in Bezug auf die Angabe von Dosierungen oder Applikationen hat walten lassen, kann es hierfür keine Gewähr übernehmen. Jeder Leser ist angehalten, durch genaue Lektüre der Beipackzettel oder Rücksprache mit einem Spezialisten zu überprüfen, ob die Dosierung oder die Applikationsdauer oder -menge zutrifft. Jede Dosierung oder Applikation erfolgt auf eigene Gefahr des Benutzers. Sollten Fehler auffallen, bitten wir dringend darum, uns darüber in Kenntnis zu setzen.

Inhalt

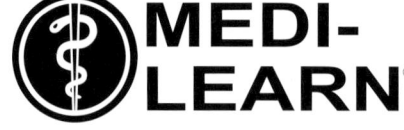

Kranium

Fragen in den letzten 10 Examen: 7

Der Aufbau der Schädelbasis inkl. der Durchtrittstellen für zahlreiche Arterien, Venen und Nerven war bislang sowohl im Mündlichen als auch im Schriftlichen – vor allem in den letzten Examina – ein **sehr beliebtes Thema**. Um also im Physikum gut punkten zu können, solltest du unbedingt versuchen, dir anhand einiger Merkhilfen die wichtigsten Strukturen der Schädelbasis einzuprägen. Auch wenn du dich um das Erlernen der Durchtrittstellen gerne drücken würdest …

2.1 Aufbau der Schädelbasis

Zum Aufbau der Schädelbasis wurden in den letzten Examina zwar keine Fragen gestellt, jedoch ist es als Grundwissen und für eine strukturierte Antwort im Mündlichen wertvoll. An der Schädelbasis unterscheidet man drei Schädelgruben, die annähernd treppenstufenartig angeordnet sind (s. Abb. 4 a, S. 4):
– die Fossa cranii anterior,
– die Fossa cranii media und
– die Fossa cranii posterior.
An der knöchernen Grundlage der Schädelbasis finden sich etliche Durchtrittstellen für Nerven und Gefäße.

2.2 Schädelbasis mit Durchtrittstellen

In der vorderen Schädelgrube (s. Abb. 4 a, S. 4) findet sich nur **eine** wesentliche Durchtrittstelle an der Schädelbasis, die **Lamina cribrosa** des Os ethmoidale. Hierüber ist die Fossa cranii anterior mit der Nasenhöhle verbunden. Wenn du dir merkst, dass hier die Verbindung zur Nase besteht, kannst du beim Prüfer Eindruck schinden, indem du mit einer durchtretenden Struktur beginnst, die nicht sehr viele Studenten gelernt haben. Sie ist aber durch die Tatsache, dass wir hier die Verbindung zur Nase haben, sehr einfach zu merken. Hierdurch zieht

nämlich die A. nasalis anterior. Da die Lamina cribrosa ein Teil des Os ethmoidale ist, leuchtet sicherlich ein, dass sie als Durchtrittstelle für A./V./N. ethmoidalis anterior und posterior in den jeweiligen Foramina ethmoidale anterius und posterius dient. Zu guter Letzt findet man hier auch den ersten Hirnnerven in Form der Filae olfactoriae (s. 5.1, S. 37).

In der **mittleren Schädelgrube** findet man die meisten Durchtrittstellen an der Basis cranii. (Tipp: guter Einleitungssatz!) Zunächst imponiert hier der **Canalis opticus** als Kanal für den Nervus opticus und die A. ophthalmica. Er stellt eine Verbindung der mittleren Schädelgrube zur Orbita dar. Der Canalis opticus liegt in der Ala minor des Os sphenoidale. Lateral hiervon liegt die Fissura **orbitalis superior**, durch die neben der V. ophthalmica superior die Hirnnerven **drei, vier, der erste Ast des fünften** und der **sechste** Hirnnerv ziehen. Kurzer Merkspruch hierfür: Oh Super: 3,4,5^1,6 (N. occulomotorius, N. trochlearis, N. ophtalmicus, V1 des N. trigeminus und N. abducens)! Die Fissura orbitalis superior stellt ebenfalls eine Verbindung zwischen mittlerer Schädelgrube und Orbita dar. Weitere Durchtrittstellen im Bereich der mittleren Schädelgrube sind das **Foramen rotundum** für den N. maxillaris (V2 = „roter Max") und das **Foramen ovale** für den N. mandibularis (V3 = „ovale Mandel"). Die letzten beiden wichtigen Strukturen, die man bei Aufsicht auf die mittlere Schädelgrube erkennt, sind das **Foramen spinosum** für die A. meningea media (häufig gefragt!) und das **Foramen lacerum** (für den N. petrosus major/profundus).

Auf Abb. 4 a, S. 4 nicht zu sehen, jedoch eine Verbindung zwischen Fossa pterygopalatina/infratemporalis und der Orbita ist die **Fissura orbitalis inferior,** durch die die V. ophthalmica inferior, die A. und V. infraorbitalis,

der N. infraorbitalis, der N. zygomaticus und die Rami orbitales ziehen. Zudem existiert die Fissura sphenopetrosa für den N. petrosus minor.

Die A. ophthalmica gibt für die Versorgung der Choroidea des Bulbus oculi die Aa. ciliares posteriores breves ab.

Die **hintere Schädelgrube** besitzt **vier** wichtige Durchtrittstellen an der Schädelbasis: Zunächst fällt bei der Aufsicht das große **Foramen mag-**num (s. IMPP-Bild 1, S. 65) auf, durch das neben der Medulla oblongata die A. vertebralis, die A. spinalis, N. cervicalis 1 und die Radix spinalis nervi accessorii hindurchziehen. Lateral des Foramen magnum befindet sich das **Foramen jugulare** für die Hirnnerven IX, X und XI (N. glossopharyngeus, N. vagus und N. accessorius) sowie die V. jugularis interna, während im **Canalis hypoglossi** (hypoglossalis) der gleichnamige Nerv hindurchtritt (dieser liegt am

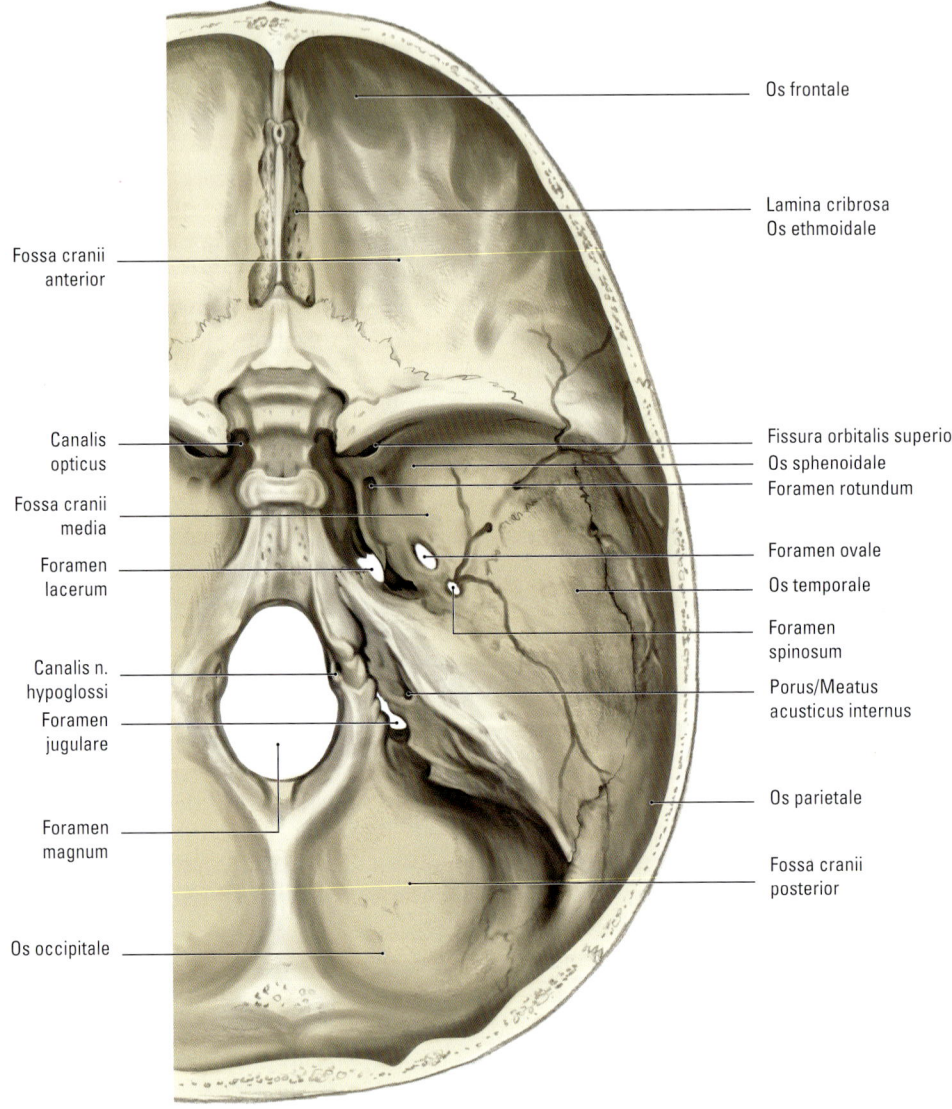

Abb. 4 a: Basis cranii, Ansicht von kranial

medi-learn.de/7-ana4-4a

weitesten medial in der hinteren Schädelgrube). Zuletzt sei noch der **Porus/Meatus acusticus internus** als Durchtrittstelle für den siebten und achten Hirnnerven (N. facialis und N. vestibulocochlearis) sowie für die A. und V. labyrinthi genannt.

Merke!

Hier ein paar Merkhilfen für die Durchtrittstellen der mittleren Schädelgrube:

– **O**h **super**: **3, 4, 5**[1] und **6** (Durch die Fissura orbitalis **super**ior ziehen der **3., 4., 1. Ast des 5.** und **der 6.** Hirnnerv.)
– **ro**ter **Max** (N. **max**illaris durch Foramen **ro**tundum)
– **ovale Mandel** (N. **mand**ibularis durch Foramen **ovale**)
– Meine **Meningen spin**nen (A. **meninge**a media durch Foramen **spin**osum) (häufig gefragt)
– **Petr**us kam im **Laken** (N. **petr**osus major durch Foramen **lacer**um)

2

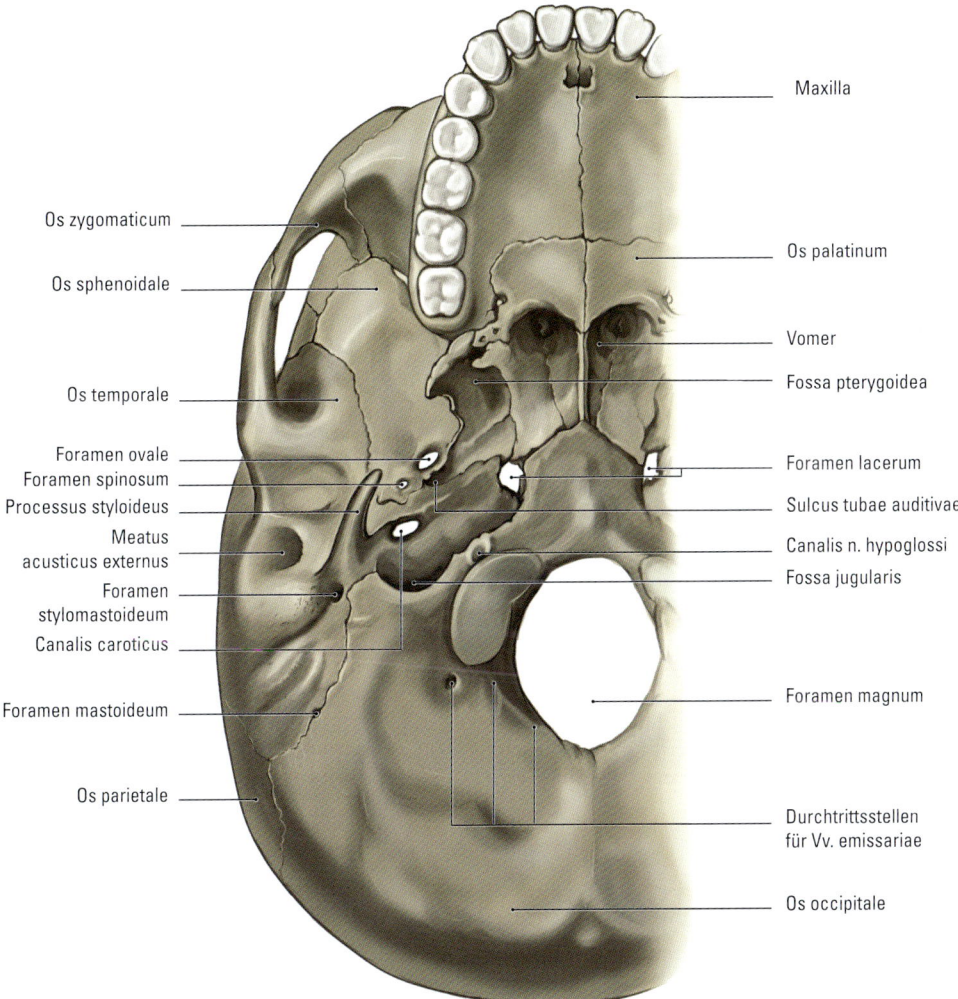

Os zygomaticum
Os sphenoidale
Os temporale
Foramen ovale
Foramen spinosum
Processus styloideus
Meatus acusticus externus
Foramen stylomastoideum
Canalis caroticus
Foramen mastoideum
Os parietale

Maxilla
Os palatinum
Vomer
Fossa pterygoidea
Foramen lacerum
Sulcus tubae auditivae
Canalis n. hypoglossi
Fossa jugularis
Foramen magnum
Durchtrittsstellen für Vv. emissariae
Os occipitale

Abb. 4 b: Basis cranii, Ansicht von kaudal

medi-learn.de/7-ana4-4b

	Durchtrittstelle:	hindurchziehende Strukturen:
Vordere Schädelgrube = Fossa cranii anterior	Lamina cribrosa des Os ethmoidale → Verbindung zur Nasenhöhle	Filae olfactoriae (N. olfactorius, I) A. nasalis anterior A./V./N. ethmoidales ant. *Foramen ethm. anterius*
Mittlere Schädelgrube = Fossa cranii media	Canalis opticus	N. opticus (II) A. ophthalmica *(A. carotis interna)*
	Fissura orbitalis superior	N. oculomotorius (III) N. trochlearis (IV) N. ophthalmicus (V1) N. abducens (VI) V. ophthalmica sup.
	Foramen lacerum	N. petrosus major/profundus
	Foramen rotundum	N. maxillaris (V2)
	Foramen ovale	N. mandibularis (V3) A. meningea accessoria
	Foramen spinosum	R. meningeus n. mandibularis (V3) A./V. meningea media
	Fissura sphenopetrosa	N. petrosus minor
	Canalis pterygoideus	N. petrosus major/profundus
	Canalis caroticus	A. carotis interna
Hintere Schädelgrube = Fossa cranii posterior	Foramen jugulare	V. jugularis interna N. glossopharyngeus (IX) N. vagus (X) N. accessorius (XI)
	Porus acusticus internus	Nervus facialis (VII) N. vestibulocochlearis (VIII) A./V. labyrinthi
	Canalis hypoglossi	N. hypoglossus (XII)
	Foramen magnum	Medulla oblongata A. vertebralis A. spinalis N. cervicalis 1 Radix spinalis des N. accessorius (XI)

Tab. 1: Zusammenfassung der Durchtrittstellen

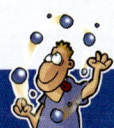
Aus dem Kapitel „**Entwicklung und Wachstum**" sind Fragen zu den Begriffen **Suturen** und **Fontanellen** schon in manch einem Physikum gefragt worden. Du solltest dir daher unbedingt merken, dass

- Suturen die Stellen am Schädel sind, an denen zwei Knochen aufeinander treffen,
- Fontanellen die Stellen am Schädel sind, an denen mindestens drei Knochen aufeinandertreffen. Hier werden der Fonticulus anterior und posterior gerne vergleichend abgefragt.

Aus dem Kapitel **„Schädelbasis mit Durchtrittsstellen"** sind Fragen in beinahe jedem der letzten Physikums-Prüfungen gestellt worden. Du solltest dir daher unbedingt merken, dass

- die Schädelbasis drei Schädelgruben besitzt, nämlich die Fossa cranii anterior, media und posterior
- welche Durchtrittstellen in welcher Schädelgrube liegen (s. Abb. 4 a, S. 4 und Abb. 4 b, S. 5) und
- was hindurchtritt (s. Tab. 1, S. 6).

Besonders wichtige und häufig gefragte Durchtrittstellen sind: Canalis opticus, Fissura orbitalis superior, Foramen lacerum, Foramen rotundum, Foramen ovale, Foramen spinosum und Porus/Meatus acusticus internus.

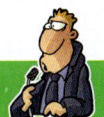

FÜRS MÜNDLICHE

Zu dem Thema „Entwicklung und Wachstum" des Schädels sowie Schädelbasis und Durchtrittsstellen wurden in der Vergangenheit folgende Fragen gestellt:

1. **Welche Schädelknochen kennen Sie?**

2. **Was sind Suturen und was Fontanellen?**

3. **Wann verknöchern die Fontanellen?**

4. **Was wissen Sie zur Schädelbasis?**

5. **Welche Durchtrittstellen kennen Sie?**

---

1. Welche Schädelknochen kennen Sie?
Einteilung in Neuro- und Viscerokranium, einzelne Knochen benennen und zeigen können (s. 1.1, S. 1).

2. Was sind Suturen und was Fontanellen?
Bei Suturen und Fontanellen handelt es sich um bindegewebige Strukturen, die u. a. der Anpassung an den Geburtskanal dienen; anhand der Suturen kann man die Lage des kindlichen Kopfes im mütterlichen Becken sowie einen Hydro-/Makrocephalus erkennen. Man unterscheidet vier Suturen und vier Fontanellen (s. 1.1.1, S. 1).

3. Wann verknöchern die Fontanellen?
Fontanellen sind die Stellen am Schädel, an denen mindestens drei Knochen aufeinander treffen. Man unterscheidet neben den etwas unwichtigeren Fonticulus mastoideus und sphenoidalis die wichtigeren Fonticulus anterior und posterior. Sie verknöchern zu unterschiedlichen Zeitpunkten. Die hintere, dreieckige, kleinere Fontanelle verknöchert in aller Regel schon im 3. Monat post partum, während die vordere, größere, viereckige Fontanelle als letzte Fontanelle nach ca. 36 Monaten (3. Lebensjahr) verknöchert.

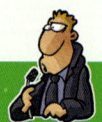
4. Was wissen Sie zur Schädelbasis?

Wichtig ist eine strukturierte Antwort, solange einen der Prüfer reden lässt. Daher immer einleitende Sätze überlegen! Also z. B.: Der Schädel setzt sich aus Kalotte und Basis cranii zusammen; man unterteilt an der Schädelbasis drei Schädelgruben: die Fossa cranii anterior, media und posterior, die treppenstufenartig nach hinten abfallend angeordnet sind. In den einzelnen Schädelgruben befinden sich Durchtrittstellen für viele wichtige Nerven, Arterien und Venen (s. Tab. 1, S. 6).

5. Welche Durchtrittstellen kennen Sie?

Wichtig bei der Beantwortung dieser Frage ist, dass du systematisch entweder vorne oder hinten anfängst, statt strukturlos auf Löcher zu zeigen, die dir gerade einfallen – also bitte unbedingt vorher üben!

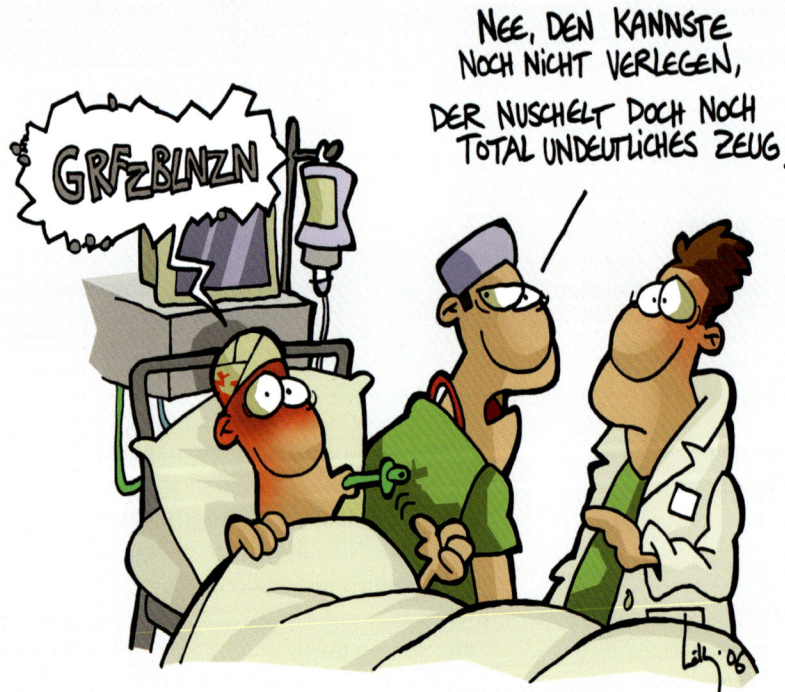

Mehr Cartoons unter www.medi-learn.de/cartoons

Pause

Und? Fertig erzählt?
Dann darfst du dir jetzt eine Pause gönnen.

Relax Rente: Die entspannte Art, fürs Alter vorzusorgen.

Von Chancen der Kapitalmärkte profitieren, ohne Risiken einzugehen!

- **Sicherheit**
  „Geld-zurück-Garantie" für die eingezahlten Beiträge zum Ablauftermin

- **Wertzuwachs**
  Ihre Kapitalanlage profitiert Jahr für Jahr von den Erträgen der 50 Top-Unternehmen Europas, nimmt aber eventuelle Verluste nicht mit

- **Zusätzliche Renditechancen**
  Durch ergänzende Investition in renditestarke Fonds

- **Komfort**
  Wir übernehmen das komplette Anlagemanagement für Sie

- **Flexibilität**
  Während der gesamten Laufzeit an veränderte Lebenssituationen anpassbar

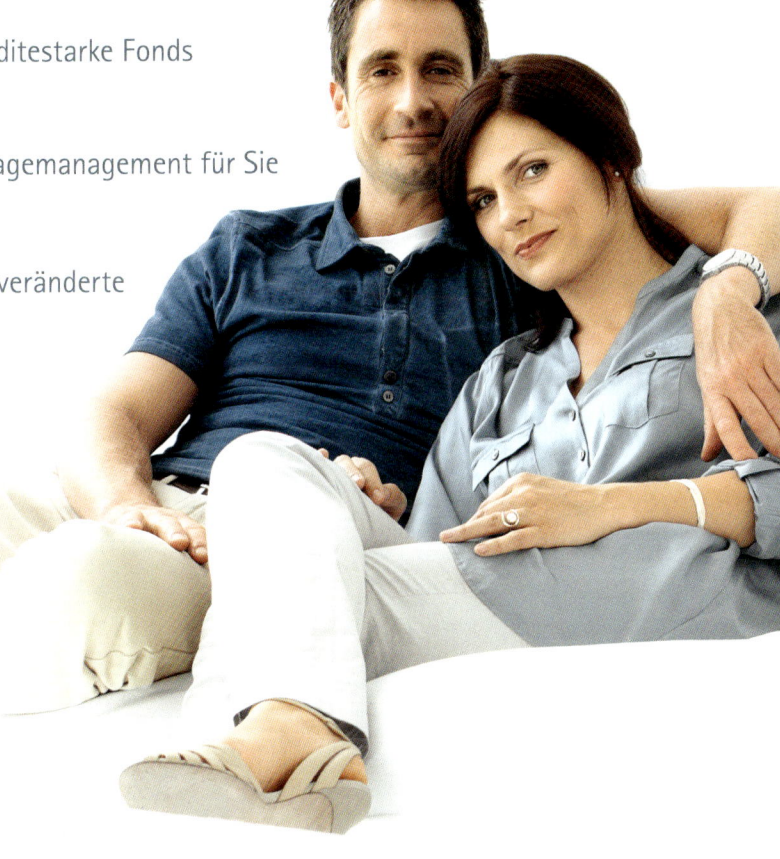

Lassen Sie sich beraten!

Nähere Informationen und unseren Repräsentanten vor Ort finden Sie im Internet unter www.aerzte-finanz.de

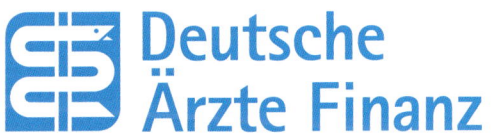

Deutsche Ärzte Finanz

Standesgemäße Finanz- und Wirtschaftsberatung

3   Kopf- und Halsmuskeln, Faszien

Fragen in den letzten 10 Examen: 17

3

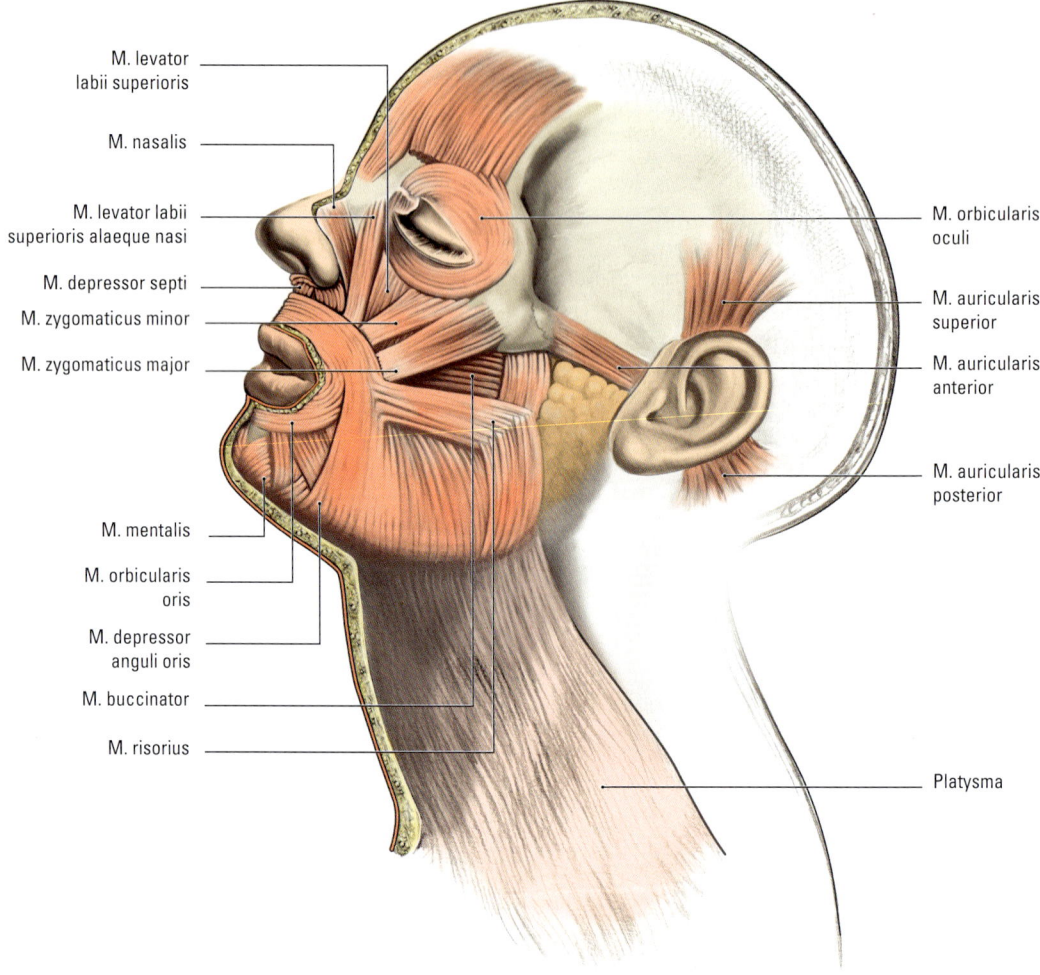

M. levator labii superioris

M. nasalis

M. levator labii superioris alaeque nasi

M. depressor septi

M. zygomaticus minor

M. zygomaticus major

M. mentalis

M. orbicularis oris

M. depressor anguli oris

M. buccinator

M. risorius

M. orbicularis oculi

M. auricularis superior

M. auricularis anterior

M. auricularis posterior

Platysma

Abb. 5: Wichtige mimische Muskeln   *medi-learn.de/7-ana4-5*

Auch wenn sich das Thema der Muskeln von Kopf und Hals wie ein Fass ohne Boden anhört, ist es gar nicht so schlimm, wie du vielleicht denken magst. Denn fasst man sämtliche Muskeln in einzelne Gruppen zusammen, lassen sie sich einfacher behalten und die Innervation wird übersichtlich.

3.1   Mimische Muskeln

Auch wenn die mimischen Muskeln im schriftlichen seltener gefragt werden, sollte man einige benennen und deren Innervation kennen können! Also kurz: Zu den mimischen Muskeln (s. Abb. 5, S. 10) zählt man u. a.:

- M. buccinator,
- M. orbicularis oculi (Lidspaltenmuskel),
- M. auricularis sup./ant./post.(Ohrmuschel-muskeln),
- M. nasalis,
- M. orbicularis oris

Alle diese Muskeln werden **ohne Ausnahme** vom **Nervus facialis** innerviert (Nucleus nervi facialis). In früheren Examina wurde u. a. nach der Unfähigkeit des Lidschlusses mit ständig geöffnetem Auge und damit einer Schädigung der Cornea durch Austrocknung bei Schädigung des M. orbicularis oculi gefragt.

Merken musst du dir auch, dass der **M. buccinator** trotz seiner Lage in der tiefen Wangengegend ein **mimischer Muskel ist** und daher (wie alle mimischen Muskeln) vom **N. facialis** innerviert wird.

3.2 Kaumuskeln

Man unterscheidet vier verschiedene Kaumuskeln, die **alle vom N. trigeminus** (Ast = Nervus mandibularis, V3) innerviert werden (s. Abb. 6, S. 11):

- M. temporalis,
- M. masseter,
- M. pterygoideus medialis und
- M. pterygoideus lateralis.

Oberflächlich findet man den M. temporalis und den M. masseter. Der M. temporalis liegt in der gleichnamigen Grube (Fossa temporalis) und setzt sowohl an der Spitze des Processus coronoideus mandibulae als auch an dessen medialer Fläche an. Der M. masseter zieht hingegen vom Arcus zygomaticus zur Tuberositas masseterica an der Außenseite der Mandibula. Auf der Innenseite der Mandibula setzt der M. pterygoideus medialis am Angulus mandibulae an, der gemeinsam mit dem M. pterygoideus lateralis tiefer als die erstgenannten Kaumuskeln in der Fossa infratemporalis liegt. Hier bestehen nahe topografische Beziehungen zum Nervus lingualis. Der M. pterygoideus lateralis hat zwei Anteile: seine Pars superior hat ihren Ursprung an der Lamina lateralis des Ala major des Os sphenoidale, während die Pars inferior an der lateralen Fläche der Lamina lateralis des Proc. pterygoideus entspringt.

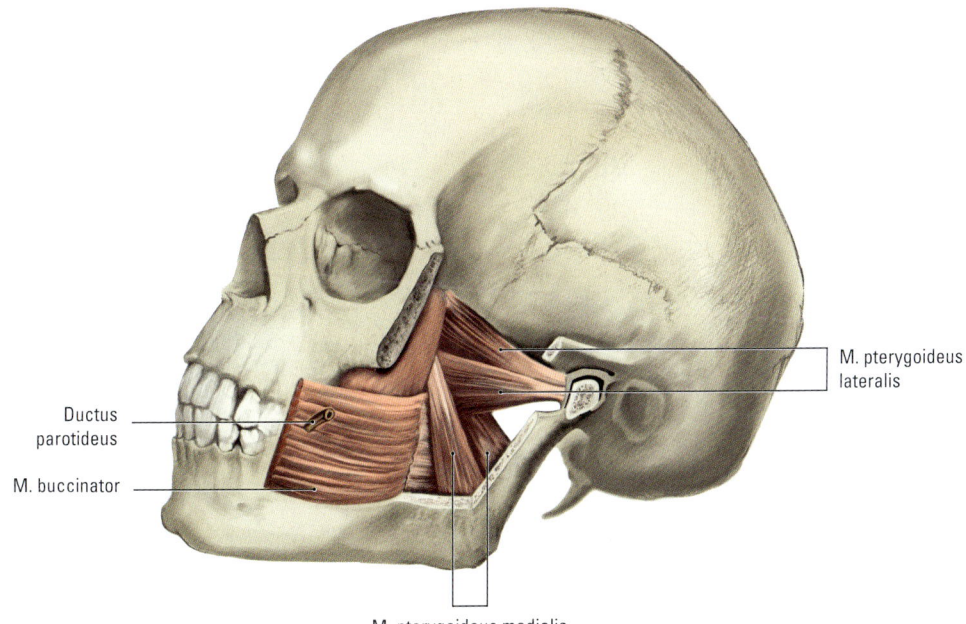

Ductus parotideus

M. buccinator

M. pterygoideus lateralis

M. pterygoideus medialis

Abb. 6: Kaumuskeln

medi-learn.de/7-ana4-6

Der Muskel setzt am Discus atricularis und am Processus condylaris der Mandibula an.

Übrigens …
– Funktionell ist der M. temporalis der einzige Kaumuskel, der den Unterkiefer nach hinten bewegen kann (Retrusion).
– Der M. pterygoideus lateralis ist unter den Kaumuskeln der einzige Öffner im Kiefergelenk; alle anderen (Mm. masseter, temporalis und pterygoideus medialis) sind Schließer.
– Die Protrusion wird vor allem durch die Mm. pterygoidei laterales hervorgerufen.
– Der Discus articularis des Kiefergelenks (Articulatio temporomandibularis) besteht aus Faserknorpel.

3.3   Zungen- und Zungenbeinmuskeln

Im Schriftlichen wird hier gerne die Innervation der einzelnen Muskeln erfragt. Im Mündlichen kann hier so mancher Prüfer Lücken entdecken; also unbedingt angucken! Bei der **Zungenmuskulatur** unterscheidet man die Zungenbinnen- von der Zungenaußenmuskulatur. Die **Binnenmuskulatur** bewirkt eine große Flexibilität der Zunge (Sprechen, Kauen etc.), wobei die Muskeln in allen drei Raumebenen verlaufen.

Die **Außenmuskulatur** (s. Abb. 7, S. 12) setzt sich zusammen aus:
– M. palatoglossus,
– M. genioglossus,
– M. hyoglossus und
– M. styloglossus.

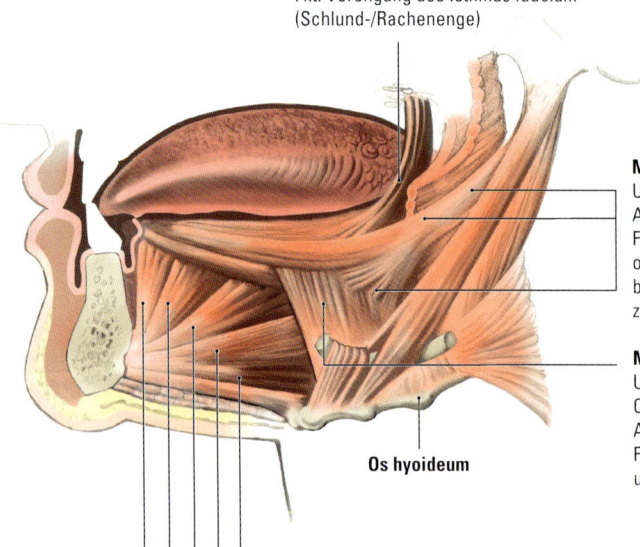

M. palatoglossus
U: Gaumenaponeurose
A: hinterer oberer Zungenbereich
Fkt: Verengung des Isthmus faucium (Schlund-/Rachenenge)

M. styloglossus
U: Proc. styloideus ossis temporalis
A: Strahlt von oben in die Zunge ein
Fkt: Zieht die Zunge nach hinten und oben (Saugen/Schlucken), bei einseitiger Kontraktion zur gleichen Seite

M. hyoglossus
U: Corpus und Cornu majus des Os hyoideum
A: Zunge und Aponeurosis linguae
Fkt: Zieht den Zungengrund nach unten und hinten

Os hyoideum

M. genioglossus
U: Spina mentalis mandibulae
A: Os hyoideum, Aponeurosis linguae
Fkt: „Zungenherausstrecker" → zieht die Zunge nach unten und ventral
Innervation: erster Spinalnerv (C1), dessen Fasern über den N. hypoglossus (= Hirnnerv XII) zum Muskel gelangen

Abb. 7: Zungenaußenmuskulatur

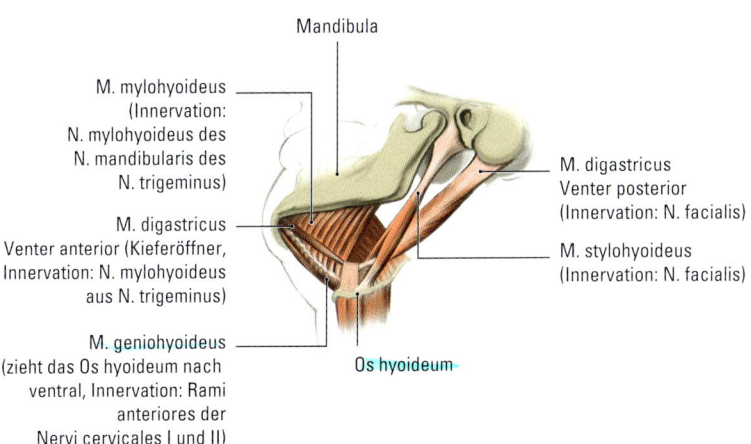

M. mylohyoideus
(Innervation:
N. mylohyoideus des
N. mandibularis des
N. trigeminus)

Mandibula

M. digastricus
Venter posterior
(Innervation: N. facialis)

M. digastricus
Venter anterior (Kieferöffner,
Innervation: N. mylohyoideus
aus N. trigeminus)

M. stylohyoideus
(Innervation: N. facialis)

M. geniohyoideus
(zieht das Os hyoideum nach
ventral, Innervation: Rami
anteriores der
Nervi cervicales I und II)

Os hyoideum

Abb. 8: Suprahyale Muskulatur   *medi-learn.de/7-ana4-8*

Der M. palatoglossus wird vom N. glossopharyngeus innerviert (IX), **alle** anderen vom N. hypoglossus (XII).

Die **Zungenbeinmuskeln** werden unterschiedlich innerviert. Hier unterscheidet man zwei Muskelgruppen: die **suprahyalen** Muskeln, die von der Mandibula zum Os hyoideum (Zungenbein) ziehen und die **infrahyalen** Muskeln. Die suprahyale Muskulatur (s. Abb. 8, S. 13) umfasst folgende Muskeln:

– M. geniohyoideus,
– M. stylohyoideus,
– M. digastricus und
– M. mylohyoideus.

Die **infrahyale Muskulatur** (s. Abb. 9, S. 13) wird von der Ansa cervicalis profunda innerviert. Sie umfasst die Muskeln, die das Sternum nach kranial ziehen und damit als Atemhilfsmuskeln fungieren:

– M. omohyoideus,
– M. sternohyoideus,
– M. thyrohyoideus und
– M. sternothyroideus.

Zudem dienen diese Muskeln indirekt der Flexion in den Kopf- und Halsgelenken sowie als Hilfsmuskeln beim Schlucken.

3.4   Mm. scaleni

Es gibt drei Mm. scaleni:
– den M. scalenus anterior,
– den M. scalenus medius und
– den M. scalenus posterior.

Sie alle haben ihren Ursprung an den Processus transversi der Halswirbel und setzen an der ersten und zweiten Rippe an.

Hierbei hat der M. scalenus anterior im unteren Halsbereich eine nahe topografische Beziehung zur Arteria und Vena subclavia, dem N. phrenicus und dem Plexus brachialis. Vor dem M. scalenus anterior verläuft lediglich die V. subclavia. Die A. subclavia und der Plexus brachialis ziehen durch die Lücke zwischen dem M. scalenus anterior und medius hindurch. Diese kann durch eine Halsrippe eingeengt werden.

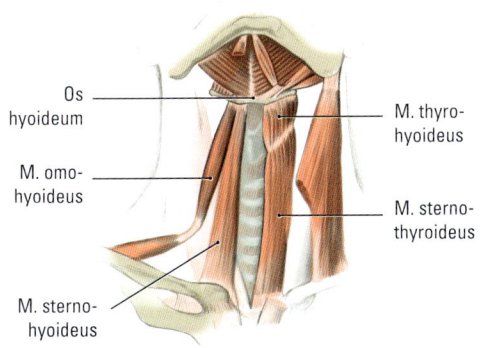

Os
hyoideum

M. omo-
hyoideus

M. sterno-
hyoideus

M. thyro-
hyoideus

M. sterno-
thyroideus

Abb. 9: Infrahyale Muskeln   *medi-learn.de/7-ana4-9*

3

Merke!

Die **V**ena subclavia verläuft **v**or dem M. scalenus anterior.

Die Mm. scaleni werden (auch im Mündlichen) oft gefragt und sind aktuelles Thema des Gegenstandskatalogs. Leider gibt es bezüglich der Skalenuslücken keine einheitliche Nomenklatur. Für die schriftliche Prüfung solltest du im Hinterkopf behalten, dass man die Skalenuslücken in eine vordere und hintere Skalenuslücke unterteilen kann. Die „vordere" Skalenuslücke liegt – auch wenn sie keine echte Lücke ist – **vor** dem M. scalenus anterior; durch sie zieht **NUR** die V. subclavia. Die hintere und echte Skalenuslücke befindet sich zwischen dem M. scalenus anterior und medius; durch sie ziehen die A. subclavia und der Plexus brachialis.

3.5 Halsfaszie

Die Halsfaszie wird Fascia cervicalis genannt und teilt sich in drei Blätter auf (s. Abb. 10, S. 14):
– Lamina superficialis,
– Lamina praetrachealis und
– Lamina praevertebralis.

3.5.1 Lamina superficialis fasciae cervicalis

Die Lamina superficialis ist die oberflächliche Halsfaszie, die die gesamte Halsmuskulatur inklusive der Glandula submandibularis umhüllt und dorsal in die Fascia nuchae übergeht.

3.5.2 Lamina praetrachealis fasciae cervicalis

Die Lamina praetrachealis liegt vor der Trachea. Sie umhüllt Knochen (Os hyoideum, Manubrium sterni, Clavicula), Halseingewei-

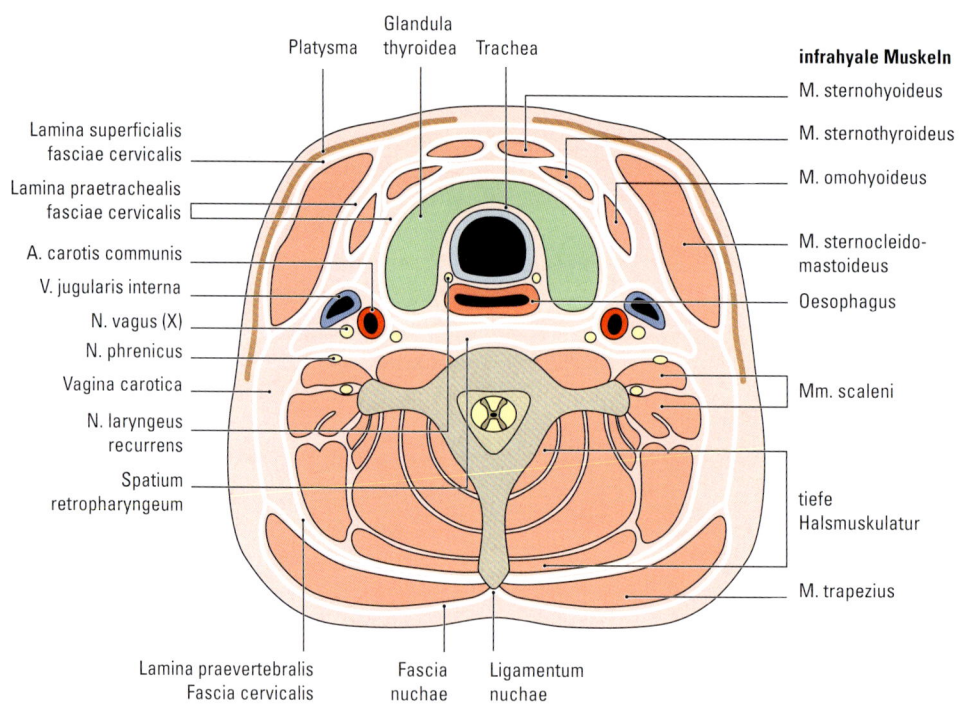

Abb. 10: Halsfaszie und ihre drei Blätter im Horizontalschnitt

medi-learn.de/7-ana4-10

de (Trachea, Ösophagus, Glandula thyroidea und parathyroidea), infrahyale Muskeln (M. omohyoideus, M. thyrohyoideus, M. sternohyoideus, M. sternothyroideus), den Pharynx und den Larynx.

Da dieses Blatt der Halsfaszie mit der Vagina carotica verwachsen ist und diese auch den infrahyalen Muskel M. omohyoideus umgibt, kommt es bei Kontraktion des M. omohyoideus zum Zug auf die Vagina carotica und damit zum Offenhalten der Vena jugularis.

3.5.3   Lamina praevertebralis fasciae cervicalis

Die Lamina praevertebralis liegt hinter den Halseingeweiden und umgibt (häufig gefragt!) neben den Halsmuskeln (M. longus colli, Mm. scaleni, M. longus capitis) auch Nerven (Truncus sympathicus mit den drei Halsganglien, Plexus brachialis, N. phrenicus) und Gefäße (A. subclavia).

3.6   Spatium para- bzw. lateropharyngeum

Das Spatium retropharyngeum ist ein Bindegewebsraum, der sich von der Schädelbasis bis ins Mediastinum erstreckt und sich dorsal an den Pharynx anschließt. Das Spatium parabzw. lateropharyngeum (s. Abb. 11, S. 15) ist ein Raum, der lateral des Pharynx und beiderseits (lateral und ventral) des Spatium retropharyngeum liegt. Es enthält die Hirnnerven IX–XII (N. glossopharyngeus, N. vagus, N. accessorius und N. hypoglossus), den Truncus sympathicus, der in erster Linie präganglionäre Fasern aus den Segmenten C8 – Th1 enthält, die A. carotis interna und die V. jugularis interna (Vagina carotica = Gefäßnervenscheide des Halses). Weitere Strukturen dieses Spatiums sind der kaudale Teil der Parotis, der N. lingualis, N. auriculotemporalis, N. alveolaris inferior, die Chorda tympani und das Ganglion oticum.

Hier solltest du versuchen, dir besonders die Strukturen einzuprägen, mit denen man viele Punkte machen kann (die hier erstgenannten). Da der Rest zudem schwierig vorstellbar und daher auch schlecht zu behalten ist, kannst du den dafür benötigten Platz im Hirn besser für andere Dinge verwenden.

> **Merke!**
>
> **Caro**lin **tr**inkt mit **sympathi**schen **Ju**ngen von **9–12**, für folgende Strukturen des Spatium para-/lateropharyngeum:
> – A. **carot**is interna
> – **Tr**uncus **sympathi**cus
> – V. **ju**gularis interna
> – Hirnnerven **IX–XII**

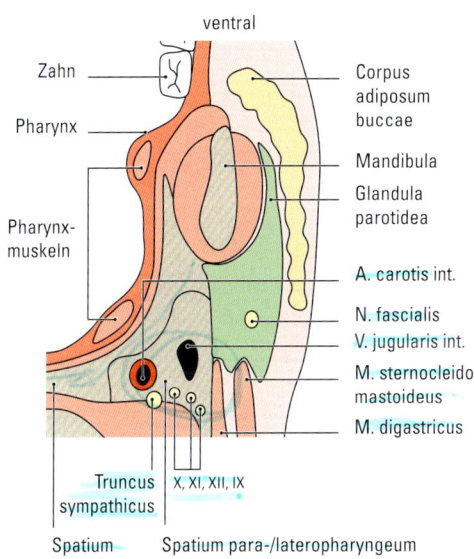

Abb. 11: Spatium para-/lateropharyngeum, Blick von kranial

medi-learn.de/7-ana4-11

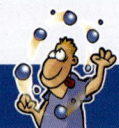
Fragen im Physikum aus dem Kapitel **Kopf- und Halsmuskeln** betreffen die Innervation der mimischen Muskeln, der Kaumuskeln und die Skalenuslücken. Du solltest dir daher unbedingt merken, dass

– alle mimischen Muskeln durch den N. facialis innerviert werden.

– alle Kaumuskeln durch den N. mandibularis, einem Ast des N. trigeminus innerviert werden.

– durch die (hintere) Skalenuslücke zwischen dem M. scalenus anterior und medius die A. subclavia und der Plexus brachialis ziehen.

FÜRS MÜNDLICHE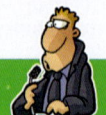

Im mündlichen Examen gab es zu Kopf- und Halsmuskeln folgende Fragen:

1. Welche mimischen Muskeln kennen Sie und wie werden sie innerviert?

2. Was sind die Kaumuskeln?

3. Benennen Sie die Zungen- und Zungenbeinmuskeln mit ihrer Innervation.

4. Was umfasst die Halsfaszie?

1. Welche mimischen Muskeln kennen Sie und wie werden sie innerviert?
Beispiele sind der M. orbicularis oculi und der M. buccinator; Innervation = N. facialis.

2. Was sind die Kaumuskeln?
Es gibt vier verschiedene: den M. temporalis, M. masseter, M. pterygoideus medialis und lateralis; Innervation: N. trigeminus mit seinem dritten Ast, dem N. mandibularis.

3. Benennen Sie die Zungen- und Zungenbeinmuskeln mit ihrer Innervation.
Die Zungenmuskeln werden in zwei Gruppen eingeteilt: die Außen- und die Binnenmuskulatur (s. Abb. 7, S. 12 und Abb. 8, S. 13). Sie sorgen für eine hohe Flexibilität der Zunge. Die Zungenbeinmuskulatur setzt sich aus der Gruppe der supra- und infrahyalen Muskeln zusammen. Die suprahyale Muskulatur besteht aus mehreren Muskeln mit verschiedener Innervation, z. B. dem M. geniohyoideus, der das Os hyoideum nach ventral zieht und von den Rami anteriores der Nervi cervicales I und II innerviert wird.

Außerdem besitzt die suprahyale Muskulatur als Kieferöffner den M. mylohyoideus und den M. digastricus anterior, die vom N. mylohyoideus innerviert werden und letztlich den M. stylohyoideus und den M. digastricus posterior, die vom N. facialis innerviert werden und beim Schluckakt mithelfen. Die Gruppe der infrahyalen Muskeln umfasst vor allem den M. omohyoideus, den M. sternothyroideus und den M. sternohyoideus, die alle von der Ansa cervicalis profunda innerviert werden.

4. Was umfasst die Halsfaszie?
Die Halsfaszie ist an der Mandibula und dem Sternum aufgehängt und unterteilt sich in drei Blätter:
– die Lamina superficialis fasciae cervicalis,
– die Lamina praetrachealis und
– die Lamina praevertebralis (Details s. 3.5, S. 14).

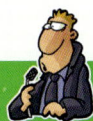

Dies solltest du dir unbedingt mal selber laut erzählen, da man oft das Gefühl hat, es verstanden zu haben, aber gerade dieses Thema oftmals schwer in die richtigen Worte gefasst werden kann.

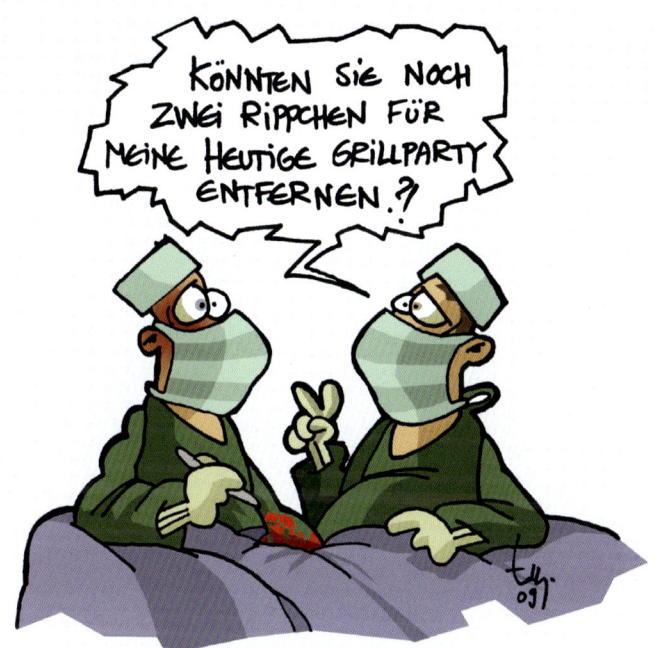

Mehr Cartoons unter www.medi-learn.de/cartoons

Pause

Kleine Pause!
Anatomie ganz praktisch veranlagt ...

Ein besonderer Berufsstand braucht besondere Finanzberatung.

Als einzige heilberufespezifische Finanz- und Wirtschaftsberatung in Deutschland bieten wir Ihnen seit Jahrzehnten Lösungen und Services auf höchstem Niveau. Immer ausgerichtet an Ihrem ganz besonderen Bedarf – damit Sie den Rücken frei haben für Ihre anspruchsvolle Arbeit.

- Services und Produktlösungen vom Studium bis zur Niederlassung

- Berufliche und private Finanzplanung

- Beratung zu und Vermittlung von Altersvorsorge, Versicherungen, Finanzierungen, Kapitalanlagen

- Niederlassungsplanung & Praxisvermittlung

- Betriebswirtschaftliche Beratung

Lassen Sie sich beraten!

Nähere Informationen und unseren Repräsentanten vor Ort finden Sie im Internet unter www.aerzte-finanz.de

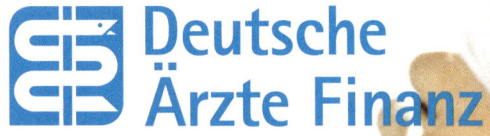

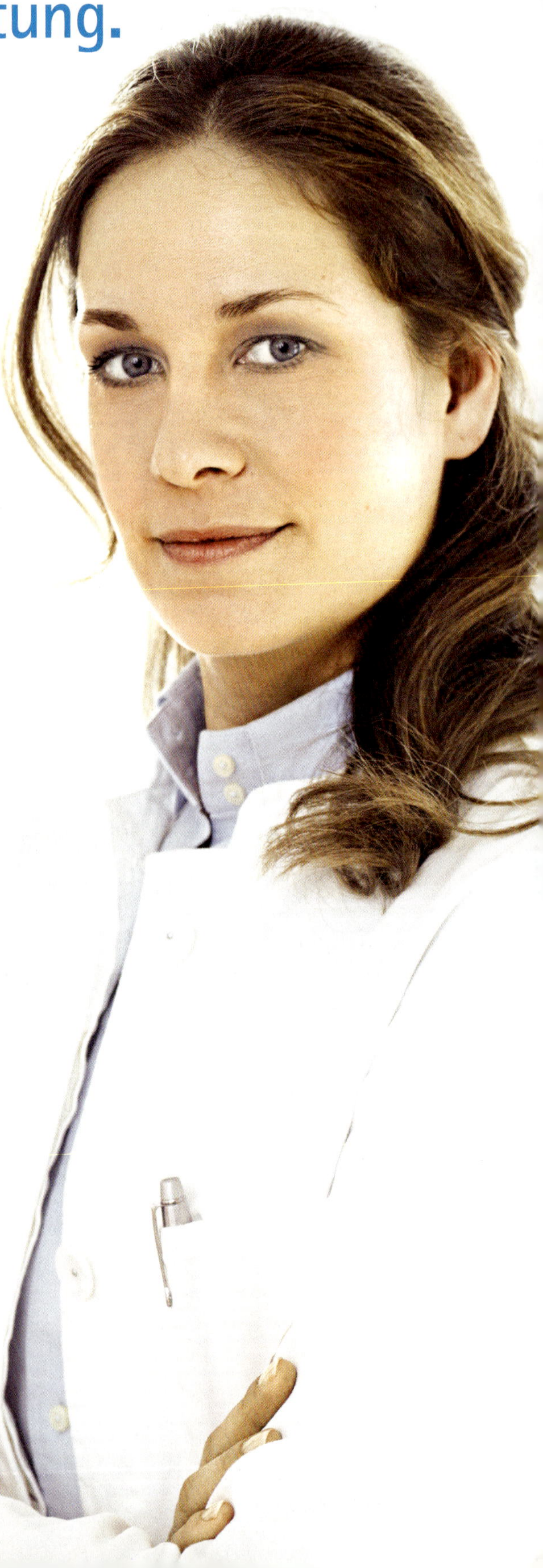

Deutsche Ärzte Finanz

Standesgemäße Finanz- und Wirtschaftsberatung

4   Kopf- und Halseingeweide

▐▮▌ Fragen in den letzten 10 Examen: 35

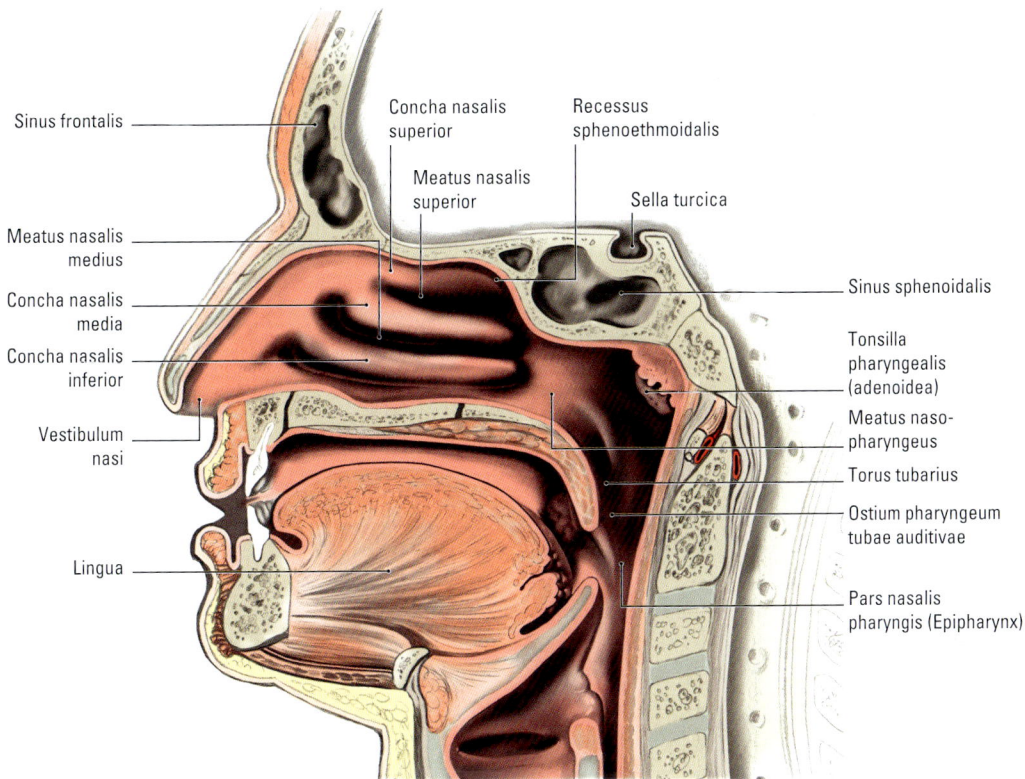

Sinus frontalis

Concha nasalis superior

Recessus sphenoethmoidalis

Meatus nasalis superior

Sella turcica

Meatus nasalis medius

Concha nasalis media

Concha nasalis inferior

Vestibulum nasi

Lingua

Sinus sphenoidalis

Tonsilla pharyngealis (adenoidea)

Meatus naso-pharyngeus

Torus tubarius

Ostium pharyngeum tubae auditivae

Pars nasalis pharyngis (Epipharynx)

4

Abb. 12: Cavitas nasi, laterale Wand   *medi-learn.de/7-ana4-12*

Das Kapitel der Kopf- und Halseingeweide umfasst ein weites Spektrum, das aber glücklicherweise nicht in allen Details geprüft wird. Einzelne Themen wie die Mündungen der Nasennebenhöhlen in die Nasenhöhle, der Larynx oder die Speicheldrüsen mit ihrer parasympathischen Innervation fehlen aber in fast keinem Physikum und lassen sich anschaulich erklären und merken. Also alles halb so schlimm.

4.1   Nase

Die Nasenhöhle (Cavitas nasi) wird durch das Septum nasi in zwei annähernd gleich große Höhlen unterteilt.

Den Bereich bis zum Limen nasi nennt man Vestibulum (Vorhof) nasi, den restlichen Bereich Cavum nasi (s. Abb. 14, S. 21).

Das **Septum** nasi besteht aus einer Pars ossea (Teil des Os ethmoidale und des **Vomer**) und einer Pars intercartilaginea (hyaliner Knorpel). Die Verbindung zur Außenwelt stellen die Aperturae piriformis (Nasenlöcher) und die zum Nasenrachenraum die Choanen her.

Die knöcherne Struktur der **lateralen** Nasenwand setzt sich zusammen aus:

– Os nasale,
– Os ethmoidale (mit Concha nasalis superior und media),
– Os lacrimale,
– Concha nasalis inferior,

– Maxilla und
– Os palatinum.

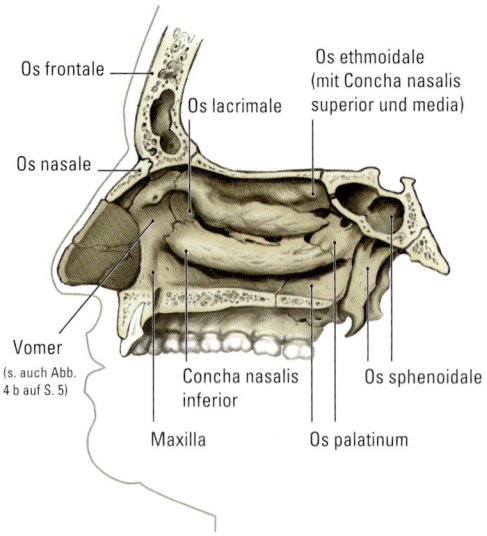

Abb. 13: Knochen der lateralen Nasenwand

medi-learn.de/7-ana4-13

Bei den Conchae nasales (Nasenmuscheln) handelt es sich um drei dünne Knochenplatten, die in die Nasenhöhle hineinragen und mit Schleimhautepithel überzogen sind. Hier liegen die Öffnungen zu den Nasennebenhöhlen und die Mündung des Tränennasengangs. Während die Concha nasalis superior und media zum Os ethmoidale gezählt werden, handelt es sich bei der Concha nasalis inferior um einen eigenständigen Knochen.

Die drei Nasengänge, die zu den Nasennebenhöhlen führen (Meatus nasi superior, medius und inferior) liegen unterhalb des bogenartigen Randes der drei Conchae nasales (s. Abb. 12, S. 19).

– Der Meatus nasi superior liegt unterhalb der Concha nasalis superior. Hier münden die Cellulae ethmoidales posteriores (hintere Siebbeinzellen).
– Der Meatus nasi medius ist klinisch besonders wichtig. Er liegt unterhalb der mittleren Nasenmuschel, wo sich auch der Hiatus semilunaris befindet, und dient als Mündungsstelle für die Cellulae ethmoida-

les anteriores, den Sinus frontalis und den Sinus maxillaris.

– In den Meatus nasi inferior mündet der Tränennasengang (Ductus nasolacrimalis). Der Ductus nasolacrimalis geht aus dem Saccus lacrimalis hervor, hat topografische Beziehungen zur Maxilla, mündet in den Meatus nasi inferior und besitzt an seiner Mündung eine klappenartige Schleimhautfalte.
– Zum Zeitpunkt der Geburt kann der Ductus nasolacrimalis gegen das Nasenlumen verschlossen sein.
– Eine Sonderstellung nimmt der Ausführungsgang des Sinus sphenoidalis ein (s. Abb. 12, S. 19): Er mündet oberhalb des Hinterrandes des Meatus nasi superior in seinen eigenen Recessus, den Recessus sphenoethmoidalis. Hier befindet sich auch die Verbindung zur Fossa sphenopalatina (über das Foramen sphenopalatinum).

Merke!

Wichtig ist, welche Struktur in welchen Nasengang mündet:
– Meatus nasi superior: Cellulae ethmoidales posteriores
– Meatus nasi medius: der gesamte Rest
– Meatus nasi inferior: Ductus nasolacrimalis
Wichtige Ausnahme: der Sinus sphenoidalis mit seinem eigenen Recessus.

4.1.1 Innervation und Blutversorgung der Nase

Innervation und Blutversorgung der Nase sind schon öfters im Mündlichen gefragt worden, sodass man eine grobe Vorstellung haben sollte. Die Innervation der Nase umfasst drei Qualitäten:

1. **Sensibel** wird die Nase im ventralen Bereich von Ästen des **N. ophthalmicus** (z. B. durch den N. ethmoidalis anterior) und im dorsalen Bereich von Ästen des **N. maxillaris** versorgt.

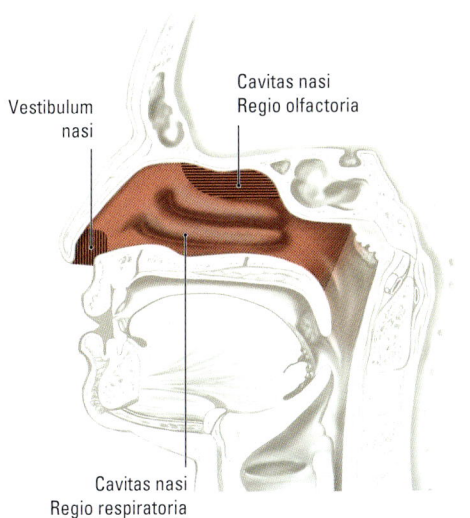

Abb. 14: Bereiche der Nase *medi-learn.de/7-ana4-14*

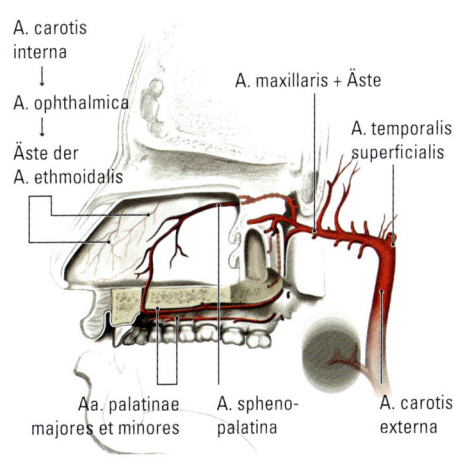

Abb. 15: Blutversorgung Nase

medi-learn.de/7-ana4-15

2. Die **sekretorische** Innervation der Glandulae nasales erfolgt über den **N. petrosus major** (fördert die Sekretion) aus dem parasympathischen Ganglion pterygopalatinum und dem sympathischen **N. petrosus profundus** (hemmt die Sekretion).
3. **Sensorisch** versorgen die **Nn. olfactorii** (I) die Regio olfactoria.

Die **Blutversorgung** der Nase rührt aus zwei unterschiedlichen Quellen. Vor allem der ventrale und obere Bereich der Nase wird aus Ästen der A. carotis interna gespeist, während der Rest aus der A. carotis externa (vor allem über die A. sphenopalatina, s. Abb. 15, S. 21) versorgt wird.

Übrigens ...
Wird Riechschleimhaut verletzt (z. B. bei Operationen), ist sie nicht für immer beeinträchtigt, da sich laufend neue Sinneszellen differenzieren. Diese Zellen sind Abkömmlinge von rundlichen Basalzellen des olfaktorischen Epithels.

4.2 Nasennebenhöhlen

Die Nasennebenhöhlen (NNH) werden auch Sinus paranasales genannt und sind luftgefüllte Räume, die an die Nasenhöhle angrenzen (s. Abb. 11, S. 15 und Abb. 13, S. 20). Die NNH entwickeln sich erst etwa ab dem 3. Lebensjahr, und die Pneumatisation dauert bis ins Erwachsenenalter an (bis ca. zum 20. Lebensjahr). Man unterscheidet vier Nasennebenhöhlen:
– den Sinus maxillaris (Kieferhöhle),
– den Sinus frontalis (Stirnbeinhöhle),
– den Sinus sphenoidalis (Keilbeinhöhle) und
– die Cellulae ethmoidales/Labyrinthus ethmoidalis (Siebbeinzellen).
Alle NNH stehen in topografischer Beziehung zur Orbita. Alle – außer dem Sinus maxillaris – haben zudem eine topografische Beziehung zur Schädelhöhle und den Meningen.
Die Funktion der NNH besteht in einer Vergrößerung der Nasenhöhle, einer verbesserten Anwärmung der Atemluft, der Vergrößerung des Resonanzraums (Stimme) und einer Gewichtsersparnis.
Im Einzelnen lassen sich zu den NNH folgende prüfungsrelevante Punkte zusammenfassen:

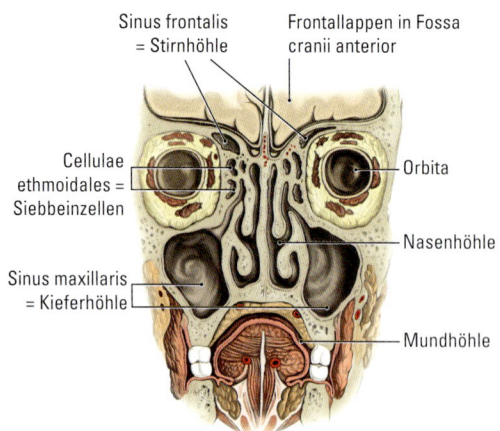

Abb. 16: Nasennebenhöhlen (Frontalschnitt)

medi-learn.de/7-ana4-16

– Der **Sinus maxillaris (Kieferhöhle)** ist paarig angelegt und grenzt an den Canalis infraorbitalis. Es handelt sich um die größte NNH, die sich fast in der ganzen Maxilla ausbreitet. Direkt unterhalb liegen die Oberkieferzähne; der Sinus maxillaris grenzt hier an die Wurzel des 1. Molaren. Bei einer Eiteransammlung (Abszess) kann es zu einem Durchbruch in die Kieferhöhle kommen. Der Ausführungsgang mündet in das trichterförmige Infundibulum ethmoidale, das am Hiatus maxillaris in den Meatus nasi medius führt.

– Der **Sinus frontalis (Stirnbeinhöhle)** wird durch ein Septum interfrontale in zwei paarig angelegte Sinus frontales getrennt. Sie sind in Form und Größe variabel und münden über Aperturae sinus frontales in den Hiatus semilunaris und den Meatus nasi medius.

– Auch der **Sinus sphenoidalis (Keilbeinhöhle)** ist paarig angelegt und meist durch ein Septum unvollständig getrennt. Sein Ausführungsgang mündet in den Recessus sphenoethmoidalis (mit topografischer Beziehung zum Sinus cavernosus).

– Die **Cellulae ethmoidales/Labyrinthus ethmoidalis (Siebbeinzellen)** sind acht bis zehn erbsengroße, pneumatisierte Knochenkapseln im Os ethmoidale, die man zusam-

men Sinus ethmoidalis nennt. Sie haben u. a. topografische Beziehungen zur Stirnbeinhöhle, der vorderen Schädelgrube, zur Orbita und zur Keilbeinhöhle.

Man unterteilt sie weiter in zwei Gruppen mit unterschiedlichen Mündungsstellen in die Nasenhöhlen:

– **Cellulae ethmoidales anteriores (vordere Siebbeinzellen)**, münden in den Meatus nasi medius.

– **Cellulae ethmoidales posteriores (hintere Siebbeinzellen)**, münden in den Meatus nasi superior.

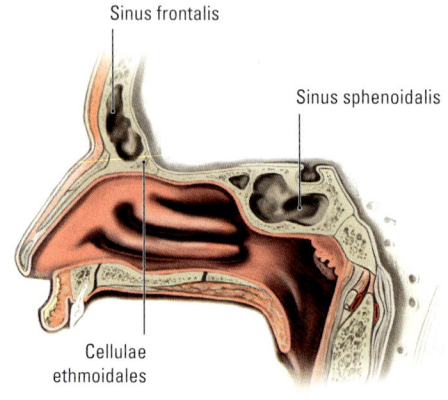

Abb. 17: Nasennebenhöhlen (Sagittalschnitt)

medi-learn.de/7-ana4-17

4.3   Zähne

Die Zähne entstehen aus Ektoderm und Mesenchym (Odontoblasten). Die Bildung der Hartsubstanz beginnt bereits vor der Geburt, während die Odontoblasten Dentin auch noch beim Erwachsenen bilden.

Die Zahnentwicklung erstreckt sich insgesamt über die Zeitspanne von der 6. Entwicklungswoche bis zum 16. Lebensjahr, wobei der erste Zahn des Milchgebisses (Dentes deciduales) meist der erste (untere mediale) Schneidezahn oder der erste Molar mit ca. 6–12 Monaten ist, während der erste Zahn des bleibenden Gebisses (Dentes permanentes) – der erste Molar (zweiwurzelig) – im Alter von ca. 6 Jahren auftritt.

4

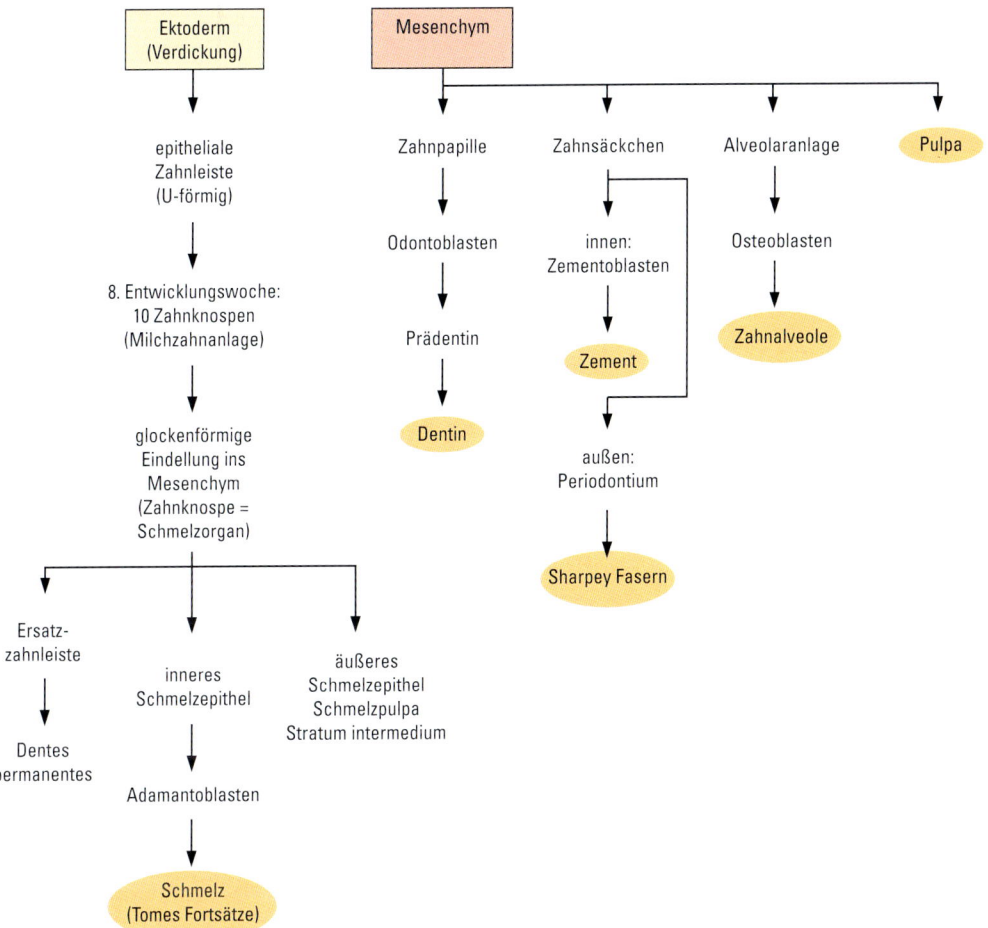

Abb. 18: Zahnentwicklung

medi-learn.de/7-ana4-18

Merke!

- Erster Zahn des Milchgebisses ist meist der erste (untere mediale) Schneidezahn oder der erste Molar (6.–12. Monat).
- Der zweite Milchmolar tritt von den Oberkieferzähnen des Milchgebisses am häufigsten als letzter durch.
- Erster Zahn des bleibenden Gebisses ist der erste Molar (zweiwurzelig).

Der Halteapparat eines Zahnes setzt sich zusammen aus dem Periodontium (Wurzelhaut), der Substantia ossea (Zement), dem angrenzenden Alveolarknochen und der Gingiva (Zahnfleisch).

4.4 Zungenpapillen

Mündlich und in früheren Examina wurden auch schriftlich gerne die Zungenpapillen mitsamt ihren Qualitäten abgefragt:
Der Sulcus terminalis liegt an der Grenze zwischen Zungenwurzel (Radix linguae) und Corpus linguae (s. Abb. 20, S. 25). Die Zungenpapillen sind vor dem Sulcus terminalis auf den vorderen 2/3 der Zunge ausgebildet. Sie liegen in der Schleimhaut des Zungenrückens und dienen der Tast- und Geschmacksempfin-

dung. Insgesamt werden vier Arten von Papillen unterschieden:

– Entlang des Sulcus terminalis sind die sieben bis zwölf **Papillae vallatae** angeordnet. Sie besitzen einen ringförmigen Graben und enthalten Geschmacksknospen mit Von-Ebner-Spüldrüsen. Die Geschmacksknospen der Papillae vallatae werden überwiegend vom N. glossopharyngeus (IX) innerviert.

– Die **Papillae foliatae** liegen seitlich hinten und imponieren als Schleimhautfalten.

Auch sie enthalten Von-Ebner-Spüldrüsen und vereinzelte Geschmacksdrüsen.

– Die **Papillae fungiformes** erkennt man bereits mit bloßem Auge als kleine rote Punkte an der Zungenspitze und den Zungenrändern. Sie enthalten wenige Geschmacksknospen und Thermorezeptoren.

– Die **Papillae filiformes** liegen vorwiegend auf dem Zungenrücken. Sie sind verhornt und dienen als Mechanorezeptoren. Geschmacksknospen findet man hier NICHT.

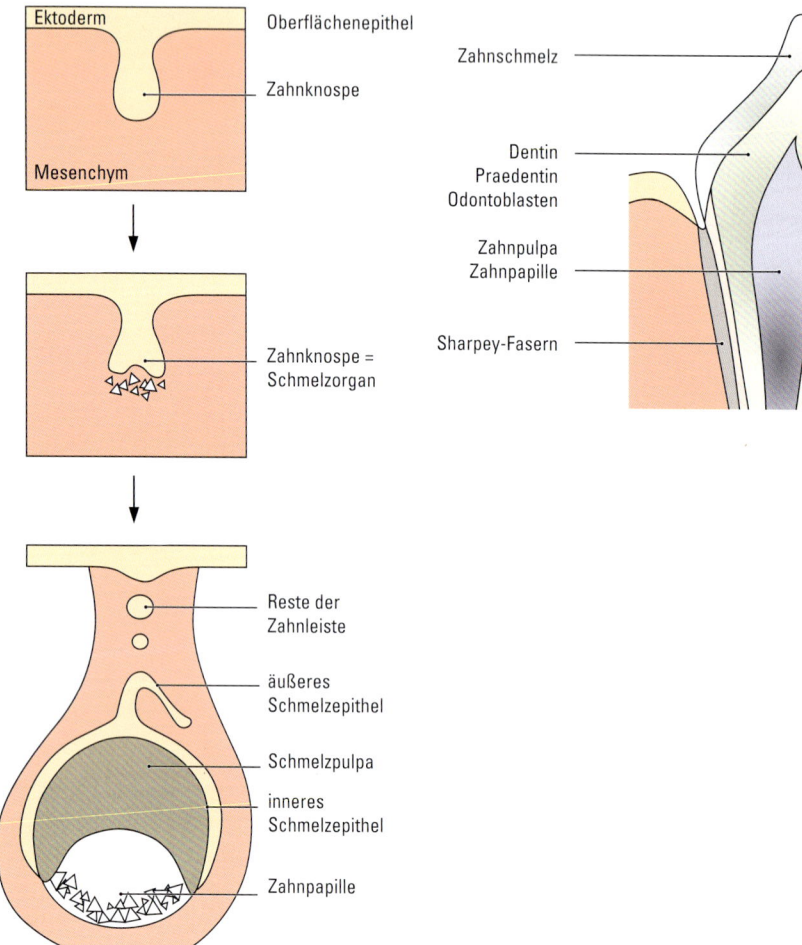

Abb. 19: Zahnaufbau

medi-learn.de/7-ana4-19

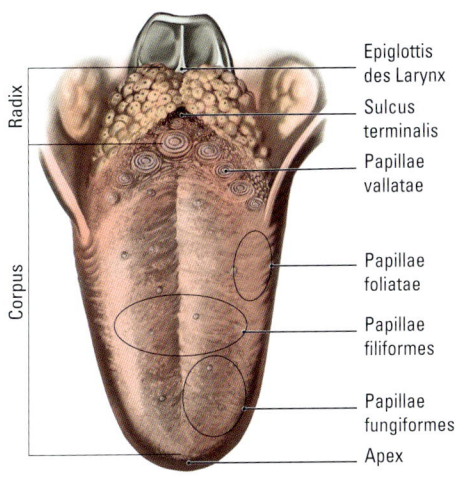

- Radix
- Corpus

Epiglottis des Larynx

Sulcus terminalis

Papillae vallatae

Papillae foliatae

Papillae filiformes

Papillae fungiformes

Apex

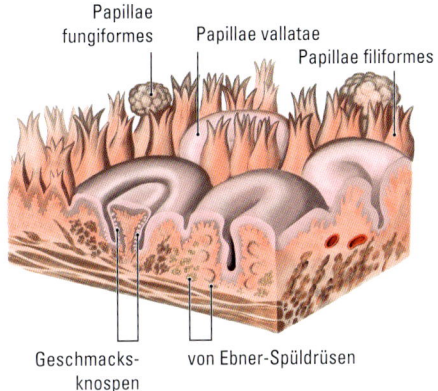

Papillae fungiformes   Papillae vallatae

Papillae filiformes

Geschmacks-knospen   von Ebner-Spüldrüsen

Abb. 20: Zungenpapillen   *medi-learn.de/7-ana4-20*

4.4.1 Innervation der Zunge

Wenn im Mündlichen Zungenpapillen gefragt werden, kommt oft auch noch eine Frage zur Innervation. Daher kurz: An der Zunge kann man bezüglich der Innervation drei Qualitäten unterscheiden:

- die motorische,
- die sensible und
- die sensorische.

1. Die **motorische** Innervation der Zungenbinnenmuskulatur (s. 3.3, S. 12) sowie eines Teils der infrahyalen und Unterzungenmuskulatur erfolgt durch den **N. hypoglossus** (XII).

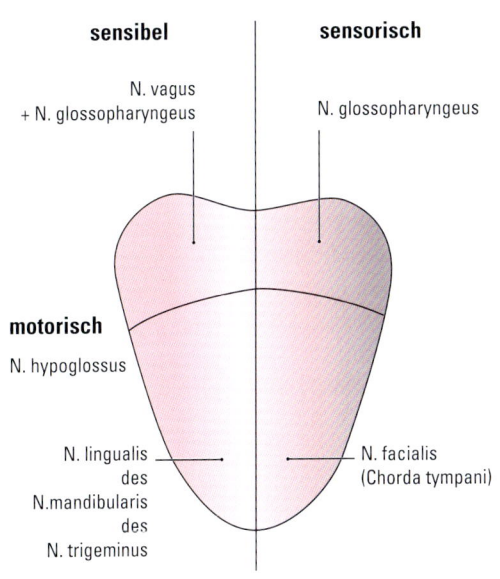

sensibel   **sensorisch**

N. vagus + N. glossopharyngeus

N. glossopharyngeus

motorisch

N. hypoglossus

N. lingualis des N.mandibularis des N. trigeminus

N. facialis (Chorda tympani)

Abb. 21: Zungeninnervation   *medi-learn.de/7-ana4-21*

2. Die **sensorische** Innervation erfolgt für die vorderen zwei Drittel der Zunge (u. a. der Geschmacksknospen des Zungenrückens) durch den **N. intermediofacialis** über die Chorda tympani. Das hintere Drittel der Zunge wird durch den **N. glossopharyngeus** versorgt. Der Terminationskern für die Rezeptorenfelder „Geschmacksrezeptoren im vorderen und hinteren Teil der Zunge" ist der Nucleus solitarius. In den Geschmacksknospen der Zunge liegen Nervenendigungen der speziell viszeroafferenten Fasern der pseudounipolaren Nervenzellen des Ganglion geniculi.

3. Die **sensible** Innervation der Zunge erfolgt auf den vorderen zwei Drittel durch den N. lingualis (ein Ast des N. mandibularis des **N. trigeminus**), während das hintere Drittel durch den **N. glossopharyngeus** innerviert wird.

Übrigens ...

- Bei einem Ausfall des Nervus hypoglossus einer Seite weicht die Zun-

ge beim Herausstrecken zur kranken Seite ab (s. Punkt 1).
- Eine Geschmacksstörung der vorderen zwei Drittel einer Zungenhälfte ist am ehesten auf eine Schädigung des N. intermediofacialis zurückzuführen (s. Punkt 2).
- An der Tonsilla lingualis (liegt am Zungengrund) geht die sensible und sensorische Innervation in das Versorgungsgebiet des N. vagus über.

4.5   Speichel- und Tränendrüsen

Die Speicheldrüsen produzieren 1 bis 1,5 Liter Speichel pro Tag. Dieser Speichel ist reich an Schleim, Amylase, Abwehrzellen, Lysozym und Antikörpern. Er dient der Anfeuchtung der Mundhöhle und des Inhalts, der Einleitung der Verdauung, hat eine bakterizide und exkretorische Funktion (z. B. Sekretion von Jod und Kalium) und vermittelt die Resorption von Natrium. Ein Teil der Speicheldrüsen mündet in die Cavitas oris propria (Cavum oris proprium); so z. B. die Glandula lingualis anterior, die Glandulae palatinae, die Glandula submandibularis und die Glandula sublingualis. Die Glandula lingualis anterior und die Glandulae palatinae sind in diesem Zusammenhang eher unwichtig und wurden bislang im schriftlichen Examen nicht gefragt. Man kann sie daher außer Acht lassen, sollte aber im Hinterkopf behalten, dass sie wie **alle Drüsen** im Kopf- und Halsbereich vom **N. facialis** innerviert werden. Alle, mit einer

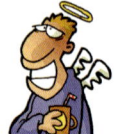

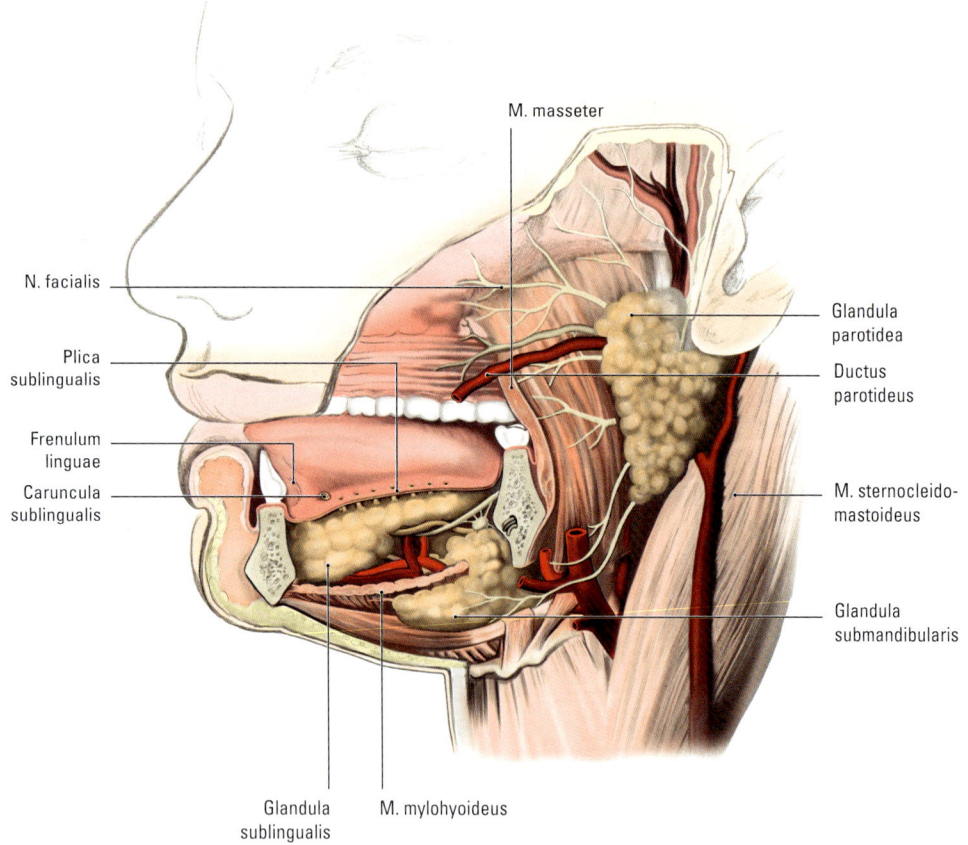

Abb. 22: Speicheldrüsen

medi-learn.de/7-ana4-22

Bildbeschriftungen:
M. masseter
N. facialis
Plica sublingualis
Frenulum linguae
Caruncula sublingualis
Glandula parotidea
Ductus parotideus
M. sternocleido-mastoideus
Glandula submandibularis
Glandula sublingualis
M. mylohyoideus

Ausnahme: Die Glandula **parotidea** wird vom **N. glossopharyngeus** innerviert.

Man unterscheidet vier äußerst prüfungsrelevante Drüsen im Kopf-Halsbereich (s. Abb. 22, S. 26):

– Die **Glandula parotidea (Parotis)** liegt präaurikulär und reicht bis in die Fossa retromandibularis. Sie ist eine rein seröse Drüse, die aus Myoepithelzellen besteht, und wird von zwei Faszienblättern umhüllt (Parotisloge). Der **Ductus parotideus** entwickelt sich vom Mundhöhlenepithel aus und verlässt die Drüse am Vorderrand. Anschließend zieht er lateral des Kaumuskels M. masseter in der Regio buccalis mundwärts, durchbohrt dabei den mimischen Muskel M. buccinator und mündet im Vestibulum oris gegenüber dem zweiten oberen Molaren. Klinisch kann es zur Parotitis (Mumps) mit der Gefahr des Übergriffs auf andere drüsige Organe kommen. In der Parotis verlaufen u. a. der N. glossopharyngeus und der N. intermediofacialis sowie die A. carotis externa; letztere teilt sich hier in die A. maxillaris und A. temporalis superficialis auf. Die Parotis grenzt zudem nach hinten an den M. sternocleidomastoideus. Ihre **parasympathische Innervation erfolgt durch den N. glossopharyngeus (Kern = Nucleus salivatorius inferior)**. Da alle anderen Drüsen im Kopf-Halsbereich vom Nervus (intermedio) facialis innerviert werden, stellt die Innervation der Parotis eine gern gefragte Ausnahme dar!

– Die **Glandula submandibularis** ist eine seromuköse Drüse, die im Trigonum submandibulare liegt. Die Drüse zieht c-förmig um den Hinterrand des Mundbodenmuskels M. mylohyoideus herum, sodass sich Anteile der Drüse sowohl unterhalb als auch oberhalb des M. mylohyoideus befinden (s. Abb. 22, S. 26). Auf dem Diaphragma oris zieht der **Ductus** submandibularis dann nach ventral und mündet neben dem Frenulum linguae auf der Caruncula sublingualis. Die parasympathische Innervation erfolgt durch den N. (intermedio)facialis (zum Teil über die Chorda tympani). Die Glandula submandibularis wird von der A. facialis erreicht, die durch sie hindurchzieht und grenzt medial an den Venter anterior des M. digastricus. Sensibel versorgt sie der Nervus lingualis.

– Die **Glandula sublingualis** ist in der Regio sublingualis lokalisiert und wölbt sich als Plica sublingualis in die Mundhöhle vor. Es handelt sich hierbei um eine muko-seröse Drüse, die auf dem M. mylohyoideus liegt (s. Abb. 22, S. 26) und in einen vorderen und einen hinteren Teil eingeteilt wird: Der vordere Teil führt über den Ductus sublingualis major zur Caruncula sublingualis, während der hintere Teil über zahlreiche Ductuli sublinguales minores neben der Zunge auf der Plica sublingualis mündet. Auch diese Drüse wird durch den N. (intermedio) facialis innerviert.

– Die **Glandula lacrimalis** ist die Tränendrüse. Sie liegt am Os frontale und ist eine rein seröse Drüse, die ebenfalls durch den N. (intermedio)facialis innerviert wird. Wird der Ramus communicans zwischen dem N. zygomaticus und N. lacrimalis zerstört, vermindert sich die autonome Versorgung der Tränendrüse.

Übrigens …
Eine Sondierung des Ductus submandibularis erfolgt am besten am medialen Ende der Plica sublingualis an der Caruncula sublingualis.

Merke!

– **Alle** bedeutenden Drüsen im Kopf- und Halsbereich innerviert der **N. intermediofacialis** (u. a. Tränendrüsen, Gaumendrüsen, Glandula sublingualis, Glandula submandibularis). Seine parasympathischen Fasern haben ihren Ursprung im Nucleus salivatorius superior.
– Die **Parotis** hingegen wird parasympathisch vom **N. glossopharyngeus** innerviert. Sein parasympathischer Hirnnervenkern ist der Nucleus salivatorius inferior.

4.6   Pharynx

Der Pharynx ist ein 12 bis 14 cm langer fibro-muskulärer Schlauch, der mit Schleimhaut aus-gekleidet ist und ein gemeinsames Stück des Speise- und Luftwegs darstellt. Begrenzt wird der Pharynx durch die Schädelbasis (über die Fascia pharyngobasilaris befestigt), die HWS, die Choanen, den Isthmus faucium, den Öso-phagus und den Larynx.

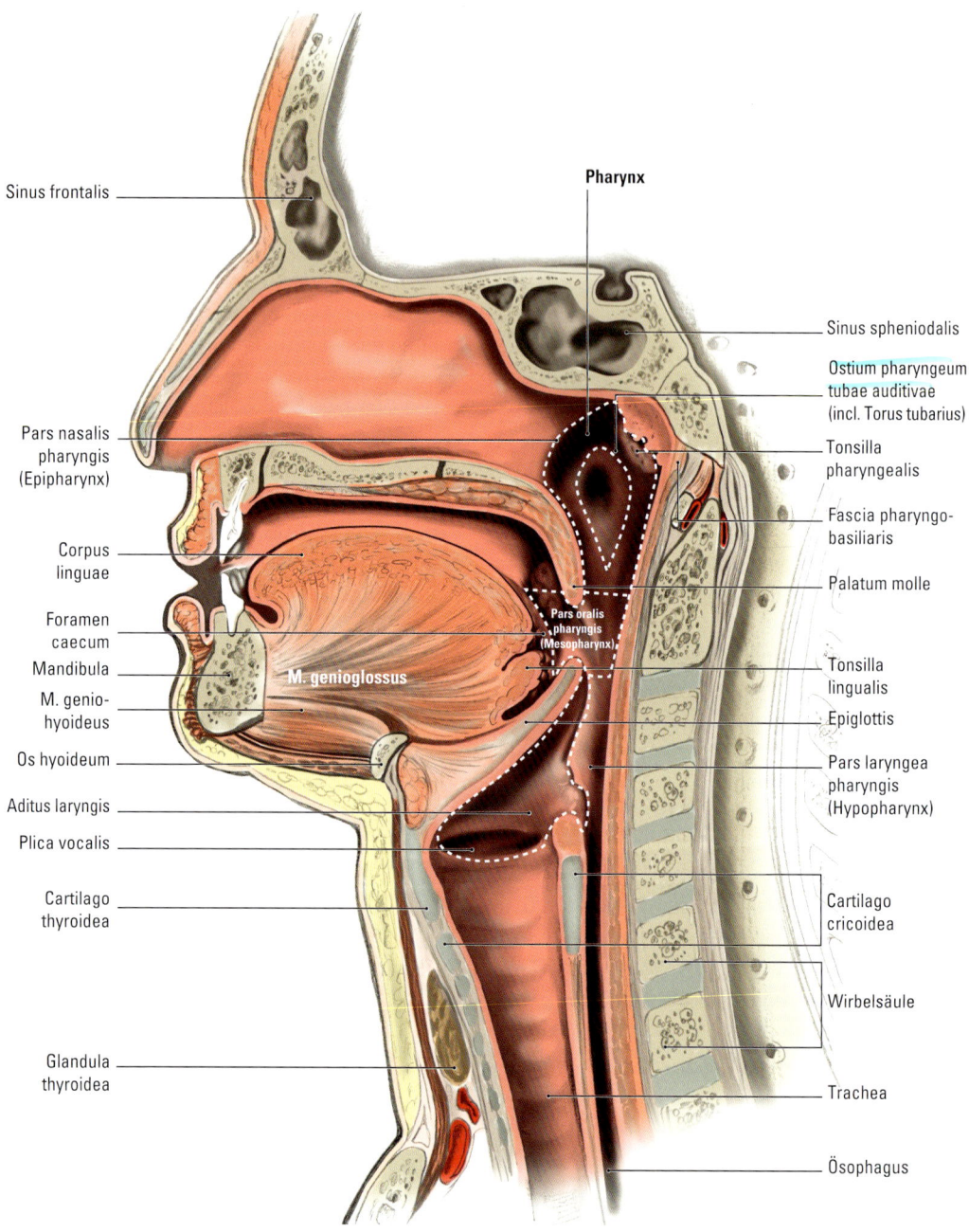

Sinus frontalis

Pharynx

Sinus spheniodalis

Ostium pharyngeum tubae auditivae (incl. Torus tubarius)

Pars nasalis pharyngis (Epipharynx)

Tonsilla pharyngealis

Fascia pharyngo-basiliaris

Corpus linguae

Palatum molle

Pars oralis pharyngis (Mesopharynx)

Foramen caecum

Mandibula

M. genio-hyoideus

M. genioglossus

Tonsilla lingualis

Epiglottis

Os hyoideum

Pars laryngea pharyngis (Hypopharynx)

Aditus laryngis

Plica vocalis

Cartilago thyroidea

Cartilago cricoidea

Wirbelsäule

Glandula thyroidea

Trachea

Ösophagus

Abb. 23: Pharynx, Sagittalschnitt

medi-learn.de/7-ana4-23

Man unterscheidet folgende Etagen:
- Epipharynx = Pars nasalis pharyngis, mit
  - der Tonsilla pharyngea (im Dach/in der Hinterwand),
  - dem Ostium pharyngeum tubae auditivae,
  - dem Torus tubarius.
- Mesopharynx = Pars oralis pharyngis, mit
  - Tonsilla palatina und
  - Isthmus faucium.
- Hypopharynx = Pars laryngea pharyngis, von der Epiglottis bis zum Ösophagus.

Die Tuba auditiva besitzt Flimmerepithel mit Becherzellen, mündet in die Pars nasalis des Rachens und kann durch Kontraktion des M. tensor veli palatini geöffnet werden; sie hat in ihrem Verlauf enge topografische Beziehungen zum M. tensor tympani und zur A. carotis interna. Vor und unter dem Torus tubarius liegt der Torus levatorius. Das ist zwar eigentlich eher sehr

Abb. 25: Recessus piriformis *medi-learn.de/7-ana4-25*

Pharynx — Zungenwurzel Radix linguae — Recessus piriformis — Plica nervi laryngei — Gl. thyroidea — Ösophagus — Larynx

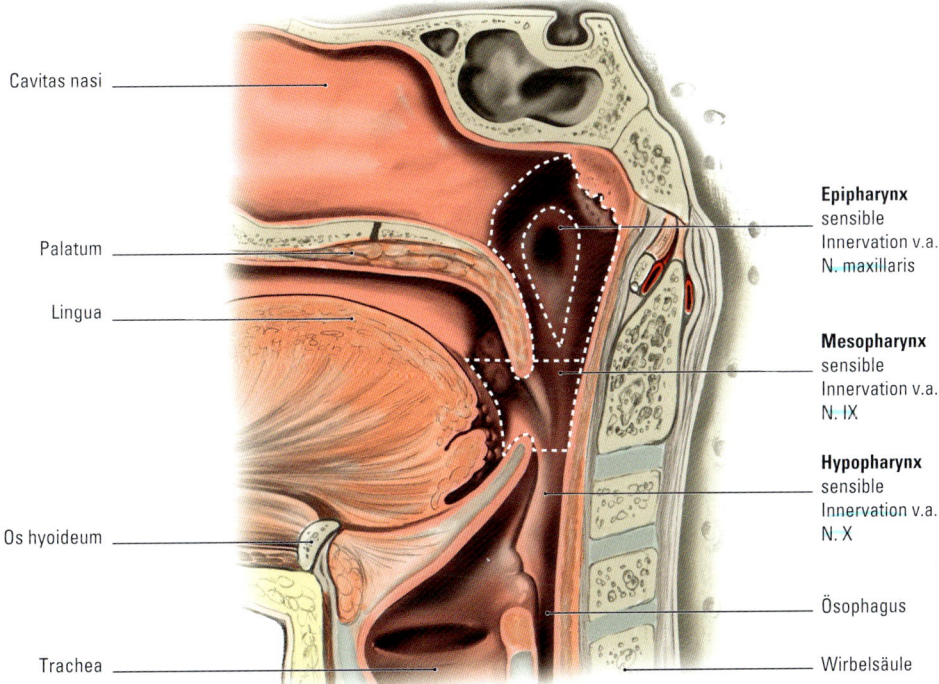

Abb. 24: Sensible Innervation des Pharynx

medi-learn.de/7-ana4-24

4

unwichtig, wurde aber im Schriftlichen schon einmal als Richtigantwort abgefragt (s. Abb. 23, S. 28 und Abb. 24, S. 29). Der Recessus pharyngeus befindet sich unter der Fornix pharyngis. Der N. nasopalatinus versorgt sensibel die palatinale Gingiva im Bereich der oberen Incisivi.

Der Pharynx wird motorisch durch ein Nervengeflecht innerviert, das sich aus Fasern des N. glossopharyngeus und des N. vagus zusammensetzt. Hierdurch werden sowohl die drei Konstriktoren als auch die Levatoren des Pharynx versorgt. Die sensible Innervation erfolgt über den N. maxillaris, N. glossopharyngeus und N. vagus (s. Abb. 24, S. 29).

Eine weitere wichtige Struktur des Pharynx ist der **Recessus piriformis** (s. Abb. 25, S. 29). Hierbei handelt es sich um eine Schleimhauttasche rechts und links der Epiglottis des Larynx (Hypopharynx, in der Pars laryngea des Pharynx), in der sich die Plica laryngea mit dem N. laryngeus superior (R. internus) und der A. laryngea superior befinden.

Schluckakt

Der Schluckakt gliedert sich in drei Phasen: die orale Vorbereitung, der pharyngeale Transport und die ösophageale Passage.

Nach Zerkleinerung und Durchmischung des Nahrungsbreis mit Speichel in der **oralen Phase**, wird die Zunge gegen das Palatum durum gedrückt und der Bolus mit einer nach dorsal gerichteten wellenförmigen Bewegung (unterstützt von M. styloglossus und M. hyoglossus) über das Isthmus faucium in den Pharynx geschoben.

Während der **pharyngealen Phase** werden obere und untere Atemwege abgedichtet, um eine Aspiration zu vermeiden. Die obere Abdichtung erfolgt durch die Muskeln des Gaumensegels (Musculus tensor veli palatini und Musculus levator veli palatini). Der obere Schlundschnürer (Musculus constrictor pharyngis superior, genauer dessen Pars pterygopharyngea) kontrahiert und bildet den sog. **Passavant-Ringwulst**, an den sich das Gaumensegel anlegt, sodass der Verschluss der oberen Luftwege nun komplett ist und keine

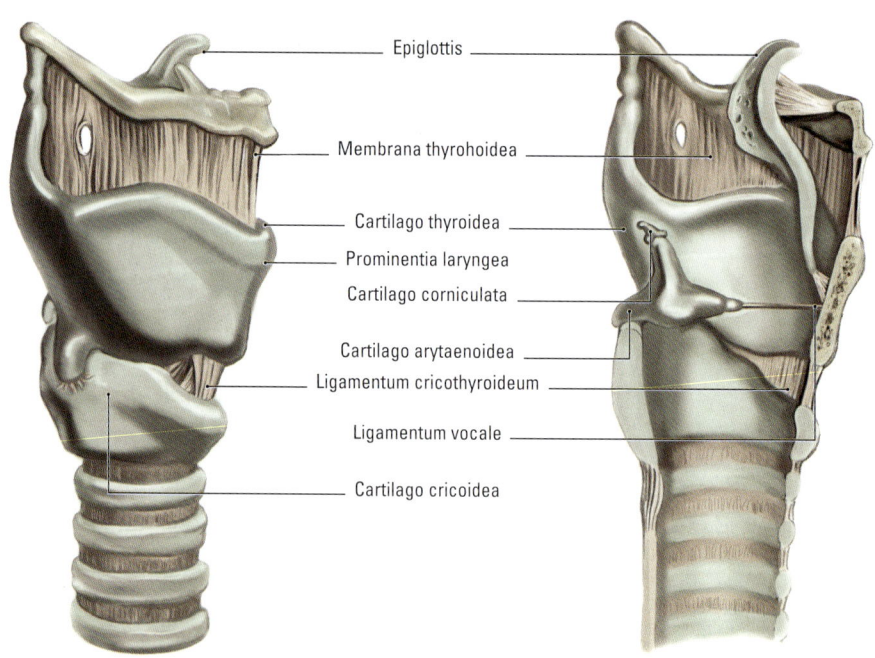

Abb. 26: Larynx

- Epiglottis
- Membrana thyrohoidea
- Cartilago thyroidea
- Prominentia laryngea
- Cartilago corniculata
- Cartilago arytaenoidea
- Ligamentum cricothyroideum
- Ligamentum vocale
- Cartilago cricoidea

medi-learn.de/7-ana4-26

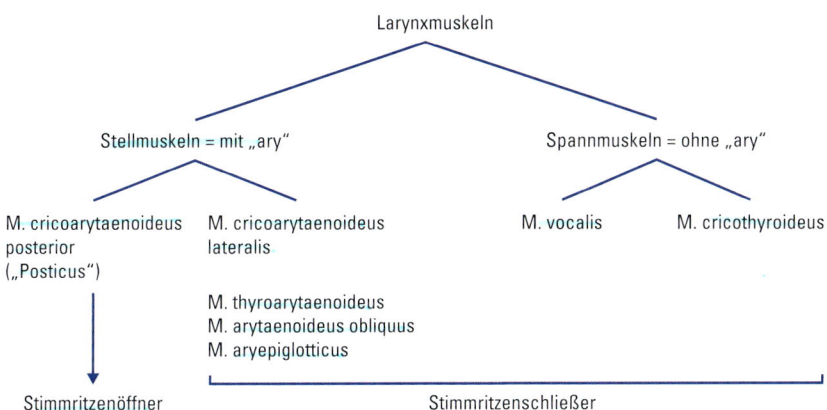

Abb. 27: Übersicht Larynxmuskeln

medi-learn.de/7-ana4-27

Nahrung mehr in die Nase gelangen kann. Nach Verschluss der Rima glottis senkt sich die Epiglottis, die Muskulatur des Mundbodens kontrahiert, Larynx und Os hyoideum heben sich und verschließen die unteren Atemwege. Durch Öffnung des oberen Ösophagussphinkters (Ösophagusmund) beginnt der Transport im Ösophagus, u.a. durch Kontraktion der Musculi constrictores pharyngis medius et inferior. Bei aufrechter Haltung rutscht der Bolus durch Speiseröhre zum Magen. Die Cardia des Magens öffnet sich, der Bolus gelangt in den Magen und der Schluckakt ist beendet.

4.7 Larynx

Der Larynx (Kehlkopf) stellt die Verbindung zwischen Pharynx (Rachen) und Trachea (Luftröhre) dar. Er dient der Stimmbildung und dem Verschluss der Luftwege während des Schluckakts. Gekennzeichnet ist er durch ein knorpeliges Skelett, in dem man folgende Knorpel (Cartilago) unterscheidet:
– Epiglottis (mit Vallecula epiglottica),
– Cartilago thyroidea,
– Cartilago corniculata,
– Cartilago arytaenoidea und
– Cartilago cricoidea.
Der Aditus laryngis wird durch die Epiglottis vom Zungengrund getrennt. Der Ventriculus laryngis ist eine seitliche Ausbuchtung der Cavitas laryngis zwischen Plica vestibularis und

Plica vocalis. Die Cavitas infraglottica wird vom Conus elasticus begrenzt.

4.7.1 Larynxmuskeln

Die Larynxmuskeln lassen sich in zwei Gruppen einteilen:
– Die erste Gruppe umfasst alle Muskeln, in denen kein „ary" vorkommt, also den M. vocalis und den M. cricothyroideus. Diese Muskeln werden auch **Spannmuskeln** genannt.

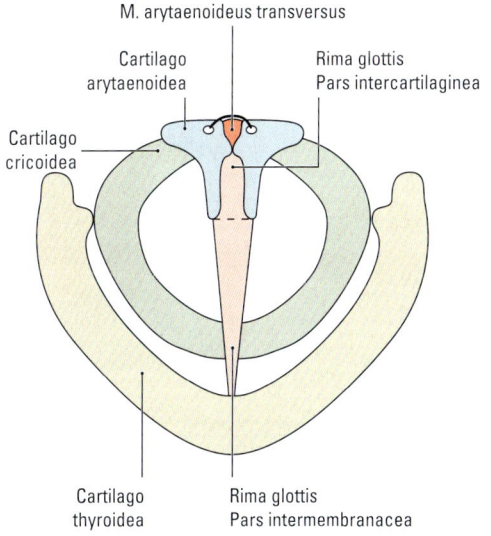

Abb. 28: Anteile der Rima glottis

medi-learn.de/7-ana4-28

4

– Die zweite Gruppe der Larynxmuskeln sind jene, in denen ein „ary" vorkommt, z. B. der M. cricoarytaenoideus posterior/lateralis, der M. thyroarytaenoideus, der M. arytaenoideus transversus/obliquus und der M. aryepiglotticus. Diese Muskeln werden auch **Stellmuskeln** genannt.

Innerhalb der zweiten Gruppe gibt es nur einen Muskel, der die Stimmritze (Rima glottis) öffnet; dies ist der als Posticus bezeichnete M. cricoarytaenoideus posterior, dessen zuständiger Hirnnervenkern für die motorische Versorgung der Nucleus ambiguus ist.

Die übrigen Larynxmuskeln verschließen die Rima glottis. Beim Totalverschluss der Stimm-ritze müssen unter anderem folgende Muskeln kontrahiert sein: Mm. arytaenoidei transversi et obliqui und Mm. cricoarytaenoidei laterales. Betrachtet man einen Horizontalschnitt des Larynx und der Rima glottis, so lassen sich zwei Anteile der Stimmritze unterscheiden (s. Abb. 28, S. 31):

– die Pars intercartilaginea und
– die Pars intermembranacea.

Der vordere Teil der Rima glottis (Pars intermembranacea) wird beiderseits von den Plicae vocales begrenzt und durch die bereits erwähnten Muskeln verschlossen. Ein Verschluss der Pars intercartilaginea der Stimmritze erfolgt durch Kontraktion des M. arytaenoideus trans-

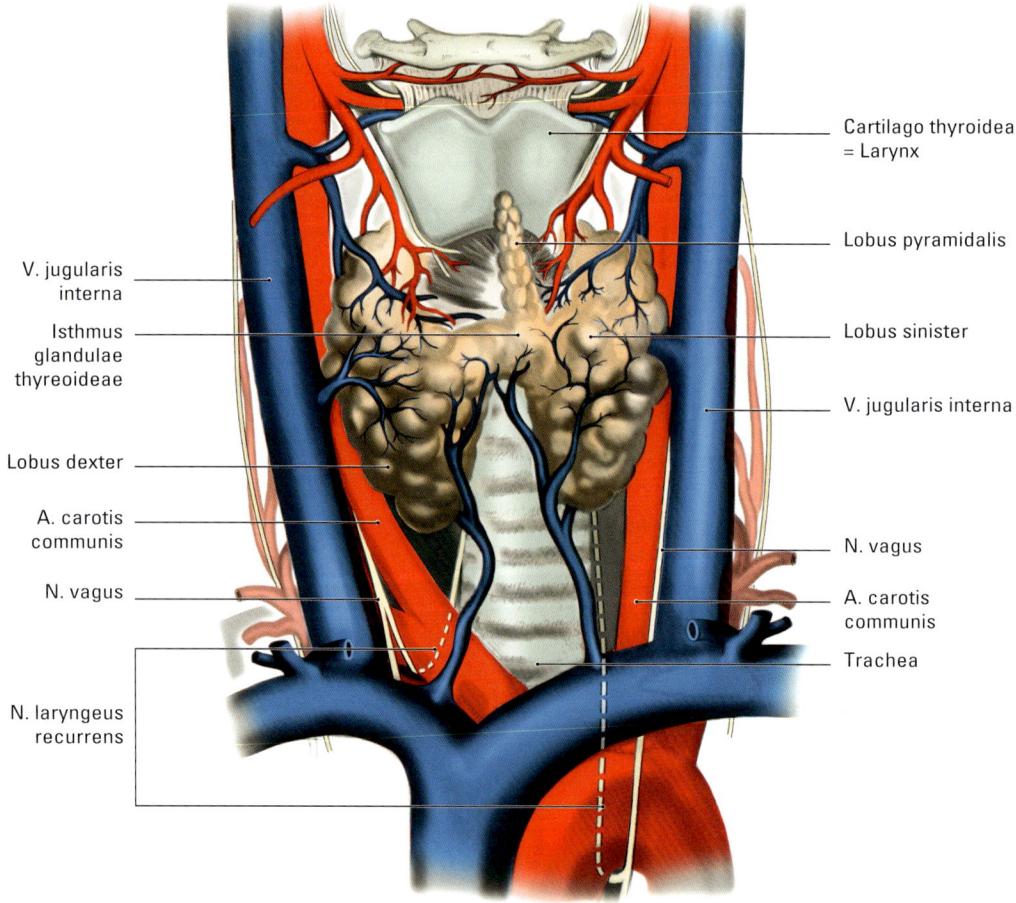

V. jugularis interna

Isthmus glandulae thyroideae

Lobus dexter

A. carotis communis

N. vagus

N. laryngeus recurrens

Cartilago thyroidea = Larynx

Lobus pyramidalis

Lobus sinister

V. jugularis interna

N. vagus

A. carotis communis

Trachea

Abb. 29: Glandula thyroidea (Topografie)

medi-learn.de/7-ana4-29

versus. Bei Flüstersprache bleibt die Pars intercartilaginea jedoch geöffnet.

4.7.2 Innervation und Blutversorgung des Larynx

Der Larynx wird aus Ästen des zehnten Hirnnerven – dem **N. vagus** (N. laryngeus superior und inferior) – sensibel und motorisch innerviert. Hierbei übernimmt der **N. laryngeus superior** die sensible Innervation des supraglottischen Bereichs (Bereich oberhalb der Stimmritze) über einen Ramus internus und innerviert den **M. cricothyroideus** motorisch über den Ramus externus. Der **N. laryngeus inferior** (Recurrens) verläuft zunächst mit den restlichen Anteilen des N. vagus in den Thorax. Hier macht er links einen Bogen um die Aorta, rechts um die A. subclavia, bevor er zurück zum Larynx zieht und dort sensibel den infraglottischen Bereich, v. a. die Kehlkopfschleimhaut von Vestibulum und Ventriculus laryngis, und alle **restlichen inneren Kehlkopfmuskeln** (den M. cricoarytaenoideus lateralis, den M. cricoarytaenoideus posterior, den M. thyroarytaenoideus, den M. vocalis und den M. arytaenoideus transversus) motorisch innerviert.

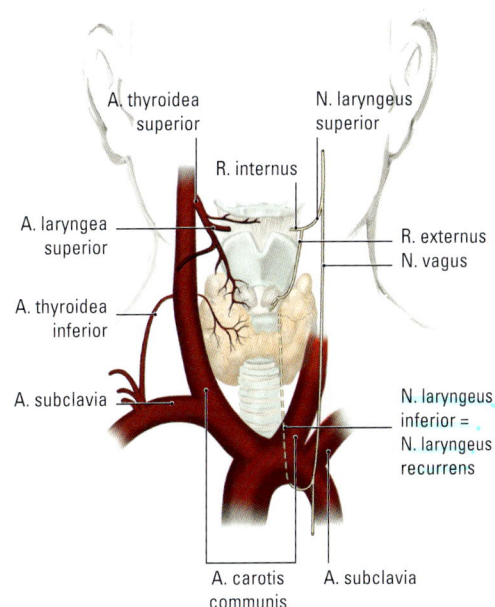

Abb. 30: Arterien und Nerven der Glandula thyroidea

medi-learn.de/7-ana4-30

> **Merke!**
>
> Bei einer Schädigung des Nervus laryngeus inferior (Nervus laryngeus recurrens) klagt der Patient über Heiserkeit.

Arteriell versorgen zwei Gefäße den Larynx mit Blut: Die **A. laryngea superior** stammt aus der A. thyroidea superior, einem direkten Abgang der A. carotis externa, und übernimmt die Versorgung der kranialen Abschnitte des Larynx. Die arterielle Versorgung des kaudalen Abschnitts stellt die **A. laryngea inferior** sicher, die ihr Blut aus der A. thyroidea inferior, einem Ast des Truncus thyreocervicalis aus der A. subclavia, bezieht. Beide laryngealen Gefäße anastomosieren untereinander.

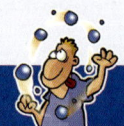
Aus diesem Kapitel sind Fragen zu den Begriffen **Innervation** und **Gefäßversorgung der Nase**, **Zungenpapillen** mitsamt Lage und Innervation, Mündungen der NNH in die Nasengänge, **Speicheldrüsen** und Innervation, **Pharynxinnervation und Einteilung**, **Larynx- und Muskelinnervation** häufig im Physikum anzutreffen. Du solltest dir daher unbedingt merken, dass

- die Nase im vorderen Bereich aus Ästen der A. carotis interna über die A. ophthalmica und ihre Äste versorgt wird, während der hintere Anteil sein Blut aus der A. maxillaris, einem Endast der A. carotis externa bezieht. Beide Blutströme anastomosieren in der Nasenhöhle.
- es auf der Zunge vier wichtige Papillenarten gibt, die vor allem der Geschmacks-, Mechano- und Thermorezeption dienen. Während die vorderen zwei Drittel der Zunge sensorisch durch den N. facialis versorgt werden, übernimmt der N. glossopharyngeus die Versorgung des hinteren Drittels.
- der Sinus frontalis, maxillaris und die Cellulae ethmoidales anteriores in den Meatus nasi medius münden, während

die Cellulae ethmoidales posteriores in den oberen Nasengang führen. Der Sinus sphenoidalis besitzt als Besonderheit seinen eigenen Recessus (Recessus sphenoethmoidalis), in den er mündet.
- die Glandula submandibularis und sublingualis – wie alle Drüsen im Kopf- und Halsbereich – vom N. facialis versorgt werden, während die Parotis die einzige Drüse ist, die der N. glossopharyngeus innerviert.
- der Pharynx in drei Etagen eingeteilt wird; hierbei ist insbesondere der Epipharynx zu beachten, mit seiner Öffnung zur Ohrtrompete. Im Pharynx wirft die knorpelige Grundstruktur den Torus tubarius auf. Motorisch wird der Pharynx durch den N. IX und X versorgt, sensibel durch den N. V, IX und X.
- man beim Larynx Spann- von Stellmuskeln unterscheidet.
- der M. vocalis und M. cricothyroideus die einzigen Spannmuskeln sind und alle anderen (alle, in denen ein „ary" vorkommt) Stellmuskeln sind.

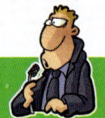
In der Mündlichen werden gerne folgende Fragen zum Kapitel „Kopf und Halseingeweide!" gestellt:

1. **Wie ist die Nase aufgebaut?**

2. **Was wissen Sie zu den NNH?**

3. **Was können Sie zum Aufbau der Zunge, ihren Papillen und ihrer Innervation sagen?**

4. **Was können Sie über Speicheldrüsen, ihre Funktion, Lage, Ausführungsgän-**

ge und Mündungen in die Mundhöhle sowie über ihre Innervation sagen?

5. **Was ist der Pharynx und wie ist er aufgebaut? Kann man Etagen unterscheiden? Wie wird er innerviert?**

6. **Was ist der Larynx? Was wissen Sie über das knorpelige Grundgerüst, die Rima glottis, Muskeln und die Innervation?**

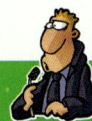
1. Wie ist die Nase aufgebaut?

Anteile, Conchae, Meatus, Mündungen der NNH, Innervation, Gefäße.

2. Was wissen Sie zu den NNH?

Es sind vier verschiedene luftgefüllte Räume um die Nasenhöhle liegend, Ausführungsgänge: Meatus nasalis superior für die Cellulae ethmoidales posteriores, der Meatus nasalis medius für die meisten NNH wie die Sinus frontalis/maxillaris/Cellulae ethmoidales anteriores, der Meatus nasalis inferior für den Ductus nasolacrimalis und der Recessus sphenoethmoidalis für den Sinus sphenoidalis.

3. Was können Sie zum Aufbau der Zunge, ihren Papillen und ihrer Innervation sagen?

Die Zunge ist ein muskuläres Organ, dessen Muskeln durch den N. hypoglossus innerviert werden. Sie besitzt Fasern in allen Ebenen des Raumes!

Man braucht die Zunge z. B. zum Reden, Kauen, Sprechen und Schmecken.

Für das Geschmacksorgan besitzt die Zunge Papillen, wo sich die Geschmacksrezeptoren befinden. Diese Papillen findet man vorwiegend auf den vorderen Anteilen der Zunge und es werden vier Arten unterschieden:

- die Papillae vallatae,
- die Papillae foliatae,
- die Papillae fungiformes und
- die Papillae filiformes.

Während die vorderen zwei Drittel vorwiegend sensorisch durch die Chorda tympani – einem Ast des N. facialis – innerviert sind, wird das hintere Drittel durch den N. glossopharyngeus versorgt.

4. Was können Sie über Speicheldrüsen, ihre Funktion, Lage, Ausführungsgänge und Mündungen in die Mundhöhle sowie über ihre Innervation sagen?

Drei besonders wichtige Speicheldrüsen im Kopf- und Halsbereich sind:

- Glandula parotis,
- Glandula submandibularis und
- Glandula sublingualis.

Die Parotis liegt präaurikulär und retromandibulär. Sie besitzt neben einer derben Faszie einen Ausführungsgang, den Ductus parotideus. Dieser verlässt die Drüse am Vorderrand und zieht mundwärts. Auf seinem Weg passiert der Ductus den Kaumuskel M. masseter lateral und durchbohrt den mimischen Muskel M. buccinator, bevor er im Vestibulum oris dem zweiten oberen Molaren gegenüber in die Mundhöhle mündet! Innerviert wird die Parotis – als Ausnahme unter den Drüsen im Kopf- und Halsbereich – vom N. glossopharyngeus, während alle übrigen vom N. facialis versorgt werden.

Die Glandula submandibularis liegt c-förmig um den Hinterrand des Mundbodenmuskels M. mylohyoideus herum, während die Glandula sublingualis auf dem Muskel liegt. Beide werden durch den N. facialis innerviert.

5. Was ist der Pharynx und wie ist er aufgebaut? Kann man Etagen unterscheiden? Wie wird er innerviert?

Der Pharynx ist ein fibromuskulärer Schlauch als Verbindung von oberen und unteren Luft- und Verdauungswegen. Man unterscheidet drei Etagen:

- Epipharynx,
- Mesopharynx und
- Hypopharynx.

Die Muskeln werden in Schlundschnürer (M. constrictor pharyngis superior, medius und inferior) und Schlundheber (restliche Muskeln, in denen ein „pharyngeus" vorkommt) unterteilt. Sie werden aus Ästen des N. vagus und glossopharyngeus innerviert. Sensibel gibt es ebenfalls eine dreigeteilte Innervation durch den N. maxillaris, vagus und glossopharyngeus.

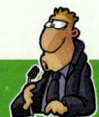
6. Was ist der Larynx? Was wissen Sie über das knorpelige Grundgerüst, die Rima glottis, Muskeln und die Innervation?
Der Larynx ist der Kehlkopf; er besitzt verschiedene Knorpel als Grundgerüst:
– die Epiglottis als Kehldeckel,
– den Cartilago thyroidea,
– den Cartilago cricoidea,
– den Cartilago arytaenoidea und
– den Cartilago corniculata.

Die Rima glottis ist die Stimmritze, die in die Pars intercartilaginea und Pars intermembranacea unterteilt wird.
Die Muskeln des Larynx werden in Spann- und Stellmuskeln eingeteilt und sind alle – außer dem M. cricothyroideus (N. laryngeus superior) – durch den N. laryngeus inferior (Recurrens) innerviert.
Der Larynx wird sehr gerne im Mündlichen gefragt. Am besten übst du die ihn betreffenden Fakten daher mehrmals und laut.
(s. 4.7, S. 31).

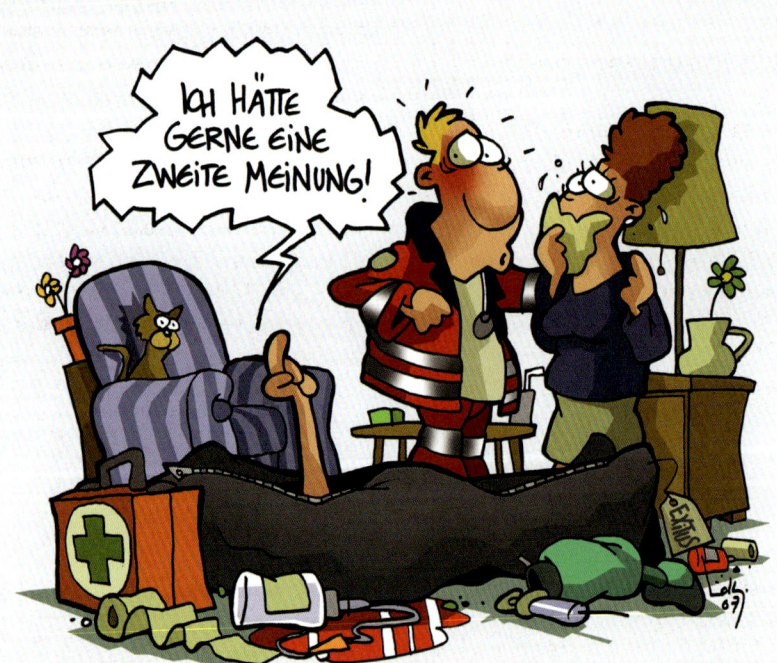

Mehr Cartoons unter www.medi-learn.de/cartoons

Pause

Und wenn du damit fertig bist,
hast du dir schon wieder eine kleine Pause verdient.

Er tritt im Bereich der Vierhügelplatte – der Lamina tecti (Lamina quadrigemina – aus und zieht u. a. durch die Cisterna ambiens. Anschließend verläuft er streckenweise in/an der Wand des Sinus cavernosus und schließlich mitsamt dem dritten, sechsten und einem Ast des fünften Hirnnerven (Merkhilfe: „Oh super: 3,4,5[1],6) sowie der V. ophthalmica superior durch die Fissura orbitalis superior in die Orbita. Dort innerviert er den M. obliquus superior, der das Auge nach auswärts unten rollt (Blicksenkung, s. Richtungspfeile in Abb. 34, S. 40).

5.1.5 Nervus trigeminus (V. Hirnnerv)

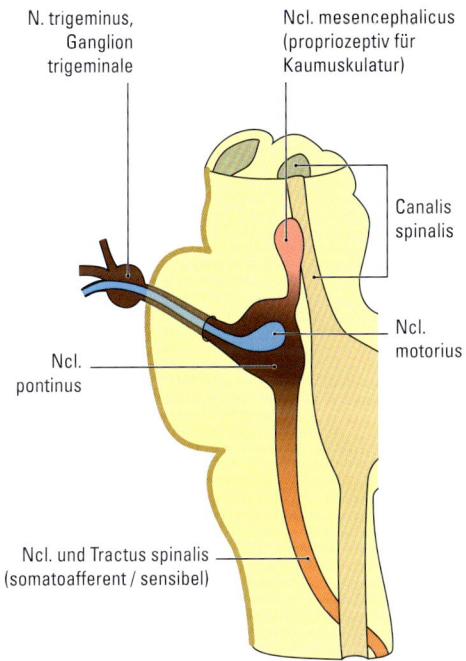

N. trigeminus, Ganglion trigeminale

Ncl. mesencephalicus (propriozeptiv für Kaumuskulatur)

Canalis spinalis

Ncl. motorius

Ncl. pontinus

Ncl. und Tractus spinalis (somatoafferent / sensibel)

Abb. 36: Kerne des N. trigeminus im Hirnstamm

medi-learn.de/7-ana4-36

Der N. trigeminus ist der größte Hirnnerv und besitzt folglich viele Funktionen und entsprechend viele Kerne. In jedem Gebiet des Hirnstamms befindet sich ein Kern des fünften Hirnnerven, der passenderweise auch nach diesem Bereich benannt ist:
– Nucleus mesencephalicus (Tiefensensibilität),

– Nucleus pontinus (epikritische Sensibilität, z. B. Druck, Berührung, Vibration),
– Nucleus spinalis (Druck, Schmerzempfinden, Temperatur, u. a.) sowie zusätzlich der
– Nucleus motorius (motorische Fasern).

Als größter Hirnnerv verlässt der N. trigeminus den Hirnstamm auf der lateralen Seite des Pons (seitlicher Bereich der Brücke), zieht in das Ganglion trigeminale auf der Vorderfläche der Felsenbeinpyramide und teilt sich anschließend in seine drei Äste auf:
– Nervus ophthalmicus (V1)
– Nervus maxillaris (V2)
– Nervus mandibularis (V3)

Nervus ophthalmicus (V1)

Der erste Ast des fünften Hirnnerven/seine Äste ziehen durch die Fissura **o**rbitalis **sup**erior (Merkhilfe: „**Oh sup**er: **3,4,5[1],6**) in die Orbita und zweigen sich dort auf. Seine Äste (N. nasociliaris, N. frontalis, N. lacrimalis) versorgen sensibel (somato-afferent) die oberen Nasennebenhöhlen und die Nasenscheidewand, die Cornea (Cornealreflex), den medialen Augenwinkel mit Haut und Konjunktiva, die Stirnhaut und das Oberlid (s. Abb. 37, S. 42). Ein Ast des N. ophthalmicus bzw. des N. frontalis ist der Nervus supraorbitalis, der im Bereich der Incisura supraorbitalis einen Trigeminusdruckpunkt bildet. Der Cornealreflex wurde in früheren Examina gerne abgefragt!

Nervus maxillaris (V2)

Der N. **max**illaris ist der zweite Ast des fünften Hirnnerven und versorgt sensibel über Rami tentorii einen Teil der Meningen, bevor er durch das Foramen **rot**undum (Remember: „**rot**er **Max**") die Schädelbasis verlässt. In der Fossa pterygopalatina (Flügelgaumengrube) zweigt er sich dann in seine Äste auf (Nervi ganglionares und nach dem Ganglion: Nervi nasales/palatini, den N. infraorbitalis, den N. zygomaticus und den Rami alveolares sup., post., med. und ant.). Der N. maxillaris besitzt sensible Fasern zur Versorgung der Schleimhaut der Nasenmuscheln, der hinteren Siebbeinzellen (Cellulae ethmoidales posteriores), des Gaumens, der Nasenhöhle, der Wange, der Oberkieferzähne und des Oberkiefers sowie der Haut vom Unterlid bis zur Oberlippe, der Kieferhöhle und der vorderen Schläfenregion (s. Abb. 37, S. 42). Den zugehörigen Trigeminusdruckpunkt bildet der N. infraorbitalis im Foramen infraorbitale. Dieser N. infraorbitalis verläuft im Dach (obere Wand) der Kieferhöhle und wird von einer gleichnamigen Arterie begleitet. Äste von ihm verlaufen zu Zähnen des Oberkiefers und er versorgt die Gesichtshaut unterhalb des Auges.

Nervus mandibularis (V3)

Der dritte Ast des fünften Hirnnerven besitzt sowohl sensible als auch motorische Funktionen. Er zieht durch das Foramen **ovale** (Merkhilfe: „**ovale Mandel**") in die Fossa infratemporalis und versorgt motorisch die gesamte Kaumuskulatur, den Venter anterior des M. digastricus, den M. tensor veli palatini und den M. tensor tympani (gerne gefragt!) sowie den Mundbodenmuskel M. mylohyoideus.

Eine Lähmung der Radix motoria des N. trigeminus betrifft u. a. den M. masseter, den M. temporalis, den M. mylohyoideus und den Venter anterior des M. digastricus. Klagt ein Patient z. B. über Motilitätsstörungen im Bereich des Kiefergelenks und des Kauapparats und fühlt sich nicht so sehr beim Kauen selbst, als vielmehr beim Sprechen und Singen behindert, kann es sich um eine Störung des propriozeptiven Systems der Kaumuskulatur handeln.

Die Perikaryen der Neurone des Trigeminussystems, die die Kaumuskulatur innervieren, befinden sich im ipsilateralen Nucleus motorius nervi trigemini. Die Zellkörper propriozeptiver Afferenzen aus der Kaumuskulatur findet man im Nucleus mesencephalicus nervi trigemini.

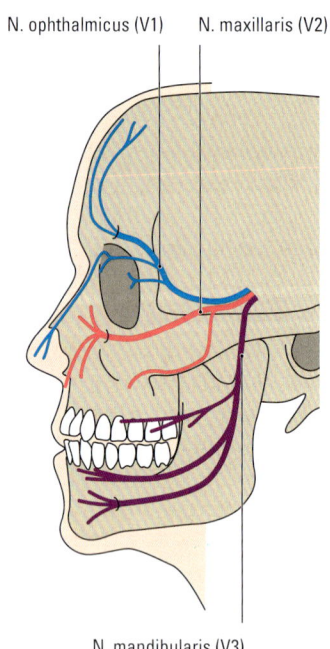

N. ophthalmicus (V1)   N. maxillaris (V2)

N. mandibularis (V3)

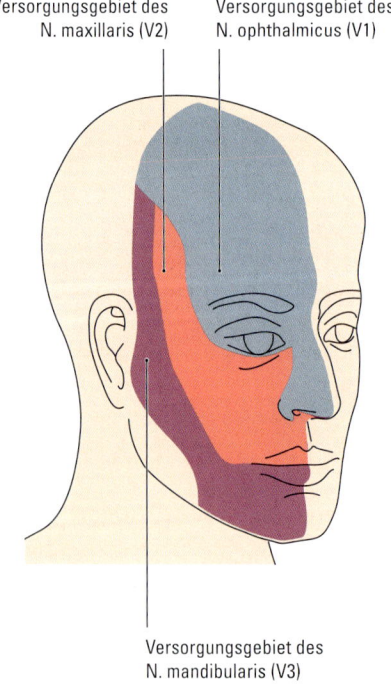

Versorgungsgebiet des N. maxillaris (V2)   Versorgungsgebiet des N. ophthalmicus (V1)

Versorgungsgebiet des N. mandibularis (V3)

Abb. 37: Äste des N. trigeminus

medi-learn.de/7-ana4-37

Übrigens …
Eine Alkoholinjektion in das Ganglion trigeminale kann über das Foramen ovale (durch das der N. mandibularis, V3, tritt) zur Behandlung einer Trigeminusneuralgie vorgenommen werden.

Sensibel versorgt der N. mandibularis den restlichen Bereich des Gesichts: Neben dem Bereich des Kiefergelenks sind dies Teile der **Hirnhäute**, des Ohrs (Ohrmuschel, Trommelfell), der **Unterkiefer mitsamt Unterkieferzähnen**, die vorderen zwei Drittel der Zunge und der Wange, die Schleimhaut der Mundhöhle und ein Teil der Gingiva (s. Abb. 37, S. 42). Der zugehörige Trigeminusdruckpunkt ist der N. mentalis im gleichnamigen Foramen.

Übrigens …
Bei einer ordnungsgemäß durchgeführten Leitungsanästhesie des N. alveolaris inferior rechts am Foramen mandibulae erlischt typischerweise die Berührungsempfindlichkeit der Unterlippenhaut auf der rechten Seite.

5.1.6 Nervus abducens (VI. Hirnnerv)

Der rein somatomotorische Hirnnervenkern des sechsten Hirnnerven befindet sich in dem Pons (Nucleus nervi abducentis). Der Nerv verlässt den Hirnstamm zwischen dem Pons und den Pyramiden und tritt dann durch die Fissura orbitalis superior in die Orbita ein (Merkhilfe: „**Oh sup**er: **3,4,5[1],6**). Dort verläuft er innerhalb des Anulus tendineus communis der Augenmuskeln und innerviert den M. rectus lateralis (s. Abb. 34, S. 40). Dreht ein Patient den Kopf bei Schädigung des Hirnnerven zur erkrankten Seite, so verringert sich die Doppelbildwahrnehmung.
Der N. abducens zieht mitten durch den Sinus cavernosus und läuft daher – z. B. bei einer eitrigen Thrombophlebitis im Sinus cavernosus – Gefahr, geschädigt zu werden.

5.1.7 Nervus (intermedio) facialis (VII. Hirnnerv)

Der siebte Hirnnerv ist zugleich der zweite Kiemenbogennerv. Er umfasst den eigentlichen Nervus facialis als motorischen Anteil und den Nervus intermedius, in dem sensible und parasympathische Fasern verlaufen.
Das Kerngebiet des Nervus (intermedio) facialis liegt in dem Pons und beinhaltet drei wichtige Kerne:
- als somatomotorischen Kern den Nucleus nervi facialis,
- den Nucleus salivatorius superior als parasympathischen Kern und
- den Nucleus solitarius (sensorisch = speziell viscerosensibel = Geschmackskern) als Einmündungsgebiet der viscerosensiblen Fasern aus den vorderen zwei Drittel der Zunge über die Chorda tympani.

Daneben ist der Nervus (intermedio)facialis an der peripheren Geschmacksleitung beteiligt und führt über die Chorda tympani sensorische Fasern von den Geschmacksrezeptoren der Zunge. Die Chorda tympani führt zudem parasympathische Fasern und ist in ihrer Verlaufsstrecke durch die Paukenhöhle von Mucosa überzogen. Sie legt sich von hinten her dem N. lingualis an und verläuft durch die Fossa infratemporalis.
Im Bereich des Pons verläuft der siebte Hirnnerv um Anteile des Nucleus nervi abducentis herum und bildet das **innere Fazialisknie**, bevor er den Hirnstamm im Kleinhirnbrückenwinkel verlässt. Das **äußere Fazialisknie** befindet sich im Canalis facialis ossis petrosi. Nachdem der Nerv den Hirnstamm verlassen hat, verläuft er im Porus/Meatus acusticus internus (zusammen mit dem VIII. Hirnnerven und der A./V. labyrinthi), bis er durch das Foramen stylomastoideum die Schädelbasis verlässt und dann retromandibulär zieht. Somatomotorisch versorgt der Nervus facialis die gesamte Gesichtsmuskulatur (mimische Muskeln, s. 3.1, S. 10 und Abb. 5, S. 10). Außerdem ist er zuständig für die motorische Innervation der beiden suprahyalen Zungenbeinmuskeln (s. 3.3,

5

S. 12 und Abb. 7, S. 12), des Venter posterior des Musculus digastricus und des M. stylohyoideus sowie des Ohrmuskels M. stapedius. Bei einem Ausfall des Nervus facialis kann der Patient das Auge nicht mehr richtig schließen. Der fehlende Lidschlag und das ständig geöffnete Auge führen zur Schädigung der Cornea durch Austrocknung. Ein weiteres Zuständigkeitsgebiet des N. (intermedio)facialis im Kopf- und Halsbereich ist die parasympathische Innervation der meisten Drüsen. So werden die Glandulae lacrimales und die Gaumen-, Nasen- und Nasennebenhöhlendrüsen (Drüsen im oberen Anteil des Gesichts) über das Ganglion pterygopalatinum (s. 6.1.2, S. 55) versorgt. Hier erfolgt die Umschaltung der präganglionären parasympathischen Fasern, die mit dem N. petrosus major verlaufen, auf postganglionäre parasympathische Fasern. Die parasympathischen Fasern, die die Drüsen des unteren Anteils des Gesichts, wie die Glandula submandibularis, die Glandula sublingualis und die Glandulae linguales innervieren, werden dagegen im Ganglion submandibulare verschaltet. Hier erfolgt die Umschaltung der präganglionären parasympathischen Fasern, die mit der

Chorda tympani verlaufen, auf die postganglionären parasympathischen Fasern. Die Chorda tympani dient zudem der sensorischen Versorgung der vorderen zwei Drittel der Zunge (Geschmacksknospen des Zungenrückens). Beim Ausfall des N. facialis kann es zu Fazialisparesen kommen. Hierbei unterscheidet man die periphere von der zentralen Facialisparese. Bei der zentralen Fazialisparese sind kortikonukleäre Fasern unterbrochen. Bei einer einseitigen, zentralen Fazialisparese hängt der kontralaterale Mundwinkel herab und es kommt zur Lähmung des kontralateralen M. buccinator; die zentrale Lähmung spart die Stirnmuskulatur aus (s. Abb. 38, S. 44).

Bei einer peripheren Fazialislähmung fallen – je nach Höhe der Schädigung – mehr oder weniger Funktionen aus (s. Abb. 40, S. 45):

– Eine Hyperakusis ist bei einer Schädigung des N. facialis unmittelbar peripher des Ganglion geniculi zu erwarten.

– Ein Patient mit Schädelbasisbruch, bei dem es direkt oder durch den Druck des entstehenden Hämatoms zu einer Schädigung des N. facialis kurz vor dem Austritt aus dem Foramen stylomastoideum kommt, leidet un-

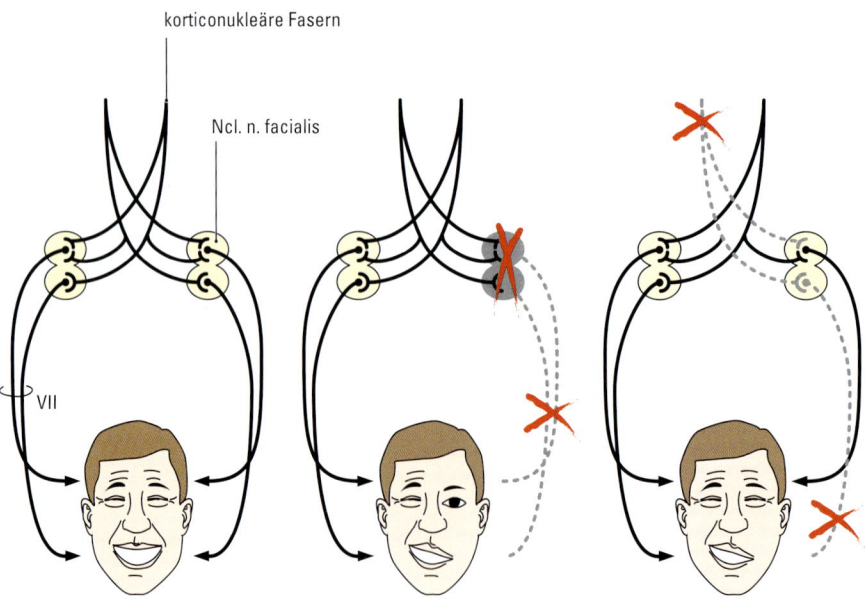

korticonukleäre Fasern

Ncl. n. facialis

VII

Abb. 38: Fazialisparesen

medi-learn.de/7-ana4-38

ter einer schlaffen linken Gesichtshälfte und auf der gleichen Seite unter einer gestörten Geschmacksempfindung auf der vorderen Zungenhälfte, während das Hörempfinden und die Tränenproduktion unvermindert sind (s. Abb. 39, S. 45 und s. Abb. 40, S. 45).

Der M. buccinator ist ein mimischer Muskel, der sich nach dorsal im Regelfall über Zwischenschaltung der Raphe buccopharyngea (Raphe pterygomandibularis) in den M. constrictor pharyngis superior fortsetzt. Zudem steht er ventral mit dem M. orbicularis oris in Verbindung, wird vom N. facialis motorisch innerviert und vom Ductus parotideus durchbohrt. Wie bereits bei den mimischen Muskeln (s. 3.1, S. 10) erwähnt, wird im Schriftlichen die Innervation des M. buccinator und sein Bezug zum Ductus parotideus sehr gerne gefragt; in den letzten Physikums-Prüfungen kamen noch Fragen zum M. orbicularis oculi hinzu. Daher bitte besonders daran denken, dass diese beiden mimischen Muskeln – wie alle übrigen auch – vom N. facialis innerviert werden.

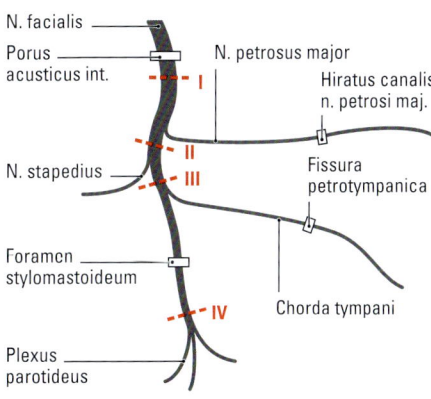

Ort der Schädigung	I	II	III	IV
Symptome				
Gestörte Tränensekretion	+	–	–	–
Hyperakusis	+	+	–	–
Geschmacksstörung	+	+	+	–
Schlaffe Lähmung der mimischen Muskulatur	+	+	+	+

Abb. 40: Potenzielle Funktionsausfälle bei einer peripheren Facialisparese

medi-learn.de/7-ana4-40

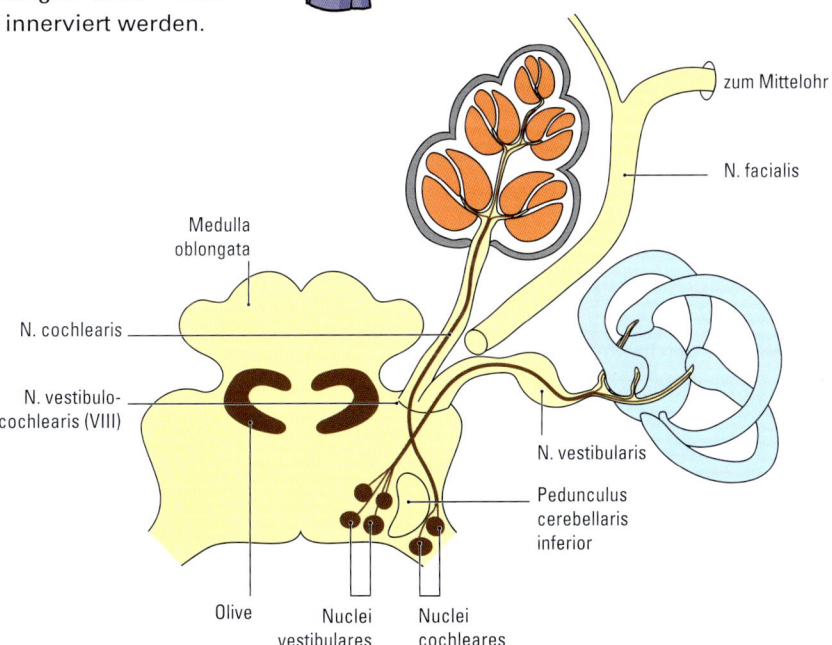

Abb. 39: Nervus vestibulocochlearis

medi-learn.de/7-ana4-39

5.1.8 Nervus vestibulocochlearis (VIII. Hirnnerv)

Das Kerngebiet des achten Hirnnerven liegt in der Medulla oblongata mit zwei Nuclei cochleares und vier Nuclei vestibulares.

Nach seinem Verlauf durch den **Porus acusticus internus** (gemeinsam mit dem N. VII und der A./V. labyrinthi) tritt der N. vestibulocochlearis unterhalb dem Pons und lateral der Olive ins Gehirn ein.

Seine Funktionen sind das Hören und das Gleichgewichtsempfinden.

5.1.9 Nervus glossopharyngeus (IX. Hirnnerv)

Das Kerngebiet des neunten Hirnnerven liegt in der Medulla oblongata.

Hier lassen sich vier Kerne unterscheiden:

– Als rein somatomotorischen Kern teilt sich der neunte Hirnnerv den **Nucleus ambiguus** mit dem zehnten und elften Hirnnerven (sehr, sehr häufig gefragt; somatomotorisch = speziell visceroefferent = branchiomotorisch).

– Zudem existiert der **Nucleus spinalis nervi trigemini**, in dem somatosensible Fasern aus Ohr und Rachen enden.

– Der **Nucleus salivatorius inferior** dient der parasympathischen Innervation der Parotis und

– der **Nucleus solitarius**, in dem sensorische Fasern des hinteren Drittels der Zunge enden.

Von den einzelnen Kernen ausgehend verbünden sich die Fasern zum eigentlichen N. glossopharyngeus. Dieser verlässt den Hirnstamm unterhalb dem Pons im Sulcus lateralis posterior und zieht (zusammen mit N. X und XI) durch das Foramen jugulare. Im weiteren Verlauf zieht er zusammen mit dem X., XI. und XII. Hirnnerven durch das Spatium latero-/parapharyngeum. Zu den Funktionen des neunten Hirnnerven gehören:

– **Somatomotorische Innervation** der Pharynxmuskulatur (Schlund-/Rachenmuskulatur) und Innervation des M. levator veli palatini.

– Ausgehend vom Nucleus spinalis nervi trigemini: **sensible Versorgung** von Anteilen des Ohrs und Rachens, so z. B. des Mittelohrs (Paukenhöhle), des inneren Trommelfells und der Tuba auditiva, der Gaumenmandel, Teilen der Zunge und der Pars oralis pharyngis.

– **Viscerosensible Versorgung** des Glomus caroticum und der Pressorezeptoren im Sinus caroticum. Im N. glossopharyngeus verlaufen daher chemorezeptive Afferenzen des Glomus caroticum zum Nucleus solitarius.

– **Sensorische Versorgung** des hinteren Drittels der Zunge. Somit ist der N. glossopharyngeus an der peripheren Geschmacksleitung beteiligt. Zudem versorgt er die Glandula parotidea über das Ganglion oticum mit parasympathischen Fasern.

5.1.10 Nervus vagus (X. Hirnnerv)

Die Kerne des zehnten Hirnnervs liegen ebenfalls in der Medulla oblongata. Zusammen mit dem Nervus glossopharyngeus besitzt er als somatomotorischen Kern den **Nucleus ambiguus** (sehr, sehr häufig gefragt; somatomotorisch = speziell visceroefferent = branchiomotorisch) und als sensorischen Kern den Nucleus solitarius. Der Nervus vagus ist somit ebenfalls an der peripheren Geschmacksleitung beteiligt. Seine parasympathischen Fasern haben ihren Ursprung im Nucleus dorsalis nervi vagi. Der Vagus tritt unterhalb dem Pons hinter der Olive aus dem Hirnstamm aus und verläuft im Sulcus lateralis posterior, bevor er durch das Foramen jugulare die Schädelbasis verlässt. Hier besitzt er ein Ganglion superius und inferius (nodosum). Die Ganglien sind aus pseudounipolaren Nervenzellen aufgebaut. Weiter zieht der Nerv im Spatium latero-/parapharyngeum zusammen mit dem IX., XI. und XII. Hirnnerven und liegt daher auch mit der A. carotis interna und der V. jugularis interna, die ebenfalls im Spatium latero-/parapharyngeum verlau-

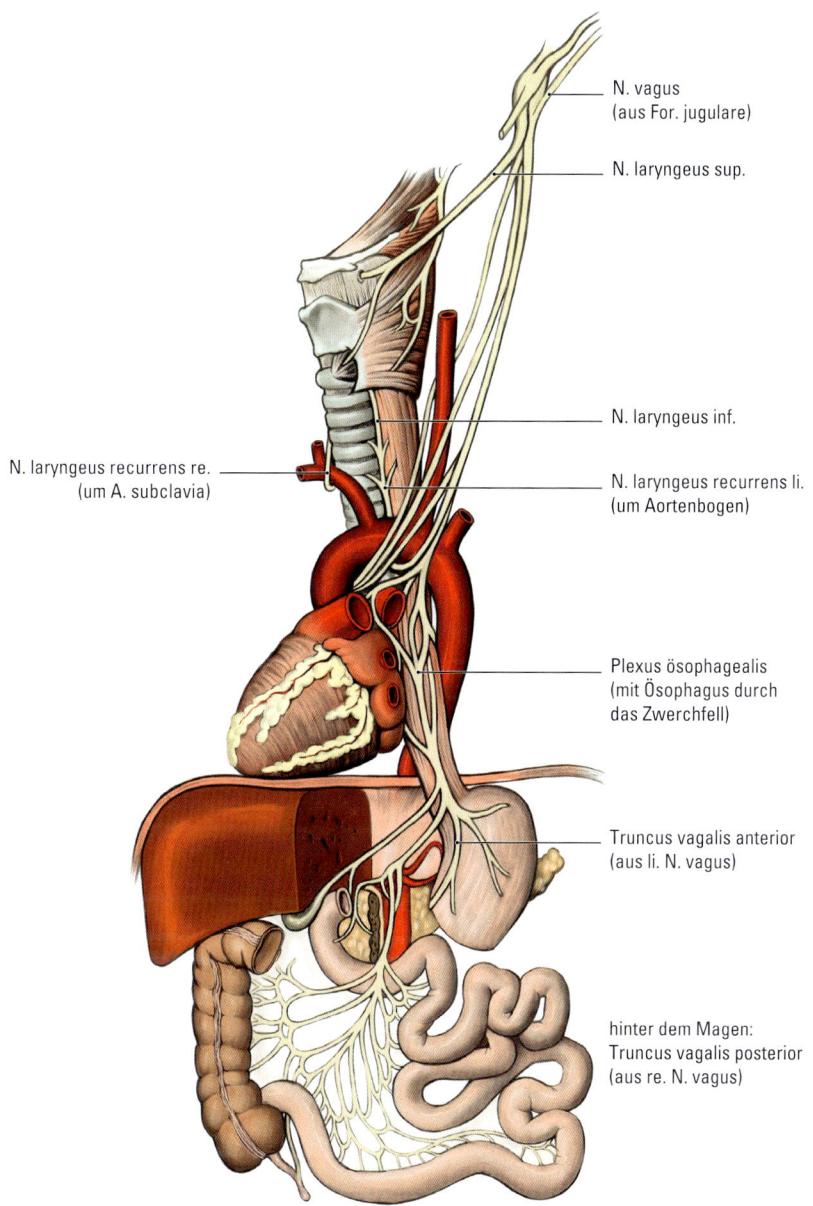

N. vagus
(aus For. jugulare)

N. laryngeus sup.

N. laryngeus inf.

N. laryngeus recurrens re.
(um A. subclavia)

N. laryngeus recurrens li.
(um Aortenbogen)

Plexus ösophagealis
(mit Ösophagus durch
das Zwerchfell)

Truncus vagalis anterior
(aus li. N. vagus)

hinter dem Magen:
Truncus vagalis posterior
(aus re. N. vagus)

Abb. 41: Verlauf des Nervus vagus

medi-learn.de/7-ana4-41

fen, in einer gemeinsamen Bindegewebsscheide. Im **Kopf- und Halsbereich** gibt der Nervus vagus den Nervus laryngeus superior und inferior (Recurrens) ab, die vornehmlich der Innervation des Larynx dienen (s. 4.7.2, S. 33 und Abb. 30, S. 33 sowie Abb. 29, S. 32). Der Nervus laryngeus superior bildet sich im 4. Branchialbogen (Kiemenbogen) und ver-

sorgt am Larynx den M. cricothyroideus (äußerer Spanner des Stimmbandes), den Aditus laryngis und die supraglottische Schleimhaut. Der N. laryngeus inferior (Recurrens) verläuft zunächst mit dem restlichen N. vagus in den **Thorax** – hier macht er links einen Bogen um die Aorta, rechts um die A. subclavia, bevor er zurück zum Larynx zieht und dort sensibel den infraglottischen Bereich und alle restlichen inneren Kehlkopfmuskeln motorisch innerviert. Der N. Vagus zieht zunächst Richtung Thorax: links befindet er sich in der Ösophago-Trachealrinne, während er rechts lateral der Trachea dorsal des Lungenhilums in wechselnder Lagebeziehung zur A. thyroidea inferior verläuft.

Übrigens ...

Bei Aneurysmen im Bereich des Aortenbogens oder nach Schilddrüsenoperationen kann es zu Schädigungen des Recurrens kommen. Die Patienten klagen dann über Heiserkeit.

Auch zur Versorgung der Meningen der hinteren Schädelgrube, des Gehörgangs und des Pharynx (mit Uvula) gibt der N. vagus einzelne Äste ab. Berührt man den äußeren Gehörgang (Meatus acusticus externus), kann es durch die Reizung des R. auricularis n. vagi zu Husten und Erbrechen kommen. Im Thoraxbereich versorgt er Herz (gibt Vagus-Fasern an den Plexus cardiacus ab und führt so zu einer Bradykardie aufgrund der Beeinflussung des Sinusknotens), Trachea und Ösophagus mit Rami, die im hinteren Mediastinum verlaufen. Anschließend passiert er gemeinsam mit dem Ösophagus als Truncus vagalis anterior und posterior und dem linken N. phrenicus im Hiatus oesophageus das Zwerchfell. Im Abdomen angekommen, versorgt er parasympathisch und sensibel alle Bauchorgane bis zum Cannon-Boehm-Punkt an der linken Kolonflexur.

5.1.11 Nervus accessorius (XI. Hirnnerv)

Der Nervus accessorius ist kein echter Hirnnerv, sondern eigentlich eine motorische Abspaltung des Nervus vagus. Seine Kerne befinden sich im Bereich der Medulla oblongata. Neben der Radix spinalis nervi accessorii aus den oberen zervikalen Segmenten hat er noch eine Radix cranialis mit dem **Nucleus ambiguus** als Ausgangspunkt. Sein Hirnaustritt erfolgt unterhalb dem Pons im Sulcus lateralis posterior bis C6. Die Radix spinalis zieht dann

zunächst durch das Foramen magnum in die Schädelhöhle hinein, wo sie sich mit der Radix cranialis zum eigentlichen Nervus accessorius verbindet. Dieser verlässt die Schädelhöhle durch das Foramen jugulare, um sich um die somatomotorische Innervation des M. trapezius und des M. sternocleidomastoideus, der an der Clavicula ansetzt, zu kümmern. Bei Verkürzung des rechten Musculus sternocleidomastoideus neigt der Patient den Kopf zur rechten Seite bei gleichzeitiger Kopfdrehung zur linken Seite.

In seinem Verlauf findet man ihn im Spatium latero-/parapharyngeum, wo er zusammen mit dem IX., X., und XII. Hirnnerven verläuft. Beim Funktionsausfall des XI. Hirnnerven kann der Betroffene oft den Arm nicht über die Horizontale heben und daher auch seine Haare nicht kämmen (so wird das immer wieder gerne im Schriftlichen gefragt ...). Eine Verletzung des N. accessorius tritt vor allem nach Operationen im **Trigonum colli laterale (laterales Halsdreieck)** auf. In dieser Regio colli lateralis (Regio cervicalis lateralis) liegen zudem Äste des Plexus cervicalis, der N. occipitalis minor und die A. subclavia.

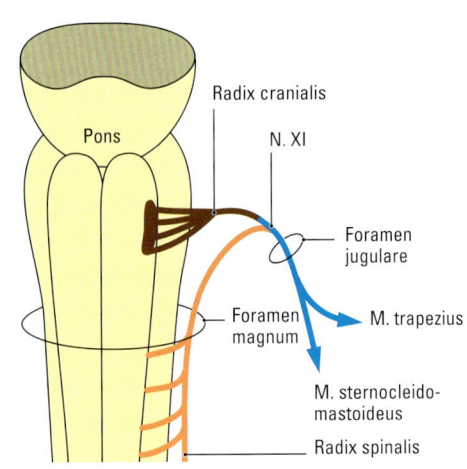

Abb. 42: Nervus accessorius *medi-learn.de/7-ana4-42*

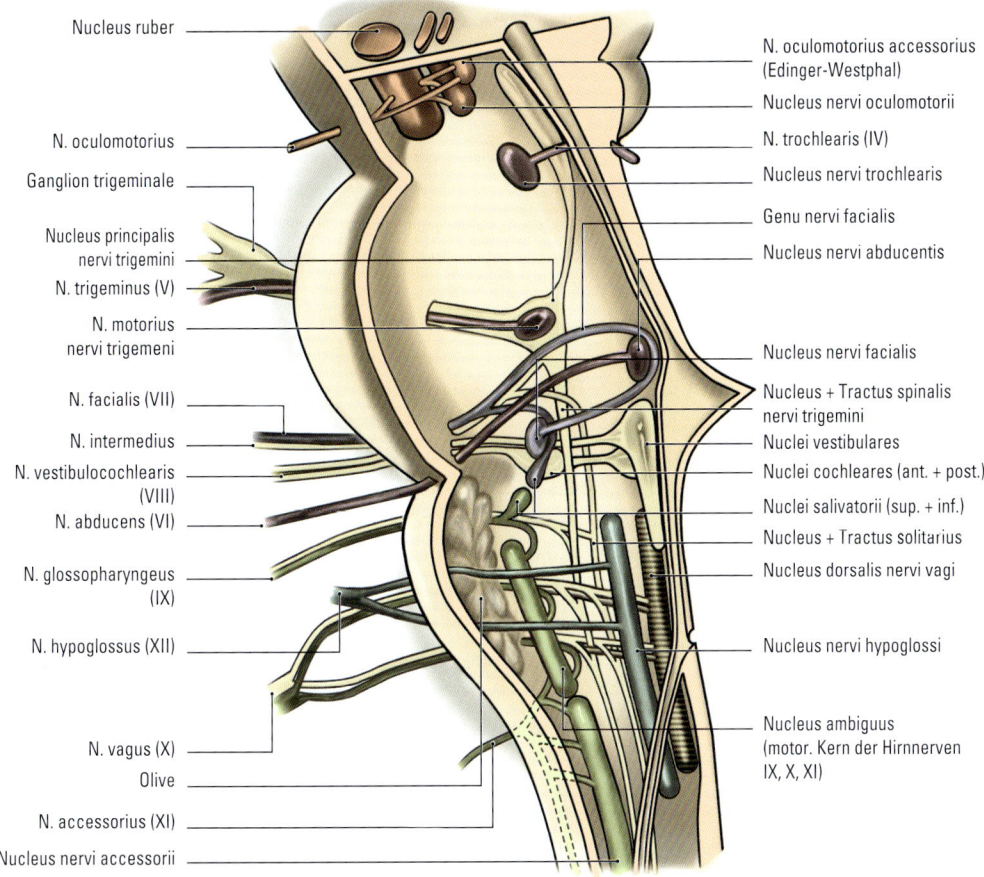

Nucleus ruber

N. oculomotorius

Ganglion trigeminale

Nucleus principalis
nervi trigemini
N. trigeminus (V)

N. motorius
nervi trigemini

N. facialis (VII)

N. intermedius

N. vestibulocochlearis
(VIII)
N. abducens (VI)

N. glossopharyngeus
(IX)

N. hypoglossus (XII)

N. vagus (X)

Olive

N. accessorius (XI)

Nucleus nervi accessorii

N. oculomotorius accessorius
(Edinger-Westphal)

Nucleus nervi oculomotorii

N. trochlearis (IV)

Nucleus nervi trochlearis

Genu nervi facialis

Nucleus nervi abducentis

Nucleus nervi facialis

Nucleus + Tractus spinalis
nervi trigemini

Nuclei vestibulares

Nuclei cochlearis (ant. + post.)

Nuclei salivatorii (sup. + inf.)

Nucleus + Tractus solitarius

Nucleus dorsalis nervi vagi

Nucleus nervi hypoglossi

Nucleus ambiguus
(motor. Kern der Hirnnerven
IX, X, XI)

Abb. 43: Hirnstamm und Hirnnervenkerne

medi-learn.de/7-ana4-43

5.1.12 Nervus hypoglossus (XII. Hirnnerv)

Der N. hypoglossus ist eigentlich ein Spinal-
nerv. Sein motorisches Kerngebiet liegt in
Form des Nucleus nervi hypoglossi in der
Medulla oblongata (s. Abb. 46, S. 51). Der
XII. Hirnnerv verlässt den Hirnstamm ventral
der Olive im Sulcus lateralis anterior und tritt
durch den Canalis hypoglossi als medialster
Hirnnerv in der hinteren Schädelgrube aus der
Schädelhöhle aus. Er dient der Innervation der
Zungenmuskulatur.

Bei einem einseitigen Ausfall des Nervus hypoglossus weicht die Zunge beim Herausstrecken zur kranken Seite hin ab (rechts Defekt,
Folge: Zunge weicht nach rechts ab).

5.2   Halsnerven

Die Halsnerven umfassen im zervikalen Bereich den Plexus cervicalis und einige wichtige dorsale Nerven, die sich per Merkspruch
aber schnell behalten lassen.

5.2.1   Rami ventrales der
zervikalen Spinalnerven

Aus den zervikalen Spinalnerven entstehen jeweils ein Ramus dorsalis und ein Ramus ventralis. Die Rami ventrales von C1 bis C4 bilden
den **Plexus cervicalis**, der am Hinterrand des
M. sternocleidomastoideus liegt. Hier durchbricht der Plexus cervicalis die oberflächliche
Halsfaszie (Lamina superficialis cervicalis) am

Erb-Punkt (Punctum nervosum) und teilt sich in seine vier rein sensiblen Äste auf, die subkutan liegen (s. Abb. 44, S. 50):

- Der **N. occipitalis minor** zieht in die seitliche Occipitalregion und innerviert die Haut hinter der Ohrmuschel.
- Der **N. auricularis magnus** innerviert ebenfalls die Haut an der Ohrmuschel und Wange sowie den Kieferwinkel.
- Der **N. transversus colli** zieht annähernd horizontal nach ventral und innerviert die Haut des vorderen Halses,
- während die **Nn. supraclaviculares** die Haut der oberen Schulter- und Brustregion versorgen, mitsamt der Fossa supraclavicularis major und der Haut im Bereich des M. sternocleidomastoideus. (Der M. sternocleidomastoideus führt bei Kontraktion zu einer Kopfneigung zur gleichen, bei gleichzeitiger Kopfdrehung zur entgegengesetzten Richtung).

> **Merke!**
>
> **O**b **Aur**ora **m**ich **tr**otzdem **su**cht? Für die vier Äste: N. **o**ccipitalis minor, N. **aur**icularis **m**agnus, N. **tr**ansversus colli, Nn. **su**praclaviculares.

Aus den zervikalen Rami ventrales bilden sich zudem Muskeläste, wie z. B. der N. phrenicus, der seine Fasern aus C3 bis C5 erhält und Rami musculares (innervieren den M. longus capitis und colli, den M. rectus capitis anterior und lateralis, die Mm. intertransversarii cervicales, den M. levator scapulae und die Mm. scaleni).

5.2.2 Rami dorsales der zervikalen Spinalnerven

Die Rami dorsales der zervikalen Spinalnerven übernehmen neben der motorischen Innervation der tiefen Nackenmuskulatur die sensible Innervation der Occipitalregion. Hierzu dienen vor allem drei Nerven (s. Abb. 45, S. 51):

- Der **Ramus dorsalis aus C1** bildet den N. suboccipitalis, der vorwiegend motorisch in der tiefen Nackengegend die Nackenmuskulatur innerviert.
- Der **Ramus dorsalis aus C2** versorgt durch den N. occipitalis major vorwiegend sensibel die Haut am medialen Hinterkopf sowie motorisch den M. semispinalis capitis und den M. longissimus capitis.
- Der **Ramus dorsalis aus C3** bildet den **N. occipitalis tertius**, der sensibel die mediale Hinterkopfhaut versorgt.

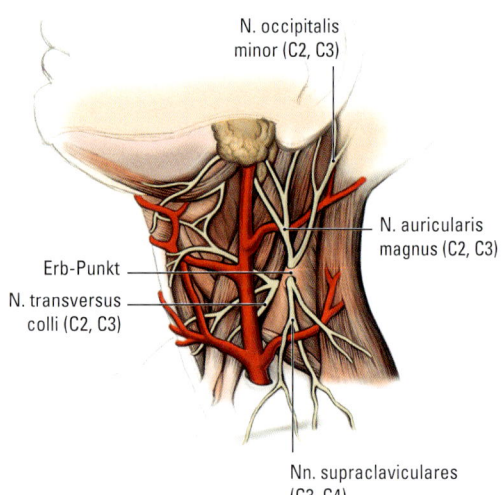

N. occipitalis minor (C2, C3)

N. auricularis magnus (C2, C3)

Erb-Punkt

N. transversus colli (C2, C3)

Nn. supraclaviculares (C3, C4)

Abb. 44: Äste des Plexus cervicalis

medi-learn.de/7-ana4-44

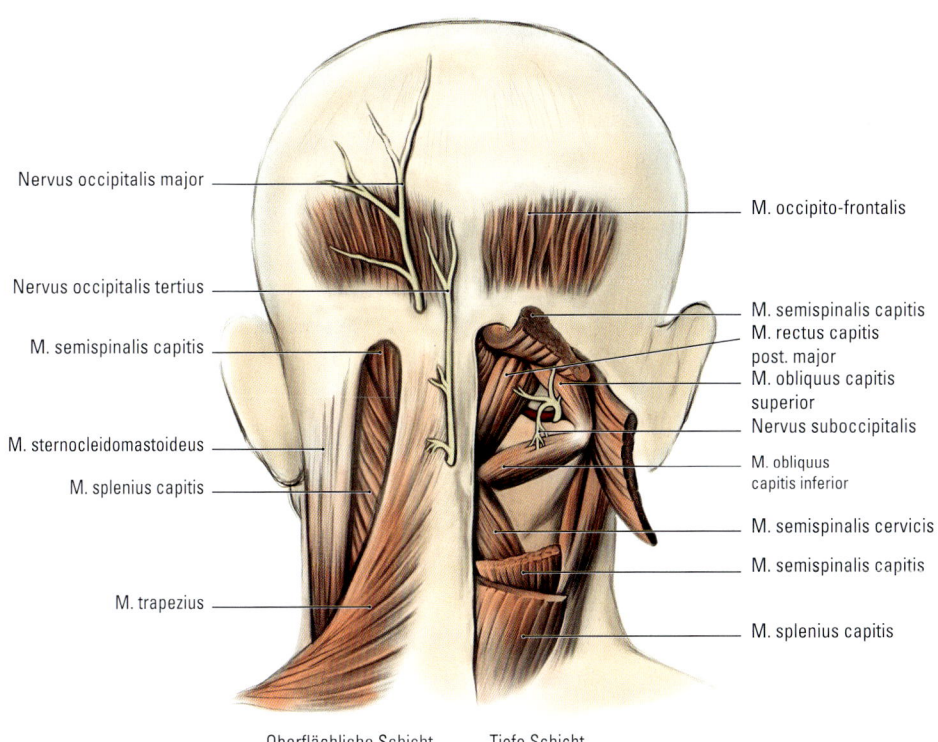

Nervus occipitalis major

M. occipito-frontalis

Nervus occipitalis tertius

M. semispinalis capitis
M. rectus capitis
post. major
M. obliquus capitis
superior
Nervus suboccipitalis

M. semispinalis capitis

M. obliquus
capitis inferior

M. sternocleidomastoideus

M. splenius capitis

M. semispinalis cervicis

M. semispinalis capitis

M. trapezius

M. splenius capitis

Oberflächliche Schicht   Tiefe Schicht

Abb. 45: Zervikale Rami dorsales

medi-learn.de/7-ana4-45

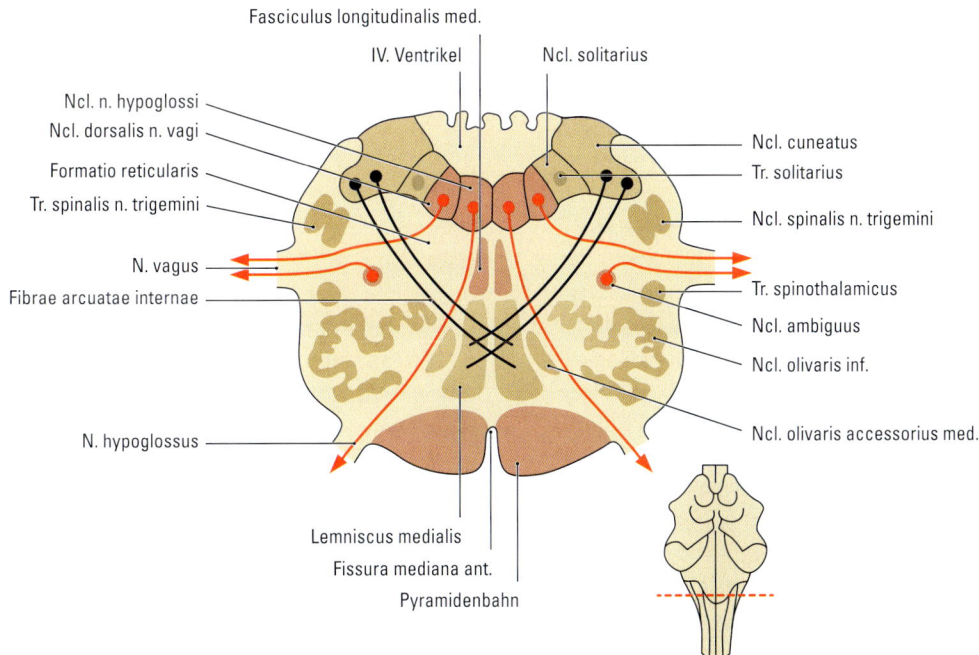

Fasciculus longitudinalis med.

IV. Ventrikel   Ncl. solitarius

Ncl. n. hypoglossi

Ncl. dorsalis n. vagi

Ncl. cuneatus

Formatio reticularis

Tr. solitarius

Tr. spinalis n. trigemini

Ncl. spinalis n. trigemini

N. vagus

Fibrae arcuatae internae

Tr. spinothalamicus

Ncl. ambiguus

Ncl. olivaris inf.

Ncl. olivaris accessorius med.

N. hypoglossus

Lemniscus medialis

Fissura mediana ant.

Pyramidenbahn

Abb. 46: Medulla oblongata

medi-learn.de/7-ana4-46

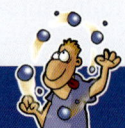
Da sämtliche aufgeführte Fakten zu den **Hirn-nerven** häufig im Physikum gefragt werden, solltest du das ganze Kapitel sorgfältig lernen. Schriftlich werden besonders gerne folgende Nerven geprüft:

– V
– VII
– IX
– X
– XI
– Kerne sämtlicher Hirnnerven im Hirnstamm und deren Austrittsstellen.
– Der Ncl. ambiguus ist der motorische Kern der Hirnnerven IX, X und XI.

– Der Ncl. solitarius ist der Geschmackskern = viscerosensibel = sensorisch.

Zum Thema **Halsnerven** werden im Physikum häufig Fragen zum Plexus cervicalis gestellt. Du solltest dir daher unbedingt merken, dass:

– der Plexus cervicalis die oberflächliche Halsfaszie im Erb-Punkt durchbricht und
– welche vier Äste er hat (s. 5.2.1, S. 49).

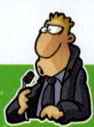
Zum Kapitel „Hirn- und Halsnerven" werden in der mündlichen Prüfung gerne folgende Fragen gestellt:

1. **Was können Sie zum Verlauf und den Kernen des N. facialis sagen?**

2. **Was fällt Ihnen zum N. trigeminus ein?**

3. **Was können Sie zur Sehbahn referieren?**

4. **Was wissen Sie über den Plexus cervicalis?**

5. **Wofür dient der Plexus?**

1. Was können Sie zum Verlauf und den Kernen des N. facialis sagen?
VII. Hirnnerv, Kerngebiete im Bereich des Pons, Verlauf im Porus acusticus internus, Chorda tympani und N. petrosus major. Verlässt Schädelbasis durch Foramen stylomastoideum, Innervation der mimischen Muskulatur, Innervation der meisten Drüsen im Kopf- und Halsbereich, außer der Parotis.

2. Was fällt Ihnen zum N. trigeminus ein?
V. Hirnnerv, größter Hirnnerv mit den meisten Kernen (s. 5.1.5, S. 41) im Hirnstamm, Austritt lateral des Pons, sensible

Versorgung des Gesichts durch seine drei Hauptäste:
– N. ophthalmicus,
– N. maxillaris,
– N. mandibularis
sowie Äste zur motorischen Versorgung der Kaumuskulatur (im N. mandibularis).

3. Was können Sie zur Sehbahn referieren?
Ursprung sind die primären Sinneszellen in Form von Stäbchen und Zapfen im Stratum neuroepitheliale retinae. Über das Stratum ganglionare retinae und die Nervi optici gelangen die Informationen durch den N. opticus – der erste Ort, wo man Myelinscheiden

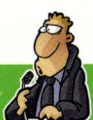
findet – aus der Orbita durch den Canalis opticus, durch den zudem die A. ophthalmica zieht, in die mittlere Schädelgrube. Hier befindet sich im Bereich der Sella turcica das Chiasma opticum (s. 5.1.2, S. 37).

4. Was wissen Sie über den Plexus cervicalis?
Nervengeflecht, das am hinteren Rand des M. sternocleidomastoideus durch die Lamina superficialis fasciae cervicalis hindurchtritt.

Teilt sich in vier Äste auf:
– N. occipitalis minor,
– N. auricularis magnus,
– N. transversus colli,
– Nn. supraclaviculares.

5. Wofür dient der Plexus?
Er dient der sensiblen Innervation von lateralen Anteilen des Gesichts und des lateralen Hinterkopfs bis nach kaudal in den Bereich der Clavicula.

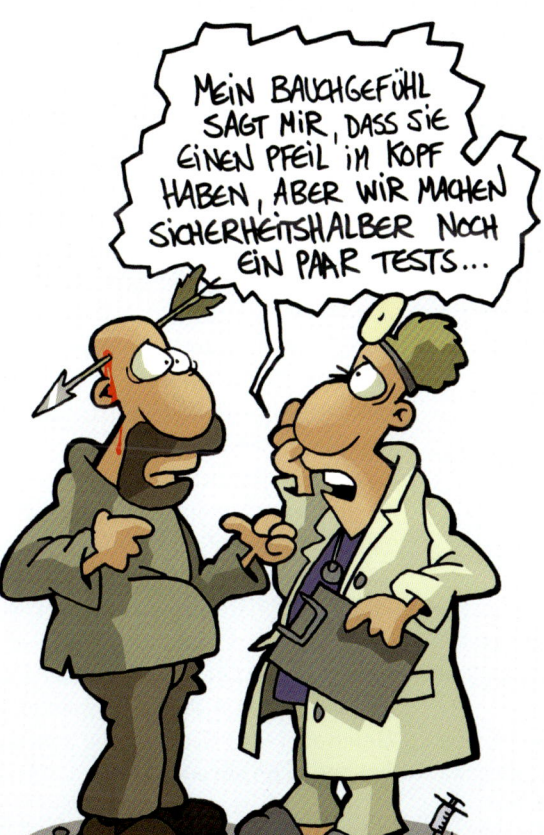

Mehr Cartoons unter www.medi-learn.de/cartoons

Pause

Kleine Pause gegen aufziehende
Kopfschmerzen gefällig?

6 Vegetative Innervation von Kopf und Hals

 Fragen in den letzten 10 Examen: 9

Das Thema der vegetativen Innervation und der dazugehörigen Ganglien ist für die meisten Physikumsanwärter ein sehr unbeliebtes Kapitel. Hast du aber die Drüsen im Kopf-/Halsbereich sowie die Hirnnerven sieben und neun schon gelernt, so ist es ein Kinderspiel, sich auch die wesentlichen Aspekte dieses Themas anzueignen.

Da die vegetative Innervation von Kopf und Hals immer wieder gefragt wird, solltest du die folgenden Seiten aufmerksam lesen, sorgfältig lernen und anschließend im Schlaf können.

6.1 Allgemeines zu den Ganglien

Man unterscheidet parasympathische Ganglien von sympathischen und sensiblen Ganglien. Im Kopf- und Halsbereich existieren vier wichtige parasympathische Ganglien, auf die **im schriftlichen Examen sehr viel Wert gelegt** wird und die du daher **unbedingt lernen und verstehen solltest**. Hast du den Inhalt dieses Kapitels im Kopf, kannst du aber die meisten Fragen aus dem Komplex Kopf und Hals gut beantworten – daher **also hier mal wieder besonders aufgepasst…**

Die vier parasympathischen Ganglien sind:
- das Ganglion ciliare,
- das Ganglion pterygopalatinum,
- das Ganglion submandibulare und
- das Ganglion oticum.

In diesen Ganglien befinden sich:
1. präganglionäre **parasympathische** Fasern, die organnah auf das zweite postganglionäre Neuron verschaltet werden,
2. postganglionäre **sympathische** Fasern, die bereits organfern im Grenzstrang verschaltet wurden und durch das parasympathi-

sche Ganglion lediglich hindurchziehen, ohne verschaltet zu werden,
3. **sensible** Fasern, die nicht verschaltet werden und die sich auf dem Weg zum ZNS dem jeweiligen Ganglion anlagern.

Wie in Kapitel 4.5, S. 26 bereits erwähnt, werden alle wesentlichen Drüsen im Kopf- und Halsbereich durch parasympathische Fasern innerviert, die im Nervus (intermedio)facialis verlaufen. Eine Ausnahme bildet die Parotis, die vom N. glossopharyngeus versorgt wird.

6.1.1 Ganglion ciliare

Das Ganglion ciliare liegt in der Orbita, direkt hinter dem Bulbus oculi (retrobulbär) und lateral des Nervus opticus. Es dient der Verschaltung parasympathischer Fasern, die **für die Akkomodation und den Pupillenreflex** notwendig sind. Außerdem hat das Ganglion viele multipolare Nervenzellen.

Präganglionäre parasympathische Fasern, die im **Nucleus oculomotorius accessorius** (Edinger Westphal) des dritten Hirnnerven im Mesencephalon ihren Ursprung haben und mit dem **N. oculomotorius** in die Orbita gelangen (s. 5.1.3, S. 39), werden hier (organnah) auf das zweite postganglionäre parasympathische Neuron verschaltet. In Form der Nn. ciliares breves gelangen sie dann zum M. ciliaris und M. sphincter pupillae, wo sie für die Akkomodation und den Pupillenreflex sorgen (s. Abb. 47, S. 55).

Postganglionäre **sympathische** Fasern innervieren den M. dilatator pupillae (Sympathikusaktivierung, Folge: Augen weit auf!) und gelangen vom oberen Halsstrangganglion mit den Gefäßen in den Schädel und zum Auge. Hierbei begleiten sie auch die A. carotis interna.

6

7   Blut- und Lymphgefäße

 Fragen in den letzten 10 Examen: 7

Die arterielle Versorgung von Kopf und Hals stammt aus zwei Hauptgefäßen. Diese solltest du namentlich kennen sowie deren Abgänge benennen und zum Teil auch zeigen können. Denn gerade in der mündlichen Prüfung werden diese Arterien immer wieder gerne gefragt. Die Venen stimmen namentlich mit den Arterien überein und verlaufen meist in enger Nachbarschaft zu diesen.

7.1   Arterielle Versorgung im Kopf- und Halsbereich

Das Blut für die arterielle Versorgung des Kopf- und Halsbereichs stammt aus der linken Herzkammer. Von dort gelangt es über die Aorta ascendens und den Arcus aortae auf der rechten Seite in den Truncus brachiocephalicus. Der besitzt als Äste die A. carotis communis und die A. subclavia der rechten Seite. Auf der linken Seite erfolgt die Blutversorgung über direkte Abgänge aus dem Arcus aortae: die linke A. carotis communis und die linke A. subclavia.

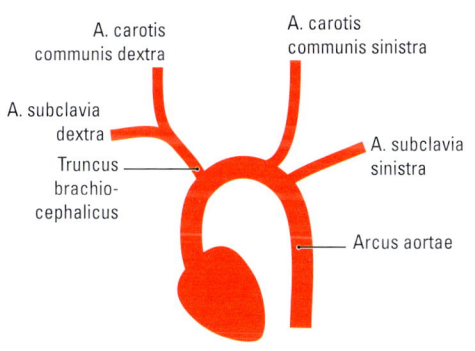

Abb. 51: Abgänge für Kopf und Hals

medi-learn.de/7-ana4-51

7.1.1   A. subclavia

Die A. subclavia wird oft im Zusammenhang mit z. B. Skalenuslücken abgefragt. Um auf Nachfragen gut antworten zu können, etwas Basiswissen ... und im Mündlichen gerne gefragt. Die A. subclavia ist auf der linken Seite ein direkter Abgang des Arcus aortae und auf der rechten Seite ein Abgang aus dem Truncus brachiocephalicus. Sie legt sich in ihrem Verlauf kranial um die Pleurakuppel und hinterlässt hier einen Sulcus arteriae subclaviae, bevor sie mit dem Plexus brachialis durch die (hintere) Skalenuslücke zwischen dem M. scalenus anterior und medius zieht. Erst in der Axilla geht die A. subclavia in die A. axillaris über. Für den Kopf- und Halsbereich gibt die A. subclavia vier wichtige Äste ab:
– die A. thoracica interna,
– die A. vertebralis,
– den Truncus thyreocervicalis und
– den Truncus costocervicalis.

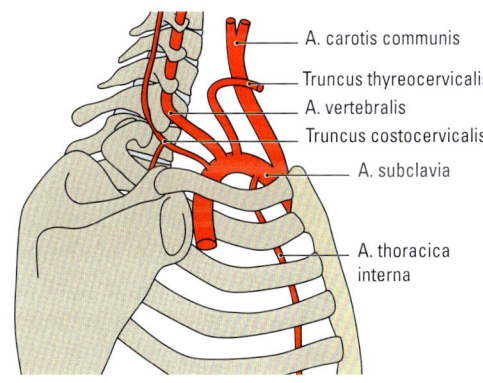

Abb. 52: Äste der A. subclavia

medi-learn.de/7-ana4-52

In den Thoraxbereich zieht als ein Abgang der A. subclavia die **A. thoracica interna**, die lateral des Sternums nach kaudal zieht und sich in Höhe der sechsten Rippe in die A. epigastrica superior und die A. musculophrenica aufteilt. Sie versorgt u. a. den Thymus, das Mediastinum, die Trachea und ihre Bronchien sowie das Sternum und die Mamma.

Ein weiterer wichtiger Abgang der A. subclavia ist die **A. vertebralis**. Sie zieht vom sechsten bis zum ersten Halswirbel durch die Foramina transversaria gemeinsam mit Nervengeflechten und Venenplexus, führt dann zwischen Atlas und Axis dorsal um die Massa lateralis des Atlas herum, bevor sie in den Subarachnoidalraum eintritt. Durch das Foramen magnum gelangt sie in die Schädelhöhle und vereinigt sich dort mit der A. vertebralis der Gegenseite zur A. basilaris.

Die weiteren wichtigen Abgänge der A. subclavia sind zwei Trunci: der **Truncus thyreocervicalis** und der **Truncus costocervicalis**. Der Truncus thyreocervicalis verzweigt sich in seine Äste:

– die A. thyroidea inferior, die dorsal der A. carotis communis und des N. vagus und medial des M. scalenus anterior verläuft und der Versorgung der unteren Anteile der Glandula thyroidea und des Larynx dient (über die A. laryngea inferior),
– die A. cervicalis ascendens,
– die A. suprascapularis und
– die A. transversa cervicis.

Der Truncus costocervicalis verfügt über zwei Hauptabgänge, die A. cervicalis profunda und die A. intercostalis suprema.

7.1.2   A. carotis communis

Die A. carotis communis stammt auf der linken Seite aus dem Aortenbogen, während sie auf der rechten Seite ein Ast des Truncus brachiocephalicus ist. Sie ist die Aterie mit dem größten Reichtum an elastischen Fasern.

Ohne Verzweigungen zieht sie gemeinsam mit der V. jugularis interna in der Vagina carotica durch den Halsbereich am Vorderrand des M. sternocleidomastoideus. Erst in Höhe des Cartilago thyroidea (in Höhe des vierten Halswirbels) befindet sich das Trigonum caroticum (s. Abb. 53 a), das vom M. sternocleidomastoideus, dem Venter superior des M. omohyoideus und dem Venter posterior des M. digastricus begrenzt wird. Hier liegen der Sinus caroticus und die Arterie, die sich an dieser Stelle in die

A. carotis interna und externa teilt. Zwischen der A. carotis interna und A. carotis externa bildet am wahrscheinlichsten die A. angularis eine Anastomose aus.

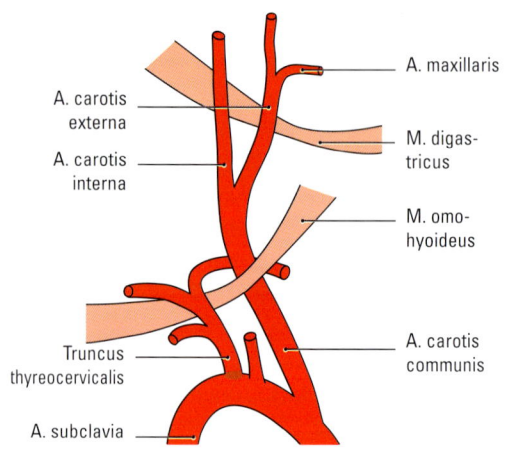

Abb. 53 a: Äste der A. carotis communis

medi-learn.de/7-ana4-53a

– Die **A. carotis interna** (s. IMPP-Bild 2, S. 65) zweigt sich erst im Schädel in ihre Äste auf. Sie bildet bei der Aufzweigungsstelle der A. carotis communis den hinteren Ast der A. carotis communis und verläuft **ohne Astabgabe** zur Schädelbasis. Dort zieht sie  durch den Canalis caroticus in die Schädelhöhle. Der Canalis caroticus durchzieht die Pars petrosa des Os temporale und liegt medial der kleinen Foramina. Hierin verlaufen die Arteria carotis interna mit dem begleitenden sympathischen Plexus caroticus internus. Im Bereich des Sinus cavernosus bildet sie das Karotissiphon (S-Schleife) und gibt schließlich in der mittleren Schädelgrube als Äste die A. ophthalmica (direkter Ast hiervon ist die A. centralis retinae), die A. cerebri media und anterior sowie die A. communicans posterior ab.
– Die **A. carotis externa** hingegen verläuft unter dem Venter posterior des M. digastricus und dem M. stylohyoideus in die Fossa ret-

romandibularis und gibt auf ihrem Weg folgende Äste ab (s. Abb. 53 b):

- die A. **th**yroidea superior (versorgt die Glandula **Th**yroidea und die oberen Anteile des Larynx),
- die A. **lin**gualis (aus der die A. profunda linguae hervorgeht),
- die A. **fac**ialis (s. IMPP-Bild 6, S. 69),
- die A. **pha**ryngea ascendens,
- den Ramus sternocleidomastoideus,
- die A. **occ**ipitalis,
- die A. **au**ricularis posterior
- und als ihre Endäste:
  - die A. **te**mporalis superficialis und
  - die A. **m**axillaris.

Die A. maxillaris beginnt in der Parotisloge und zieht durch die Fossa infratemporalis, wo sie in topografischer Beziehung zum M. pterygoideus lateralis steht. Sie versorgt als Endast der A. carotis externa Zähne, Gaumen, Dura mater und gibt als Ast die A. meningea media ab. Diese gelangt durch das Foramen spinosum in die mittlere Schädelgrube und verläuft hier epidural.

Äste der A. maxillaris sind u. a. die A. alveolaris inf., die A. meningea media, die A. buccalis und die A. palatina descendens.

Äste der A. facialis sind u. a. die A. palatina ascendens, die A. submentalis sowie die A. labialis

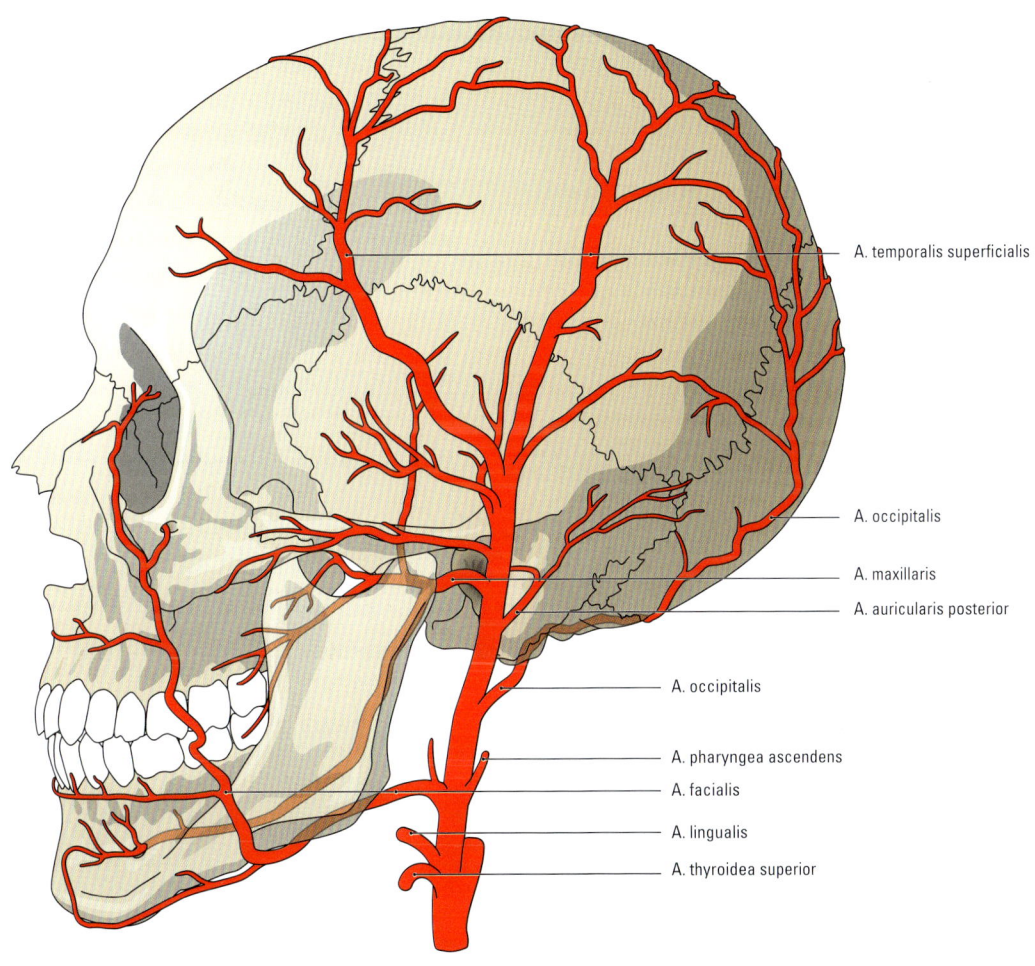

Abb. 53 b: Abgänge der A. carotis externa

medi-learn.de/7-ana4-53b

Merke!

Theo **Ling**en **fa**briziert **ph**antastisch **st**arke **Och**senschwanzsuppe **au**s **t**oten **M**äusen; für die Äste der A. carotis externa: A. **th**yroidea superior, A. **ling**ualis, A. **fa**cialis, A. **pha**ryngea ascendens, Ramus **st**ernocleidomastoideus, A. **oc**cipitalis, A. **au**ricularis posterior, A. **t**emporalis superficialis und A. **m**axillaris.

7.2   Venen/Sinus

Die Venen begleiten die Arterien im Kopf-/Halsbereich und sind gleichnamig zu den Arterien. Für den venösen Blutabfluss des Gehirns bedarf es unter anderem der **Sinus durae matris**. Dies sind weitlumige venöse Blutleiter, die innerhalb der Dura mater verlaufen. Bei den Sinus handelt es sich um mit Endothel ausgekleidete Aufweitungen zwischen den Durablättern, die weder eine Muskelschicht noch Klappen aufweisen.

Das venöse Blut aus der Großhirnrinde fließt zum großen Teil zum Sinus sagittalis superior ab (unpaarig) und mündet in das Confluens sinuum. In dieses führen zudem

– der Sinus rectus, in den zuvor der Sinus sagittalis inferior und die V. cerebri magna mündeten und

– der Sinus occipitalis.

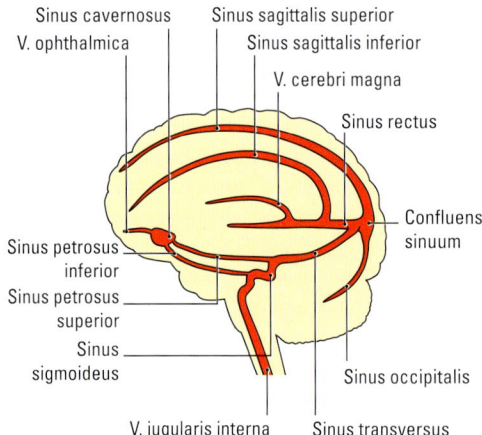

Abb. 54: Sinus durae matris (seitlicher Querschnitt)

medi-learn.de/7-ana4-54

Vom Confluens sinuum aus gelangt das Blut nach lateral über den jeweiligen Sinus transversus in den Sinus sigmoideus (topografische Beziehung zum Processus mastoideus = Mastoid; Anteil des Os temporale und zum Mittelohr), bevor es in die V. jugularis interna mündet, die das gesammelte Blut über die Vv. brachiocephalicae zum Herzen bringen.

Um das venöse Blut aus den vorderen Anteilen des Gehirns zu sammeln, findet man im Bereich der Sella turcica ein weiteres Sammelbecken: den Sinus cavernosus. In ihn münden der Sinus sphenoparietalis und die V. ophthalmica. Der Sinus cavernosus fließt dann über den Sinus petrosus superior und inferior in den Sinus transversus und den Sinus sigmoideus ab.

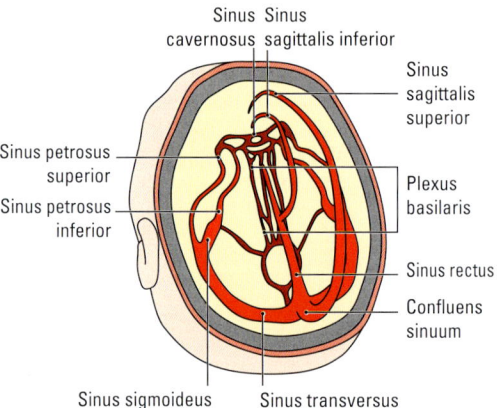

Abb. 55: Sinus durae matris (Aufsicht)

medi-learn.de/7-ana4-55

7.3   Lymphknoten und Lymphgefäße

Die Lymphbahnen wurden bisher im schriftlichen und mündlichen Examen relativ kurz gehalten. Daher sprechen auch wir sie nur in aller Kürze an.

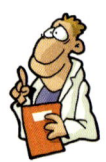

Die Nodi lymphatici parotidei superficiales beziehen ihre Lymphe vor allem aus dem Gebiet der Schläfe und der Vorderfläche der Ohrmuschel, während die Lymphknoten Nodi lymphatici submentales die Lymphe der Unterlippe, des Mundhöhlenbodens und der Zungenspitze sammeln.

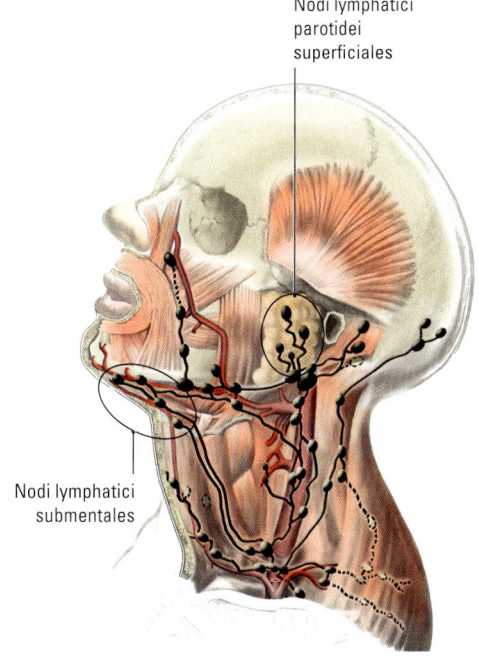

Nodi lymphatici
parotidei
superficiales

Nodi lymphatici
submentales

Abb. 56: Lymphgefäße und Lymphknoten der seitlichen Halsregion

medi-learn.de/7-ana4-56

Nach der Anatomie von Kopf und Hals folgt nun noch ein allgemeiner Hinweis:

Im Fach Anatomie gibt es in den schriftlichen Examina immer wieder Fragen mit Bildanhang. Es empfiehlt sich daher Fragen dieser Art aus den letzten Examina noch einmal kurz vor der Prüfung anzuschauen.

Die einzelnen gefragten Strukturen wurden in den vorangegangenen Kapiteln mit behandelt und sind im Einzelnen dort nachzulesen.

7

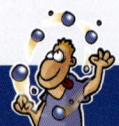
Aus diesem Kapitel werden häufig die **A. subclavia** und **A. carotis communis** plus Äste sowie die **Sinus** im Physikum geprüft. Du solltest dir daher unbedingt merken, dass

– das Blut für Kopf und Hals aus der A. subclavia und A. carotis communis sowie deren Ästen stammt und solltest diese benennen können.
– die Sinus durae matris die venösen Abflussleiter sind.

FÜRS MÜNDLICHE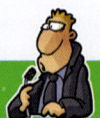

Häufig gestellte Fragen zum Thema Blut- und Lymphgefäße sind:

1. Beschreiben Sie bitte die arterielle Versorgung von Kopf und Hals.

2. Was verstehen Sie unter dem Begriff Sinus?

1. Beschreiben Sie bitte die arterielle Versorgung von Kopf und Hals.
Aortenbogen mit den Abgängen Truncus brachiocephalicus rechts und links den direkten Abgängen A. subclavia und A. carotis communis.
Die A. carotis communis teilt sich in die A. carotis interna und externa sowie deren Äste auf, während die A. subclavia 4 wichtige Äste besitzt:
– den Truncus thyreocervicalis,
– den Truncus costocervicalis,
– die A. vertebralis und
– die A. thoracica interna.

2. Was verstehen Sie unter dem Begriff Sinus?
Duraduplikaturen; hierzu zählt man z. B. den Sinus sagittalis superior und inferior, den Sinus occipitalis und den Sinus rectus. Diese münden in den Confluens sinuum, von wo das Blut lateral über Sinus transversus und Sinus sigmoideus letztlich in die V. jugularis interna fließt.
Ventrale Bereiche des Gehirns sammeln ihr venöses Blut im Sinus cavernosus, von wo es über den Sinus petrosus superior und inferior in den Sinus transversus und Sinus sigmoideus abfließt.

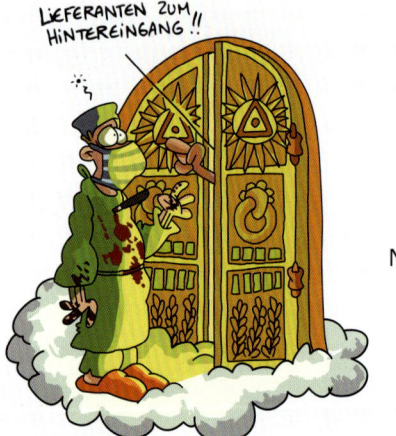

Pause

Nachdem du dich tapfer durch die Anatomie von Kopf und Hals gekämpft hast, ist es jetzt Zeit für eine Pause!
Danach geht es dann ans Kreuzen.

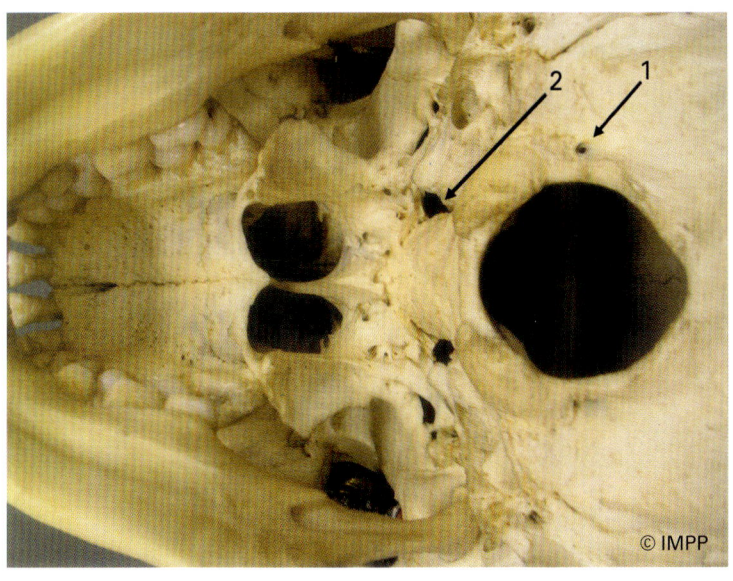

IMPP-Bild 1: Schädelbasis *medi-learn.de/7-ana4-impp1*

1. Lateral des Foramen magnums liegen nur die Durchtrittsstellen der Vv. emmissariae. Knöcherne Struktur ist das Os occipitale.
2. Markiert ist das Foramen lacerum, durch das der N. petrosus major und profundus Verbindung zur mittleren Schädelgrube haben. Es liegt zwischen dem Os temporale, dem Os occipitale und dem Os sphenoidale.

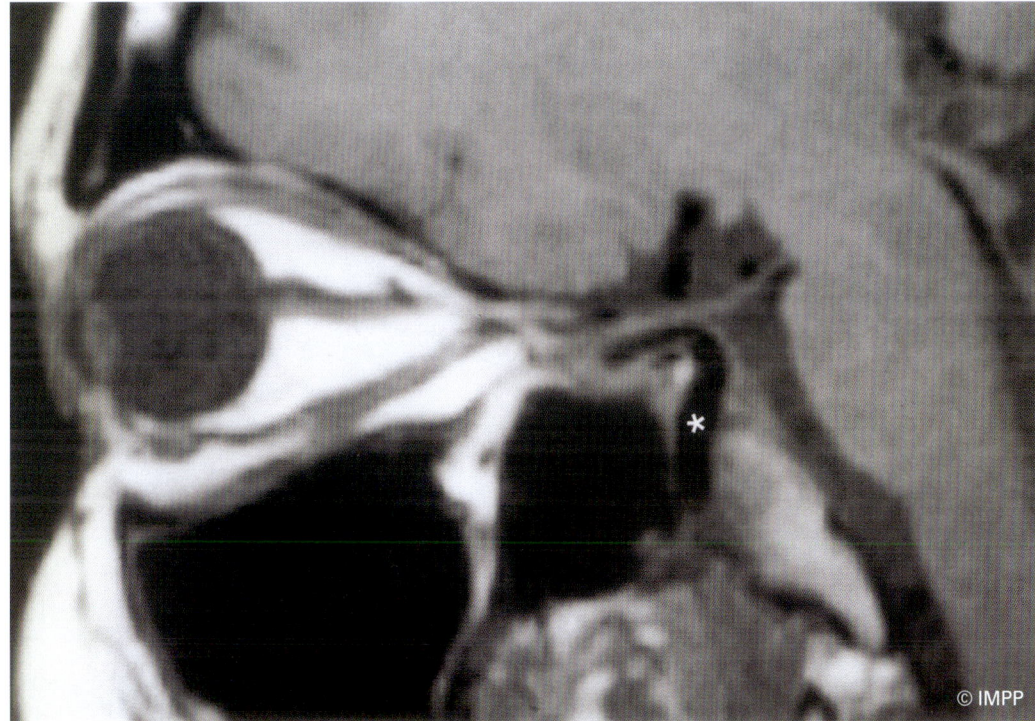

IMPP-Bild 2: Sagittalschnitt des Schädels

medi-learn.de/7-ana4-impp2

Angeschnitten sind die Orbita mit Bulbus oculi und Nervus opticus, die Nasenhöhle und Nasennebenhöhlen (hier gut zu sehen der Sinus sphenoidalis) und ein Teil des Großhirns. Markiert ist die A. carotis interna, die für die Versorgung u. a. der Augen und Nasenhöhle Arterien abgibt.

Anhang

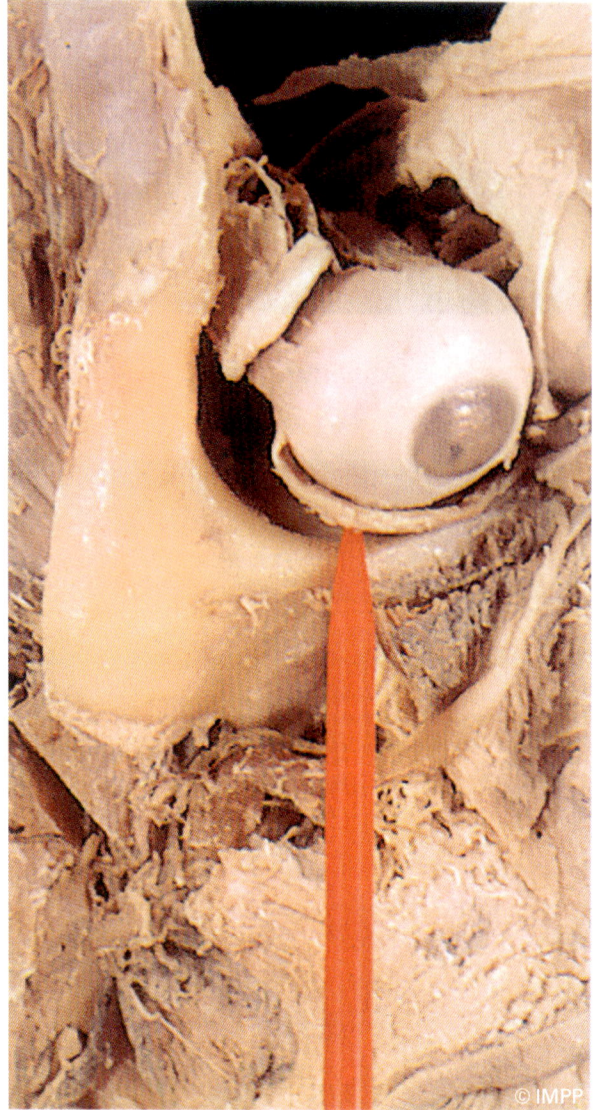

Markiert ist der M. obliquus inferior, der durch den Nervus oculomotorius innerviert wird.

Anhang

IMPP-Bild 3: Präparierte Orbita mit Bulbus oculi und Augenmuskeln an einer Leiche

medi-learn.de/7-ana4-impp3

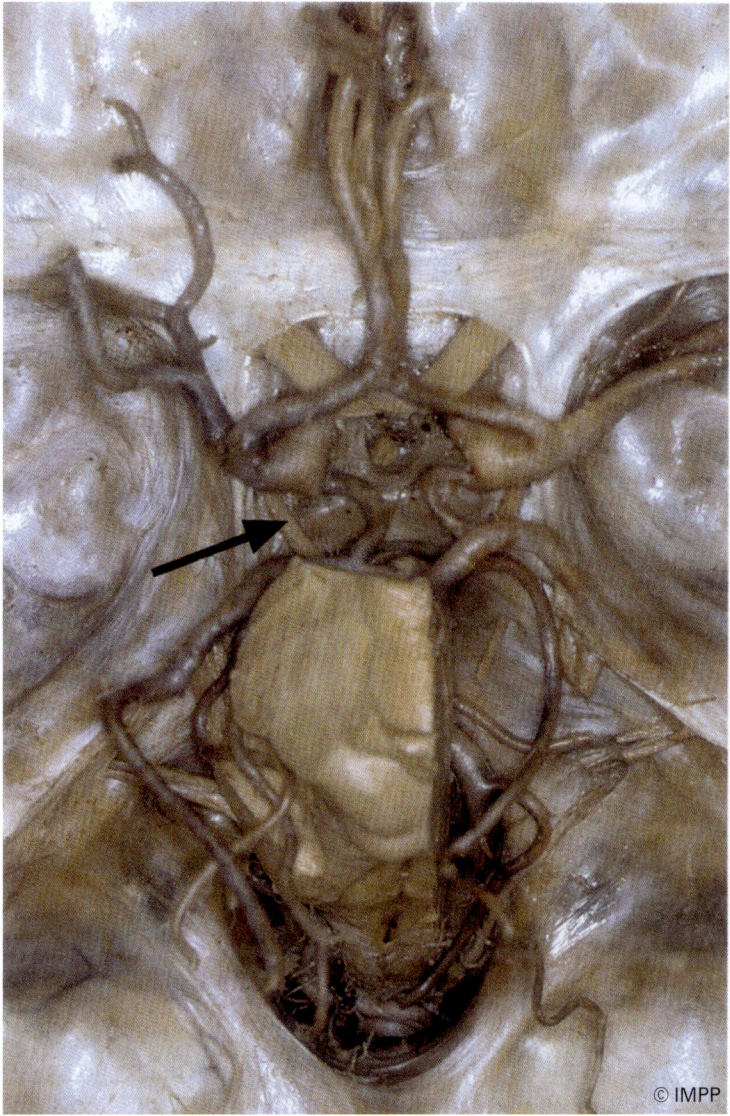

IMPP-Bild 4: Schädelbasis, Ansicht von kranial

medi-learn.de/7-ana4-impp4

Anhang

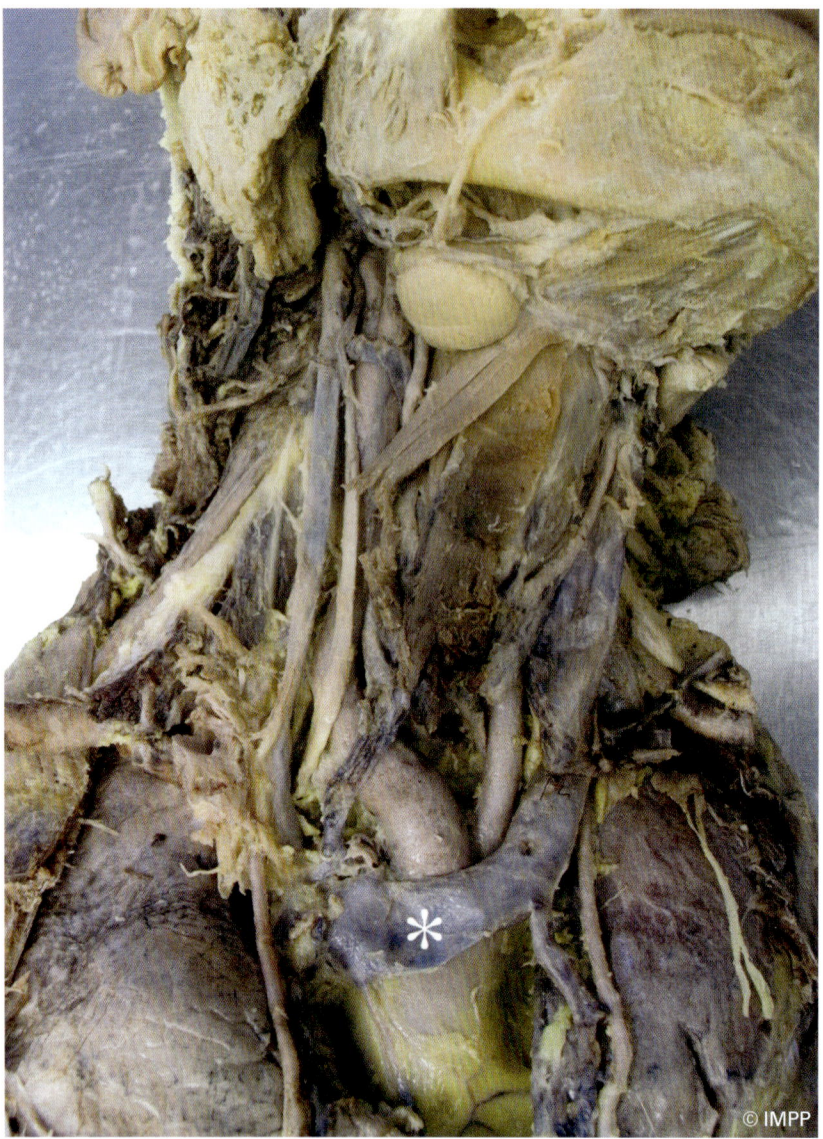

Anhang

IMPP-Bild 5: Seitliche Halsregion

medi-learn.de/7-ana4-impp5

Die mit dem Stern markierte Struktur der Abbildung entsteht aus dem Zusammenfluss der linken V. jugularis interna und der linken V. subclavia.

Index

Index

Index

Index

Andreas Martin

Anatomie Band 2

MEDI-LEARN Skriptenreihe

7., komplett überarbeitete Auflage

MEDI-LEARN Verlag GbR

Autor: Andreas Martin
Fachlicher Beirat: PD Dr. Rainer Viktor Haberberger

Teil 2 des Anatomiepaketes, nur im Paket erhältlich
ISBN-13: 978-3-95658-010-9

Herausgeber:
MEDI-LEARN Verlag GbR
Dorfstraße 57, 24107 Ottendorf
Tel. 0431 78025-0, Fax 0431 78025-262
E-Mail redaktion@medi-learn.de
www.medi-learn.de

Verlagsredaktion:
Dr. Marlies Weier, Dipl.-Oek./Medizin (FH) Désirée
Weber, Denise Drdacky, Jens Plasger, Sabine
Behnsch, Philipp Dahm, Christine Marx, Florian
Pyschny, Christian Weier

Layout und Satz:
Fritz Ramcke, Kristina Junghans,
Christian Gottschalk

Grafiken:
Dr. Günter Körtner, Irina Kart, Alexander Dospil,
Christine Marx

Illustration:
Daniel Lüdeling

Druck:
Löhnert Druck

7. Auflage 2015
© 2015 MEDI-LEARN Verlag GbR, Kiel

Wichtiger Hinweis für alle Leser
Die Medizin ist als Naturwissenschaft ständigen Veränderungen und Neuerungen unterworfen. Sowohl die Forschung als auch klinische Erfahrungen führen dazu, dass der
Wissensstand ständig erweitert wird. Dies gilt
insbesondere für medikamentöse Therapie
und andere Behandlungen. Alle Dosierungen
oder Applikationen in diesem Buch unterliegen diesen Veränderungen.
Obwohl das MEDI-LEARN Team größte Sorgfalt in Bezug auf die Angabe von Dosierungen
oder Applikationen hat walten lassen, kann
es hierfür keine Gewähr übernehmen. Jeder
Leser ist angehalten, durch genaue Lektüre
der Beipackzettel oder Rücksprache mit einem
Spezialisten zu überprüfen, ob die Dosierung
oder die Applikationsdauer oder -menge zutrifft. Jede Dosierung oder Applikation erfolgt
auf eigene Gefahr des Benutzers. Sollten Fehler auffallen, bitten wir dringend darum, uns
darüber in Kenntnis zu setzen.

Inhalt

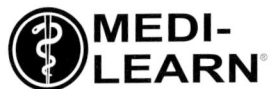

1 Bestandteile und Aufbau des ZNS

 Fragen in den letzten 10 Examen: 2

Dieses Kapitel soll dir einen groben Überblick über das Nervensystem geben. Besprochen werden die Gliederung des Nervensystems nach verschiedenen Gesichtspunkten, der Aufbau eines Neurons, verschiedene Typen von Neuronen und die Markscheidenbildung. Weiterführende histologische Details findest du im Skript Histologie 2.

1.1 Gliederung des Nervensystems

Das Nervensystem kann unterteilt werden in
– das zentrale Nervensystem (ZNS) und
– das periphere Nervensystem (PNS).
Eine weitere Einteilungsmöglichkeit des Nervensystems ist die in
– das somatische Nervensystem und
– das vegetative Nervensystem.

1.1.1 Zentrales Nervensystem

Das zentrale Nervensystem umfasst Gehirn und Rückenmark, die beide von den Meningen (Hirn-/Rückenmarkshäuten) umschlossen werden und im Liquor cerebrospinalis (Hirnwasser) schwimmen. Nach außen sind sie durch den Schädel/die Wirbelsäule vor direkter Verletzung geschützt. Dadurch werden Schädigungen wie z. B. durch Stoß oder Schlag wirkungsvoll minimiert. Makroskopisch lassen sich im ZNS graue von weißer Substanz (für den Unterschied zwischen Gehirn und Rückenmark s. 4.4, S. 32) sowie Rinde, Mark und Kerngebiete unterscheiden.

1.1.2 Peripheres Nervensystem

Das periphere Nervensystem hat zwei Aufgaben:
– die Sensibilität und
– die Motorik.
Es empfängt Reize aus der Peripherie und leitet diese an das ZNS weiter (Sensibilität). Gleichzeitig leitet es die Impulse des ZNS in die Peripherie mit nachfolgender Muskelkontraktion (Motorik). Um diesen großen Aufgaben gerecht zu werden, hat der Körper eine Vielzahl von Nerven, die entweder sensible oder motorische oder beide Qualitäten aufweisen.

1.1.3 Somatisches Nervensystem

Das somatische Nervensystem (animalisches Nervensystem) dient der willkürlichen Anspannung der Muskeln und der bewussten (sensiblen) Wahrnehmung aus der Peripherie. Es findet sich sowohl im ZNS als auch im PNS.

1.1.4 Vegetatives Nervensystem

Statt vegetativ werden synonym auch die Begriffe autonom und viszeral verwendet. Viscera kommt aus dem Lateinischen und bedeutet Eingeweide. Damit erklärt sich die Funktion des vegetativen Nervensystems fast von allein: Es steuert unbewusst und unwillkürlich die inneren Organe und dient damit der Lebenserhaltung.

1

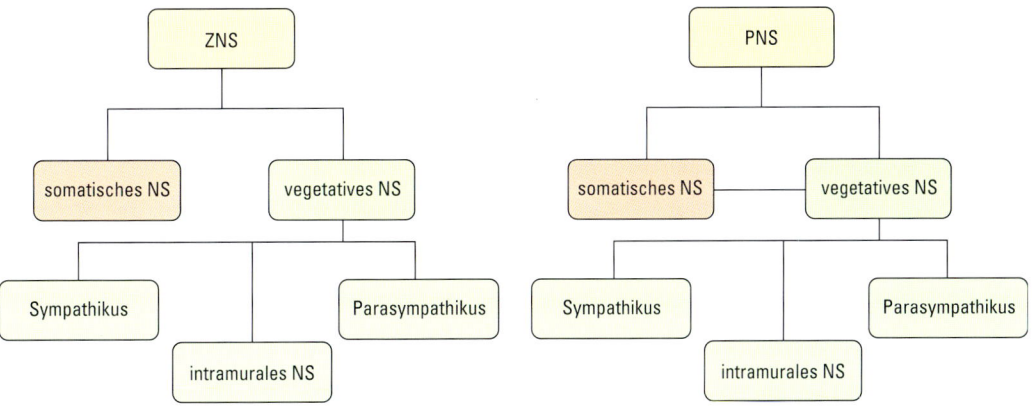

Abb. 1: Hierarchische Gliederung des Nervensystems

medi-learn.de/7-ana2-1

Merke!

– Der Sympathikus lässt die Pupillen weit werden, Darmtätigkeit, Harn- und Stuhldrang werden unterdrückt, die Haut beginnt zu schwitzen, Herzfrequenz und Atmung werden schneller, die Muskeldurchblutung steigt.
– Der Parasympathikus verengt die Pupillen, die Darmtätigkeit wird angeregt, Herzfrequenz und Atmung werden langsamer.

Daneben gibt es das Darmnervensystem (enterisches Nervensystem), das eines der intramuralen Nervensysteme unseres Körpers ist. Seine Neurone liegen in den Wänden des Gastrointestinaltrakts und koordinieren die Muskelaktivität (Peristaltik) des Darmrohres. Man unterscheidet dabei den

– Plexus myentericus (Auerbach-Plexus) zwischen der Längs- und Ringmuskelschicht und den
– Plexus submucosus (Meißner-Plexus) zwischen der Mucosa und der Submucosa.

1.2 Histologie des Nervensystems

Das Nervensystem besteht aus dem Nervengewebe und einem dazwischen gelagerten speziellen Bindegewebe. Das Nervengewebe besteht aus **Neuronen**, das Bindegewebe aus **Gliazellen**.

Um die im nachfolgenden Text verwendeten Begriffe wie z. B. Erregungsübertragung, Umschaltung von prä- auf postganglionär usw. zu verstehen, wird zunächst der Aufbau eines Neurons beschrieben:

1.2.1 Aufbau eines Neurons

Ein Neuron ist die kleinste funktionelle Einheit im Nervensystem. Jedes Neuron besteht aus einem **Soma/Perikaryon** (Zellkörper, s. Abb. 2, S. 3) mit Zellkern nebst Nukleolus und einem oder mehreren Fortsätzen. Die Zellfortsätze, die Erregung von anderen Zellen empfangen, werden **Dendriten** genannt. Diejenigen Fortsätze, die der Erregungsweitergabe dienen, werden **Axone** (Neuriten) genannt. Meist besitzt ein Neuron nur ein Axon, das aber bis zu einem Meter lang sein kann.

Das Perikaryon ist die Stoffwechselzentrale des Neurons. Hier werden alle Substanzen

gebildet und in die Fortsätze transportiert. Als Ausdruck der hohen Stoffwechselaktivität ist das raue endoplasmatische Retikulum im Perikaryon besonders stark ausgeprägt. Im Bereich des Axonursprungs (Axonkegels) dagegen fehlt es. Das raue ER und freie Ribosomen liegen in Gruppen zusammen, die aufgrund ihrer Basophilie lichtmikroskopisch nach Färbung gut darstellbar sind und **Nissl-Schollen (Tigroid)** genannt werden.

Übrigens …
Fertig ausdifferenzierte Neurone besitzen keine Zentriolen mehr, d. h. sie können sich nicht mehr teilen. Nach der Geburt untergegangene Nervenzellen können daher nie mehr ersetzt werden.

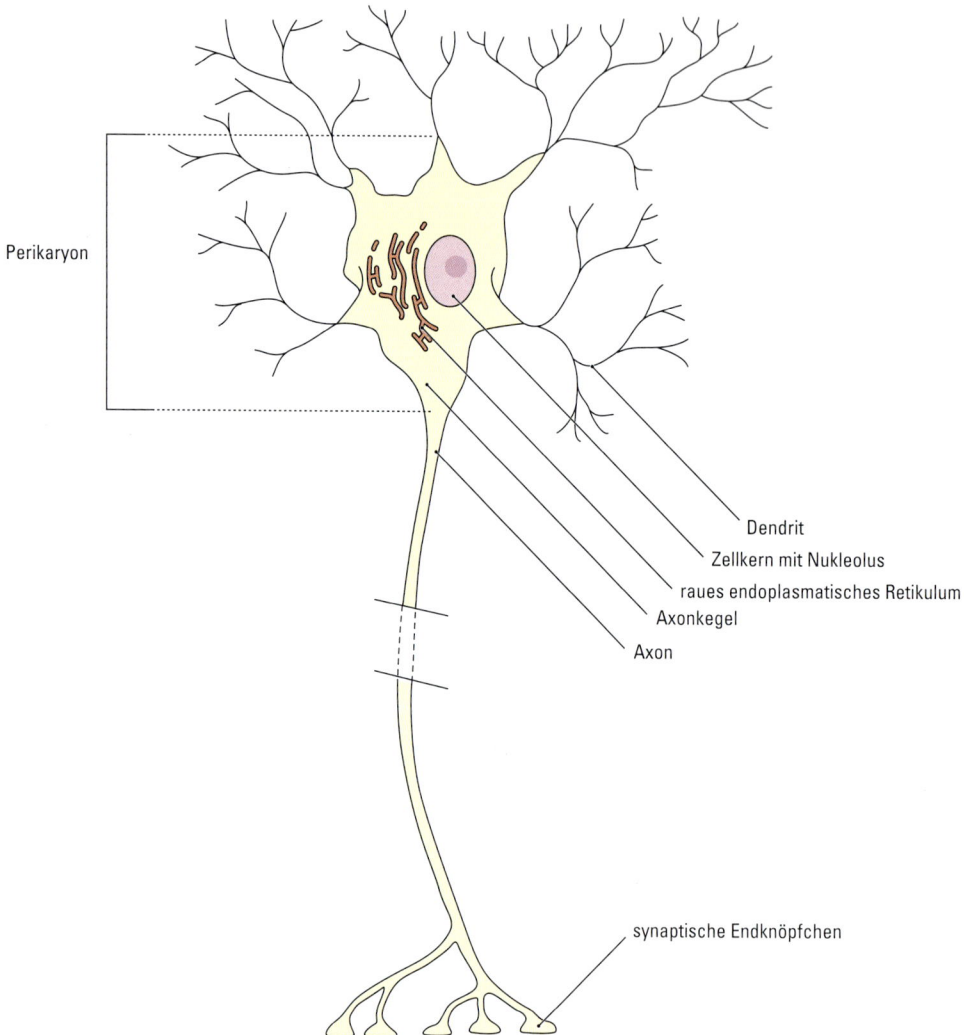

Perikaryon

Dendrit
Zellkern mit Nukleolus
raues endoplasmatisches Retikulum
Axonkegel
Axon

synaptische Endknöpfchen

Abb. 2: Aufbau eines Neurons

medi-learn.de/7-ana2-2

1

Kontaktstellen zwischen Neuronen werden **Synapsen** genannt (mehr zur Funktion von Synapsen s. Skript Physiologie 3). Die im ZNS vorkommenden chemischen Synapsen verwenden verschiedene Neurotransmitter zur Überbrückung des synaptischen Spalts. Diese Neurotransmitter können sowohl erregend als auch hemmend sein. Wie das Neuron letztendlich auf all die an den Dendriten und dem Soma ankommenden Reize reagiert, hängt von der Anzahl der ankommenden erregenden und hemmenden Impulse ab. Vereinfacht kann gesagt werden:

Merke!

Antwort Neuron = Summe erregende Impulse – Summe hemmende Impulse

Die Erregung kann aufgrund des Aufbaus der Synapsen im Axon und den Dendriten nur in eine Richtung weitergeleitet werden.

1.2.2   Neuronentypen

Anhand der Fortsätze, die vom Perikaryon abgehen, unterscheidet man verschiedene Neuronentypen (s. IMPP-Bild 1, S. 56).
– Multipolare Neurone kommen am häufigsten vor. Vom Perikaryon nehmen bei diesem Typus mehr als zwei Fortsätze ihren Ursprung.
– Bipolare Neurone besitzen einen reizwahrnehmenden Fortsatz und ein Axon.
– Pseudounipolare Neurone finden sich in sensiblen Ganglien. Vom Perikaryon entspringt nur ein Fortsatz, der sich dann in einen axonalen und einen dendritischen Fortsatz aufspaltet.

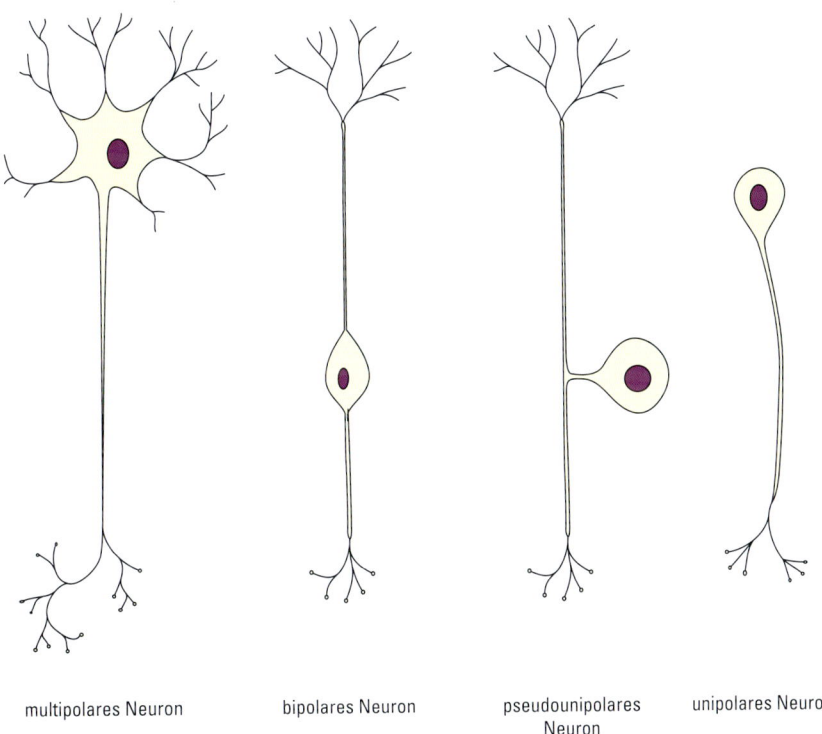

multipolares Neuron   bipolares Neuron   pseudounipolares Neuron   unipolares Neuron

Abb. 3: Neuronentypen

medi-learn.de/7-ana2-3

– Bei unipolaren Neuronen fehlen die reizwahrnehmenden Fortsätze. Sie besitzen nur ein Axon. Die Reizwahrnehmung erfolgt über Synapsen am Perikaryon oder Axon.

> **Merke!**
>
> Multipolare Neurone sind am häufigsten.

1.2.3 Einteilung der Nervenfasern

Die Leitungsgeschwindigkeit einer Nervenfaser steigt proportional zu ihrem Durchmesser. Man unterteilt die Nervenfasern in drei Klassen:
– A (am schnellsten, markhaltig),
– B (mittelschnell, dünn myelinisiert) und
– C (am langsamsten, marklos).
Innerhalb der Klasse A gibt es noch die Einteilung in Aα (am allerschnellsten), Aβ, Aγ und Aδ (langsamste der Schnellen).

1.2.4 Gliagewebe

Gliagewebe ist für die Funktion des Nervensystems absolut unentbehrlich. Es unterstützt Neurone und gibt dem Nervensystem seinen räumlich zusammenhängenden Aufbau. Gliazellen füllen den Interneuralraum soweit aus, dass zwischen den einzelnen zellulären Elementen des ZNS nur noch ein spaltförmiger Inter- bzw. Extrazellularraum bestehen bleibt.

Übrigens …
Im Gegensatz zu den Neuronen können sich die Gliazellen zeitlebens teilen. Klinisch relevant ist dies für die Narben- und Tumorbildung im ZNS.

Innerhalb der großen Gliazellgemeinde unterscheidet man periphere von zentralen Gliazellen, die unterschiedlicher embryonaler Abstammung sind.

Periphere Gliazellen

Periphere Gliazellen entstammen der **Neuralleiste**. Dabei handelt es sich vorrangig um **Schwann-Zellen**, die für die Myelinisierung (Markscheidenbildung, Ummarkung) der peripheren Nerven zuständig sind. Markscheiden dienen der elektrischen Isolierung.
Zwischen zwei Schwann-Zellen bleibt in aller Regel ein kleiner Spaltraum, an dem der Nervenfortsatz blank liegt. Durch die Kanäle im Bereich des Spaltraums wird die saltatorische (springende) Erregungsleitung ermöglicht, die eine hohe Nervenleitgeschwindigkeit zur Folge hat. Der Raum zwischen zwei Schwann-Zellen heißt **Ranvier-Schnürring**. Je größer dabei der myelinisierte Bereich (Internodium) zwischen zwei Ranvier-Schnürringen ist, desto höher ist auch die Nervenleitgeschwindigkeit. Während der Markscheidenbildung entstehen **Mesaxone**. Das sind Membranduplikaturen des äußeren und inneren Plasmalemms einer Schwann-Zelle (s. Abb. 4, S. 6).

Die langsam übertragenden marklosen Nerven sind auch von Schwann-Zellen zur elektrischen Isolierung umgeben. Dabei umfasst eine Schwann-Zelle mehrere Nervenfortsätze und man sieht im Querschnittsbild keine Lamellenstruktur (s. Abb. 4, S. 6).

> **Merke!**
>
> – Periphere Gliazellen entstammen der Neuralleiste (s. Abb. 5, S. 8).
> – Mesaxone entstehen während der Markscheidenbildung und sind Membranduplikaturen des Plasmalemms. Sie kommen sowohl bei markhaltigen als auch bei marklosen Nerven vor.

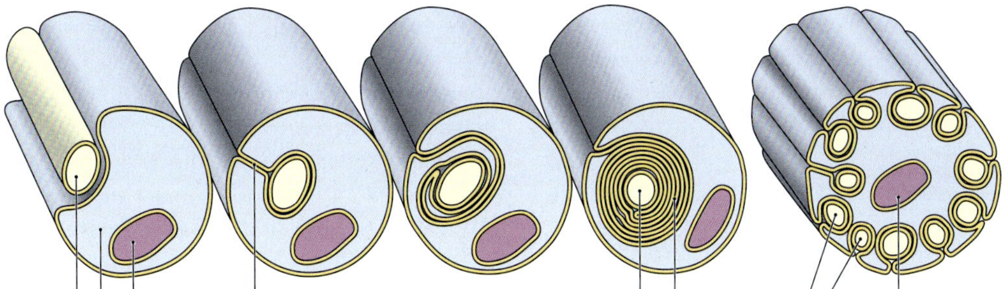

Axon | Zellkern | Mesaxon | Markscheide | Zellkern der Schwann-Zelle
Schwann-Zelle | markhaltige (=myelinisierte) Nervenfasern | marklose Nervenfasern

Abb. 4: Markscheidenbildung, Mesaxon

medi-learn.de/7-ana2-4

Übrigens ...

Wird ein Nervenzellfortsatz distal durchtrennt, kommt es zur Waller-Degeneration (anterograde oder orthograde Degeneration). Dabei stirbt der abgetrennte distale Teil ab und seine Markscheide zerfällt. Durch Proliferation/Wiederauswachsen der Schwann-Zellen kann die Markscheide neu gebildet werden. Sie dient als mechanische und chemische (durch Sekretion von Wachstumsfaktoren) Leitschiene für den – mit 1 mm pro Tag – neu auswachsenden Nerv.

Zentrale Gliazellen

Zentrale Gliazellen stammen wie die Neurone aus dem **Neuralrohr** ab. Sie nehmen ca. 50 % des Hirnvolumens ein. Man unterscheidet vier Typen:
- **Astrozyten**
- **Oligodendrozyten**
- **Mikro-/Mesoglia (Achtung! Abstammung vom Mesoderm)**
- **Ependymzellen**

Merke!

Gliazellen sind die wichtigsten unterstützenden Zellen des ZNS. Sie entstammen dem Neuralrohr (s. Abb. 5, S. 8).
Mikroglia-Zellen stammen nicht aus dem Neuralrohr, sondern vom Mesoderm ab.

Astrozyten. Astrozyten sind die Stützzellen des ZNS und ersetzen zugrunde gegangenes Gewebe (Glianarben). Mit ihren Fortsätzen ziehen sie zu den Blutgefäßen und wirken dort am Austausch von Nährstoffen und Stoffwechselprodukten zwischen Blut und Neuronen mit. Daher haben sie entscheidenden Anteil an der Ausbildung der Blut-Hirn-Schranke.

Oligodendrozyten. Die Oligodendrozyten sind die Markscheidenbildner des ZNS. Dabei umschließt der Oligodendrozyt mit seinen Fortsätzen mehrere Axone/Dendriten.

Übrigens ...

Die Multiple Sklerose ist eine Autoimmunreaktion des Körpers gegen Oligodendrozyten. Dabei kommt es zum Abbau der Markscheiden. Die Folgen sind Lähmungen und Sensibilitätsverluste, die z. T. durch erneute Umhüllung der Nervenfortsätze reversibel sind.

1

Mikro- oder Mesoglia (Hortega-Zellen).
Diese kleinen Gliazellen des ZNS sind nicht
ortständig. Sie sind eingewanderte Makrophagen, die Abwehr- und Abräumaufgaben erfül-
len. Sie entstammen als einzige Gliazellen dem
Mesoderm.

Ependymzellen. Ependymzellen sehen wie
hochprismatische Epithelzellen aus und klei-
den die Ventrikel aus. Sie besitzen viele
Mikrovilli als Ausdruck einer starken Sekreti-
ons-/Resorptionstätigkeit.

1.2.5   Blut-Hirn-Schranke

Die Blut-Hirn-Schranke besteht aus drei Schich-
ten:
– Endothel der Kapillaren (innen),
– Basalmembran und
– Astrozytenfortsätzen (außen).
Sie ist selektiv durchlässig für Ethanol auf-
grund seiner Lipidlöslichkeit und kann bei In-
fektionen oder Tumoren durchlässiger werden
(Schrankenstörung).

1.2.6   Ganglien

Hier solltest du unbedingt folgende Begriffe
auseinanderhalten:
– Ganglienzelle (andere Bezeichnung für Ner-
  venzelle/Neuron) und
– Ganglion (Ansammlung von Nervenzellkörpern).
Die sensiblen Ganglien enthalten immer Perikaryen pseudounipolarer Neu-
rone (Ausnahme: Bipolarzellen
des sensorischen Ganglions
von Hirnnerv VIII). In diesen
Ganglien findet KEINE Um-
schaltung der Information statt.

2   Entwicklung

 Fragen in den letzten 10 Examen: 1

In diesem Kapitel werden die Grundlagen der Entwicklung des Nervensystems besprochen (dazu mehr in Skript Anatomie 1). Ziel ist es, die Verschaltungen zwischen den Hirnab-

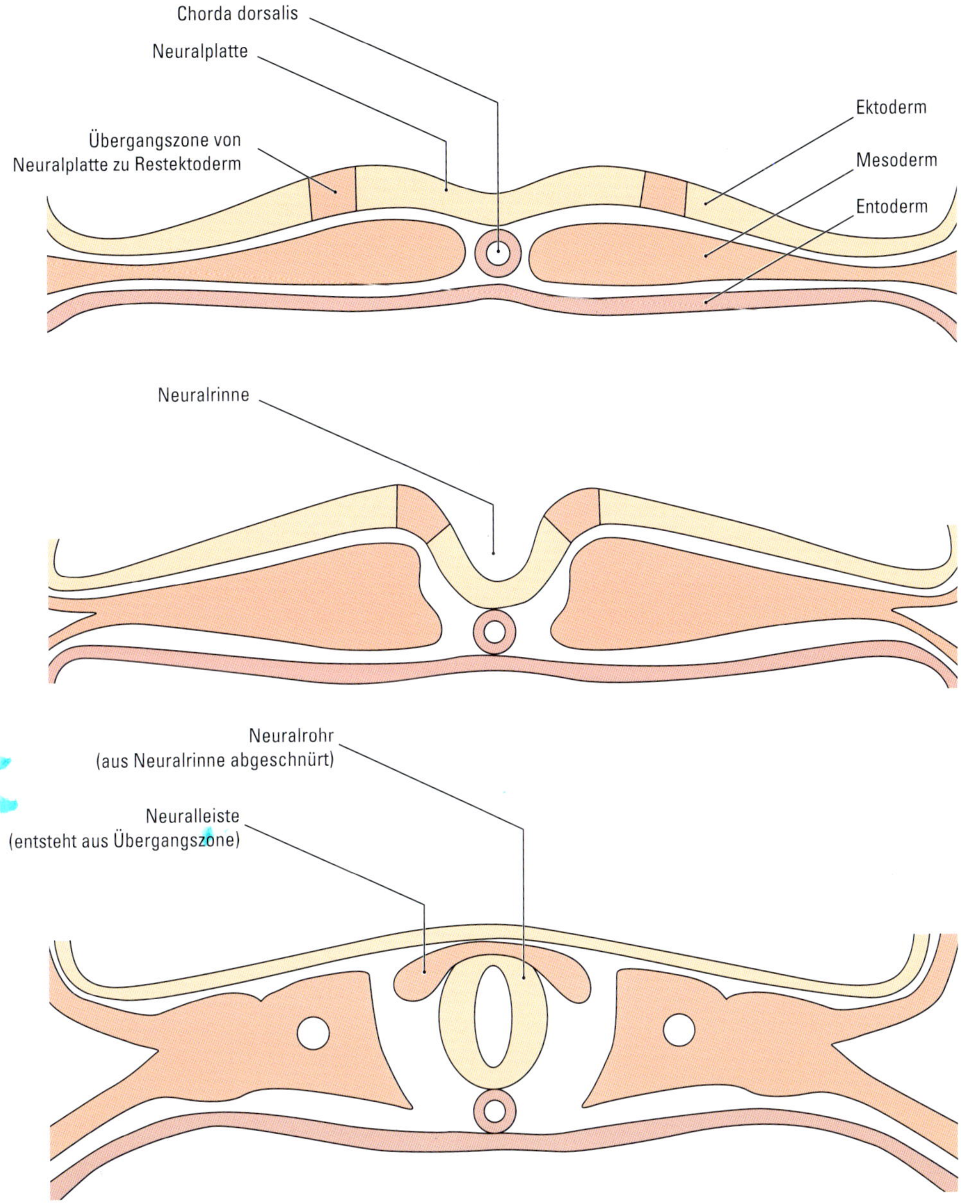

Chorda dorsalis

Neuralplatte

Ektoderm

Übergangszone von Neuralplatte zu Restektoderm

Mesoderm

Entoderm

Neuralrinne

Neuralrohr (aus Neuralrinne abgeschnürt)

Neuralleiste (entsteht aus Übergangszone)

Abb. 5: Entwicklung des Neuralrohrs

medi-learn.de/7-ana2-5

schnitten, aber auch den Skelettbestandteilen, Muskeln und Nerven als entwicklungsgeschichtlich zusammengehörige Einheit zu verstehen.

2.1 Embryonale Entwicklung des Nervensystems

Auch wenn es auf den ersten Blick scheint, die Entwicklung des Nervensystems ist gar nicht so kompliziert. Dieser Abschnitt versucht, die Embryologie des Nervensystems einfach, aber dennoch umfassend genug darzulegen, um die darauf aufbauenden nachfolgenden Kapitel besser verstehen zu können. Bei der embryonalen Entwicklung des Nervensystems lassen sich drei wesentliche Schritte unterscheiden:
1. Induktion,
2. Neurulation und
3. Bläschenformation.

2.1.1 Induktion

Sind die drei Keimblätter Endoderm, Mesoderm und Ektoderm beim Embryo entstanden, entwickelt sich durch einen von Mesoderm/Chorda dorsalis (primitive Längsachse) ausgehenden Reiz (Induktion) im Ektoderm ein spezialisierter Bezirk, das Neuroektoderm. Dies geschieht etwa am 17. Embryonaltag. Aus diesem Neuroektoderm bildet sich die Neuralplatte, aus der der größte Anteil des Nervensystems entsteht.

2.1.2 Neurulation

Die Neuralplatte vertieft sich zur Neuralrinne und schnürt sich als Neuralrohr ab. Dieser Vorgang wird Neurulation genannt und findet in etwa am 18. Embryonaltag statt. Die Übergangszone zwischen Ektoderm und Neuroektoderm nähert sich beiderseits durch die Neurulation an und bildet die Neuralleiste. Sie enthält das Material für die Entwicklung des peripheren Nervensystems.
Zu Beginn ist das Neuralrohr an beiden Enden noch offen. Nach dem Verschluss entwi-

ckelt sich aus dem abgeschlossenen Neuralrohrsystem das Ventrikelsystem.

Übrigens …
Ein fehlerhafter Schluss des Neuralrohres führt zu dysraphischen Defekten:
– Aus dem fehlenden Schluss des Neuroporus rostralis entsteht ein Anencephalus. Dabei fehlen alle oder große Teile des Groß- und Zwischenhirns sowie des Schädeldachs. Diese Fehlbildung ist nicht mit dem Leben vereinbar.
– Bleibt der Schluss des Neuroporus caudalis aus, so entsteht eine Spina bifida. Je nach Schweregrad ist sie von außen nicht sichtbar (Spina bifida occulta) oder führt zum sichtbaren Austreten des Rückenmarks samt Meningen (Meningomyelozele). Diese Fehlbildung ist mit dem Leben vereinbar und kann operativ korrigiert werden.

2.1.3 Bläschenformation

Aus dem Neuralrohr bilden sich am oberen Ende die Hirnbläschen. Es werden
– Vorderhirn (Prosencephalon),
– Mittelhirn (Mesencephalon) und
– Hinterhirn/Rautenhirn (Rhombencephalon)
als primäre Hirnbläschen unterschieden. Die Vorder- und Hinterhirnbläschen teilen sich am 32. Embryonaltag erneut, sodass fünf sekundäre Hirnbläschen entstehen:
Prosencephalon (Vorderhirn).
– **Telencephalon** (Endhirn oder Großhirn)
  • linke und rechte Hemisphäre
– **Diencephalon** (Zwischenhirn)
  • Augenbläschen (Anlage für N. opticus, Retina, Netzhaut)
  • Thalamus etc.
Mesencephalon (Mittelhirn)
Rhombencephalon (Hinterhirn/Rautenhirn)
– **Metencephalon**
  • Cerebellum (Kleinhirn)
  • Pons (Brücke)

– **Myelencephalon** (zukünftige Medulla oblongata).

> **Merke!**
>
> Zum Rhombencephalon gehören Metencephalon und Myelencephalon.

Die Bläschen wachsen unterschiedlich schnell, sodass es zu einem Abkippen des Neuralrohrs zwischen Mittel- und Zwischenhirn nach vorn um ca. 60° kommt.

2.2   Kiemenbögen und deren Derivate

Auch wenn Embryologie nicht jedermanns Interessengebiet ist, lohnt es sich, ein wenig davon aufzunehmen. Mit Hilfe der Embryologie ist nämlich die häufig auf den ersten Blick nicht logisch nachvollziehbare Innervation bestimmter Muskeln leichter verständlich. Ein Beispiel dafür sind die Kiemenbögen und ihre Derivate.

Während der Embryonalzeit entwickeln sich die Kiemenbögen. Diese sind – wie der Rest des Körpers auch – segmental angelegt. Jedem Kiemenbogen können Skelettelemente, Bänder, Muskulatur und Nerven zugeordnet werden.
Die folgende Tabelle soll dies verdeutlichen und leistet dir hoffentlich gute Dienste zur Prüfungsvorbereitung.

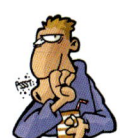

Kiemenbogen	Nerv	Muskeln	Skelettelemente	Bänder
1. Mandibular-bogen	N. trigeminus (V)	Kaumuskeln – M. mylohyoideus – Venter anterius des M. digastricus – M. tensor tympani – M. tensor veli palatini	– Malleus (Hammer) – Incus (Amboss) – Mandibula – Maxilla – Os zygomaticum – Pars squamosa des Os temporale	– vorderes Band des Hammers – Lig. sphenoman-dibulare
2. Hyoidbogen	N. facialis (VII)	mimische Muskulatur – M. stapedius – M. stylohyoideus – Venter posterius des M. digastricus	– Steigbügel – Proc. styloideus – kleines Zungenbeinhorn – oberer Teil des Zungenbeinkörpers	Lig. stylohyoideum
3. Kiemenbogen	N. glosso-pharyngeus (IX)	M. stylopharyngeus	– großes Zungenbeinhorn – unterer Teil des Zungenbeinkörpers	
4. und 6. Kiemenbogen	N. laryngeus superior et inferior (N. recurrens) des N. vagus (X)	Pharynx- und Larynxmuskulatur	– Schildknorpel – Ringknorpel – Aryknorpel – Cartilago corniculata – Cartilago cuneiformis	

Tab. 1: Kiemenbögen und deren Derivate

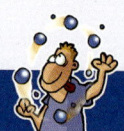
Im schriftlichen Physikum wurde bisher besonders gerne gefragt, welche **Zellen von der Neuralleiste** abstammen und welche nicht. Deshalb an dieser Stelle nochmals eine kurze Zusammenfassung:
Aus der Neuralleiste entstehen
- Melanozyten,
- Drüsenzellen des Nebennierenmarks,
- postganglionäre sympathische Neurone,
- Spinalganglienzellen,
- Kopfmesenchym und
- Schwann-Zellen.

Motorische Vorderhornzellen und Epithelzellen des Plexus choroideus entstehen NICHT aus der Neuralleiste.

Ebenfalls häufig gefragt wurde nach den einzelnen zentralen **Gliatypen**:
- Astrozyten,
- Oligodendrozyten,
- Mikro-/Mesoglia und
- Ependymzellen.

Wichtig ist hierbei, dass die Mikroglia vom Mesoderm entstammt.

Mehrfach wurde nach dem Vorkommen **pseudo-unipolarer Nervenzellen** gefragt. Dazu solltest du wissen, dass
- pseudounipolare Nervenzellen unter anderem im Ganglion inferius n. vagi und im Ganglion trigeminale vorkommen.

Bipolare Nervenzellen hingegen liegen im Ganglion vestibulare.

Die Fragen zum Thema **Entwicklung** beschränken sich fast ausschließlich auf das Thema Kiemenbögen und deren Derivate. Punkte sind leicht zu holen, wenn du dir Tab. 1, S. 10 eingeprägt hast. Besonders häufig gefragt wurde nach
- Kiemenbögen und zugehörigen Nerven,
- Kiemenbögen und zugehöriger Muskulatur sowie
- Kiemenbögen und zugehörigen Skelett- und Bandelementen.

Es kamen aber auch einige Fragen zum Thema **Neuralleiste/Neuralrohr** vor. Hierbei wurde nach klinischem Inhalt gefragt:
- Anencephalus,
- Spina bifida occulta und
- Meningomyelozele.

Zudem solltest du noch wissen, dass
- die Neuralleiste aus der Übergangszone zwischen Neuralplatte und Oberflächenektoderm entsteht und
- sich aus der Neuralleiste das PNS entwickelt.

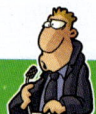
Überprüfe dein Wissen anhand folgender Fragen zu den Themen „ZNS" und „Entwicklung" alleine oder in einer Lerngruppe.

1. Welche Einteilungsmöglichkeiten des Nervensystems kennen Sie?

2. Erläutern Sie bitte den Aufbau einer Nervenzelle.

3. Bitte erklären Sie, was markhaltig, was marklos bedeutet.

4. Erläutern Sie bitte den Vorteil der Myelinscheide.

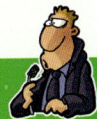

5. Welche Neuronentypen kennen Sie?

6. Erklären Sie bitte, was Ganglien im Nervensystem sind.

7. Bitte erläutern Sie den Unterschied zwischen grauer und weißer Substanz.

8. Erläutern Sie bitte den Unterschied zwischen peripherer und zentraler Glia.

9. Bitte erläutern Sie, welche Hirnnerven zu welchem Kiemenbogen gehören.

10. Bitte erklären Sie, welche Skelettelemente und Muskeln aus welchem Kiemenbogen entstehen.

11. Erläutern Sie bitte woraus die Neuralplatte entsteht.

12. Welche Fehlbildungen bei der Neurulation kennen Sie?

13. Was verstehen Sie unter Hirnbläschen?

---

1. Welche Einteilungsmöglichkeiten des Nervensystems kennen Sie?
ZNS, PNS, somatisches, vegetatives NS.

2. Erläutern Sie bitte den Aufbau einer Nervenzelle.
Siehe Abb. 2, S. 3.

3. Bitte erklären Sie was markhaltig, was marklos bedeutet.
Markhaltig = mit Myelinscheide,
marklos = ohne Myelinscheide.

4. Erläutern Sie bitte den Vorteil der Myelinscheide.
Erhöhung der Leitungsgeschwindigkeit durch saltatorische Erregungsleitung.

5. Welche Neuronentypen kennen Sie?
Multi-, bi-, uni- und pseudounipolare.

6. Erklären Sie bitte was Ganglien im Nervensystem sind.
Ganglien sind Ansammlungen von Nervenzellkörpern im peripheren Nervensystem.

7. Bitte erläutern Sie den Unterschied zwischen grauer und weißer Substanz.
Graue Substanz = Perikaryen,
weiße Substanz = Fortsätze und Gliagewebe.

8. Erläutern Sie bitte den Unterschied zwischen peripherer und zentraler Glia.
Periphere Glia entstammt der Neuralleiste, Beispiel: Schwann-Zelle;
zentrale Glia entstammt dem Neuralrohr, bis auf Mikroglia, die entstammt dem Mesoderm, vier Typen:
 – Astrozyten,
 – Oligodendrozyten,
 – Mikro-/Mesoglia und
 – Ependymzellen.

9. Bitte erläutern Sie, welche Hirnnerven zu welchem Kiemenbogen gehören.
Siehe Tab. 1, S. 10.

10. Bitte erklären Sie, welche Skelettelemente und Muskeln aus welchem Kiemenbogen entstehen.
Siehe Tab. 1, S. 10.

11. Erläutern Sie bitte woraus die Neuralplatte entsteht.
Aus Ektoderm.

12. Welche Fehlbildungen bei der Neurulation kennen Sie?
 – Anencephalus,
 – Spina bifida occulta und
 – Meningomyelozele.

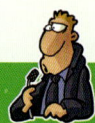

13. Was verstehen Sie unter Hirnbläschen?
Hirnbläschen entstehen am oberen/vorderen
Ende des Neuralrohrs, es gibt primäre und
sekundäre (s. 2.1.3, S. 9).

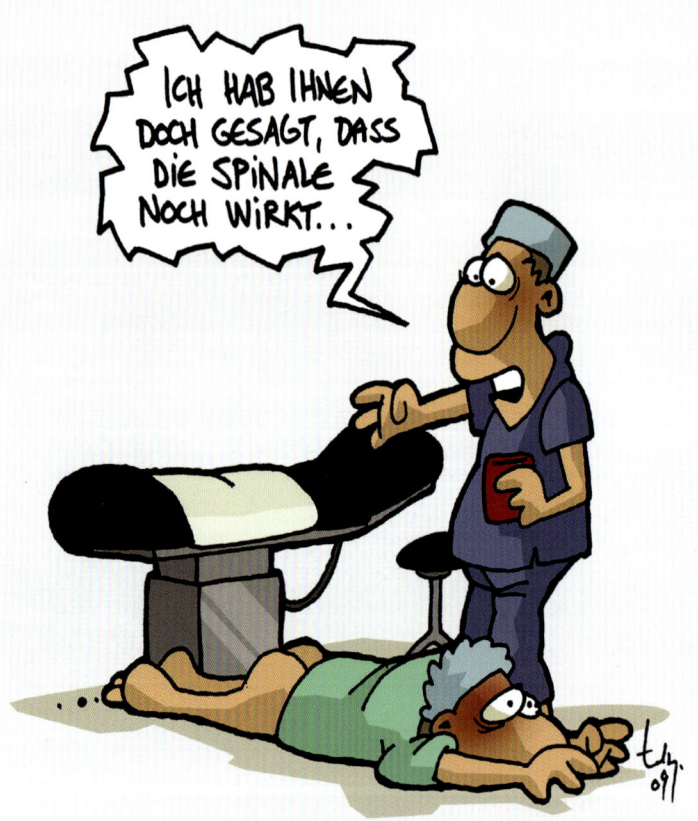

Mehr Cartoons unter www.medi-learn.de/cartoons

Pause

Erste Pause!
Hier was zum Grinsen für Zwischendurch ...

Für Studierende der akademischen Heilberufe:

Kostenfreies MEDI-LEARN Biochemie-Poster.

- Von Dozenten entwickelt

- Ideale Lernhilfe

- Besonders übersichtlich

- Grafisch exzellent aufbereitet

- Kostenfrei – nur von Ihrem persönlichen Berater der Deutschen Ärzte Finanz

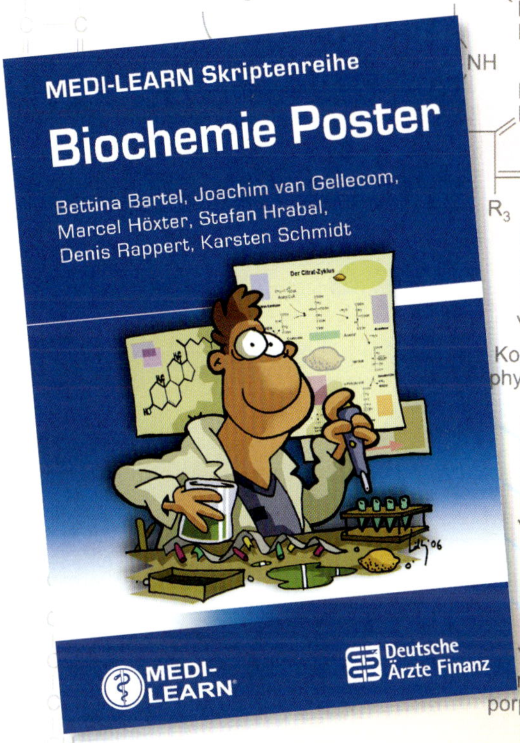

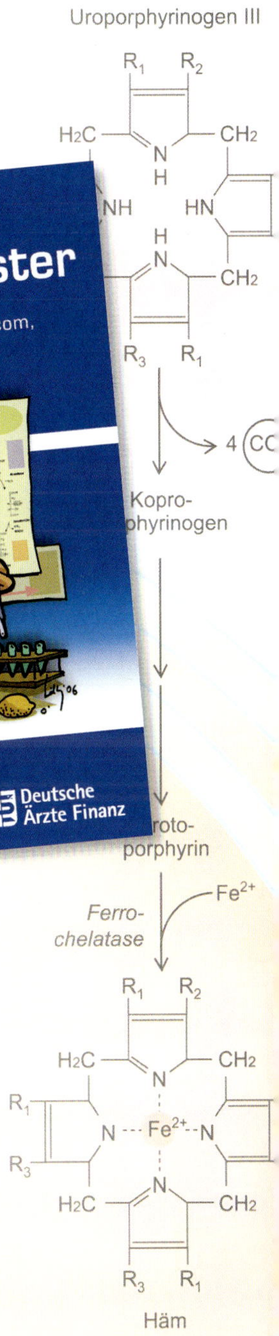

Lassen Sie sich beraten!

Nähere Informationen und unseren Repräsentanten vor Ort finden Sie im Internet unter www.aerzte-finanz.de

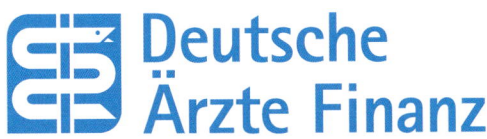

Deutsche Ärzte Finanz

Standesgemäße Finanz- und Wirtschaftsberatung

MEDI-LEARN Skriptenreihe

Biochemie Poster

Bettina Bartel, Joachim van Gellecom, Marcel Höxter, Stefan Hrabal, Denis Rappert, Karsten Schmidt

MEDI-LEARN®

Deutsche Ärzte Finanz

3   Hirnnerven

Fragen in den letzten 10 Examen: 31

Zur Wiederholung ist diesem Kapitel ein Teil namens „Makroskopie - Wiederholung" vorangestellt, um die Foramina des Schädels in Erinnerung zu rufen. Nachfolgend werden dann die Hirnnerven einzeln besprochen. Obwohl dieses Thema sehr ausführlich

im Skript Anatomie 4 behandelt wird, solltest du das Kapitel auch hier schon durcharbeiten. Dies ist dem prüfungstechnisch sehr wichtigen Inhalten durchaus angemessen.

3.1   Makroskopie – Wiederholung

Die wesentlichen Öffnungen des Schädels sind in folgender Grafik (s. Abb. 6, S. 15) dargestellt:

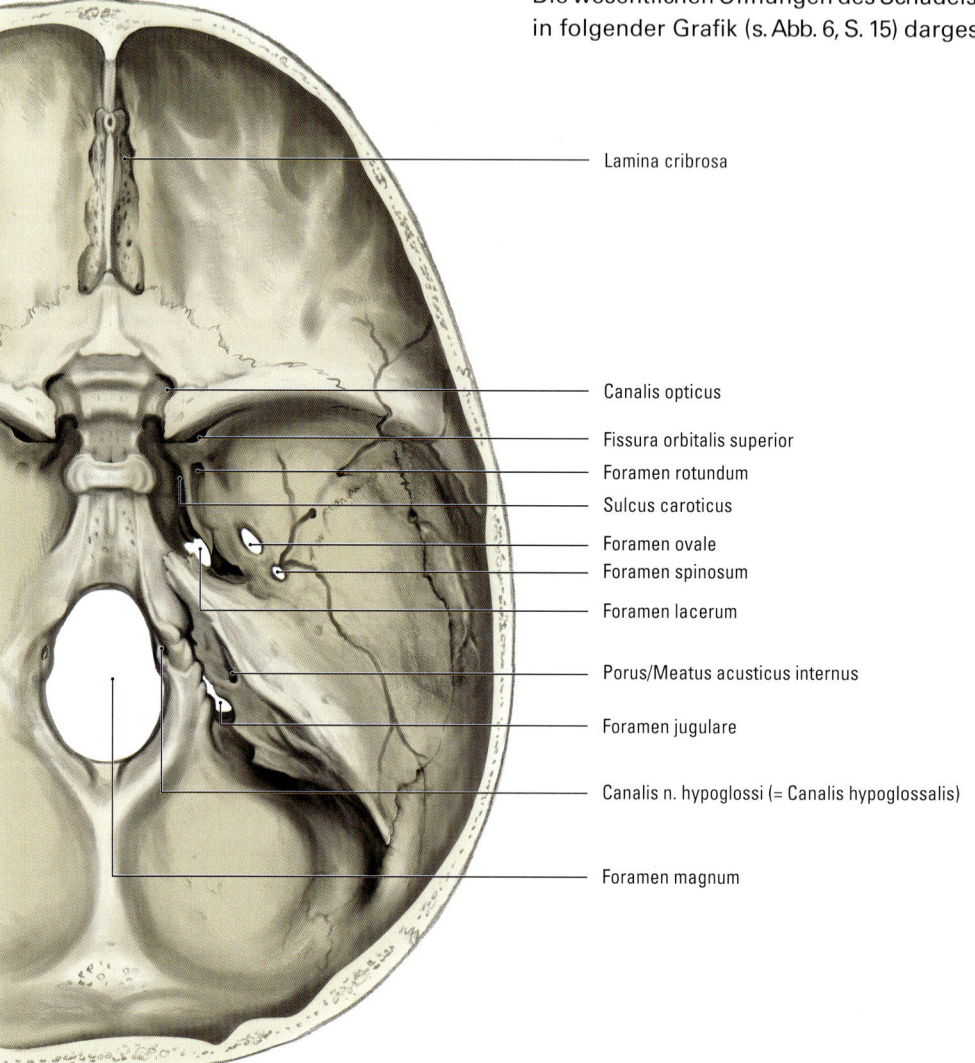

Lamina cribrosa

Canalis opticus

Fissura orbitalis superior

Foramen rotundum

Sulcus caroticus

Foramen ovale

Foramen spinosum

Foramen lacerum

Porus/Meatus acusticus internus

Foramen jugulare

Canalis n. hypoglossi (= Canalis hypoglossalis)

Foramen magnum

Abb. 6: Schädelöffnungen

medi-learn.de/7-ana2-6

Merke!

- **roter Max** – durch das Foramen **rot**undum zieht der N. **max**illaris.
- **ovale Mand**el – durch das Foramen **ovale** zieht der N. **mand**ibularis.

3.2 Nervus olfactorius (Hirnnerv I)

Der N. olfactorius (Riechnerv) ist ein rein sensorischer (speziell-viszerosensibler) Nerv. Im Gegensatz zu anderen sensiblen Nervenzellen befinden sich diese Nervenzellen jedoch NICHT in einem Ganglion. Sie besitzen auch KEINE peripheren und zentralen Fortsätze, sondern bilden selbst die Axone, die ins ZNS reichen. Diese Art von Sinneszellen werden **primäre Sinneszellen** genannt. Die marklosen Fortsätze bilden die Filae olfactoriae und ziehen durch die Lamina cribrosa zum Bulbus olfactorius. Dort findet die erste Umschaltung statt, weshalb man den Bulbus olfactorius auch als Hirnnervenkern des N. olfactorius auffassen kann. Vom Bulbus olfactorius ziehen die Fasern dann über den Tractus olfactorius in die primäre Riechrinde.

Faserqualität: sensorisch (speziell-viszerosensibel).

Übrigens ...

Bei Schädelbasisverletzungen kann es durch Scherkräfte zum Abriss der Filae olfactoriae an der Lamina cribrosa kommen. Dies kann eine Hyposmie (Riechminderung) oder sogar eine Anosmie (Unfähigkeit zu riechen) zur Folge haben. Die Betroffenen können nur noch süß, sauer, salzig und bitter schmecken; scharfe Agenzien wie z. B. Ammoniak werden über den N. trigeminus wahrgenommen (Trigeminusreizstoffe).

3.3 Nervus opticus (Hirnnerv II)

Der N. opticus (Sehnerv) ist ebenfalls ein rein sensorischer (speziell-somatosensibler) Hirnnerv. Er ist als Teil des Zwischenhirns aufzufassen, beginnt in der Retina und setzt sich dort aus den Fortsätzen der großen retinalen Ganglienzellen zusammen. Diese Fortsätze liegen an einer Stelle besonders dicht (Papilla nervi optici) und bilden dort den blinden Fleck. Nach Verlassen des blinden Flecks ist der N. opticus von Oligodendrozyten und den Hirnhäuten umgeben. In seinem Verlauf verlässt der N. opticus die Orbita zusammen mit der A. ophthalmica durch den Canalis opticus. Über der Hypophyse bildet er das Chiasma opticum. Dort kreuzen die Fasern, die von der medialen Netzhauthälfte kommen (laterales Gesichtsfeld), zur Gegenseite. Die Fasern der lateralen Netzhauthälfte (mediales Gesichtsfeld) verlaufen hingegen ungekreuzt. Nach der Kreuzung spricht man vom Tractus opticus. Dieser zieht zum Corpus geniculatum laterale des Thalamus. Dort findet die erste Umschaltung außerhalb der Retina statt. Danach ziehen die Fasern zur primären Sehrinde.

Faserqualität: sensorisch (speziell-somatosensibel).

Merke!

Das Chiasma opticum befindet sich über der Hypophyse und kann deshalb leicht durch Hypophysentumoren geschädigt werden.

Übrigens ...

Die typischen Ausfallerscheinungen werden im Abschnitt Auge (s. Skript Anatomie 3) besprochen. Für dieses Kapitel relevant sind die Stauungspapille und die Multiple Sklerose: Bei der **Stauungspapille** schwillt durch die Behinderung des venösen Abflusses die Papilla nervi optici an. Dies sieht man beim Spiegeln des Augenhintergrunds als Vorwölbung. Die Stauungspapille ist Ausdruck eines gesteigerten Hirndrucks und sollte immer eine weiterführende Diagnostik nach sich ziehen.

– Bei der **Multiplen Sklerose** kommt es zu einem autoimmun bedingten Zerfall von Oligodendrozyten und damit dem Funktionsverlust der betroffenen Nervenbahnen. Da der N. opticus als Teil des Gehirns auch von Oligodendrozyten umgeben ist, manifestiert sich die Erkrankung häufig in Form von Schleiersehen oder Gesichtsfeldausfällen, die u. U. zur Blindheit führen.

3.4   Nervus oculomotorius (Hirnnerv III)

Der N. oculomotorius innerviert einen Großteil der Augenmuskulatur. Er verlässt den Hirnstamm in der Fossa interpeduncularis. Sein Ursprung liegt im Mittelhirn. Dabei ist das somatomotorische Kerngebiet für die Innervation der quergestreiften äußeren Augenmuskeln, das viszeromotorische Kerngebiet für die Innervation der glatten inneren Augenmuskeln zuständig. Somatomaotorisch innerviert der N. oculomotorius diese äußeren Augenmuskeln:

– M.rectus superior (Hebung, Einwärtsrollung, Adduktion),
– M.rectus medialis (Adduktion),
– M.rectus inferior (Senkung, Auswärtsrollung, Adduktion),
– M. obliquus inferior (Hebung in Adduktionsstellung, Auswärtsrollung, Abduktion) und
– M.levator palpebrae superioris (Lidöffnung).

Ein Ast mit parasympathischen Fasern zieht zum Ganglion ciliare und versorgt viszeromotorisch diese glatten Augenmuskeln:

– M. ciliaris und
– M. sphincter pupillae.

Faserqualität: somatomotorisch und viszeromotorisch.

> **Merke!**
>
> Der N. oculomotorius innerviert alle äußeren Augenmuskeln mit **Ausnahme des M. obliquus superior** und des **M. rectus lateralis**.

Übrigens ...

Beim Ausfall eines N. oculomotorius klagt der Patient über Doppelbilder, da das betroffene Auge nach außen und unten blickt. Bei Blick in die Richtung des geschädigten Auges werden die Doppelbilder weniger. Durch Ausfall des M. levator palpebrae superioris kommt es zur Ptosis (schlaffes Herunterhängen des Augenlids). Die Mydriasis (Weitstellung der Pupille) und mangelndes Akkomodationsvermögen resultieren aus dem Ausfall der parasymphatischen Fasern. Damit wird das Lesen mit dem betroffenen Auge schwer möglich. Zur Untersuchung wird der Pupillenreflex getestet.

Die Ptosis des **Horner-Syndroms** entsteht durch Lähmung des sympathisch innervierten M. tarsalis superior. Sie ist nicht so ausgeprägt wie die Ptosis infolge der Lähmung des M. levator palpebrae superioris.

3.5   N. trochlearis (Hirnnerv IV)

Der N. trochlearis versorgt nur den M. obliquus superior am Auge. Er ist ein rein somatomotorischer Hirnnerv und hat sein Kerngebiet im Mittelhirn.

In seinem Verlauf tritt der N. trochlearis als einziger Hirnnerv dorsal aus, am Unterrand der Vierhügelplatte. Topografisch hat er Bezug zum Sinus cavernosus. Seine Funktion ist die Innervation des

– M. obliquus superior (Senkung in Adduktionsstellung, Einwärtsrollung, Abduktion).

Faserqualität: rein somatomotorisch.

Übrigens ...

Bei Schädigung des N. trochlearis steht der Bulbus nach medial oben. Die Patienten sehen Doppelbilder und versuchen durch Schiefhaltung des Kopfes diese auszugleichen. Die Doppelbilder erscheinen am deutlichsten beim Blick nach medial unten.

3.6   N. trigeminus (Hirnnerv V)

Der N. trigeminus ist ein gemischt sensibel und motorischer Nerv. Mit der größeren Radix sensoria (Portio major) versorgt er sensibel das gesamte Gesicht, Mund und Nasenschleimhaut sowie einen Großteil der Hirnhäute. Die kleinere Radix motoria (Portio minor) versorgt motorisch die Kaumuskulatur.

Innerhalb einer Duratasche bildet er das große sensible Ganglion trigeminale (Ganglion semilunare oder auch Ganglion Gasseri). Es enthält die Perikaryen der pseudounipolaren Nervenzellen. Aus dem Ganglion entspringen drei große Hauptstämme:

- N. ophthalmicus (V1),
- N. maxillaris (V2) und
- N. mandibularis (V3).

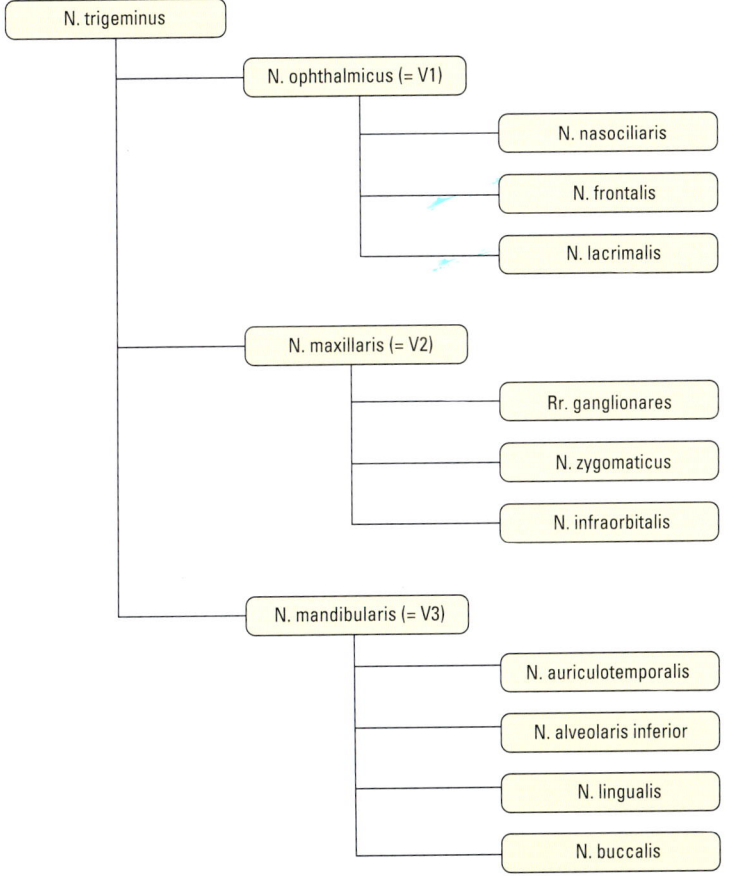

Abb. 7: N. trigeminus mit Aufzweigungen

medi-learn.de/7-ana2-7

Lediglich der N. mandibularis führt die Fasern aus der Radix motoria, um damit die Kaumuskulatur zu innervieren. Alle drei Hauptstämme teilen sich nochmals in mindestens drei Hauptäste auf. Dabei versorgt jeweils der erste Hauptast das zugehörige Schleimhautareal, der zweite Hauptast zieht nach medial und der dritte nach lateral.

Faserqualität: somatosensibel und viszeromotorisch.

> **Merke!**
>
> Das Ganglion GASSERI = Ganglion semilunare = Ganglion trigeminale enthält nur Nervenzellkörper. Hier wird **NICHTS umgeschaltet**.
> Das Ganglion selbst liegt in einer Duratasche und vermittelt Kopfschmerzen.

3.6.1   N. ophthalmicus (V1)

Der N. ophthalmicus teilt sich in der Fissura orbitalis superior in den N. nasociliaris, N. frontalis und N. lacrimalis auf. Vorher gibt er einen rückläufigen Ast für die Hirnhäute ab (R. tentorius).

Nerv	Versorgungsgebiet
N. nasociliaris	Siebbeinzellen, Keilbeinhöhle, Nasenscheidewand, Konjunktiva, Nasenrücken sensibel
N. frontalis	Stirn, medialer Augenwinkel, Oberlid sensibel
N. lacrimalis	lat. Teil von Augenwinkel, Oberlid und Konjunktiva sensibel, Tränendrüse sekretorisch

Tab. 2: Äste des N. ophthalmicus und ihre Versorgungsgebiete

3.6.2   N. maxillaris (V2)

Der N. maxillaris gibt vor dem Durchtritt durch das Foramen rotundum einen Ramus meningeus ab. Dann tritt er in die Fossa pterygopalatina ein, wo er sich in drei Äste teilt:

Nerv	Versorgungsgebiet
Rami ganglionares	Schleimhaut der Nasenmuscheln, hintere Siebbeinzellen sowie harter und weicher Gaumen sensibel
N. zygomaticus	Haut über dem Jochbein sensibel
N. infraorbitalis	Haut zwischen Unterlid und Oberlippe sensibel, über die Nn. alveolares superiores die Zähne des Oberkiefers

Tab. 3: Äste des N. maxillaris und ihre Versorgungsgebiete

3.6.3   N. mandibularis (V3)

Der N. mandibularis führt neben sensiblen Fasern auch motorische Fasern für die Kaumuskulatur. Er verlässt die Schädelhöhle durch das Foramen ovale und tritt in die Fossa infratemporalis ein. Von dort zieht ein rückläufiger Ast zusammen mit der A. meningea media durch das Foramen spinosum in die Schädelhöhle zurück, zur Versorgung der Meningen. Der sensible Anteil zweigt sich in **vier** Äste auf:

Nerv	Versorgungsgebiet
N. auriculotemporalis	Schläfe und vordere Ohrmuschel sensibel
N. alveolaris inferior	Unterkieferzähne, als N. mentalis die Haut des Kinns sensibel
N. lingualis	vordere zwei Drittel der Zunge allgemein-somatosensibel sowie speziell-viszerosensibel (über die Fasern aus der Chorda tympani)
N. buccalis	Wangenschleimhaut und angrenzendes Zahnfleisch sensibel

Tab. 4: Äste des N. mandibularis und ihre Versorgungsgebiete

Die motorischen Äste werden nach den Muskeln benannt, die sie innervieren:
– N. massetericus (M. masseter),
– Nn. temporales profundi (M. temporalis),
– Nn. pterygoidei (M. pterygoideus medialis et lateralis),
– N. mylohyoideus (Mundbodenmuskulatur) und
– Äste zum M. tensor veli palatini und M. tensor tympani.

Übrigens ...
Eine Schädigung des N. trigeminus hat eine Sensibilitätsstörung des betroffenen Gesichtsareals zur Folge. Ist der motorische Anteil betroffen, weicht der Unterkiefer beim Öffnen zur Seite der Schädigung ab. Die weitaus häufigere Trigeminusneuralgie (Überempfindlichkeit des N. trigeminus) hat schwerste Schmerzzustände auf schon kleinste Berührungsreize zur Folge. Klinisch prüft man deshalb die Trigeminusdruckpunkte (Austrittsstellen des N. trigeminus). Der Kornealreflex bewirkt den Lidschluss und wird auch zur Überprüfung des N. facialis eingesetzt.

3.7   N. abducens (Hirnnerv VI)

Der N. abducens entspringt relativ medial in der Medulla oblongata am Unterrand der Brücke. Er verläuft als einziger Hirnnerv durch das Lumen des Sinus cavernosus und zieht durch die Fissura orbitalis superior zum M. rectus lateralis. Seine ausschließliche Funktion ist die motorische Versorgung des
– M. rectus lateralis (Abduktion).
Faserqualität: somatomotorisch.

Übrigens ...
Bei Schädigung des N. abducens blickt das betroffene Auge nach medial. Dies führt zu Doppelbildern, die beim Blick nach lateral stärker, beim Blick nach medial schwächer werden.

3.8   N. facialis (Hirnnerv VII)

Der N. facialis innerviert mit speziell-viszero-motorischen Fasern die gesamte mimische Muskulatur. Die mit ihm laufenden Intermediusfasern (deshalb auch N. intermedio-facialis genannt) führen parasympathisch-sekretorische Fasern sowie sensorische Geschmacksfasern.
In ihrem Verlauf treten der N. facialis (s. IMPP-Bild 2, S. 56) und der N. intermedius im Kleinhirnbrückenwinkel aus und ziehen zusammen mit dem N. vestibulocochlearis durch den Porus acusticus internus. Im äu-

ßeren Fazialisknie des Canalis facialis liegt das Ganglion geniculi mit den pseudounipolaren Nervenzellkörpern der sensorischen Nervenzellen für die sensorischen Geschmacksfasern. Die motorischen Fasern treten in die Glandula parotis ein und teilen sich dort in fünf Äste auf:
– Rami temporales,
– Rami zygomatici,
– Rami buccales,
– Ramus marginalis mandibulae und
– Ramus colli.

In Höhe des Ganglion geniculi verlassen präganglionäre parasympathische Fasern den Hauptstamm des N. facialis. Sie ziehen als N. petrosus major zum Ganglion pterygopalatinum und werden dort auf das zweite Neuron umgeschaltet. Die postganglionären Fasern ziehen mit dem N. zygomaticus (Ast des N. maxillaris) zur Tränendrüse.
Der N. stapedius geht auch im Canalis facialis ab und innerviert den M. stapedius. Kurz bevor der N. facialis den Canalis facialis verlässt, zweigt die Chorda tympani (Paukensaite) ab. Die Fasern schließen sich dem N. lingualis (aus dem N. mandibularis) an und innervieren die vorderen zwei Drittel der Zunge sensorisch. Präganglionäre Fasern ziehen zum Ganglion submandibulare, wo sie umgeschaltet werden und die Speicheldrüsen (Glandula submandibularis, Glandula sublingualis, akzessorische Zungendrüsen) innervieren.

Die Funktion des N. facialis ist die motorische Innervation der mimischen Muskulatur, des Venter posterior des M. digastricus, des M. stylohyoideus sowie des M. stapedius. Parasympathisch innerviert er die Tränendrüse sowie die Glandulae submandibularis et sublingualis. Sensorisch werden die vorderen zwei Drittel der Zunge versorgt.

Faserqualität: speziell-viszeromotorisch, allgemein-viszeromotorisch und speziell-viszerosensibel.

> **Merke!**
>
> Der N. facialis innerviert den M. buccinator.

Übrigens …
Man unterscheidet zwischen zentraler und peripherer Fazialisparese.
– Bei der **peripheren Fazialisparese** kann die Stirn auf der betroffenen Seite nicht gerunzelt, das Auge nicht geschlossen und der Mund nicht bewegt werden.

– Bei der **zentralen Fazialisparese** kann die Muskulatur unterhalb des Augenlids der betroffenen Seite nicht mehr bewegt werden. Stirnrunzeln und Lidschluss sind jedoch noch möglich, da die dafür zuständigen Kerngebiete auch durch die kontralaterale Seite innerviert werden. Bei Schädigung vor Abgang der Chorda tympani können auch Geschmackstörungen an den vorderen zwei Dritteln der Zunge auftreten. Die Tränenproduktion ist bei Schädigung vor dem Abgang des N. petrosus major vermindert. Zur Hyperakusis kommt es durch Lähmung des M. stapedius.

3.9   N. vestibulocochlearis (Hirnnerv VIII)

Der N. vestibulocochlearis ist ein rein sensorischer Hirnnerv. Er setzt sich aus zwei Anteilen zusammen. Beide führen Afferenzen aus dem Innenohr. Der N. cochlearis führt akustische Reize aus der Schnecke, der N. vesti-

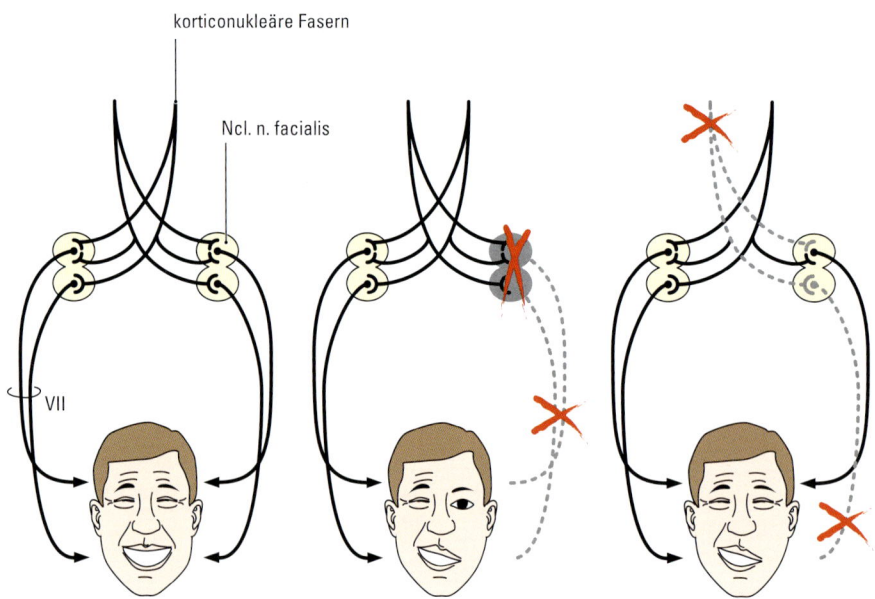

korticonukleäre Fasern

Ncl. n. facialis

VII

Abb. 8: Periphere und zentrale Fazialisparese

medi-learn.de/7-ana2-8

bularis führt statische Reize (Gleichgewichtsempfinden) aus Sacculus, Utriculus und den Bogengängen.

Die Perikaryen des N. cochlearis liegen im Ganglion cochleare (Ganglion spirale cochleae). Die zentralen Fortsätze bilden den N. cochlearis. Die Perikaryen des N. vestibularis liegen im Ganglion vestibulare im Meatus acusticus internus. Die zentralen Fortsätze bilden den N. vestibularis. Im inneren Gehörgang vereinigen sich diese beiden Nerven, um gemeinsam durch den Porus acusticus internus in die hintere Schädelgrube zu ziehen. Kaudolateral des N. facialis zieht der N. vestibulocochlearis dabei in den Hirnstamm, um sich dort in seine beiden Anteile zu spalten. Der N. vestibulocochlearis versorgt über den N. cochlearis einerseits das Innenohr sensorisch (Hörnerv), andererseits vermittelt er dem Hirnstamm über den N. vestibularis die Impulse aus dem Vestibularorgan (Nerv für das Gleichgewichtsempfinden). Diese Impulse werden im Hirnstamm reflektorisch so verschaltet, dass uns mühelos der aufrechte Stand, Gang sowie die Anpassung von Augen- und Körperbewegungen gelingen.

Faserqualität: speziell-somatosensibel.

> **Merke!**
>
> Der N. vestibulocochlearis führt Fasern aus dem Innenohr.
> – Die **vestibulären** Anteile dienen der **Gleichgewichtsorientierung und –wahrnehmung**.
> – Die **cochleären** Anteile dienen dem **Hören**.

Übrigens …
Es muss immer die Schädigung des N. cochlearis von der des N. vestibularis unterschieden werden. Eine Schädigung des N. cochlearis führt zu Taubheit des betroffenen Ohrs. Eine Schädigung des vestibulären Anteils führt dagegen zu Schwindel, Übelkeit,

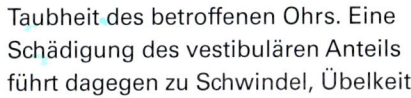

Fallneigung zur erkrankten Seite und einem pathologischen Nystagmus. Da der N. vestibulocochlearis im Kleinhirnbrückenwinkel aus dem Hirnstamm austritt, kann er dort relativ leicht durch einen Tumor komprimiert werden, häufig zusammen mit dem N. facialis. Da die Tumoren (häufig Akustikusneurinome) relativ langsam wachsen, fällt die Vestibularfunktion der betroffenen Seite nicht schlagartig aus, sondern kann durch die Information der Gegenseite kompensiert werden.

3.10 N. glossopharyngeus (Hirnnerv IX)

Der IX. Hirnnerv innerviert Zunge und Schlund. In seinem Verlauf tritt der N. glossopharyngeus zwischen VIII. und X. Hirnnerv unter der Brücke aus dem Hirnstamm aus, verlässt den Schädel – gemeinsam mit dem N. vagus sowie dem N. accessorius – durch das Foramen jugulare und bildet dort zwei Ganglien. Das Ganglion superius (oberes kleineres Ganglion) ist rein sensibel, das Ganglion inferius (unteres größeres Ganglion) enthält sensible und parasympathische Fasern. Im hinteren Drittel der Zunge verzweigt sich der Nerv, gibt zuvor jedoch noch Äste zur Parotis, zum Mittelohr (N. tympanicus), zum Pharynx und zum Sinus caroticus sowie zum Glomus caroticum ab.

Motorisch innerviert der N. glossopharyngeus die Schlundmuskulatur sowie den M. levator veli palatini. Parasympathisch innerviert er die Glandula parotis und die Schleimdrüsen des Rachens. Mittelohr, Tuba auditiva, Rachenschleimhaut und das hintere Zungendrittel werden somatosensibel innerviert. Über die viszerosensible Innervation des Sinus caroticus und des Glomus caroticum spielt der N. glossopharyngeus eine große Rolle bei der zentralen Atem- und Kreislaufregulation. Sensorisch werden schließlich noch die Papillae vallatae innerviert. Diese liegen im hinteren Drittel der Zunge und dienen der Wahrnehmung von Bitterstoffen.

Faserqualität: **viszeromotorisch, parasympathisch, somatosensibel, viszerosensibel sensorisch.**

> **Merke!**
>
> Der N. glossopharyngeus hat über die Innervation des Sinus caroticus und des Glomus caroticum Einfluss auf die zentrale Atem- und Kreislaufregulation.

Übrigens ...

Da der N. glossopharyngeus und der N. vagus gemeinsam aus dem Schädel austreten, werden sie häufig gemeinsam geschieht z. B. durch Tumore. Der Ausfall des N. glossopharyngeus hat dann einen Sensibilitätsverlust des oberen Pharynx und des hinteren Zungendrittels („bitter" wird nicht wahrgenommen) zur Folge. Außerdem kann das Gaumensegel nicht mehr richtig angehoben werden. Dies hat zur Folge, dass die Uvula zur gesunden Seite hin abweicht.

3.11   N. vagus (Hirnnerv X)

Mit seinem großen viszeromotorischen Anteil ist der N. vagus der größte parasympathische Nerv im Körper. Er innerviert viszeromotorisch Teile der Schlund- und die Kehlkopfmuskulatur. Für deren Sensibilität sowie die des äußeren Gehörgangs hat er einen sensiblen Anteil. Schließlich besitzt der N. vagus noch einen sensorisch-gustatorischen Anteil für die Epiglottis und viszerosensible Anteile für die Brust- und Baucheingeweide.

Der N. vagus verlässt gemeinsam mit dem N. glossopharyngeus und dem N. accessorius durch das Foramen jugulare die Schädelhöhle. Dort bildet er – wie der N. glossopharyngeus – ein kleineres Ganglion superius und ein größeres Ganglion inferius. Ein R. meningeus versorgt die Meningen der hinteren Schädelgrube. Der N. vagus zieht mit der A. carotis interna, später communis und der V. jugularis interna nach kaudal und gibt einen R. pharyngeus zur Innervation der Pharynxmuskulatur ab. Im weiteren Verlauf gibt der N. vagus einen N. recurrens ab, der links unter dem Aortenbogen, rechts unter der A. subclavia nach oben umbiegt und zum Kehlkopf zurückzieht. Motorisch innerviert der N. vagus die Kehlkopfmuskulatur und ermöglicht damit das Atmen und Sprechen. Sensibel versorgt er ebenfalls den Kehlkopf sowie einen Teil der Ohrmuschel und den äußeren Gehörgang (führt zu Hustenreiz bei Manipulation). Viszerosensibel versorgt er einen Großteil der Eingeweide (Lungen, Aortenbogen, Herz). Parasympathisch innerviert der N. vagus alle Organe vom Halsbereich abwärts bis zur linken Kolonflexur. **Faserqualität: viszeromotorisch, parasympathisch (allgemein-viszeromotorisch), somatosensibel, viszerosensibel, sensorisch.**

> **Merke!**
>
> Der N. vagus innerviert sensibel das Herz und motorisch die Kehlkopfmuskulatur.

Übrigens ...

Die Schädigung des N. vagus verursacht Schluckbeschwerden, Gaumensegellähmung mit Uvulaabweichung zur gesunden Seite und eine näselnde Aussprache. Durch die einseitige Lähmung der Kehlkopfmuskulatur kommt es zur Heiserkeit als Leitsymptom der Vagusschädigung (N. laryngeus recurrens).

3.12   N. accessorius (Hirnnerv XI)

Der N. accessorius ist ein rein somatomotorischer, kranialisierter Hirnnerv. Das bedeutet, dass der größte Teil der Accessorius-Fasern im Bereich der Medulla oblongata zwischen Vorder- und Hinterhorn entspringt (Radix spinalis) und der Nerv KEIN Hirnnerv im eigentlichen

Sinne ist. Er zieht gemeinsam mit dem N. glossopharyngeus und dem N. vagus durch das Foramen jugulare und läuft im lateralen Halsdreieck nach kaudal. Dabei schließt sich seine Radix cranialis dem N. vagus an. Seine Funktion ist die motorische Innervation des M. sternocleidomastoideus und des M. trapezius.
Faserqualität: rein somatomotorisch.

Merke!

Der N. accessorius ist **kein echter Hirnnerv**, sondern ein **kranialisierter Hirnnerv**.

Übrigens ...
Die Schädigung des N. accessorius kann z. B. bei Operationen im lateralen Halsdreieck erfolgen (Lymphknotenentfernung). Es kommt zur Schiefhaltung des Kopfes nach kontralateral mit Wendung des Gesichts nach ipsilateral. Weiterhin findet sich bei den Patienten eine Schwäche beim Heben des Arms über die Horizontale sowie eine Scapula alata.

3.13 N. hypoglossus (Hirnnerv XII)

Der N. hypoglossus ist der einzige Hirnnerv, der vor der Olive aus der Medulla oblongata entspringt. Er zieht zwischen A. carotis interna und V. jugularis interna zum Zungengrund, wo er lateral des M. hyoglossus eintritt. Er ist der einzige Nerv, der motorisch die Zunge versorgt.
Faserqualität: rein somatomotorisch.

Übrigens ...
Nach einer Schädigung des N. hypoglossus weicht die Zunge beim Herausstrecken zur erkrankten Seite hin ab. Die Sprache ist dann meist verwaschen und das Schlucken erschwert.

3.14 Parasympathische Kopfganglien

Es gibt vier parasympathische Kopfganglien:
– Ganglion ciliare,
– Ganglion pterygopalatinum,
– Ganglion submandibulare und
– Ganglion oticum.

Die parasympathischen Ganglien liegen immer nah am Erfolgsorgan und verschalten die parasympathischen Fasern. Im Gegensatz dazu liegen die sympathischen Ganglien immer vom Erfolgsorgan entfernt.

Der grundsätzliche Bauplan der vegetativen Kopfganglien sieht folgendermaßen aus:

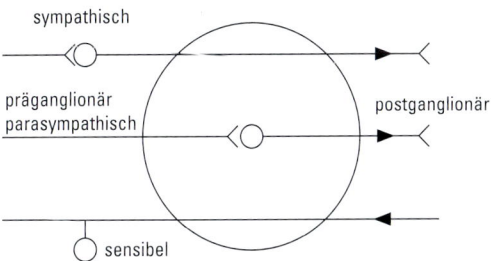

Abb. 9: Aufbau der vegetativen Kopfganglien

medi-learn.de/7-ana2-9

Jedes der vier Kopfganglien besitzt drei Nervenwurzeln unterschiedlicher Qualität. Die **parasympathischen präganglionären Fasern** werden im Ganglion auf das zweite Neuron umgeschaltet und ziehen als postganglionäre Fasern zum Erfolgsorgan. Die **sympathischen** und **sensiblen Anteile** ziehen durch das Ganglion hindurch, werden dort jedoch NICHT umgeschaltet.

Merke!

Zu jedem parasympathischen Kopfganglion gehören **sympathische, parasympathische und sensible Fasern**. Es werden jedoch NUR die **parasympathischen Fasern im Ganglion verschaltet**.

3.14.1 Ganglion ciliare

Das Ganglion ciliare liegt in der Orbita, lateral des N. opticus.

Seine **parasympathischen Fasern** stammen aus dem Ncl. Edinger-Westphal (Ncl. oculomotorius accessorius) und gelangen mit dem N. oculomotorius zum Ganglion ciliare. Dort werden sie verschaltet und ziehen danach zu den glatten inneren Augenmuskeln (M. sphincter pupillae und M. ciliaris).

Die **sympathischen Fasern** ziehen aus dem Ganglion cervicale superius ohne Umschaltung durch das Ganglion ciliare und innervieren den M. dilatator pupillae.

Die **sensiblen Fasern** aus dem N. nasociliaris des N. trigeminus ziehen ebenfalls unverschaltet durch das Ganglion hindurch und innervieren die Hornhaut des Auges.

> **Übrigens ...**
> Wird das Ganglion ciliare geschädigt, erlischt der Kornealreflex und die Pupille kann nicht mehr auf Lichtreize reagieren.

3.14.2 Ganglion pterygopalatinum

Das Ganglion pterygopalatinum liegt in der Fossa pterygopalatina. Dort werden die sekretorischen Fasern zur Tränendrüse auf das zweite Neuron umgeschaltet.

Die **parasympathischen Fasern** erhält es über den N. petrosus major aus dem Intermediusanteil des N. facialis. Die postganglionären Fasern ziehen mit dem N. zygomaticus aus dem N. maxillaris zur Orbita und von dort zur Tränendrüse, die sie sekretorisch innervieren.

Die **sympathischen Fasern** kommen aus dem Plexus caroticus.

Die **sensiblen Fasern** stammen aus den Rr. ganglionares des N. maxillaris. Sie innervieren den Gaumen sowie die Nasennebenhöhlen sensibel.

3.14.3 Ganglion submandibulare

Das Ganglion submandibulare liegt oberhalb der Glandula submandibularis. Es innerviert die Glandulae submandibularis und sublingualis sowie einige akzessorische Zungendrüsen.

Die **parasympathischen Anteile** stammen aus der Chorda tympani des N. facialis und versorgen außer der Glandula parotis ALLE Speicheldrüsen. Die **sympathischen Anteile** stammen aus dem Plexus caroticus und die **sensiblen Fasern** entstammen dem N. lingualis.

3.14.4 Ganglion oticum

Das Ganglion oticum liegt in der Fossa infratemporalis, medial des Austritts des N. mandibularis. Dort werden die parasympathischen Fasern für die Glandula parotis verschaltet.

Die **parasympathischen Fasern** verlaufen über den N. petrosus minor aus dem N. glossopharyngeus zum Ganglion, werden dort verschaltet und ziehen dann mit dem N. auriculotemporalis aus V3 zur Glandula parotis.

Die **sympathischen Fasern** entstammen dem Plexus caroticus und gelangen über die A. meningea media zum Ganglion.

Die **sensiblen Fasern** werden hier von motorischen Fasern begleitet und entstammen dem N. mandibularis. Die **motorischen Fasern** innervieren den M. tensor veli palatini sowie den M. tensor tympani.

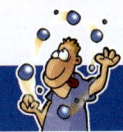
Es lohnt sich, das Kapitel 3.1, S. 15 genau durchzuarbeiten. Viele der hierzu gestellten Fragen galten der **Makroskopie**. Du solltest dir daher unbedingt merken, welcher Nerv welches Foramen als Schädeldurchtrittsstelle nutzt.

Häufig wurde auch das Thema **Augenmuskeln**, deren Innervation und Funktion gefragt. Daher hier noch mal eine kurze Zusammenfassung:

Muskel	Funktion	Innervation
M. rectus superior	hebt den Blick	N. oculomotorius (III)
M. rectus inferior	senkt den Blick	N. oculomotorius (III)
M. rectus medialis	Blick nach medial	N. oculomotorius (III)
M. obliquus inferior	hebt den Blick	N. oculomotorius (III)
M. rectus lateralis	Blick nach lateral	N. abducens (VI)
M. obliquus superior	senkt den Blick	N. trochlearis (IV)

Tab. 5: Funktion und Innervation der Augenmuskeln

Des Weiteren solltest du den **N. trigeminus** mit seinen Aufteilungen kennen und wissen, dass im Ganglion trigeminale NUR Nervenzellkörper liegen.
Außerdem wurde gern nach dem Verlauf und dem Innervationsgebiet des **N. facialis** einschließlich der Chorda tympani gefragt. Hier solltest du wissen, dass die Chorda tympani alle Speicheldrüsen mit Ausnahme der Glandula parotis parasympathisch innerviert. Daneben spielt das Ganglion geniculi bei der Übertragung von Geschmacksinformationen eine wichtige Rolle.

Auch **klinische Fragen** wurden häufig gestellt. Merke dir daher bitte, dass
- eine Schädigung der Radix motoria des N. trigeminus KEINEN Ausfall des M. buccinator zur Folge hat, da dieser durch den N. facialis innerviert wird,
- durch das Foramen rotundum der zweite Ast des N. trigeminus (N. maxillaris) zieht und dass dieser KEINE motorischen Fasern besitzt,
- bei Schädigung des N. accessorius der M. trapezius gelähmt ist. Deshalb kann der Arm nicht mehr über die Horizontale gehoben werden,
- der N. intermediofacialis sensorisch über die Chorda tympani die vorderen zwei Drittel der Zunge versorgt,
- nach Durchtrennung des N. oculomotorius Paresen im M. rectus medialis, M. rectus inferior, M. rectus superior sowie M. obliquus inferior zu finden sind. Der M. obliquus superior wird durch den N. trochlearis, der M. rectus lateralis durch den N. abducens innerviert,
- bei der peripheren Fazialisparese Stirnrunzeln, Lidschluss und Mundbewegungen auf der betroffenen Seite fehlen,
- bei der zentralen Fazialisparese lediglich die mimische Muskulatur unterhalb des Auges nicht mehr bewegt werden kann, da der Teil oberhalb des Auges von kontralateral mitversorgt wird und
- bei einer Schädigung des N. hypoglossus die Zunge beim Herausstrecken zur erkrankten Seite abweicht.

Ein weiterer Physikumsliebling sind die Fragen nach der **sekretorischen Innervation der Speicheldrüsen** und nach den **parasympathischen Kopfganglien**.

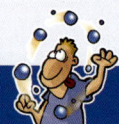
Auch wenn der N. phrenicus nicht zum ZNS gehört, hier der Hinweis, dass dieser Nerv im Zervikalmark auf Höhe C4 aus dem Vorderhorn entspringt und das Zwerchfell motorisch innerviert.

Für die vier Kopfganglien gilt: Jedes Ganglion weist drei zuführende Äste auf. Es werden NUR die parasympathischen Fasern umgeschaltet; die sympathischen und sensiblen Fasern werden NICHT verschaltet.

Ganglion	parasympathisch	sympathisch	sensibel
Ggl. ciliare	aus Ncl. Edinger-Westphal über den N. oculomotorius	aus dem Ggl. cervicale superius	aus dem N. nasociliaris des N. trigeminus
Ggl. pterygopalatinum	über den N. petrosus major aus dem N. facialis	aus dem Plexus caroticus	aus den Rr. ganglionares des N. maxillaris
Ggl. submandibulare	aus der Chorda tympani des N. facialis	aus dem Plexus caroticus	aus dem N. lingualis
Ggl. oticum	aus dem N. petrosus minor aus dem N. glossopharyngeus	aus dem Plexus caroticus	aus dem N. mandibularis (werden von motorischen Fasern begleitet)

Tab. 6: Die parasympathischen Kopfganglien mit ihren durchziehenden Fasern

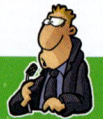
In der Vergangenheit wurden zum Thema „Hirnnerven" gerne folgende Fragen gestellt:

1. **Erklären Sie bitte, durch welches Foramen der N. maxillaris, mandibularis, glossopharyngeus, vagus, accessorius, hypoglossus den Schädel verlässt.**

2. **Bitte nennen Sie, welchen Muskel der N. abducens versorgt.**

3. **Bitte nennen Sie, welchen Muskel der N. trochlearis versorgt.**

4. **Erläutern Sie bitte, was im Ganglion trigeminale/geniculi umgeschaltet wird.**

5. **Bitte erläutern Sie, was in den Kopfganglien umgeschaltet wird.**

1. Erklären Sie bitte, durch welches Foramen der N. maxillaris, mandibularis, glossopharyngeus, vagus, accessorius, hypoglossus den Schädel verlässt.
Foramen rotundum, ovale, jugulare, jugulare, jugulare, Canalis hypoglossi.

2. Bitte nennen Sie, welchen Muskel der N. abducens versorgt.
M. rectus lateralis.

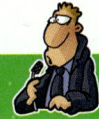

3. Bitte nennen Sie, welchen Muskel der N. trochlearis versorgt.
M. obliquus superior.

4. Erläutern Sie bitte, was im Ganglion trigeminale/geniculi umgeschaltet wird.
Nichts! Dort liegen nur Nervenzellkörper der pseudounipolaren Nervenzellen.

5. Bitte erläutern Sie, was in den Kopfganglien umgeschaltet wird.
Immer nur der Parasympathikus.

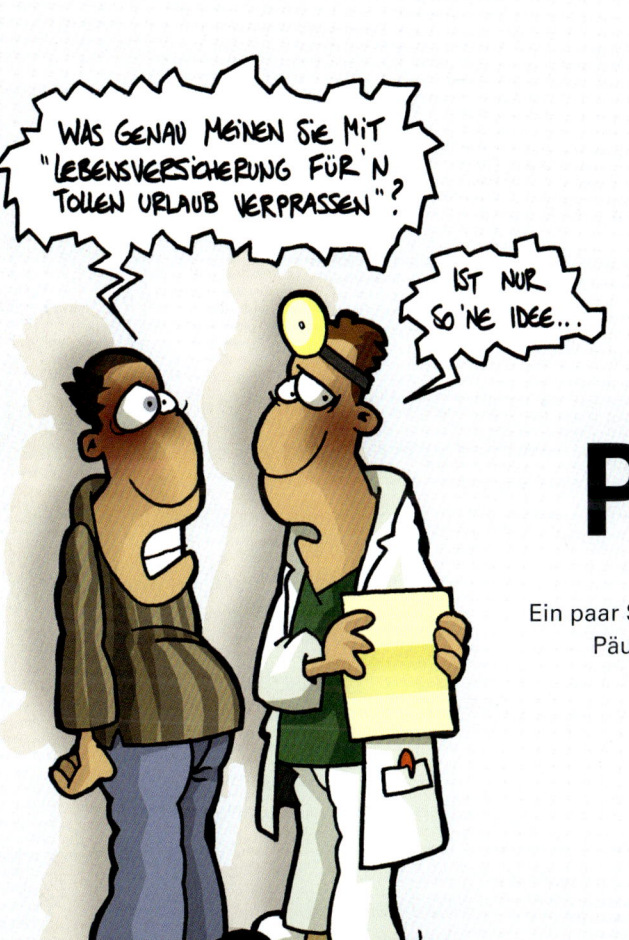

Pause

Ein paar Seiten hast du schon geschafft!
Päuschen und weiter geht's!

Mehr Cartoons unter www.medi-learn.de/cartoons

Ein besonderer Berufsstand braucht besondere Finanzberatung.

Als einzige heilberufespezifische Finanz- und Wirtschaftsberatung in Deutschland bieten wir Ihnen seit Jahrzehnten Lösungen und Services auf höchstem Niveau. Immer ausgerichtet an Ihrem ganz besonderen Bedarf – damit Sie den Rücken frei haben für Ihre anspruchsvolle Arbeit.

- Services und Produktlösungen vom Studium bis zur Niederlassung

- Berufliche und private Finanzplanung

- Beratung zu und Vermittlung von Altersvorsorge, Versicherungen, Finanzierungen, Kapitalanlagen

- Niederlassungsplanung & Praxisvermittlung

- Betriebswirtschaftliche Beratung

Lassen Sie sich beraten!

Nähere Informationen und unseren Repräsentanten vor Ort finden Sie im Internet unter www.aerzte-finanz.de

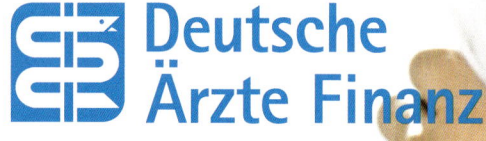

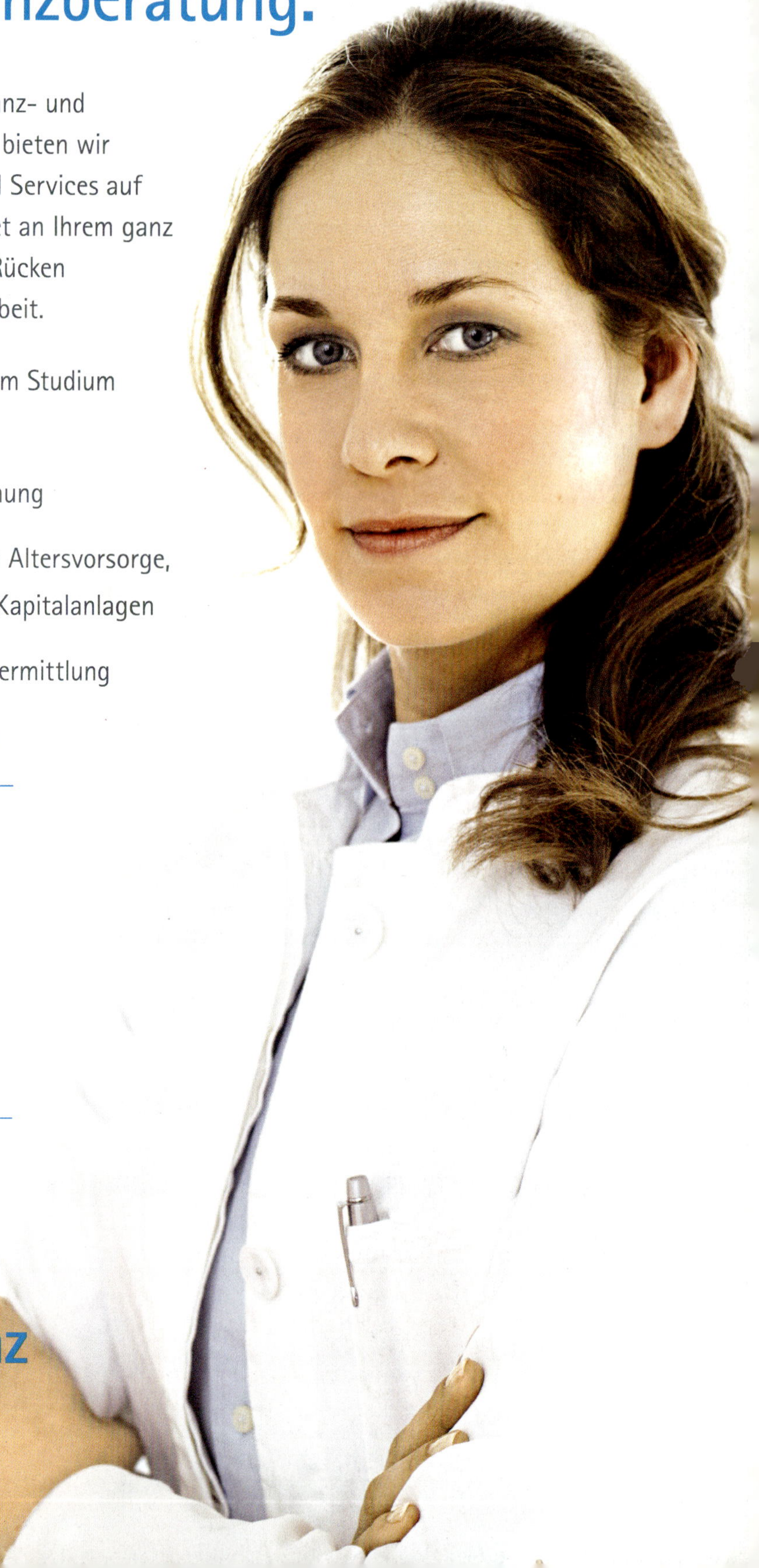

Deutsche Ärzte Finanz

Standesgemäße Finanz- und Wirtschaftsberatung

4 Rückenmark

 Fragen in den letzten 10 Examen: 8

Das Rückenmark enthält Nervenzellen und Nervenfasern. Es ist afferent und efferent mit dem Gehirn verbunden. Im Rückenmark liegen auch die Motoneurone, die die Muskeln motorisch innervieren und damit Bewegungen ermöglichen.

4.1 Makroskopie

Die Medulla spinalis (Rückenmark) ist ca. 45 cm lang, liegt im Wirbelkanal und ist von Hirnhäuten und Liquor umgeben. Sie reicht beim Erwachsenen bis zum ersten Lendenwirbelkörper und endet im Conus medullaris.

> **Merke!**
>
> Beim Säugling reicht das Rückenmark noch bis zum dritten Lendenwirbelkörper (LWK), beim Erwachsenen nur bis zum ersten LWK. Dies resultiert aus dem – im Vergleich zum Rückenmark – schnelleren Wachstum der Wirbelsäule.

Das Rückenmark ist am Schädel im Bereich des Foramen magnum und am Os sacrum über das **Filum terminale** fixiert und macht alle Bewegungen mit.

Übrigens ...
Das Filum terminale wird in der mündlichen Prüfung leicht mit einem Nerv verwechselt! Du vermeidest diesen Fehler, wenn du den Conus medullaris aufsuchst und den daraus entspringenden Fortsatz als Filum terminale (Gliagewebe) zeigst.

Schaut man sich das Rückenmark in seiner gesamten Länge an, findet man zwei Verdickungen:
– **Intumescencia** (Anschwellung) cervicalis und
– **Intumescencia lumbosacralis**.
Diese Verdickungen liegen im Bereich der Segmente, die den Plexus cervicalis/brachialis und lumbosacralis bilden. Die Anschwellung kommt durch die große Anzahl motorischer Neurone zustande.
Im folgenden Querschnitt sind schematisch alle wesentlichen makroskopischen Details dargestellt (s. Abb. 10, S. 31).

> **Merke!**
>
> Die Fissura mediana anterior liegt vorn.

Das Rückenmark kann in Segmente (Abschnitte) eingeteilt werden. Dabei gibt es ebenso viele Rückenmarkssegmente wie Wirbelkörper, mit einer Ausnahme: Der Mensch hat sieben Halswirbelkörper, aber acht zervikale Spinalnervenpaare. Dies hat entwicklungsgeschichtliche Ursachen, denn die Okziputkondylen waren ursprünglich ein eigener Wirbel und sind sekundär mit dem Okziput verwachsen. Deshalb ziehen die Spinalnerven im Zervikalmark (C1–C8) **oberhalb des Wirbelkörpers** entlang. Im Thorakalmark ziehen die 12 Spinalnervenpaare dagegen **unterhalb des Wirbelkörpers** entlang, ebenso wie im Lumbalmark (L1–L5), Sakralmark (S1–S5) und Kokzygealmark.

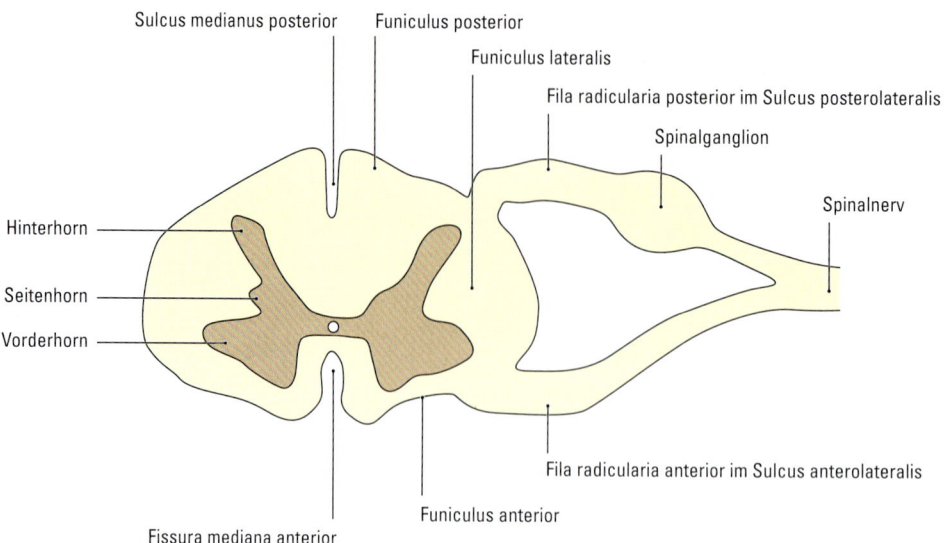

Abb. 10: Rückenmark im Querschnitt

medi-learn.de/7-ana2-10

Merke!

Im Zervikalmark gibt es acht Spinalnervenpaare. Diese ziehen oberhalb des entsprechenden Wirbelkörpers entlang. Im Thorakal-, Lumbal- und Sakralmark gibt es genau so viele Spinalnervenpaare wie Wirbel. Die Spinalnerven ziehen unterhalb des entsprechenden Wirbelkörpers entlang.

Wie bereits beschrieben, reicht das Rückenmark beim Erwachsenen bis zum ersten Lendenwirbelkörper. D. h., dass z. B. das Rückenmarksegment L1 noch im Bereich der Brustwirbelsäule liegt. Dementsprechend verlaufen die Nervenwurzeln nach ihrem Austritt aus dem Rückenmark noch ein Stück im Wirbelkanal nach unten, bevor sie in ihrem zugehörigen Foramen intervertebrale austreten. Ab LWK 1 laufen im Wirbelkanal nur noch Nervenfasern zu ihren Intervertebrallöchern. Diese Fasern werden als **Cauda equina** (Pferdeschwanz) bezeichnet.

Übrigens …

Sehr häufig hört man von Bandscheibenvorfällen und damit verbundenen Schmerzen/Ausfallerscheinungen. Die Bandscheiben (Zwischenwirbelscheiben) liegen zwischen den Wirbelkörpern und sind nach ventral und dorsal durch ein straffes Längsband gegen Herausrutschen weitgehend gesichert. Bei chronischer Fehlbelastung der Wirbelsäule mit Bandscheibendegeneration kann der Anulus fibrosus der Bandscheibe reißen und der Nucleus pulposus wird meist nach lateral herausgequetscht. Dies wird als Bandscheibenvorfall/Diskusprolaps bezeichnet. Makroskopisch tritt die Nervenwurzel (z. B. L4) im oberen Drittel von LWK 4 aus dem Durasack aus und zieht dann schräg nach kaudal ventral, um im Foramen intervertebrale auszutreten. Die Nervenwurzel L5 liegt dorsolateral der Bandscheibe L4/5. Dies hat bei einem Diskusprolaps von L4/5 eine Kompression der Nervenwurzel L5 zur Folge. Klinisch äußert sich dies in segmentartigen

Sensibilitätsstörungen von der proximalen Unterschenkelaußenseite schräg über die Schienbeinvorderkante bis zum Großzehenrücken. Außerdem kommt es zur Schwächung der Dorsalextension der Großzehe. Danach wird häufig im Mündlichen gefragt.

4.2   Rückenmarkshäute

Das Rückenmark ist – ebenso wie das Gehirn – von einer harten und einer weichen Hirnhaut umgeben.
Die weiche Hirnhaut besteht aus zwei Anteilen:
– Die **Pia mater** liegt dem Rückenmark direkt an und zieht auch in die Furchen hinein.
– Die **Arachnoidea mater** (Spinnengewebshaut) liegt der harten Hirnhaut von innen an und hüllt das Rückenmark samt Pia mater ein, ohne bis in die Furchen zu ziehen.

Die **Dura mater** (harte Hirnhaut) besteht aus straffem Bindegewebe und hüllt die beiden anderen Häute von außen ein.

4.3   Räume im und um das Rückenmark

Der Raum zwischen dem Periost der Wirbelkörper und der Dura mater heißt **Epiduralraum** oder **Periduralraum.** Er ist mit Fettgewebe und einem darin eingebetteten Venenplexus ausgefüllt. Die Spinalnerven durchziehen diesen Raum auf dem Weg zum Foramen intervertebrale. Dura mater und Arachnoidea sind miteinander verwachsen. Zwischen Arachnoidea und Pia mater befindet sich der **Subarachnoidalraum**. Dies ist der äußere Liquorraum des Rückenmarks, der folglich mit Liquor gefüllt ist. Er reicht bis SWK 2.

Merke!

Im Gegensatz zum Gehirn existiert im Rückenmark ein **Epi- oder Periduralraum**.

Übrigens …
– Bei einer **Lumbalpunktion** gewinnt man Liquor, indem man zwischen LWK 3 und LWK 4 den Subarachnoidalraum punktiert.
– Eine **Peridural- (Epidural-)anästhesie** wird zur **selektiven Blockade** einzelner Spinalnerven eingesetzt. Dabei sticht man zwischen zwei Wirbelbögen ein und spritzt sich den Periduralraum mit NaCl-Lösung weit, da dieser mit 1–2 mm ziemlich eng ist. Hat man den Periduralraum punktiert, „fällt" man mit der Kanüle regelrecht in das dort vorhandene Fettgewebe hinein und kann das Lokalanästhetikum applizieren. Da dieses im Fettgewebe schlecht diffundiert, bleibt die anästhetische Wirkung auf wenige Segmente beschränkt.
– Im Gegensatz dazu betäubt man bei der **Spinalanästhesie** alle Wurzeln kaudal der Injektionsstelle gleichzeitig. Das Vorgehen ähnelt dem der Lumbalpunktion, nur injiziert man nach erfolgreicher Punktion ein Lokalanästhetikum, das sich im Liquor verteilt und die Betäubung der Nervenfasern zur Folge hat.

4.4   Graue und weiße Substanz

Im ZNS kann man graue und weiße Substanz schon makroskopisch unterscheiden:
– graue Substanz = Perikaryen und
– weiße Substanz = Fortsätze und Gliagewebe.

Merke!

– Im Gehirn liegt die graue Substanz außen (Rinde) und die weiße Substanz innen.
– Im Rückenmark liegt die graue Substanz innen und die weiße Substanz außen.
Lass dich also bitte nicht von den gefärbten Rückenmarkspräparaten täuschen.

4

Die graue Substanz im Rückenmark weist eine typische Schmetterlingskonfiguration auf. Dabei zeigt der breitere Teil als **Cornu anterius** nach vorn. Er wird als Vorderhorn bezeichnet und enthält motorische Neurone. Im schmaleren **Cornu posterius** (Hinterhorn) werden sensible Neurone aus dem Spinalganglion umgeschaltet.

> **Merke!**
>
> ventral = motorisch
> dorsal = sensibel

Wie Abb. 10, S. 31 darstellt, vereinigen sich die Vorderwurzeln und die Hinterwurzeln zum Spinalnerv. Zwischen Vorder- und Hinterhorn befindet sich das **Cornu laterale** (Seitenhorn), das nur im Thorakal- und Lumbalmark vorkommt und die Neurone des vegetativen Nervensystems enthält.

Bisher haben wir nur vom Querschnitt, also zwei Dimensionen gesprochen. Da das Rückenmark aber ein dreidimensionales Gebilde ist, setzen sich die Vorder- und Hinterhörner über die gesamte Länge des Rückenmarks fort. Man spricht daher von **Säulen** (Vorder- und Hintersäulen). Die **Commissura grisea** verbindet die beiden Schmetterlingshälften der grauen Substanz miteinander. Darin befindet sich der **Canalis centralis**. Er steht mit dem inneren Liquorraum des Gehirns in Verbindung, ist jedoch häufig obliteriert.

Histologisch wird die graue Substanz in Laminae (unterschiedliche Zellschichten) eingeteilt. Diese werden von dorsal nach ventral von I–X nummeriert. Parallel dazu können auch Nervenkerne in der grauen Substanz abgegrenzt werden. Diese können v. a. im Bereich des Hinterhorns den Laminae zugeordnet werden.

Die **weiße Substanz** liegt um die graue Substanz herum und enthält nur **Fortsätze**. Sie wird gegliedert in die **Funiculi** (Stränge): Vorder-, Seiten- und Hinterstrang.

> **Merke!**
>
> Hörner und Säulen = graue Substanz
> Strang = weiße Substanz
> **Vorderhorn/Vordersäule:**
> – graue Substanz motorisch
> **Hinterhorn/Hintersäule:**
> – graue Substanz sensibel
> **Seitenhorn:**
> – graue Substanz vegetatives Nervensystem
> **Vorderstrang/Seitenstrang:**
> – weiße Substanz **sensible und motorische Bahnen!**

Da z. T. auch Bahnen auf Rückenmarksebene kreuzen, müssen Verbindungen zwischen der weißen Substanz der rechten und linken Rü-

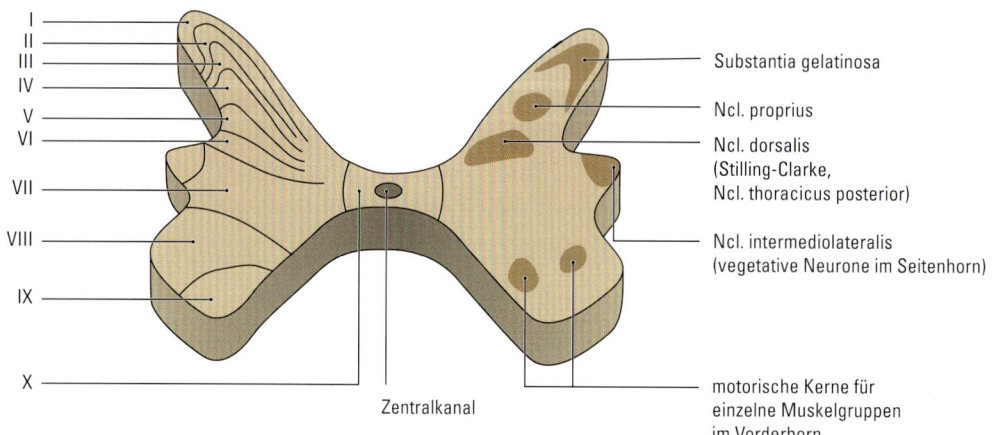

I
II
III
IV
V
VI
VII
VIII
IX
X

Zentralkanal

Substantia gelatinosa

Ncl. proprius

Ncl. dorsalis
(Stilling-Clarke,
Ncl. thoracicus posterior)

Ncl. intermediolateralis
(vegetative Neurone im Seitenhorn)

motorische Kerne für
einzelne Muskelgruppen
im Vorderhorn

Abb. 11: Gliederung der grauen Substanz

medi-learn.de/7-ana2-11

ckenmarkshälfte vorhanden sein. Diese existieren auch und zwar in Form der **Commissura alba anterior et posterior**, die vor oder hinter der Commissura grisea liegen.

4.4.1 Hinterhorn

Im Hinterhorn endet ein Teil der sensiblen Fasern. Dort wird die sensible Information vom ersten Neuron (Perikaryon im Spinalganglion) auf das zweite Neuron umgeschaltet.

> **Merke!**
>
> Die sensible Information läuft über **mindestens drei Neurone** zum Großhirn: Das Perikaryon des ersten Neurons liegt im Spinalganglion, das zweite Perikaryon liegt im Rückenmark und das dritte Perikaryon im Thalamus.

Ncl. dorsalis (Stilling-Clarke)

Dieses Kerngebiet wird auch als Ncl. thoracicus posterior bezeichnet. Es nimmt die Lamina V–VI ein und existiert nur im Thorakolumbalmark. Der Ncl. dorsalis empfängt propriozeptive Impulse aus der Peripherie (Tiefensensibilität). Diese geben Aufschluss über Lage und Stellung des Körpers sowie der Extremitäten und werden im **Tractus spinocerebellaris posterior** zum Kleinhirn weitergeleitet.

Ncl. proprius

Dieser Kern liegt im gesamten Rückenmark in der Mitte des Hinterhorns. Wie der Ncl. dorsalis leitet er propriozeptive Afferenzen.

Propriozeption = Tiefensensibilität

Darunter versteht man sensible Impulse aus den Muskelspindeln, Gelenk- und Sehnenrezeptoren, die Informationen über die Lage und Stellung des Körpers weiterleiten.

Substantia gelatinosa

Dieser Kernkomplex entspricht den Lamina II und III und liegt damit ganz dorsal im Hinterhorn. Er erhält proprio- und exterozeptive **Schmerzafferenzen**. Diese werden hier auf das zweite Neuron umgeschaltet und gelangen über den **Tractus spinothalamicus** zum Thalamus.

4.4.2 Seitenhorn

Das Seitenhorn wird auch **Ncl.** oder **Columna intermediolateralis** genannt. Es existiert im Thorakal-, Lumbal- und Sakralmark, jedoch NICHT im Zervikalmark. Makroskopisch gut sichtbar ist es jedoch nur im Thorakalmark. Vom Segment C8 bis L2/L3 befinden sich im Seitenhorn die ersten Neurone der **sympathischen efferenten Bahn**. Die Umschaltung auf das zweite Neuron erfolgt in den Grenzstrangganglien. Im Sakralmark liegen die ersten Neurone der **parasympathischen efferenten Bahn**. Die Umschaltung auf das zweite Neuron erfolgt nah am Erfolgsorgan.

> **Merke!**
>
> Der Sympathikus hat seine Neurone **thorakolumbal**, der Parasympathikus **kraniosakral**.

4.4.3 Vorderhorn

Die im Vorderhorn liegenden Neurone versorgen motorisch (efferent) die Skelettmuskulatur. Sie liegen im Bereich der Lamina VIII–IX. An Zellen finden sich dort α-, β- und γ-Motoneurone. γ-Motoneurone innervieren die Muskelfasern in den Muskelspindeln, die für die Feinabstimmung der Bewegung mitverantwortlich sind. Als Neurotransmitter der Motoneurone fungiert Acetylcholin.

Bei der Kinderlähmung (Poliomyelitis) kommt es zu einer schlaffen Lähmung der vom betroffenen Rückenmarksegment versorgten Muskeln bei erhaltener Sensibilität.

4.5   Reflexe

Ein Reflex ist eine unwillkürliche, immer gleich verlaufende Antwort eines Organs auf einen Reiz. Neben dem **Muskeleigenreflex** und dem **Fremdreflex** gibt es noch andere Arten, auf die hier aber nicht näher eingegangen wird.

Merke!

– Bei einem Eigenreflex erfolgen Reiz und Antwort in einem Organ.
– Bei einem Fremdreflex erfolgen Reiz und Antwort in unterschiedlichen Organen. Sie sind stets polysynaptisch.

4.5.1   Muskeleigenreflex

Beim Patellarsehnenreflex z. B. dehnt man durch Schlag auf die Patellarsehne den M. quadriceps femoris und erregt die darin befindlichen Muskelspindeln. Die Afferenzen der Muskelspindeln ziehen durch das Hinterhorn hindurch, um direkt am α-Motoneuron des gedehnten Muskels zu enden. Das α-Motoneuron wird erregt und der gedehnte Muskel kontrahiert sich. In unserem Beispiel kommt es zur Streckung im Kniegelenk. Bei diesem Reflex  ist nur eine Synapse zwischengeschaltet. Man spricht deshalb von einem **monosynaptischen Reflex**.

Im Schriftlichen wurde vermehrt nach den Segmentzuordnungen einzelner Muskeln und Reflexe gefragt. Dies sind die meistgefragten:

Reflex/ innverviertes Organ	Segment
Achillessehnenreflex	S1 – S2
Bizepssehnenreflex	C5 – C6
Patellarsehnenreflex	L3 – L4
Motoneurone zur Innervation der Mm. interossei	C8 – Th1
Plexus brachialis	C5 – Th1 (ventrale Äste)

Der Patellarsehnenreflex kann nur bei intakten Radices posteriores des N. femoralis ausgelöst werden.

4.5.2   Renshaw-Hemmung

In unserem Beispiel wurden als Reflexantwort die Strecker innerviert. Zur Beendigung des Reflexes tragen die **Renshaw-Zellen** bei. Dies sind Interneurone, die hemmend auf dasjenige Alpha-Neuron projizieren, das die Renshaw-Zellen über eine Kollaterale aktiviert hat.

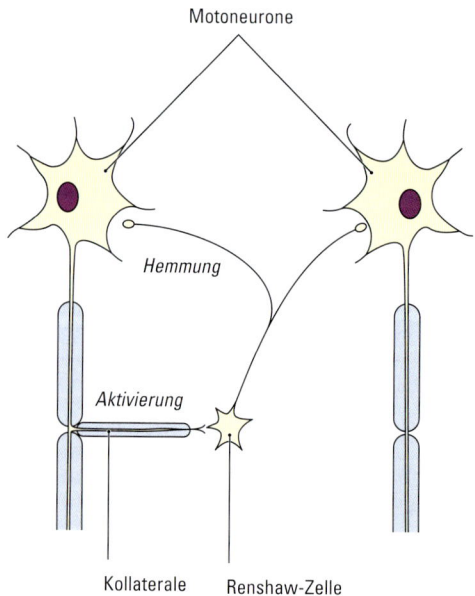

Abb. 12: Renshaw-Zellen   *medi-learn.de/7-ana2-12*

4.5.3   Fremdreflex

Als Beispiel soll hier das Treten in eine Glasscherbe dienen. Dabei registriert die Haut den Schmerzreiz und das Bein wird reflektorisch im Knie gebeugt (der Fuß zurückgezogen). Das andere Knie wird gestreckt, um das Gleichgewicht zu halten. Die Afferenz aus der Haut des Fußes zieht in das Hinterhorn und wird dort auf zwei Zwischenneurone umgeschaltet. Das erste erregt das **ipsilaterale** Motoneuron, das die Kniebeuger innerviert, das zweite Interneuron erregt das **kontralateral** gelegene Motoneuron zur Innervation der Kniestrecker im anderen Bein.

4.6   Bahnen

Die auf- und absteigenden Bahnen des Rückenmarks verlaufen in der weißen Substanz im Vorder-, Seiten- und Hinterstrang.

> **Merke!**
>
> – Die meisten absteigenden Bahnen enden im Vorderhorn und werden deshalb auch als motorische Bahnen bezeichnet.
> – Die meisten aufsteigenden Bahnen nehmen ihren Ursprung im Hinterhorn und werden als sensible Bahnen bezeichnet.

Die linke Körperhälfte ist sowohl sensibel als auch motorisch überwiegend in der rechten Großhirnhemisphäre repräsentiert und umgekehrt. Das bedeutet, dass fast alle Bahnen irgendwann zur Gegenseite kreuzen.

4.6.1   Sensible (aufsteigende) Bahnen

> **Merke!**
>
> Die Bahnen werden in aller Regel nach Ursprungs- und Zielort benannt. Daher zieht z. B. der Tractus spinothalamicus vom Rückenmark zum Thalamus.

Tractus spinothalamicus

Diese Bahn wird auch als Vorderseitenstrang bezeichnet und setzt sich aus zwei Teilen, dem Tractus spinothalamicus lateralis et anterior, zusammen. Im Vorderseitenstrang werden grobe Druck-, Tast-, Temperatur- und Schmerzempfindungen geleitet. Diese fasst man auch als **protopathische Sensibilität** zusammen. Die Schmerzafferenzen werden in der Substantia gelatinosa auf das zweite Neuron umgeschaltet, nachdem sie direkt nach ihrem Eintritt ins Rückenmark ein bis zwei Segmente aufgestiegen sind. Zusammen mit den anderen Faserqualitäten **kreuzen** sie in der **Commissura alba** auf die Gegenseite und ziehen zum Thalamus. Von dort projizieren sie in die Großhirnrinde.

> **Übrigens …**
> Unter dissoziierter Empfindungsstörung versteht man einen isolierten Ausfall der protopathischen Sensibilität.

Hinterstrangbahnen

Der Hinterstrang wird durch zwei Bahnen gebildet. Der **Fasciculus gracilis** führt die Impulse der unteren Extremität und liegt im Rückenmark ganz medial. Der **Fasciculus cuneatus** existiert erst ab dem Thorakalmark und führt dementsprechend die Impulse der oberen Extremität. Er liegt lateral des Fasciculus gracilis. Daraus ergibt sich eine somatotope Gliederung.

Die Hinterstrangbahnen werden auf Rückenmarksebene **NICHT verschaltet**, sondern ziehen **ungekreuzt** zur Medulla oblongata. Dort werden sie im Ncl. gracilis et cuneatus auf das zweite Neuron umgeschaltet. Danach kreuzen sie und ziehen als Lemniscus medialis zu den lateralen Thalamuskernen der Gegenseite.

Die Hinterstrangbahnen leiten **propriozeptive** (Information aus den Muskel-, Sehnen- und Gelenkrezeptoren über Lage und Stellung der

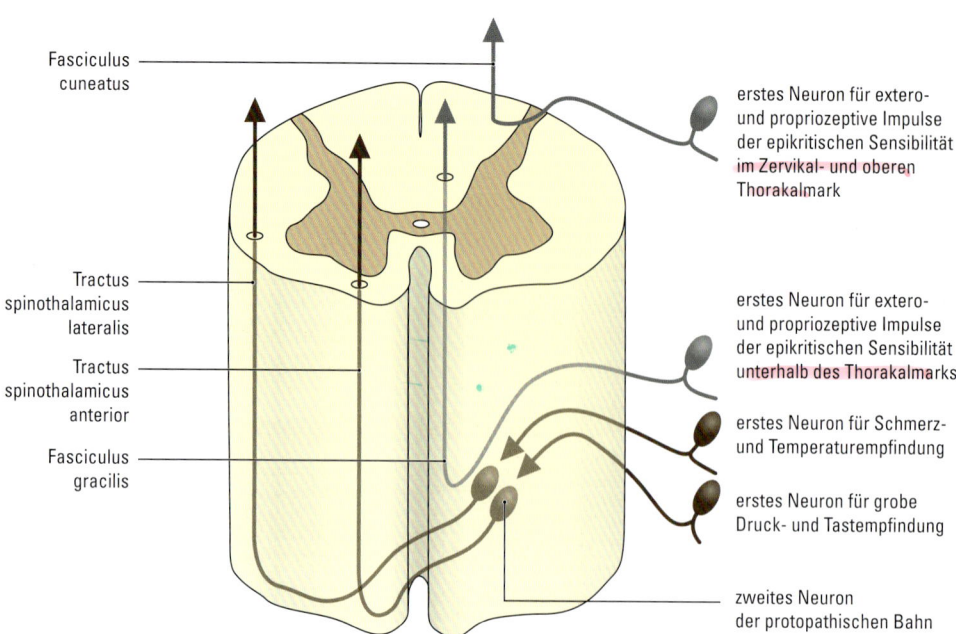

Abb. 13: Vorderseiten- und Hinterstrangbahn

medi-learn.de/7-ana2-13

Labels in figure:

Fasciculus cuneatus

Tractus spinothalamicus lateralis

Tractus spinothalamicus anterior

Fasciculus gracilis

erstes Neuron für extero- und propriozeptive Impulse der epikritischen Sensibilität im Zervikal- und oberen Thorakalmark

erstes Neuron für extero- und propriozeptive Impulse der epikritischen Sensibilität unterhalb des Thorakalmarks

erstes Neuron für Schmerz- und Temperaturempfindung

erstes Neuron für grobe Druck- und Tastempfindung

zweites Neuron der protopathischen Bahn

Extremitäten) und **exterozeptive** (Information über Lokalisation und Qualität einer Berührung) Impulse der **epikritischen Sensibilität.**

> **Merke!**
>
> Da die Hinterstränge ungekreuzt verlaufen, kommt es bei einer Schädigung zu Ausfällen auf der ipsilateralen Seite.

Kleinhirnseitenstrangbahnen

Die Kleinhirnseitenstrangbahnen bestehen ebenfalls aus zwei Bahnen:
- **Tractus spinocerebellaris posterior und**
- **Tractus spinocerebellaris anterior.**

Der Tractus spinocerebellaris posterior entspringt im Ncl. dorsalis (Stilling-Clarke, s. Abb. 11, S. 33) und leitet propriozeptive Informationen im **gleichseitigen** Seitenstrang zum Kleinhirn. Der Tractus spinocerebellaris anterior entspringt an der Basis des Hinterhorns (Lamina V–VIII) und leitet ebenfalls propriozeptive Informationen zum Kleinhirn. Allerdings

verläuft der Tractus spinocerebellaris anterior **gleichseitig und gekreuzt** im ventrolateralen Seitenstrang. Die auf Rückenmarksebene gekreuzten Anteile kreuzen beim Eintritt ins Kleinhirn wieder nach ipsilateral zurück.

Das Kleinhirn erhält über den Tractus spinocerebellaris posterior et anterior nur Afferenzen aus dem ipsilateralen Rückenmark. Mithilfe dieser Informationen reguliert das Kleinhirn die Feinmotorik.

4.6.2   Motorische (absteigende) Bahnen

Im Prinzip gibt es zwei wichtige motorische Bahnsysteme. Zum einen die **Pyramidenbahn**, die den Hauptteil der absteigenden Bahnen ausmacht und zum anderen die **extrapyramidalen Bahnen**.

Pyramidenbahn (Tractus corticospinalis)

Die Pyramidenbahn nimmt ihren Ursprung im Motokortex, zieht durch den Hirnstamm und bildet in der Medulla oblongata die medial liegende **Pyramide**.

4

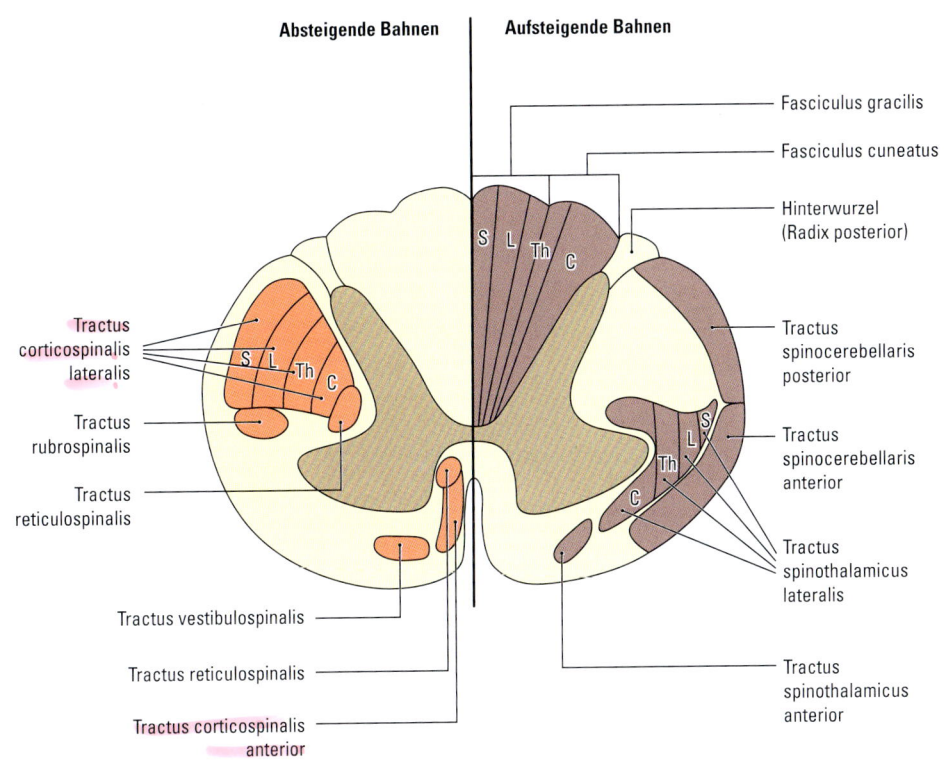

Absteigende Bahnen | Aufsteigende Bahnen

Fasciculus gracilis

Fasciculus cuneatus

Hinterwurzel
(Radix posterior)

Tractus
corticospinalis
lateralis

Tractus
rubrospinalis

Tractus
reticulospinalis

Tractus
spinocerebellaris
posterior

Tractus
spinocerebellaris
anterior

Tractus
spinothalamicus
lateralis

Tractus vestibulospinalis

Tractus reticulospinalis

Tractus corticospinalis
anterior

Tractus
spinothalamicus
anterior

Abb. 14: Somatotopik der Rückenmarksbahnen

medi-learn.de/7-ana2-14

Direkt darunter **kreuzen ca. 90 %** der Fasern zur Gegenseite (Pyramidenbahnkreuzung oder Decussatio pyramidorum), um anschließend als Tractus corticospinalis lateralis im Seitenstrang nach unten zu ziehen und die α-Motoneurone zu innervieren. Die 10 % der ungekreuzten Fasern laufen medial der Fissura longitudinalis anterior als Tractus corticospinalis anterior nach unten, um schließlich in Segmenthöhe auch zu kreuzen.

Merke!

Alle Fasern der Pyramidenbahn kreuzen zur Gegenseite.

Übrigens ...
Eine Schädigung der Pyramidenbahn hat eine spastische Parese mit Beeinträchtigung vor allem der Feinmotorik zur Folge. Bei der Schädigung fällt dementsprechend auch die Kontrollfunktion aus, sodass primitive Reflexe wieder ausgelöst werden können. Ein klinisch wichtiges Beispiel hierfür ist der **Babinski-Reflex** (Bestreichen des lateralen Fußrandes führt zur Dorsalextension der Großzehe).

Extrapyramidale Bahnen

Hierunter versteht man alle motorischen Bahnen, die ins Rückenmark projizieren und nicht in der Pyramidenbahn verlaufen.

Ursprung	Name der Bahn	Kreuzung
Ncl. ruber	Tractus rubrospinalis	ja
Ncll. vestibulares	Tractus vestibulospinalis	nein
Formatio reticularis	Tractus reticulospinalis	läuft bilateral

Tab. 7: Extrapyramidale Bahnen

Die extrapyramidalen Bahnen (außer der Tractus rubrospinalis) innervieren in erster Linie die Motoneurone der Rumpf- und proximalen Extremitätenmuskulatur. Deshalb sind sie vorrangig für die **Massenbewegungen** von Rumpf und Extremitäten verantwortlich. Besonders der Tractus vestibulospinalis sowie der Tractus reticulospinalis spielen eine wichtige Rolle für den **Tonus** der Muskulatur.

4.7 Gefäßversorgung

Das Rückenmark wird durch drei längs verlaufende Arterien mit Blut versorgt. Die A. spinalis anterior läuft in der Fissura longitudinalis anterior. Sie entspringt aus den beiden Aa. vertebrales. Dorsal verlaufen zwei Aa. spinales posteriores, die aus den Aa. posteriores inferiores cerebelli entspringen. Besonders im Bereich der Intumeszenzen (Verdickungen) sichern Zuflüsse, die von den Interkostal- bzw. Lumbalarterien abstammen, die Blutversorgung.

4

Bahn	Qualität	Verschaltung/Kreuzung
sensibler Vorderseitenstrang (Tractus spinothalamicus)	Schmerz, Temperatur, grobe Druck- und Tastempfindung (protopathische Sensibilität)	segmentale Verschaltung mit nachfolgender Kreuzung über die Commissura alba
Hinterstrangbahnen (Fasciculus gracilis et cuneatus)	fein differenzierte Tastwahrnehmung und Propriozeption (epikritische Sensibilität)	Verschaltung und Kreuzung erst im Hirnstamm
Kleinhirnseitenstrangbahnen	propriozeptive Impulse zum Kleinhirn	teilweise gekreuzt, teilweise ungekreuzt zum Kleinhirn
Pyramidenbahn (Tractus corticospinalis)	feinmotorische Innervation der distalen Extremitätenmuskulatur	90 % kreuzen im Bereich der Medulla oblongata, 10 % kreuzen später
extrapyramidale Bahnen (Ursprung in den Hirnnervenkernen)	grobmotorische Innervation der proximalen Extremitätenmuskulatur	

Tab. 8: Wichtigste Bahnen, ihre Faserqualitäten sowie Verschaltung und Kreuzung

5   Makroskopie des Gehirns

Fragen in den letzten 10 Examen: 1

In diesem Kapitel werden die grundlegenden makroskopischen Strukturen dargestellt, die du am kompletten und sagittal halbierten Gehirn erkennen solltest. Auf erklärenden Text wurde hier weitestgehend verzichtet, da die wesentlichen Strukturen im vorangegangenen und nachfolgenden Text erklärt werden.

5.1   Topografische Achsen

Wie bereits in Kapitel 2.1.3, S. 9 erwähnt, kommt es durch das unterschiedlich schnelle Wachstum der Hirnbläschen zu einem Abkippen des Neuralrohrs nach vorn zwischen Mittel- und Zwischenhirn um ca. 60°. Damit ergeben sich unterschiedliche topografische Bezeichnungen für Hirnstamm (1) sowie Zwischen- und Großhirn (2).

5

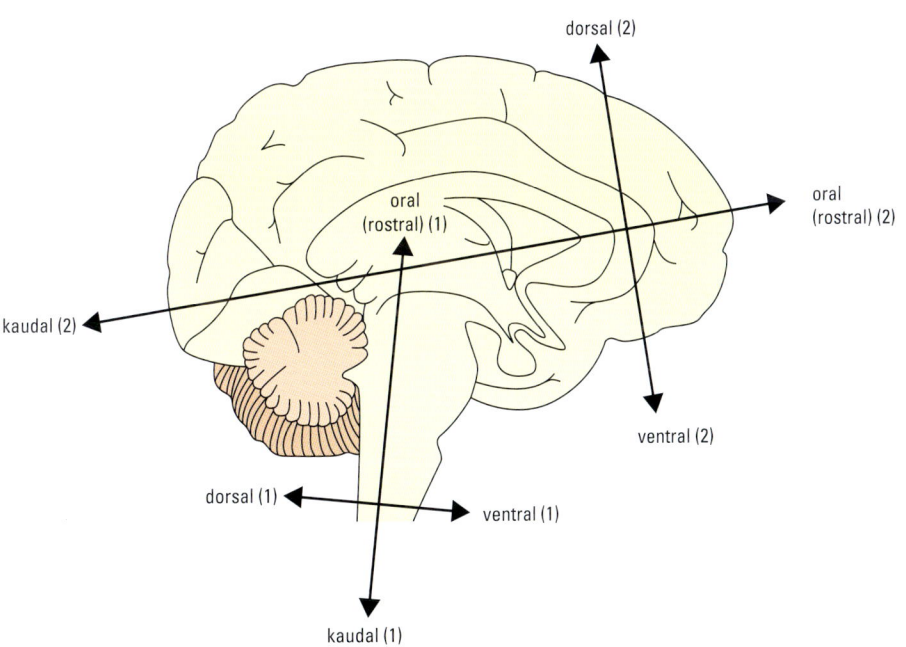

Abb. 15: Topografische Achsen

medi-learn.de/7-ana2-15

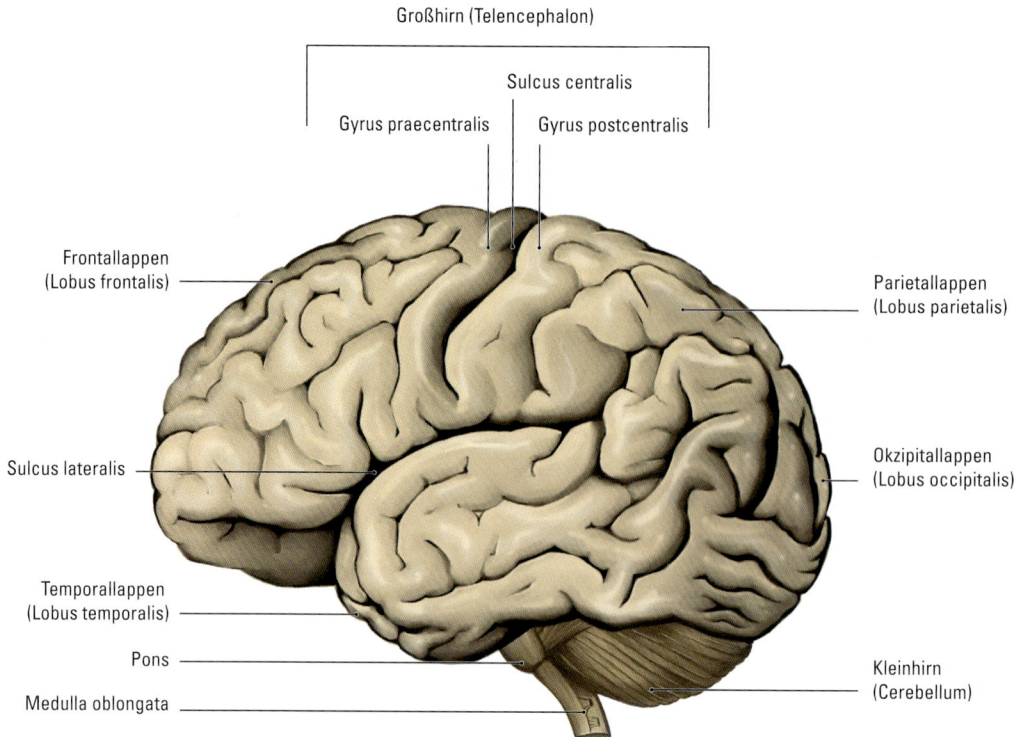

Abb. 16: Lateralansicht des Gehirns

medi-learn.de/7-ana2-16

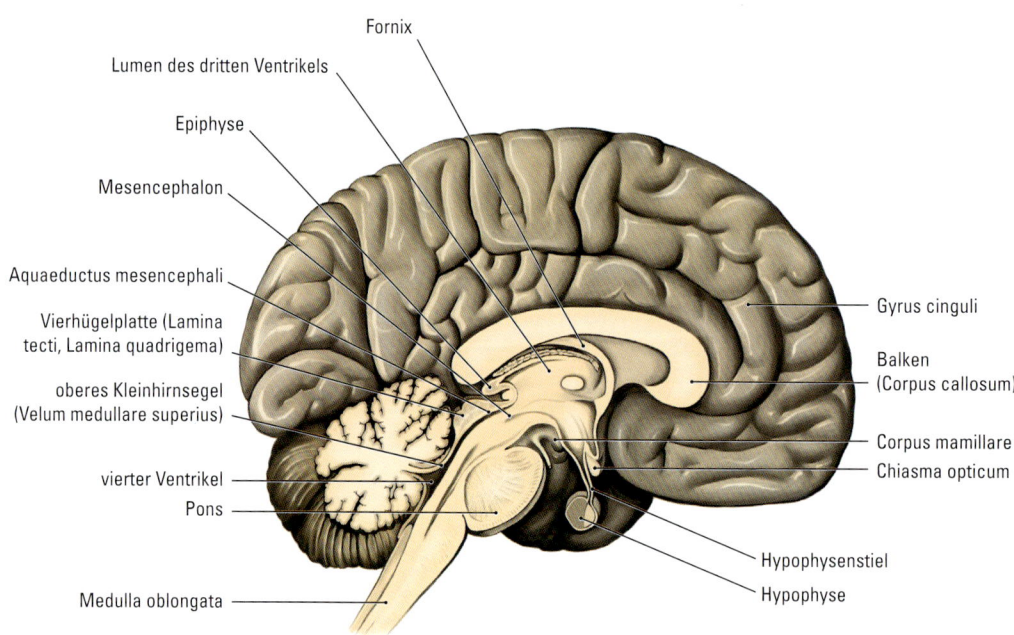

Abb. 17: Medialansicht des Gehirns

medi-learn.de/7-ana2-17

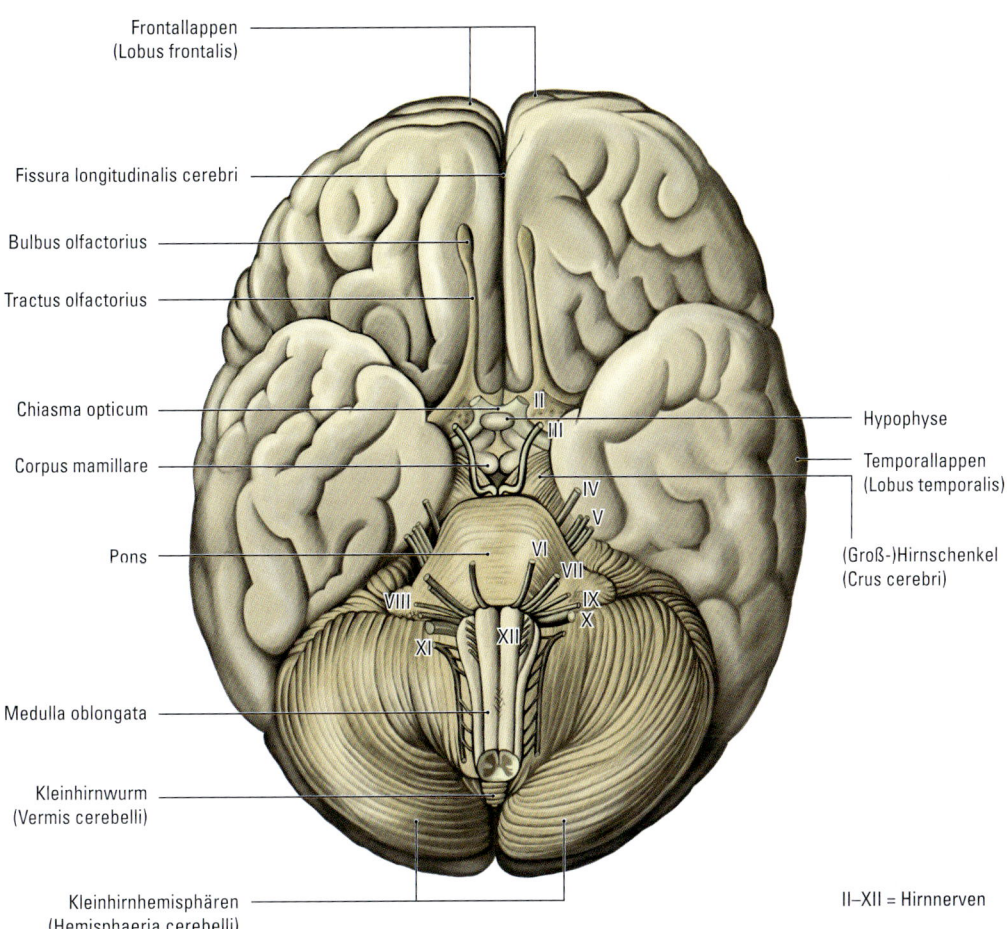

Frontallappen
(Lobus frontalis)

Fissura longitudinalis cerebri

Bulbus olfactorius

Tractus olfactorius

Chiasma opticum

Corpus mamillare

Pons

Medulla oblongata

Kleinhirnwurm
(Vermis cerebelli)

Kleinhirnhemisphären
(Hemisphaeria cerebelli)

Hypophyse

Temporallappen
(Lobus temporalis)

(Groß-)Hirnschenkel
(Crus cerebri)

II–XII = Hirnnerven

II
III
IV
V
VI
VII
VIII
IX
X
XI
XII

Abb. 18: Basalansicht des Gehirns

medi-learn.de/7-ana2-18

5

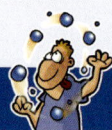
Bei Fragen zum **Rückenmark** kannst du wieder gut mit diesem Faktenwissen punkten:

– Das Rückenmark ist ca. 40–45 cm lang, besteht aus acht Zervikal-, zwölf Thorakal-, fünf Lumbal- und fünf Sakralsegmenten.
– Das Rückenmark endet im Conus medullaris auf Höhe des ersten/zweiten Lendenwirbelkörpers.
– Dem Rückenmark selbst liegt die Pia mater an. Danach folgen nach außen Arachnoidea und Dura mater.
– Der Subarachnoidalraum ist der äußere Liquorraum des Rückenmarks und steht mit dem äußeren Liquorraum des Hirns in Verbindung.
– Im Querschnitt des Rückenmarks erkennt man graue (Perikaryen) und weiße (Bahnen) Substanz.
– Die graue Substanz gliedert sich in Hinterhorn (Afferenzen), Vorderhorn (Efferenzen) und Seitenhorn (nur im Thorakal-, Lumbal- und Sakralmark, sympathisch oder parasympathisch).
– In der weißen Substanz unterscheidet man aufsteigende (sensible) und absteigende (motorische) Bahnen.

Aber auch in diesem Kapitel lauern kleinere Schwierigkeiten wie: „Wo wird die Bahn verschaltet, wo kreuzt sie?" Tab. 8, S. 39 soll dir helfen, diese Hürde zu nehmen. Außerdem sind Fragen nach den verschiedenen Reflexen und den zugehörigen Bewegungssegmenten Physikumsdauerbrenner.

Auch wenn es dir nicht gefällt zum Thema **Makroskopie des Gehirns** hilft nur Lernen, Lernen, Lernen. Versuche makroskopisch den Überblick zu behalten und die Strukturen zu benennen, dann kannst du daraus deren Lage zueinander ableiten. Damit lassen sich die meisten Fragen auch schon beantworten. Echte Prüfungslieblinge gibt es hier nicht.

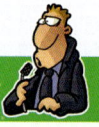
Makroskopische Fragen werden gern an den Anfang einer mündlichen Prüfung gestellt. Damit kann der Prüfer schnell Faktenwissen (am Präparat lernen) abfragen und dies als Einstieg in anspruchsvollere Themen nutzen. An dieser Stelle – repräsentativ für alle anderen Strukturen – als Beispiel die Medulla oblongata:

1. **Wie heißt diese Struktur? (Prüfer zeigt am Präparat auf die Medulla oblongata)**

2. **Bitte nennen Sie mir die Funktion der Medulla oblongata.**

3. **Erklären Sie bitte, wodurch die Medulla oblongata begrenzt wird.**

4. **Bitte erklären Sie, was der Conus medullaris ist.**

5. **Nennen Sie die Anzahl der Zervikalnervenpaare.**

6. **Bitte erläutern Sie, was ein Eigenreflex ist.**

7. **Kreuzen alle Pyramidenbahnfasern?**

8. **Was verstehen Sie unter einer schlaffen Lähmung?**

9. **Was verstehen Sie unter einer spastischen Lähmung?**

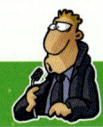

1. Wie heißt diese Struktur? (Prüfer zeigt am Präparat auf die Medulla oblongata)
Medulla oblongata.

2. Bitte nennen Sie mir die Funktion der Medulla oblongata.
Hier kreuzt der größe Teil der Pyramidenbahnen (motorische Fasern) und ca. 80 % der sensiblen Fasern. Außerdem enthält sie Anhäufungen von Nervenzellkernen (graue Substanz, Substantia grisea) mit lebenswichtigen vegetativen Zentren für Stoffwechsel, Atmung, Herzschlag, Blutgefäßweite, Reflexe (Husten, Niesen, Brechen, Schlucken, Lidschluss, Saugen des Säuglings). Des Weiteren liegen hier auch die Ursprungskerne der Hirnnerven VIII–XII.

3. Erklären Sie bitte, wodurch die Medulla oblongata begrenzt wird.
Die Medulla oblongata reicht per definitionem von der Pons (kranial) bis zum Abgang des ersten Zervikalnervs aus dem Rückenmark (kaudal).

4. Bitte erklären Sie, was der Conus medullaris ist.
Kaudales Ende des Rückenmarks.

5. Nennen Sie die Anzahl der Zervikalnervenpaare.
Acht.

6. Bitte erläutern Sie, was ein Eigenreflex ist.
Reiz und Antwort erfolgen in einem Organ.

7. Kreuzen alle Pyramidenbahnfasern?
Ja. 90 % in der Pyramide, 10 % auf Segmentebene.

8. Was verstehen Sie unter einer schlaffen Lähmung?
Eine schlaffe Lähmung ist immer eine periphere Lähmung, bei der der Muskel durch den peripheren Nerv nicht innerviert wird.

9. Was verstehen Sie unter einer spastischen Lähmung?
Eine spastische Lähmung ist immer eine zentrale Lähmung; es kommt durch Tonussteigerung der Muskulatur zur gesteigerten Auslösbarkeit von Eigenreflexen.

Pluspunkte sammelst du übrigens bei jedem Prüfer, wenn du zum Zeigen von Strukturen eine Sonde oder Pinzette verwendest. Am besten umfährst du die gefragten und benennst die angrenzenden Strukturen. Faktenwissen wird vom Prüfer einfach vorausgesetzt, und die Laune des Prüfers wird sicherlich kontinuierlich besser, je mehr du von dir aus (unaufgefordert) erzählst. Also trau dich!

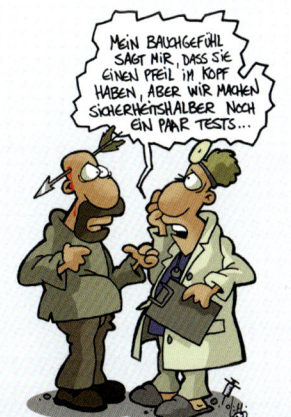

MEIN BAUCHGEFÜHL SAGT MIR, DASS SIE EINEN PFEIL IM KOPF HABEN, ABER WIR MACHEN SICHERHEITSHALBER NOCH EIN PAAR TESTS...

Mehr Cartoons unter www.medi-learn.de/cartoons

Pause

Wieder ein paar Seiten geschafft!
Jetzt Pause und dann ran an das letzte Kapitel

6 Medulla oblongata und Pons

Fragen in den letzten 10 Examen: 14

Diese beiden Gebiete stehen topografisch sowie funktionell in engem Kontakt und werden deshalb hier zusammen besprochen.

6.1 Topografie

Per definitionem reicht die Medulla oblongata (verlängertes Mark) vom Abgang des ersten Zervikalnervs bis zur Pons (Brücke). Die Fasern der Pons haben alle einen queren Verlauf. Pons und Medulla oblongata bilden die Rautengrube, den Boden des vierten Ventrikels.

Mit Hilfe der beiden nachfolgenden Abbildungen kannst du dir einen Überblick über die Strukturen von der Medulla oblongata bis hin zum Diencephalon verschaffen. Auch hier hilft leider nur eins: Lernen am Präparat (s. IMPP-Bild 2, S. 56).

5.1 Topografische Achsen

6

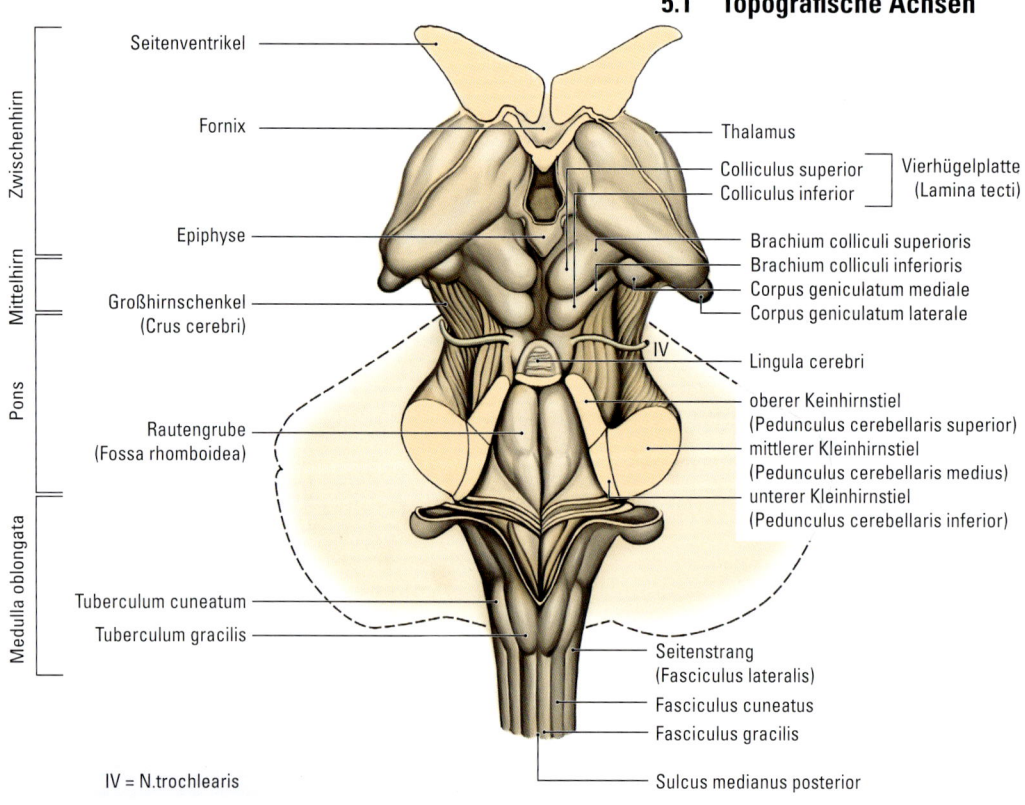

Seitenventrikel

Zwischenhirn

Fornix

Thalamus

Colliculus superior — Vierhügelplatte
Colliculus inferior — (Lamina tecti)

Epiphyse

Brachium colliculi superioris
Brachium colliculi inferioris
Corpus geniculatum mediale
Corpus geniculatum laterale

Mittelhirn

Großhirnschenkel
(Crus cerebri)

IV

Lingula cerebri

oberer Keinhirnstiel
(Pedunculus cerebellaris superior)
mittlerer Kleinhirnstiel
(Pedunculus cerebellaris medius)
unterer Kleinhirnstiel
(Pedunculus cerebellaris inferior)

Pons

Rautengrube
(Fossa rhomboidea)

Medulla oblongata

Tuberculum cuneatum
Tuberculum gracilis

Seitenstrang
(Fasciculus lateralis)
Fasciculus cuneatus
Fasciculus gracilis

IV = N.trochlearis

Sulcus medianus posterior

Abb. 19: Hirnstamm und Zwischenhirn von dorsokranial

medi-learn.de/7-ana2-19

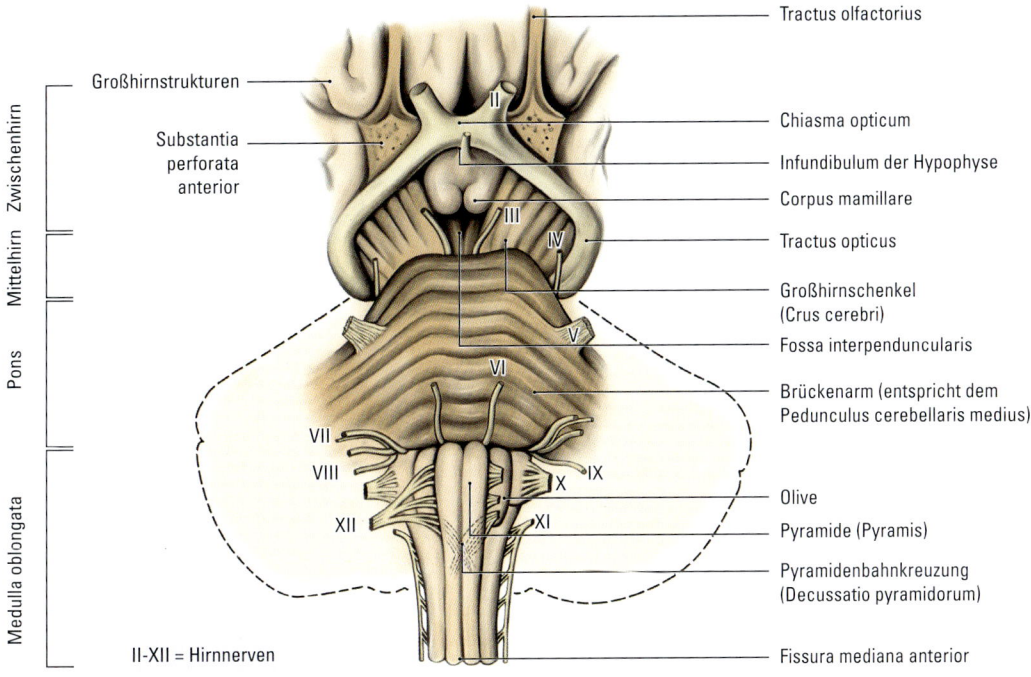

Tractus olfactorius

Chiasma opticum

Infundibulum der Hypophyse

Corpus mamillare

Tractus opticus

Großhirnschenkel
(Crus cerebri)

Fossa interpenduncularis

Brückenarm (entspricht dem
Pedunculus cerebellaris medius)

Olive

Pyramide (Pyramis)

Pyramidenbahnkreuzung
(Decussatio pyramidorum)

Fissura mediana anterior

Großhirnstrukturen

Substantia
perforata
anterior

Zwischenhirn

Mittelhirn

Pons

Medulla oblongata

II-XII = Hirnnerven

Abb. 20: Hirnstamm und Zwischenhirn von ventrobasal

medi-learn.de/7-ana2-20

6.2 Hirnnervenkerne

Die Hirnnerven wurden ja bereits in Kapitel 3, S. 15 besprochen. Hier geht es deshalb nur um deren Kerngebiete.

> **Merke!**
>
> Die Hirnnerven werden nach ihrem Austreten aus dem Gehirn nummeriert. Dabei beginnt die Zählung rostral am Großhirn (s. Abb. 20, S. 46).

6.2.1 Lage der Hirnnervenkerne im Hirnstamm

Im Hirnstamm liegen die Kerngebiete der Hirnnerven III–X und XII. Die Kerne des N. olfactorius liegen an der Großhirnbasis, die des N. opticus im Zwischenhirn und die des N. accessorius im zervikalen Rückenmark.

Ein Hirnnerv kann mehrere Kerngebiete haben und mehrere Hirnnerven können ein Kerngebiet haben.

Prinzipiell gilt: somatomotorische Kerne liegen mehr medial, somatosensible Kerne liegen mehr lateral. Viszeromotorische sowie viszerosensible Kerne liegen dazwischen.

Puhh…

Bei den vielen Kernen und Nerven kann man ganz schön Nerven lassen. Deshalb hier mein Vorschlag, um die wichtigsten Kerngebiete strukturiert zu lernen:

– Die Hirnnerven I, II, IV, VI, XI, XII haben jeweils nur ein Kerngebiet. Das ist schon einmal die Hälfte aller Hirnnerven! Die Hälfte davon besitzt rein somatomotorische Fasern (IV, VI, XI, XII).

– Der N. trigeminus besitzt eine Radix motoria und eine Radix sensoria. Der motorische Kern (Ncl. motorius n. trigemini) ist relativ klein – der N. trigeminus ist in erster Linie

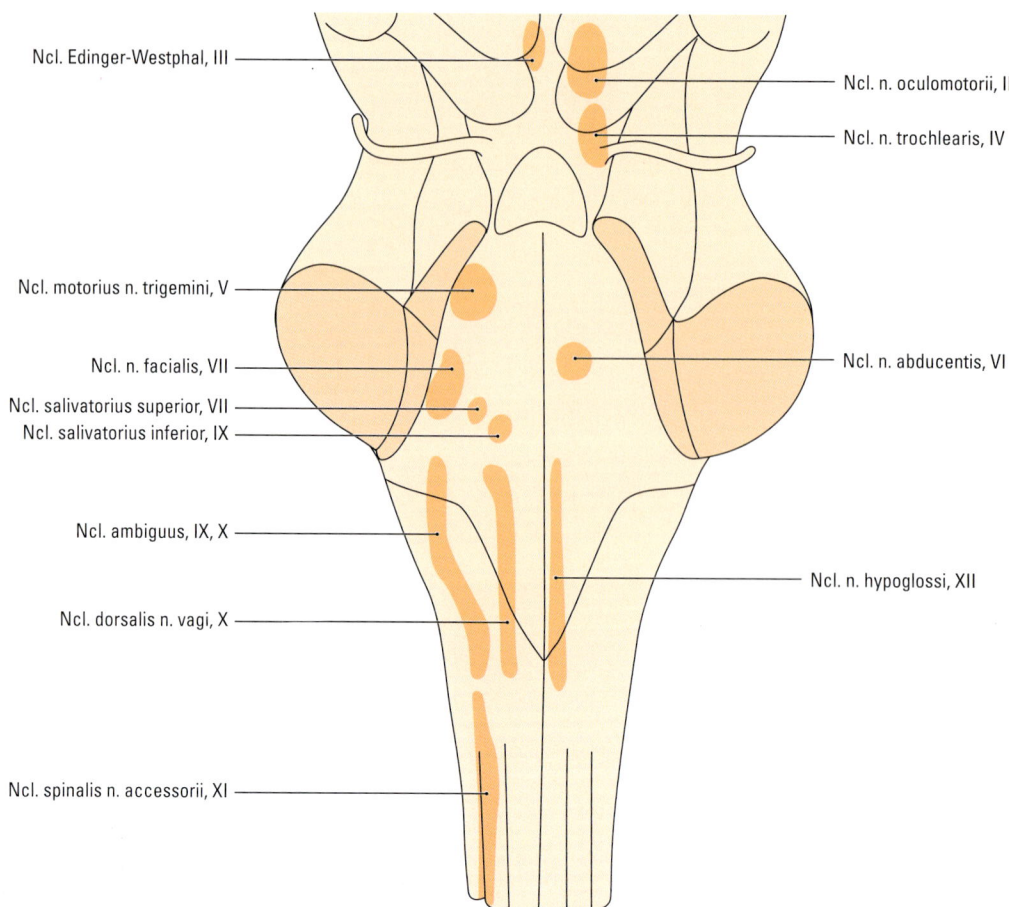

Ncl. Edinger-Westphal, III

Ncl. n. oculomotorii, III

Ncl. n. trochlearis, IV

Ncl. motorius n. trigemini, V

Ncl. n. facialis, VII

Ncl. salivatorius superior, VII

Ncl. salivatorius inferior, IX

Ncl. n. abducentis, VI

Ncl. ambiguus, IX, X

Ncl. n. hypoglossi, XII

Ncl. dorsalis n. vagi, X

Ncl. spinalis n. accessorii, XI

Abb. 21: Motorische Hirnnervenkerne

medi-learn.de/7-ana2-21

für die Sensibilität zuständig. Dementsprechend gibt es drei sensible Kerngebiete, die vom **Rückenmark** (Ncl. spinalis n. trigemini) über die **Pons** (Ncl. principalis n. trigemini) bis ins **Mittelhirn** (Ncl. mesencephalicus n. trigemini) reichen.

– Die parasympathischen Kopfganglien versorgen auch die Speicheldrüsen. Der N. facialis erhält Fasern aus dem **„oberen Speicheldrüsenkern"** (Ncl. salivatorius superior), weil er **oberhalb** des N. glossopharyngeus liegt. Der N. glossopharyngeus erhält Fasern aus dem **„unteren Speicheldrüsenkern"**, weil er **unterhalb** des N. facialis liegt.

– Um Geschmack wahrzunehmen, benötigen wir auch Nervenfasern. Diese laufen im N. facialis als Chorda tympani, im N. glossopharyngeus sowie im N. vagus. Alle drei Hirnnerven erhalten die Geschmacksfasern aus **einem Kerngebiet**, dem Ncll. tractus solitarii.

– Da der N. glossopharyngeus und der N. vagus topografisch eng benachbart verlaufen, haben sie auch gemeinsame Kerngebiete. Für die speziell-viszeromotorischen Fasern ist dies der Ncl. ambiguus.

Beide Hirnnerven haben aber auch sensible Anteile. Diese sind nicht so stark ausgeprägt wie beim N. trigeminus. Deshalb benötigen die sensiblen Anteile keine eigenen Kerngebiete (es reicht ja auch so schon!), sondern erhalten Fasern vom Ncl. spinalis n. trigemini.

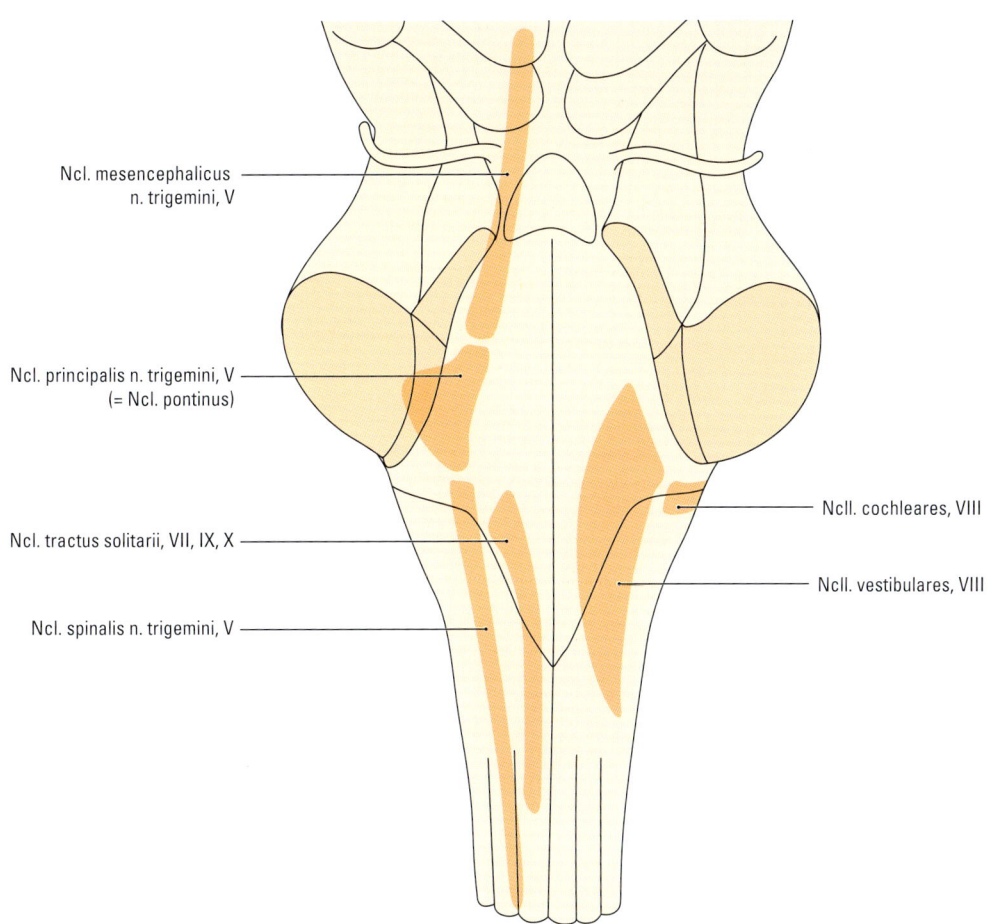

Ncl. mesencephalicus
n. trigemini, V

Ncl. principalis n. trigemini, V
(= Ncl. pontinus)

Ncll. cochleares, VIII

Ncl. tractus solitarii, VII, IX, X

Ncll. vestibulares, VIII

Ncl. spinalis n. trigemini, V

Abb. 22: Sensible Hirnnervenkerne

medi-learn.de/7-ana2-22

Ncl. n. oculomotorii

Dieser somatomotorische Kern liegt kurz vor dem Aquädukt in Höhe der Colliculi superiores im Tegmentum mesencephali.

Übrigens …
Bei Läsion dieses Kerngebiets steht das betroffene Auge nach lateral unten und das Augenlid hängt. Dementsprechend kommt es zu Doppelbildern. Da die beiden Okulomotorius Kerngebiete eng beieinander liegen, treten die Symptome häufig beiderseits auf.

Ncl. accessorius n. oculomotorii (Edinger-Westphal)

Dieser allgemein-viszeromotorische Kern führt parasympathische Fasern, die mit dem N. oculomotorius zum Auge laufen und dort die inneren Augenmuskeln (M. ciliaris, M. sphincter pupillae) innervieren.

Merke!

Der M. dilatator pupillae wird sympathisch aus dem Seitenhorn des oberen Thorakalmarks innerviert.
Merkhilfe: Wenn dir jemand **sympathisch** erscheint, weiten sich deine Pupillen.

Übrigens …
Bei Ausfall des Ncl. Edinger-Westphal ist die Pupille des betroffenen Auges geweitet und das Auge ist unfähig zu akkommodieren. Daraus resultiert eine Lichtüberempfindlichkeit sowie die Unfähigkeit, Dinge in der Nähe scharf zu sehen.

Ncl. n. trochlearis

Dieser rein somatomotorische Kern liegt in Höhe der Colliculi inferiores im Tegmentum. Die Fasern kreuzen direkt nach Verlassen des Kerns zur Gegenseite.
Der N. trochlearis ist der einzige Hirnnerv, der dorsal austritt.

Übrigens …
Bei Schädigung des Kerngebiets fällt die kontralaterale Seite aus. Es kommt zu Doppelbildern, bedingt durch die Fehlstellung des Bulbus oculi (nach oben medial und Außenrotation). Häufiger ist die Schädigung des N. trochlearis. Dabei weist das ipsilaterale Auge die Fehlstellung auf.

Ncl. motorius n. trigemini

Dieser speziell-viszeromotorische Kern versorgt ausschließlich die Radix motoria des N. trigeminus. Die Fasern verlassen mit dem N. mandibularis die Schädelhöhle und innervieren die Kaumuskulatur.

Ncl. spinalis n. trigemini

Im allgemein-somatosensiblen Ncl. spinalis n. trigemini enden größtenteils Fasern der **protopathischen** Sensibilität (Schmerz, Temperatur, grobe Berührungsempfindung) aus den Hirnnerven V, IX und X in somatotopischer Ordnung.

Ncl. principalis n. trigemini

Hier enden die Fasern für die **epikritische** Sensibilität (feine Berührungsempfindung) des Gesichts.

Ncl. mesencephalicus n. trigemini

In diesem allgemein-somatosensiblen Kerngebiet des N. trigeminus enden die **propriozeptiven** Fasern der Kaumuskulatur.

Ncl. n. abducentis

Dieser rein somatomotorische Kern innerviert den M. rectus lateralis.
Damit immer beide Augen in die gleiche Richtung schauen, existiert eine Verbindung zum Ncl. n. oculomotorii, damit das kontralaterale Auge nach medial blicken kann.

Übrigens …
Bei Schädigung des Ncl. n. abducentis kommt es häufig zu einer kompletten Blicklähmung zur Seite der Schädigung.

Ncl. n. facialis

Dieser speziell-viszeromotorische Kern innerviert die Gesichtsmuskulatur. Seine Afferenzen aus dem Großhirnkortex lassen sich in zwei Teile gliedern. Ein Teil versorgt die Lidschluss- und Stirnmuskulatur, der andere Teil versorgt die restliche mimische Muskulatur.
Man unterscheidet zwischen zentraler und peripherer (schlaffe

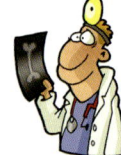

6

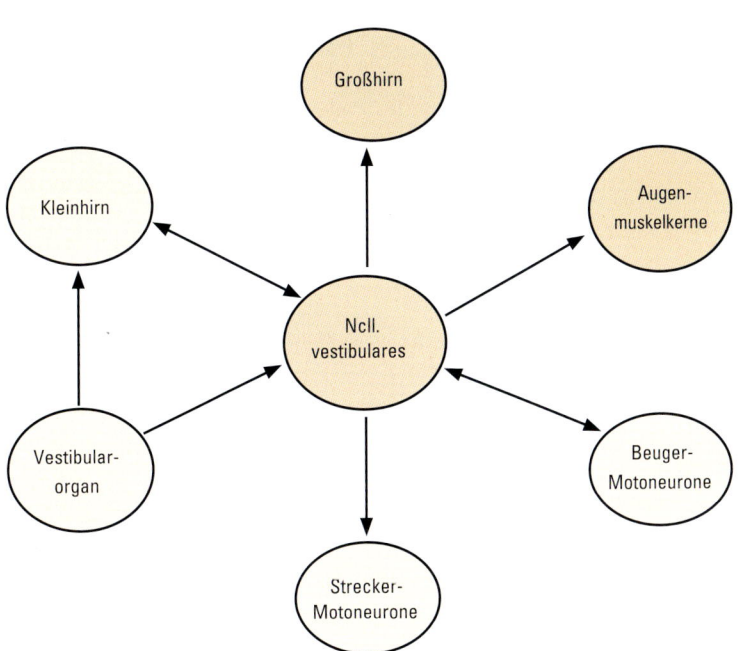

Abb. 23: Beziehungen der Ncll. vestibulares zu anderen Hirnstrukturen   *medi-learn.de/7-ana2-23*

Lähmung der betroffenen Seite) Fazialisparese (s. 3.8, S. 20 und s. Abb. 8, S. 21).

Ncll. tractus solitarii

Dieses sensorische Kerngebiet besteht aus mehreren Untergruppen und ist das einzige für Viszerosensibilität und **Geschmacksempfindungen**. Hier enden alle Geschmacksfasern von VII, IX und X. Ebenso enden hier Fasern aus den **Mechanorezeptoren** (vom Sinus caroticus), **Chemorezeptoren** (vom Glomus caroticum) und **Pressorezeptoren** (vom Aortenbogen).

Ncl. salivatorius superior

In diesem allgemein-viszeromotorischen Kern entspringen parasympathische Fasern zur Innervation der Tränen-, Nasen-, Gaumen- sowie Sublingual- und Submandibulardrüsen. Die parasympathischen (allgemein-viszeromotorischen) Kerngebiete werden nicht durch den Großhirnkortex gesteuert, sondern über den Hypothalamus. Die Verbindung vom Hypothalamus zum Hirnstamm erfolgt zum Großteil über den **Fasciculus longitudinalis posterior**.

Ncll. cochleares

In diesen sensorischen Kerngebieten enden Fasern, die Informationen aus dem Corti-Organ leiten. Die Efferenzen dieser Kerne bilden den **Lemniscus lateralis**, der zu den Colliculi inferiores des Mittelhirns zieht.

Ncll. vestibulares

Hier enden sensorische Fasern aus den Vestibularorgangen (Sacculus, Utriculus und Bogengänge). Efferenzen ziehen zum Thalamus, Kleinhirn, zu den Augenmuskelkernen, der Formatio reticularis und dem Rückenmark.

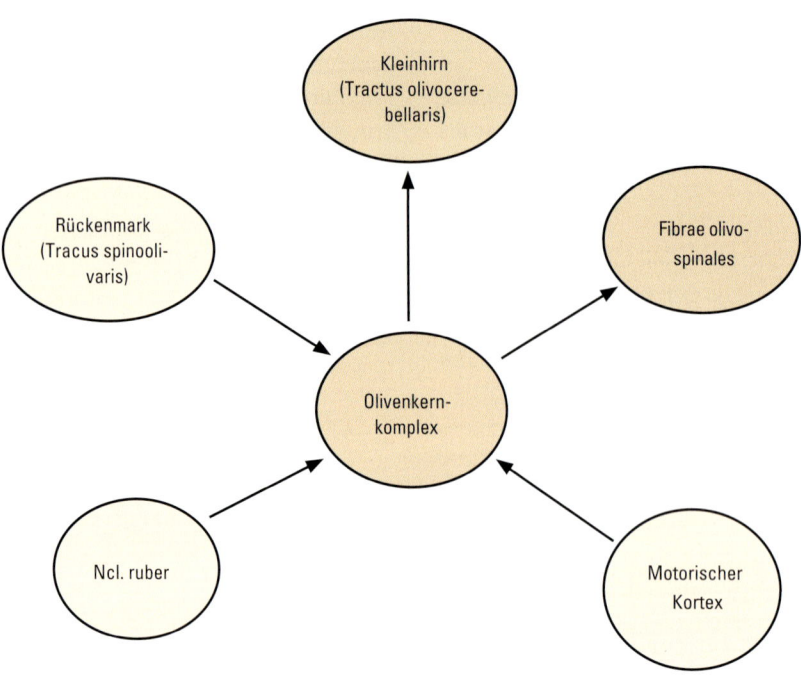

Abb. 24: Afferenzen und Efferenzen des Olivenkernkomplexes

medi-learn.de/7-ana2-24

6

> **Merke!**
>
> Das Vestibularorgan hat drei Aufgaben:
> - **Regulation der Körperhaltung,**
> - **Raumorientierung** und
> - **Blickstabilisierung**.
> Eine Störung führt daher zu
> - **Gleichgewichtsstörungen,**
> - **Schwindel** und
> - **Nystagmus**.

Um diesen wesentlichen Aufgaben gerecht zu werden, besitzen die Ncll. vestibulares Verbindungen zu verschiedenen Hirnstrukturen (s. Abb. 23, S. 50). Besonders wichtig ist der **Tractus vestibulospinalis**. Um Fallbewegungen zu korrigieren, ist es sinnvoll, Streckbewegungen zu aktivieren und Beugebewegungen zu hemmen.

Ncl. ambiguus

Dieser viszeromotorische Kern innerviert die Schlund- und Gaumenmuskulatur sowie die Kehlkopfmuskulatur.

Ncl. salivatorius inferior

Die viszeromotorischen (parasympathischen) Fasern innervieren die Glandula parotis sekretorisch.

> **Merke!**
>
> Es gibt zwei Kerngebiete für die sekretorische Innervation der Speicheldrüsen:
> - **Ncl. salivatorius superior** (Tränen-,Nasen-, Gaumen- sowie Sublingual- und Submandibulardrüsen)
> - **Ncl. salivatorius** inferior (Ohrspeicheldrüse)

Ncl. dorsalis n. vagi

Dieser viszeromotorische Kern innerviert parasympathisch den Körper vom Hals abwärts bis zur linken Kolonflexur.

Ncl. n. accessorii

Eigentlich handelt es sich beim N. accessorius um keinen echten Hirnnerv. Er entspringt aus dem zervikalen Rückenmark und hat seinen speziell-viszeromotorischen Kern im Vorderhorn des Zervikalmarkes von C1 bis C5 liegen.

Ncl. n. hypoglossi

Der somatomotorische Kern innerviert motorisch die Zungenmuskulatur.
Der N. hypoglossus ist der einzige Hirnnerv, der ventral der Olive austritt.

Übrigens ...
Bei einer Lähmung des Kerns weicht die Zunge zur gelähmten Seite ab.

6.3   Kernkomplexe in Medulla oblongata und Pons

In Medulla oblongata und Pons liegen Kernkomplexe, die für die Feinabstimmung der Bewegung große Bedeutung haben. Die Efferenzen dieser Kerne stellen wesentliche Afferenzen des Kleinhirns dar.

6.3.1   Olivenkernkomplex

Lateral der Pyramiden liegen die Oliven mit den Olivenkernkomplexen (Ncll. olivares inferiores), die für die Bewegungskoordination große Bedeutung haben.

Abb. 24, S. 51 zeigt die Afferenzen und Efferenzen des Olivenkernkomplexes. Der Tractus olivocerebellaris kreuzt zur Gegenseite, läuft durch den unteren Kleinhirnstiel in die kontralaterale Kleinhirnhälfte und endet als Kletterfasern. Die Olive spielt eine wichtige Rolle bei der

Koordination und Feinabstimmung von Präzisionsbewegungen. Sie arbeitet eng mit dem Kleinhirn zusammen und vermittelt Impulse von Rückenmark und Großhirn sowie Ncl. ruber an das Kleinhirn.
Über einen Neuronenkreis werden Änderungen, die vom Kleinhirn initiiert werden, sofort an dieses zurückgemeldet. Damit kann schnell und effektiv der Bewegungsablauf beeinflusst werden.

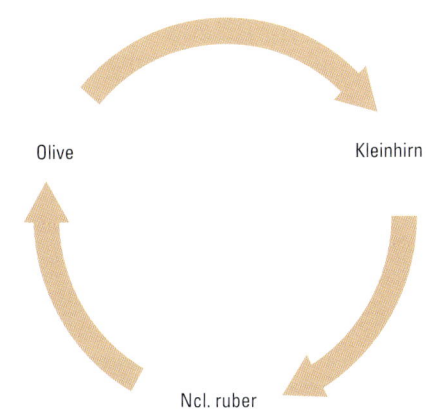

Olive   Kleinhirn

Ncl. ruber

Abb. 25: Neuronenkreis Kleinhirn – Ncl. ruber – Olive – Kleinhirn   *medi-learn.de/7-ana2-25*

Übrigens ...
Schädigungen der Olive führen zu Störungen des glatten Ablaufs von Bewegungen, Herabsetzung des Muskeltonus und gelegentlich Gang- und Standstörungen. Durch die enge Verknüpfung mit dem Kleinhirn haben sie viel mit den Störungen des Kleinhirns gemein (s. Skript Anatomie 3) .

6.3.2   Ncll. pontis (Brückenkerne)

Die Ncll. pontis liegen weit ventral in der Pons und erhalten ihre Afferenzen größtenteils über den **Tractus corticopontinus**. Nach Kreuzung zur kontralateralen Seite projizieren die Brückenkerne über den mittleren Kleinhirnstiel ins Kleinhirn.
Sie spielen eine noch wichtigere Rolle in der Funktion des Kleinhirns als die Oliven. Ihre

Afferenzen erhalten die Brückenkerne vom Assoziationskortex, Impulse zur Feinabstimmung geben sie als Efferenzen an das Kleinhirn weiter.

Übrigens ...
Eine Schädigung der Ncll. pontis sieht klinisch häufig wie eine Schädigung des Kleinhirns selbst aus, da die Brückenkerne die wichtigste Afferenz des Kleinhirns darstellen.

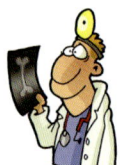

6.3.3 Ncl. gracilis und Ncl. cuneatus

An der Hinterwand der Medulla oblongata liegt medial das Tuberculum gracile mit dem Ncl. gracilis. Dort wird die epikritische Afferenz von Rumpf und unterer Körperhälfte umgeschaltet. Lateral davon liegt im Tuberculum cuneatum der Ncl. cuneatus. Dort wird die epikritische Sensibilität des Arm- und Halsbereichs verschaltet. Die gemeinsame Efferenz ist der **Lemniscus medialis**. Er kreuzt in der Medulla oblongata zur Gegenseite und zieht zum kontralateralen Thalamus. Dort wird die epikritische Sensibilität auf das dritte Neuron umgeschaltet, um von dort schließlich zum somatosensiblen Kortex zu gelangen.

6

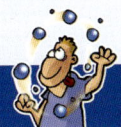
Häufig waren Fragen zu den **Ncll. tractus solitarii**. Dazu solltest du unbedingt wissen, dass

- sie das einzige Zentrum für Viszerosensibilität und **Geschmacksempfindungen** über VII, IX und X sind,
- dort Fasern aus Mechanorezeptoren (aus dem Sinus caroticus über IX) und Chemorezeptoren (aus dem Glomus caroticum über IX) enden und
- dorthin über den N. vagus sensible Informationen aus Lunge, Trachea, Ösophagus und Epiglottis gelangen.

Einige Fragen kamen auch zum **Ncl. ambiguus**. Hier ließ sich mit folgenden Fakten punkten:

- Der Ncl. ambiguus ist das Kerngebiet für den N. glossopharyngeus und den N. vagus.
- Der Ncl. ambiguus innerviert Schlund-, Gaumen- und Kehlkopfmuskulatur viszeromotorisch.

Weiterhin gern gefragt wurde zu den **Hinterstrangbahnen und -kernen**, dass

- der Ncl. gracilis die epikritische Afferenz von Rumpf und unterer Körperhälfte empfängt,
- der Ncl. cuneatus die epikritische Afferenz des Arm- und Halsbereichs ist und
- der **Lemniscus medialis** die gemeinsame Efferenz ist.

Wer die Makroskopie drauf hat, kann mit der Benennung von Hirnnerven und Kerngebieten auch gut punkten. Bislang wurden hier verschiedenste Bildbeilagen gebracht, auf denen du den Nerv erkennen solltest. Wichtig sind auch die einzelnen Informationsqualitäten und Kerngebiete.

Leider ist das auch wieder eine lern- und zeitintensive Aufgabe. Aber wenn du das drauf hast, kannst du dir die Informationsqualitäten der Hirnnerven herleiten und damit auch die Fragen problemlos lösen.

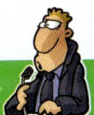

Mit folgenden Fragen zum Thema „Medulla oblongata und Pons" kannst du dich auf deine mündliche Prüfung vorbereiten:

1. Bitte erläutern Sie, welches Kerngebiet für die Geschmacksempfindung zuständig ist.

2. Erklären Sie bitte, ob eine Schädigung des N. glossopharyngeus von einer Schädigung seiner Kerngebiete zu unterscheiden ist.

3. Nennen und begründen Sie bitte, welcher Hirnnerv kein echter Hirnnerv ist.

4. Erklären Sie bitte, welche Qualität die am weitesten lateral/medial liegenden Hirnnervenkerne haben.

5. Hat jeder Hirnnerv ein eigenes Kerngebiet?

6. Bitte erklären Sie, woran man den Ausfall des Ncl. n. abducentis bzw. des N. abducens klinisch unterscheiden kann.

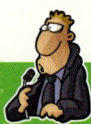
1. Bitte erläutern Sie, welches Kerngebiet für die Geschmacksempfindung zuständig ist.
Ncll. tractus solitarii.

2. Erklären Sie bitte, ob eine Schädigung des N. glossopharyngeus von einer Schädigung seiner Kerngebiete zu unterscheiden ist.
Periphere Schädigung: kompletter Ausfall von Sensorik, Sensibilität, Viszeromotorik und Somatomotorik. Der N. IX besitzt vier Kerngebiete. Bei Ausfall eines Kerngebiets fällt auch nur dessen Funktion aus.

3. Nennen und begründen Sie bitte, welcher Hirnnerv kein echter Hirnnerv ist.
Der N. XI. Er entspringt aus dem Ncl. accessorii im Vorderhorn des Zervikalmarks C1–C5. Lediglich seine Radix cranialis aus dem Ncl. ambiguus zieht durch das Foramen jugulare zum N. vagus.

4. Erklären Sie bitte, welche Qualität die am weitesten lateral/medial liegenden Hirnnervenkerne haben.
Lateral – somatosensibel,
medial – somatomotorisch.

5. Hat jeder Hirnnerv ein eigenes Kerngebiet?
Nein! Die Hirnnerven haben verschiedene Faserqualitäten aus verschiedenen Hirnnervenkernen.

6. Bitte erklären Sie, woran man den Ausfall des Ncl. n. abducentis bzw. des N. abducens klinisch unterscheiden kann.
Kernschädigung: Koordination beider Augen gestört – Doppelbilder.
Periphere Schädigung: Koordination nur eines Auges gestört – Doppelbilder.

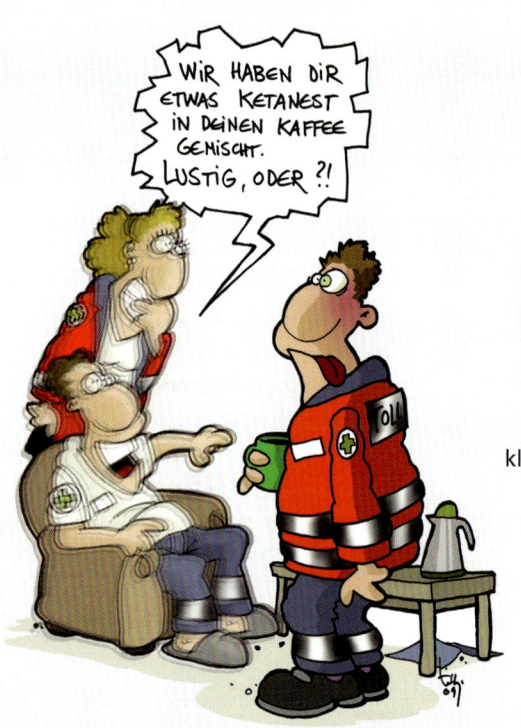

Pause

Geschafft! Hier noch ein
kleiner Cartoon als Belohnung ...

Mehr Cartoons unter www.medi-learn.de/cartoons

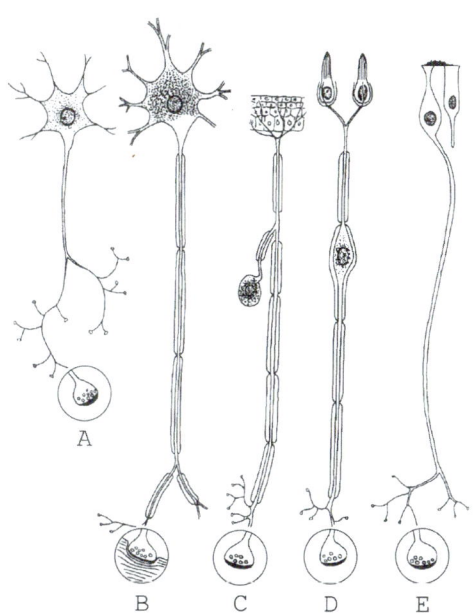

A multipolares Neuron

B multipolares Motoneuron, dessen Zellkörper im ZNS liegt

C pseudounipolares Neuron, dessen Zellkörper im Spinalganglion liegt

D bipolares Neuron, dessen Zellkörper z. B. im Ganglion vestibulare liegt

E unipolares Neuron, dessen Zellkörper z. B. im Riechepithel liegt

© IMPP

IMPP-Bild 1: Neuronentypen

medi-learn.de/7-ana2-impp1

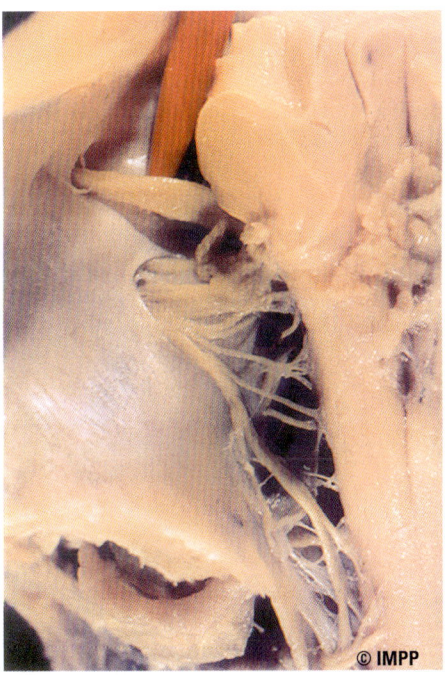

© IMPP

Diese Abbildung zeigt den Hirnstamm von dorsal, wobei das Kleinhirn entfernt ist. Auf der Sonde liegt der N. facialis, darunter befinden sich der N. glossopharyngeus und der N. vagus. Am rechten Bildrand sieht man die Rautengrube.

IMPP-Bild 2: Hirnstamm von dorsal

medi-learn.de/7-ana2-impp2

Index

Index

Feedback

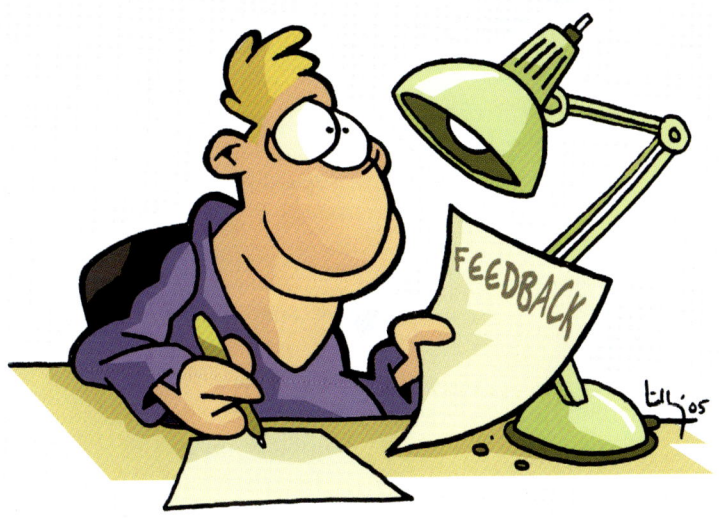

Deine Meinung ist gefragt!

Es ist erstaunlich, was das menschliche Gehirn an Informationen erfassen kann. Slbest wnen kilene Fleher in eenim Txet entlheatn snid, so knnsat du die eigneltchie Iofnrmotian deoncnh vershteen – so wie in dsieem Text heir.

Wir heabn die Srkitpe mecrfhah sehr sogrtfältg güpreft, aber vilcheliet hat auch uesnr Girehn – so wie deenis grdaee – unbeswust Fheler übresehne. Um in der Zuuknft noch bsseer zu wrdeen, bttein wir dich dhear um deine Mtiilhfe.

Sag uns, was dir aufgefallen ist, ob wir Stolpersteine übersehen haben oder ggf. Formulierungen verbessern sollten. Darüber hinaus freuen wir uns natürlich auch über positive Rückmeldungen aus der Leserschaft.

Deine Mithilfe ist für uns sehr wertvoll und wir möchten dein Engagement belohnen: Unter allen Rückmeldungen verlosen wir einmal im Semester Fachbücher im Wert von 250 Euro. Die Gewinner werden auf der Webseite von MEDI-LEARN unter www.medi-learn.de bekannt gegeben.

Schick deine Rückmeldung einfach per E-Mail an support@medi-learn.de oder trag sie im Internet in ein spezielles Formular für Rückmeldungen ein, das du unter der folgenden Adresse findest:

www.medi-learn.de/rueckmeldungen

Andreas Martin

Anatomie Band 3

MEDI-LEARN Skriptenreihe

7., komplett überarbeitete Auflage

MEDI-LEARN Verlag GbR

Autor: Andreas Martin
Fachlicher Beirat: PD Dr. Rainer Viktor Haberberger

Teil 3 des Anatomiepaketes, nur im Paket erhältlich
ISBN-13: 978-3-95658-010-9

Herausgeber:
MEDI-LEARN Verlag GbR
Dorfstraße 57, 24107 Ottendorf
Tel. 0431 78025-0, Fax 0431 78025-262
E-Mail redaktion@medi-learn.de
www.medi-learn.de

Verlagsredaktion:
Dr. Marlies Weier, Dipl.-Oek./Medizin (FH) Désirée
Weber, Denise Drdacky, Jens Plasger, Sabine
Behnsch, Philipp Dahm, Christine Marx, Florian
Pyschny, Christian Weier

Layout und Satz:
Fritz Ramcke, Kristina Junghans,
Christian Gottschalk

Grafiken:
Dr. Günter Körtner, Irina Kart, Alexander Dospil,
Christine Marx

Illustration:
Daniel Lüdeling

Druck:
Löhnert Druck

7. Auflage 2015
© 2015 MEDI-LEARN Verlag GbR, Kiel

Wichtiger Hinweis für alle Leser
Die Medizin ist als Naturwissenschaft ständigen Veränderungen und Neuerungen unterworfen. Sowohl die Forschung als auch klinische Erfahrungen führen dazu, dass der Wissensstand ständig erweitert wird. Dies gilt insbesondere für medikamentöse Therapie und andere Behandlungen. Alle Dosierungen oder Applikationen in diesem Buch unterliegen diesen Veränderungen.
Obwohl das MEDI-LEARN Team größte Sorgfalt in Bezug auf die Angabe von Dosierungen oder Applikationen hat walten lassen, kann es hierfür keine Gewähr übernehmen. Jeder Leser ist angehalten, durch genaue Lektüre der Beipackzettel oder Rücksprache mit einem Spezialisten zu überprüfen, ob die Dosierung oder die Applikationsdauer oder -menge zutrifft. Jede Dosierung oder Applikation erfolgt auf eigene Gefahr des Benutzers. Sollten Fehler auffallen, bitten wir dringend darum, uns darüber in Kenntnis zu setzen.

Inhalt

1 Mittelhirn (Mesencephalon)

▮▮▮ Fragen in den letzten 10 Examen: 9

Das Mittelhirn bildet zusammen mit der Medulla oblongata und der Pons (Brücke) den Hirnstamm. Es ist der kleinste Hirnabschnitt und besteht überwiegend aus weißer Substanz (Fasern). Daneben enthält er noch die Kerngebiete für den III. und IV. Hirnnerv.

Übrigens ...
Die Benennung von Bahnen im ZNS erfolgt immer nach dem gleichen Schema: Tractus Ursprungsort – Endigungsort
Dementsprechend heißt die Bahn, die vom Ncl. ruber ins Rückenmark zieht, Tractus rubrospinalis.

1.1 Topografie

Das Mittelhirn grenzt nach kaudal an den Pons und nach kranial an das Zwischenhirn (Diencephalon). Vorn liegen die Crura cerebri (Hirnschenkel), dahinter das Tegmentum (Haube) und schließlich dorsal die Lamina tecti (Lamina quadrigemina oder Vierhügelplatte). Zwischen Tegmentum und Tectum mesencephali liegt der Aquaeductus mesencephali. Er verbindet den dritten mit dem vierten Ventrikel.

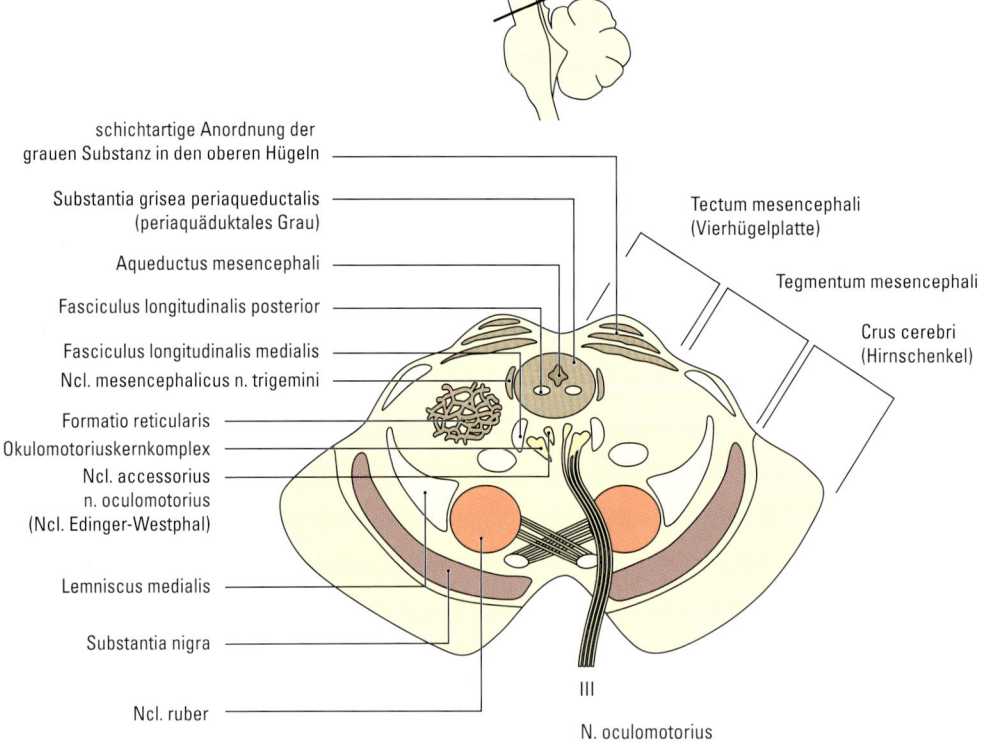

schichtartige Anordnung der
grauen Substanz in den oberen Hügeln

Substantia grisea periaqueductalis
(periaquäduktales Grau)

Aqueductus mesencephali

Fasciculus longitudinalis posterior

Fasciculus longitudinalis medialis

Ncl. mesencephalicus n. trigemini

Formatio reticularis

Okulomotoriuskernkomplex

Ncl. accessorius
n. oculomotorius
(Ncl. Edinger-Westphal)

Lemniscus medialis

Substantia nigra

Ncl. ruber

Tectum mesencephali
(Vierhügelplatte)

Tegmentum mesencephali

Crus cerebri
(Hirnschenkel)

III

N. oculomotorius

Abb. 1: Querschnitt durch das Mittelhirn in Höhe der Colliculi superiores   *medi-learn.de/7-ana3-1*

1

1.2   Tectum mesencephali

Die Vierhügelplatte besteht, wie der Name schon sagt, aus vier Hügeln. Die zwei Colliculi superiores sind ein optisches Reflexzentrum, während die zwei Colliculi inferiores einen Teil der Hörbahn darstellen.

1.2.1   Colliculi superiores

In den zwei oberen Hügeln liegen Kerne, die bei der Verschaltung optischer Reflexe eine wichtige Rolle spielen. Dementsprechend kommt es bei einer Schädigung dieser Gebiete zur Störung der reflektorischen Augenbewegungen und der Augenschutzreflexe, NICHT aber zu Störungen der Bilderkennung.
Die Afferenzen und Efferenzen der Colliculi superiores sind in Abb. 2, S. 2 dargestellt.
Die Colliculi superiores spielen eine entscheidende Rolle bei Orientierungsbewegungen von Augen und Kopf sowie beim Zustandekommen der Sakkaden (schnellen Augenbe-

wegungen). Über die Afferenzen aus den Colliculi inferiores bewirken die oberen Hügel, dass Kopf und Augen in die Richtung eines Geräusches gedreht werden. Über die Afferenzen von der Retina und die Efferenzen zum Ncl. n. facialis wird der Lidschlussreflex bei plötzlich näher kommenden visuellen Reizen ausgelöst.

1.2.2   Colliculi inferiores

Hier werden fast alle Fasern der Hörbahn nochmals verschaltet. Sie stammen aus dem **Lemniscus lateralis**, werden anschließend in den Colliculi inferiores verschaltet und ziehen dann zum **Corpus geniculatum mediale** (einem Teil des Thalamus), um dort auf das letzte Neuron der Hörbahn verschaltet zu werden. Von dort ziehen die Fasern zur primären Hörrinde im Temporallappen. Bei Schädigung der unteren Hügel kommt es zur Hörminderung der **ipsi- und kontralateralen** Seite, da ein Teil der Fasern ungekreuzt verläuft.

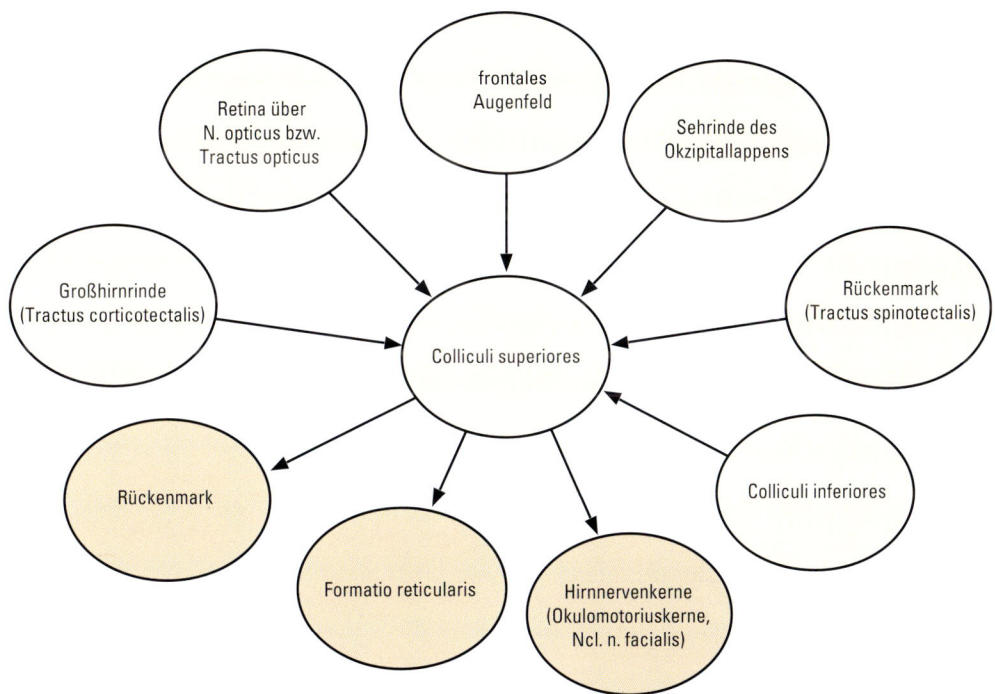

Abb. 2: Afferenzen und Efferenzen der Colliculi superiores

medi-learn.de/7-ana3-2

Merke!

- Die Colliculi **s**uperiores spielen beim **S**ehen eine Rolle.
- Die Colliculi inferiores sind in die Hörbahn eingeschaltet.

1.3   Tegmentum mesencephali

Von den hier liegenden Kerngebieten wurden die des N. oculomotorius sowie des N. trochlearis bereits besprochen. Jetzt folgen noch der Ncl. ruber, die Substantia nigra, die Formatio reticularis und die Augenbewegungszentren. Damit ist dann auch alles Prüfungsrelevante gesagt und muss nur noch von dir gelernt werden …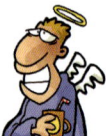

1.3.1   Nucleus ruber

Dieser Kern ist makroskopisch als runder, rotbraun gefärbter Komplex sichtbar. Die Rotfärbung kommt durch den hohen Eisengehalt der dortigen Perikaryen zustande. Die Afferenzen und Efferenzen sind in Abb. 3, S. 3 dargestellt.
Der Ncl. ruber ist in das motorische System eingebunden und stellt mit seiner Projektion ins Rückenmark einen wesentlichen Teil des **extrapyramidalmotorischen Systems** dar. Der Tractus rubrospinalis kreuzt noch in Höhe des Tegmentums auf die Gegenseite, zieht dann nach unten und endet vorwiegend an den Motoneuronen der distalen Flexoren.
Über den Tractus rubroolivaris laufen Impulse zur Olive, von dort zur Kleinhirnrinde, weiter zu den Kleinhirnkernen und wieder zurück zum Ncl. ruber. Darüber nimmt der Ncl. ruber modulierenden Einfluss auf die Pyramidalmotorik. Bei Schädigung des Ncl. ruber kommt es auf der kontralateralen Seite zu einem Intentionstremor (Zittern bei Annäherung an das

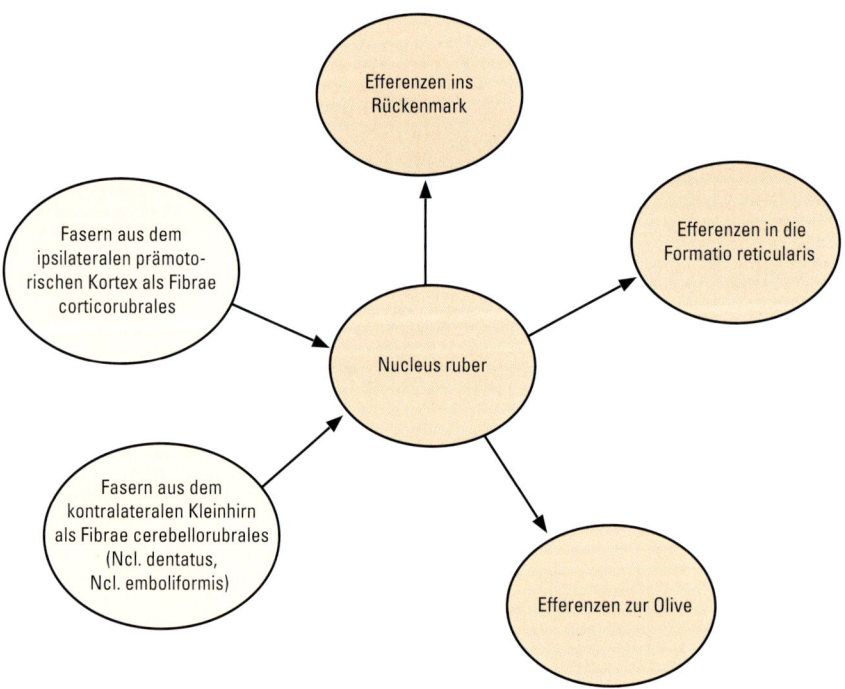

Abb. 3: Wichtige Projektionen des Ncl. ruber

medi-learn.de/7-ana3-3

1

Bewegungsziel). Weiterhin resultieren chore-tisch-athetotische Bewegungen (unkontrollierte, ausfahrende, langsame schraubende, nicht beeinflussbare Bewegungen).

> **Merke!**
>
> Unter dem extrapyramidalmotorischen System versteht man motorische Bahnen, die außerhalb der Pyramidenbahn ins Rückenmark ziehen.

1.3.2 Substantia nigra

Durch einen hohen Gehalt der Perikaryen an Melanin erscheint die Substantia nigra (lat. niger: schwarz) makroskopisch schwarz. Die Afferenzen und Efferenzen zeigt Abb. 4, S. 4.

Der Hauptteil der Efferenzen der Substantia nigra läuft in das Striatum. Dort hemmen die dopaminergen **Fibrae nigrostriatales** die Neurone des Striatums, die einen inhibitorischen Effekt auf die motorischen Impulse des Großhirns haben. Damit hat die Substantia nigra eine wesentliche Bedeutung bei der **Bewegungsinitiation**.

> **Merke!**
>
> – Das Striatum hemmt motorische Impulse des Großhirns.
> – Die Substantia nigra hemmt das Striatum.

Damit hemmt die Substantia nigra die Hemmung des Striatums, was zu Bewegungsantrieb führt; frei nach dem Motto: „Minus · Minus = Plus".

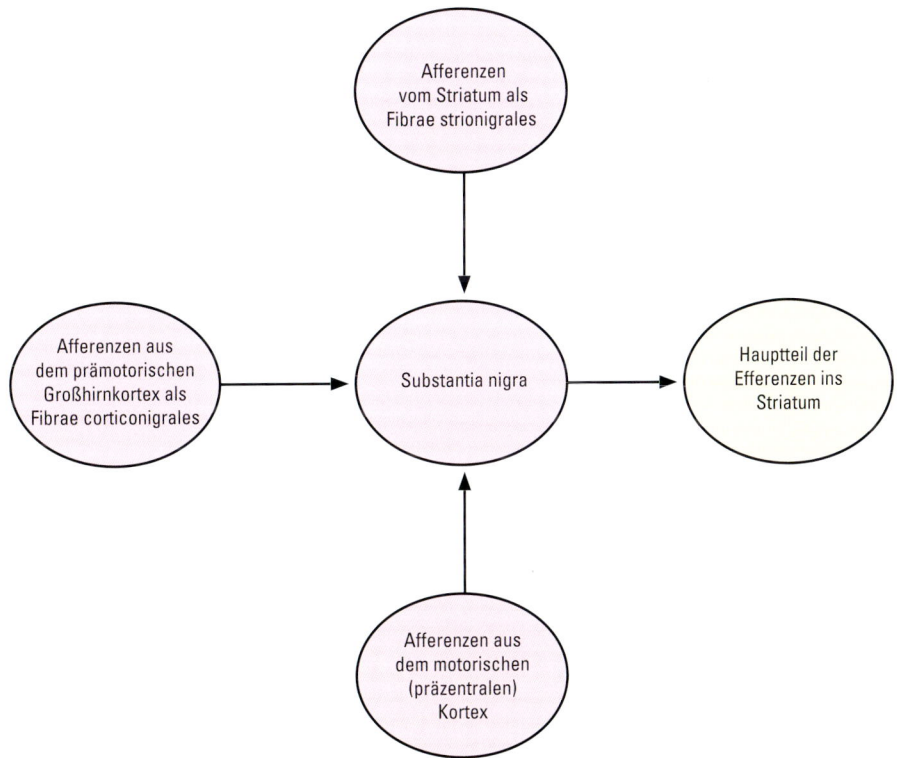

Abb. 4: Wichtige Projektionen der Substantia nigra

medi-learn.de/7-ana3-4

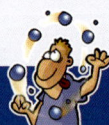

Gerne wurde nach den verschiedenen **Fasciculi longitudinales** gefragt:

- Fasciculus longitudinalis medialis: vestibuläre und internucleäre Verbindungen zwischen Hirnstamm und Hirnnervenkernen
- Fasciculus longitudinalis posterior: Afferenzen vom Hirnstamm zum Hypothalamus und Verbindung zwischen Hypothalamus und Medulla oblongata

Häufig wurden auch makroskopische Bilder gezeigt. Dort sollte man eine Struktur erkennen und einer Bahn zuordnen oder den Neurotransmitter dieser Bahn benennen.

Wichtig ist auch die Zuordnung der **Colliculi superiores** zum Sehen (Verschaltung von Augenmuskelreflexen). Bei Schädigung resultieren KEINE Störungen der Bilderkennung.

Du solltest wissen, dass die Colliculi inferiores Teil der Hörbahn sind. Hier werden fast alle Fasern der Hörbahn aus dem **Lemniscus lateralis** nochmals verschaltet und ziehen dann zum **Corpus geniculatum mediale**. Nachfolgende Tabelle gibt das **prüfungsrelevante Wissen** wieder:

Neurotransmitter	Vorkommen
Acetylcholin	**Rückenmark**, Medulla oblongata, Pons, Mittelhirn (einzelne Kerne der Formatio reticularis), Großhirn (Striatum, Septum und basale Vorderhirnstrukturen wie z. B. **Ncl. basalis Meynert**).
Dopamin	**Substantia nigra**, Pars compacta.
Serotonin	Medulla oblongata, Pons, Mesencephalon **Raphe-Kerne** und periaquäduktales Grau der Formatio reticularis.
Adrenalin	**Formatio reticularis**.
Noradrenalin	Locus coeruleus als Teil der Formatio reticularis, dessen Fasern hauptsächlich zur Großhirnrinde ziehen.
Somatostatin	Medulla oblongata, Pons, Mesencephalon (Formatio reticularis, Ncl. ambiguus, Ncll. tractus solitarii, Hörbahnkerne), Diencephalon (Hypothalamus), Telencephalon (Striatum, Corpus amygdaloideum, Hippocampus, Septumregion, Tuberculum olfactorium).
Glycin (wirkt inhibitorisch)	**Rückenmark** (Renshaw-Zellen zur rekurrenten Hemmung). Der Glycin-Rezeptor ist ein ligandengesteuerter Ionenkanal.
GABA (wirkt inhibitorisch)	Rückenmark (Renshaw-Zellen), alle Neurone der Kleinhirnrinde AUSSER den Körnerzellen.
Glutamat (wirkt exzitatorisch)	Olivenkernkomplex, Körnerzellen der Kleinhirnrinde.

Tab. 1: Wichtige Neurotransmitter

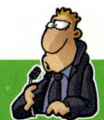
Zum Thema Mittelhirn kannst du die folgenden Fragen für deine persönliche Wissensüberprüfung benutzen:

1. Wo suchen Sie den Nukleus ruber?

2. Wo suchen Sie die Substantia nigra?

3. Sagen Sie, was ist die Formatio reticularis?

4. Wo liegen die Colliculi superiores und was machen sie?

5. Wo liegen Ihrer Meinung nach die Colliculi inferiores und was machen sie?

6. Nennen Sie die Aufgabe der Substantia nigra und wie nimmt sie diese wahr?

7. Wissen Sie, wie das nach Schädigung der Substantia nigra resultierende Krankheitsbild heißt? Nennen Sie bitte den Namen!

---

1. Wo suchen Sie den Nukleus ruber?
Im Mittelhirn; sieht auf dem Querschnitt rötlich-braun aus.

2. Wo suchen Sie die Substantia nigra?
Im Mittelhirn; schwärzliche Farbe im Querschnitt.

3. Sagen Sie, was ist die Formatio reticularis?
Ein Netz aus Kerngebieten, das von der Medulla oblongata bis ins Mesencephalon reicht. Hier liegen Atem- sowie Kreislaufzentrum, und der Schlaf-Wach-Rhythmus wird von hier aus gesteuert.

4. Wo liegen Ihrer Meinung nach die Colliculi superiores und was machen sie?
Sie liegen im Tectum mesencephali, dorsal des Aquaeductus mesencephali und dienen der Verschaltung optischer Reflexe.

5. Wo liegen die Colliculi inferiores und was machen sie?
Sie liegen unterhalb der Colliculi superiores und gehören zur Hörbahn. Hier werden fast alle Fasern der Hörbahn verschaltet.

6. Nennen Sie die Aufgabe der Substantia nigra und wie nimmt sie diese wahr?
Sie spielt eine wichtige Rolle bei der Bewegungsinitiation. Dies erreicht sie durch die Hemmung des Striatums mit Hilfe dopaminerger Neurone.

7. Wissen Sie, wie das nach Schädigung der Substantia nigra resultierende Krankheitsbild heißt? Nennen Sie bitte den Namen!
Morbus Parkinson.

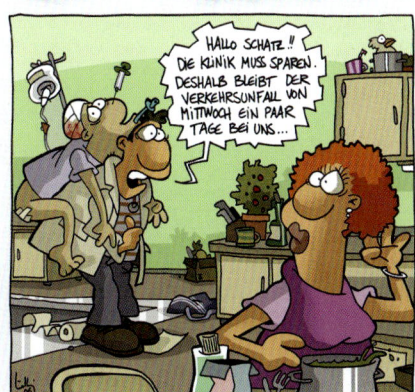

Pause

Päuschen gefällig?
Das hast du dir verdient!

Mehr Cartoons unter www.medi-learn.de/cartoons

Ein besonderer Berufsstand braucht besondere Finanzberatung.

Als einzige heilberufespezifische Finanz- und Wirtschaftsberatung in Deutschland bieten wir Ihnen seit Jahrzehnten Lösungen und Services auf höchstem Niveau. Immer ausgerichtet an Ihrem ganz besonderen Bedarf – damit Sie den Rücken frei haben für Ihre anspruchsvolle Arbeit.

- Services und Produktlösungen vom Studium bis zur Niederlassung

- Berufliche und private Finanzplanung

- Beratung zu und Vermittlung von Altersvorsorge, Versicherungen, Finanzierungen, Kapitalanlagen

- Niederlassungsplanung & Praxisvermittlung

- Betriebswirtschaftliche Beratung

Lassen Sie sich beraten!

Nähere Informationen und unseren Repräsentanten vor Ort finden Sie im Internet unter www.aerzte-finanz.de

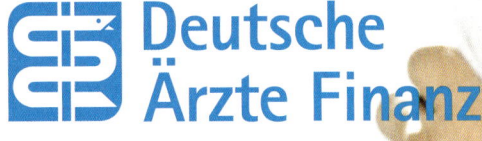

Deutsche Ärzte Finanz

Standesgemäße Finanz- und Wirtschaftsberatung

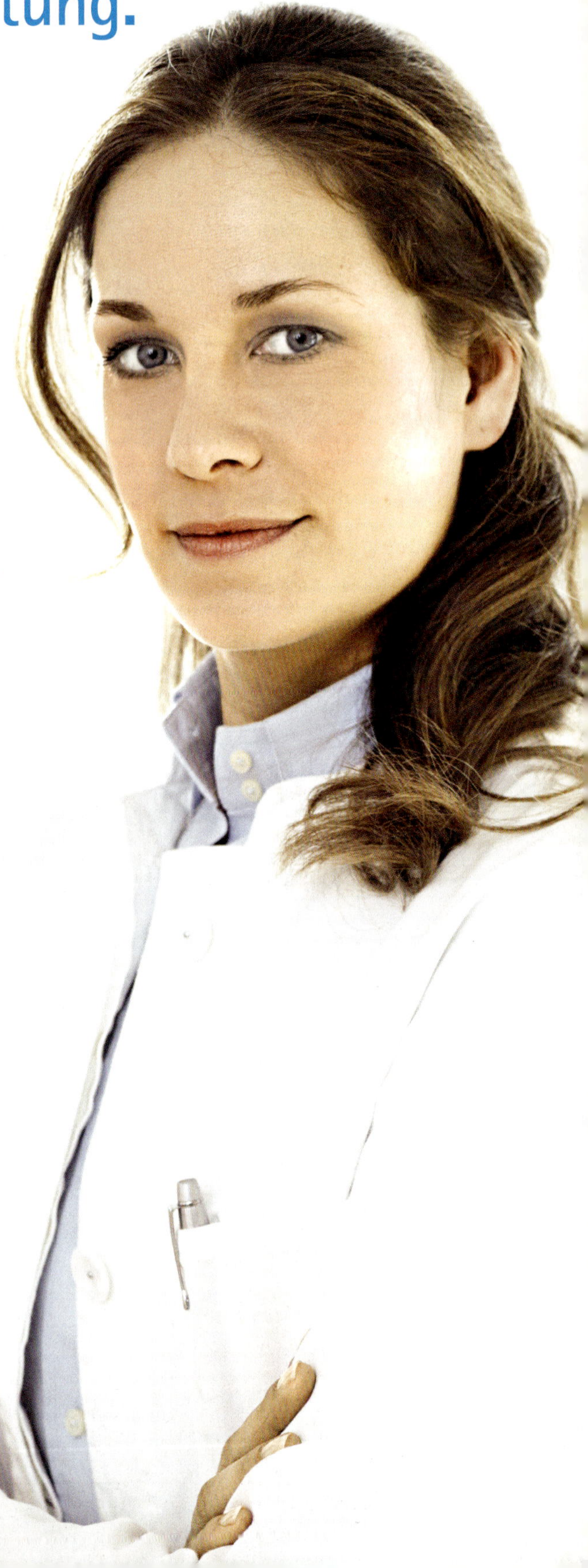

2   Kleinhirn (Cerebellum)

 Fragen in den letzten 10 Examen: 8

Das Kleinhirn ist das wichtigste Zentrum für die Koordination und Feinabstimmung von Bewegungsabläufen.

2.1   Makroskopie

Das Kleinhirn sitzt der Medulla oblongata und der Pons von hinten auf und bildet das Dach des vierten Ventrikels. Die Afferenzen und Efferenzen laufen durch die drei Kleinhirnstiele, Pedunculus cerebellaris superior, medius et inferior. Das **Velum medullare superius** und **inferius** (die Kleinhirnsegel) besteht aus weißer Substanz und verbinden das Kleinhirn mit dem Mesencephalon und der Medulla oblongata. Über dem Kleinhirn liegt das **Tentorium cerebelli** (Kleinhirnzelt), eine Duraduplikatur. Zentral liegt der **Vermis** (Kleinhirnwurm). Eine Stelle im unteren Teil wird als **Nodulus** bezeichnet. Sie steht über eine stielartige Struktur mit dem lateral liegenden **Flocculus** in Verbindung. Zusammen bilden diese Strukturen den **Lobus flocculonodularis**.

Übrigens …

Die Kleinhirntonsillen liegen im Bereich des Foramen magnum. Steigt der Hirndruck, versucht das Gehirn dem Druck auszuweichen und rutscht dabei nach unten in das Foramen magnum. Dabei werden die Kleinhirntonsillen gequetscht und es kommt v. a. zum Versagen des Atemzentrums mit tödlichem Ausgang. Dies wird als **untere Einklemmung** bezeichnet. Bei der **oberen Einklemmung** wird das Mittelhirn im Tentoriumschlitz eingeklemmt. Dies ist nicht unmittelbar lebensbedrohlich, geht jedoch der unteren Einklemmung voraus.

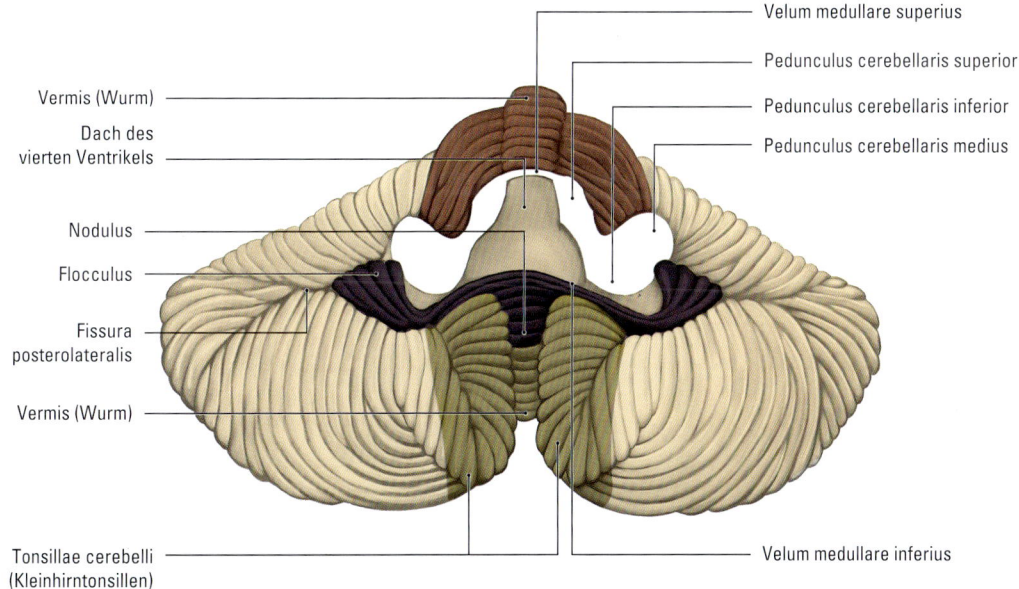

Velum medullare superius
Pedunculus cerebellaris superior
Pedunculus cerebellaris inferior
Pedunculus cerebellaris medius

Vermis (Wurm)
Dach des vierten Ventrikels
Nodulus
Flocculus
Fissura posterolateralis
Vermis (Wurm)
Tonsillae cerebelli (Kleinhirntonsillen)
Velum medullare inferius

Abb. 6: Kleinhirn von vorne

medi-learn.de/7-ana3-6

Das Kleinhirn kann in drei Abschnitte unterteilt werden:

- **Vestibulocerebellum**: Die Bezeichnung rührt von der engen Beziehung zum Vestibularapparat her, von dem es den Hauptteil seiner Afferenzen bezieht. Es entspricht dem **Lobus flocculonodularis.**
- **Spinocerebellum**: Der Hauptteil der Afferenzen entstammt dem Rückenmark. Es besteht aus dem Kleinhirnwurm (Vermis) und der paravermalen Zone.
- **Pontocerebellum**: Seine Afferenzen stammen überwiegend von den Brückenkernen. Es besteht aus den beiden Hemisphären.

2.2 Kleinhirnkerne

Im Kleinhirn befinden sich vier paarige, wichtige Kerngebiete (s. Abb. 8, S. 14):

- der Ncl. dentatus (gezahnt) liegt im Kleinhirnmark,
- der Ncl. emboliformis (pfropfenförmig) liegt medial des Ncl. dentatus und „verschließt" die offene Seite des Ncl. dentatus,
- der Ncl. globosus (kugelförmig) liegt medial des Ncl. emboliformis,
- der Ncl. fastigii (Giebel) ist der höchste Punkt des vierten Ventrikels und liegt ganz medial.

2

Merke!

Es gibt vier Kleinhirnkerne:
- Ncl. dentatus,
- Ncl. emboliformis,
- Ncl. globosus,
- Ncl. fastigii.

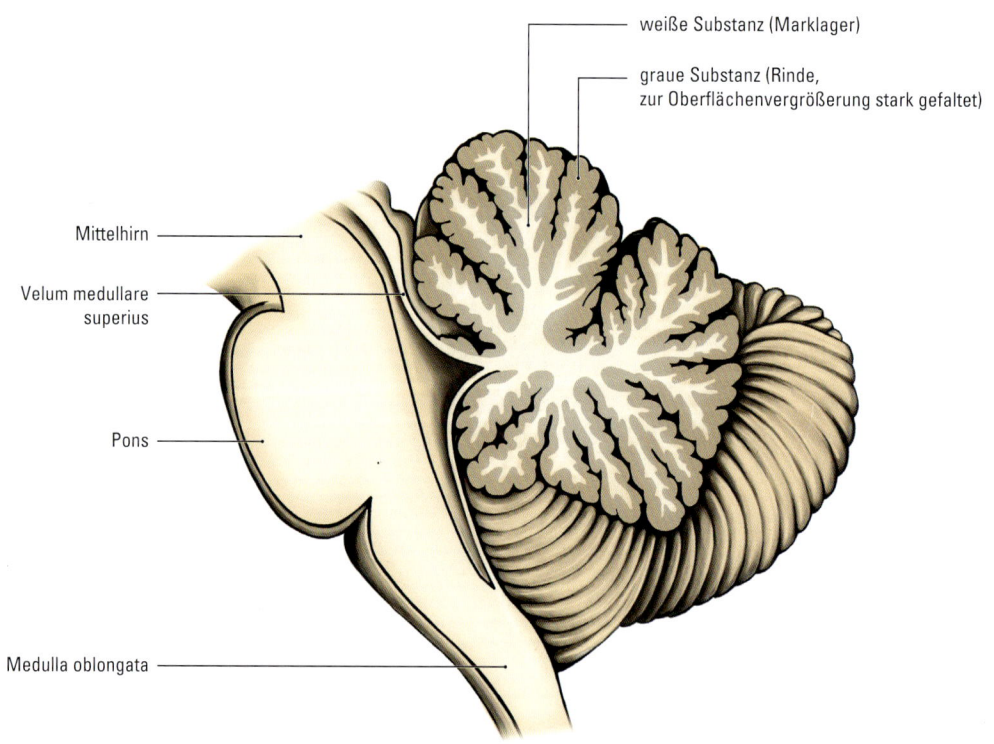

weiße Substanz (Marklager)

graue Substanz (Rinde, zur Oberflächenvergrößerung stark gefaltet)

Mittelhirn

Velum medullare superius

Pons

Medulla oblongata

Abb. 7: Medianer Sagittalschnitt durch das Kleinhirn

medi-learn.de/7-ana3-7

2.3   Kleinhirnrinde

Das Kleinhirn besitzt mehr Neurone als das Großhirn. Die Neurone liegen in der Kleinhirnrinde. Diese kann in drei Schichten gegliedert werden. Von innen nach außen sind das die

- **Körnerschicht (Stratum granulosum).** Diese Schicht besteht zum größten Teil aus **Körnerzellen.** Dies sind die **einzigen erregenden Zellen der Kleinhirnrinde.** Sie sind multipolar und verwenden den Neurotransmitter **Glutamat.** Hier enden die Moosfasern. Weiterhin finden sich hier die Golgi-Zellen, welche die Körnerzellen hemmen.
- **Purkinje-Zellschicht (Stratum purkinjense).** Die Purkinje-Zellen sind die größten Zellen des Kleinhirns. Ihr Axon zieht zu den Kleinhirnkernen und ein großer Dendritenbaum zur Molekularschicht. Synaptische Verbindungen stammen von je einer Kletterfaser aus der Olive und vielen Parallelfasern aus den Körnerzellen. Für die schriftliche Prüfung solltest du dir merken, dass die Somata der Purkinje-Zellen in den Kleinhirnhemisphären liegen.
- **Molekularschicht (Stratum moleculare).**

Dies ist die äußerste Rindenschicht (mehr dazu s. Skript Histologie 2).

> **Merke!**
>
> Die Afferenzen aus der Olive ziehen als Kletterfasern zu den Purkinje-Zellen. Alle anderen Afferenzen des Kleinhirns ziehen als Moosfasern zu den Körnerzellen.

2.4   Afferente Kleinhirnbahnen

Alle Kleinhirnafferenzen ziehen zur Kleinhirnrinde. Dabei geben sie Kollateralen zu den Kleinhirnkernen ab.

2.4.1   Pedunculus cerebellaris inferior

Durch den unteren Kleinhirnstiel ziehen drei wichtige Afferenzen:

- **Tractus vestibulocerebellaris:** Er enthält Bahnen aus den Ncll. vestibulares, die überwiegend im **Lobus flocculonodularis,** also dem Vestibulocerebellum enden. Auf ihrem Weg geben sie Kollateralen zum Ncl. fastigii

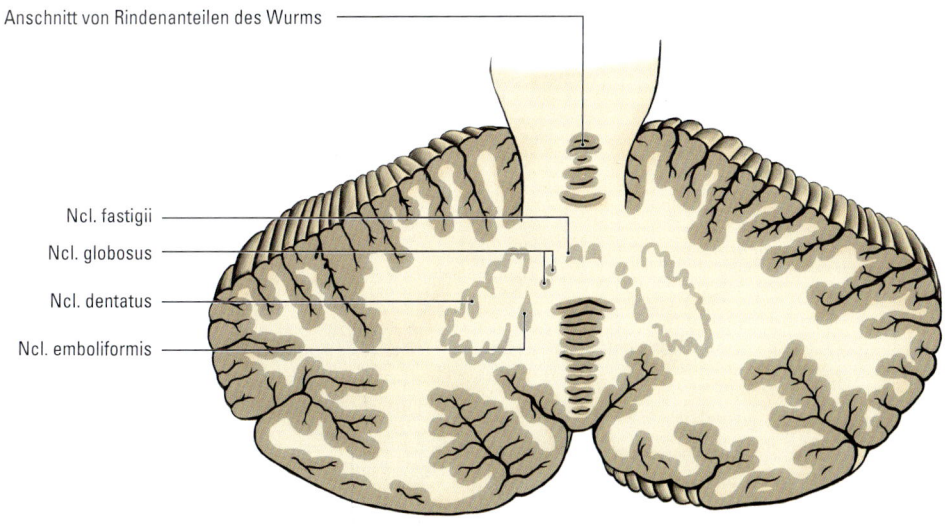

Anschnitt von Rindenanteilen des Wurms

Ncl. fastigii
Ncl. globosus
Ncl. dentatus
Ncl. emboliformis

Abb. 8: Horizontalschnitt durch das Kleinhirn   *medi-learn.de/7-ana3-8*

ab, der wiederum efferent in die Vestibulariskerne projiziert.

– **Tractus olivocerebellaris:** Die efferenten Fasern der Olive kreuzen im Hirnstamm, um dann durch den unteren Kleinhirnstiel zu ziehen und als **Kletterfasern** in der Kleinhirnrinde zu enden. Hierüber erhält das Kleinhirn Informationen über die zeitgleichen Impulse der Pyramidenbahn.

– **Tractus spinocerebellaris posterior:** Die Fasern stammen aus dem Ncl. dorsalis (Stilling-Clarke) des Hinterhorns und führen **propriozeptiv-sensible Informationen** der ipsilateralen Körperhälfte zum Kleinhirn. Sie enden als **Moosfasern** in der Körnerschicht der Rinde, im Bereich des Spinocerebellums.

Merke!

– Der Tractus spinocerebellaris posterior zieht durch den unteren Kleinhirnstiel.
– Die Tractus spinocerebellaris anterior et superior ziehen durch den oberen Kleinhirnstiel.

2.4.2 Pedunculus cerebellaris medius

Die **Fibrae pontocerebellares** entstammen den Ncll. pontis und **kreuzen** vor Eintritt in den mittleren Kleinhirnstiel zur Gegenseite, bevor sie in der Rinde der Kleinhirnhemisphären enden. Sie geben Kollateralen zum Ncl. dentatus sowie dem Ncl. emboliformis ab.
Die Fibrae pontocerebellares stellen die Fortsetzung der kortikopontinen Bahn dar. So werden dem Kleinhirn Bewegungsentwürfe des Großhirns zugeleitet, die im Kleinhirn koordiniert werden sollen.

2.4.3 Pedunculus cerebellaris superior

Die größte Afferenz ist der **Tractus spinocerebellaris anterior.** Er steigt **gekreuzt und ungekreuzt** im Seitenstrang nach oben. Die vorher gekreuzten Fasern kreuzen im Bereich des Hirnstamms wieder zurück. Der Tractus spino-

cerebellaris anterior leitet **propriozeptive Impulse** der **ipsilateralen** Körperhälfte zum Spinocerebellum.

Merke!

Der Tractus spinocerebellaris anterior und der Tractus spinocerebellaris posterior leiten propriozeptive Impulse der ipsilateralen Körperhälfte.

2.5 Efferente Kleinhirnbahnen

Die efferenten Kleinhirnbahnen beginnen grundsätzlich an den Kleinhirnkernen und ziehen in den Hirnstamm oder den Thalamus. Die Kleinhirnkerne werden **exzitatorisch** durch die afferenten Bahnen zur Kleinhirnrinde und **inhibitorisch** durch die Purkinje-Zellen der Rinde erregt.

Merke!

– Die Purkinje-Zellen der Hemisphärenrinde projizieren vorwiegend in den Ncl. dentatus.
– Die Purkinje-Zellen aus dem Lobus flocculonodularis projizieren vorwiegend zum Ncl. fastigii.
– Die Purkinje-Zellen der paravermalen und vermalen Zone projizieren vorwiegend zum Ncl. emboliformis und Ncl. globosus.

2.5.1 Pedunculus cerebellaris inferior

Die größte Bahn ist der **Tractus cerebellovestibularis.** Die Fasern stammen aus dem Ncl. fastigii und direkt von der Kleinhirnrinde. Über diese Bahn wird u. a. der vestibulo-okuläre Reflex moduliert.

2.5.2 Pedunculus cerebellaris superior

Durch den oberen Kleinhirnstiel läuft der größte Teil der Kleinhirnefferenzen.

– **Tractus cerebellothalamicus:** Diese größte Kleinhirnefferenz entspringt überwiegend

2

dem Ncl. dentatus und wird daher auch **Tractus dentatothalamicus** genannt. Nach dem Eintritt in das Tegmentum **kreuzen** die Fasern zur Gegenseite und ziehen dann zum Thalamus. Sie projizieren überwiegend zum **Ncl. ventralis lateralis thalami**, der die Impulse anschließend zum Motokortex weiterleitet.

– **Tractus cerebellorubralis:** Hier laufen Fasern aus dem Ncl. emboliformis, Ncl. globosus und Ncl. dentatus. Vor Eintritt in das Mesencephalon **kreuzt** auch diese Bahn. Sie endet dann im kontralateralen Ncl. ruber. Damit übt das Kleinhirn Einfluss auf die extrapyramidale Motorik (rubrospinale Bahn) aus. Gleichzeitig existiert so eine Feedback-Schleife über Ncl. ruber – Olive – Kleinhirnrinde – Kleinhirnkerne – Ncl. ruber.

Tab. 2, S. 16 fasst die Afferenzen und Efferenzen des Kleinhirns mit den zugehörigen Kleinhirnstielen zusammen.

> **Merke!**
>
> – Die Kleinhirnefferenzen des Pedunculus cerebellaris superior kreuzen zur Gegenseite. Die vom Motokortex und Ncl. ruber ausgehenden kortiko- bzw. rubrospinalen Bahnen kreuzen ebenfalls zur Gegenseite. Damit steuert das Kleinhirn die Motorik der ipsilateralen Körperhälfte.
> – Der obere Kleinhirnstiel führt überwiegend Efferenzen.
> – Der mittlere Kleinhirnstiel führt ausschließlich Afferenzen.
> – Der untere Kleinhirnstiel führt überwiegend Afferenzen.

2.6   Funktionen des Kleinhirns

Prinzipiell dient das Kleinhirn der **Steuerung und Feinabstimmung der Motorik**. Dabei haben die drei Kleinhirnanteile verschiedene Aufgaben:

Kleinhirnstiel	Bahn	Faserqualität
Pedunculus cerebellaris inferior	– Tractus vestibulocerebellaris – Tractus olivocerebellaris – Tractus spinocerebellaris posterior – Tractus reticulocerebellaris	afferent
	– Tractus cerebellovestibularis – Tractus cerebelloolivaris	efferent
Pedunculus cerebellaris medius	– Fibrae pontocerebellares	afferent
Pedunculus cerebellaris superior	– Tractus spinocerebellaris anterior – Tractus spinocerebellaris superior	afferent
	– Tractus cerebellothalamicus – Tractus cerebellorubralis	efferent

Tab. 2: Kleinhirnstiele und durchziehende Bahnen

– Das **Vestibulocerebellum** mit seinen Afferenzen aus den Vestibulariskernen steuert die Feinabstimmung der Augenmuskeln. Über die Extrapyramidalmotorik nimmt es Einfluss auf die **Stabilisierung von Stand und Gang** und die **Koordination mit dem Gleichgewichtsorgan**.

– Das **Spinocerebellum** mit seinen Afferenzen aus dem Rückenmark beeinflusst den **Muskeltonus** und die **Bewegung vorwiegend der proximalen Extremitäten**.

– Das **Pontocerebellum koordiniert** die vom Motokortex generierten willkürlichen Zielbewegungen, die über die Pyramidenbahnen ins Rückenmark gelangen. Ebenso sorgt es für die **Feinabstimmung** dieser Bewegungen, damit diese rund und harmonisch verlaufen.

Bei Schädigung des Kleinhirns kommt es zu **Ataxie, mangelnder Blickstabilisierung** und **herabgesetztem Muskeltonus**. Das Ausmaß der Symptome ist vom Ausmaß der Schädigung abhängig.

3   Zwischenhirn (Diencephalon)

 Fragen in den letzten 10 Examen: 4

Das Zwischenhirn nimmt eine zentrale Stellung in der Wahrnehmung von Reizen über den Thalamus – unserem „Tor zum Bewusstsein" – ein.

3.1   Makroskopie

Das Zwischenhirn beginnt kranial des Mittelhirns. Da während der Embryonalzeit Zwischenhirn und Großhirn zum Teil ineinander wachsen, ist es nach kranial gegen das Großhirn wesentlich schwieriger abzugrenzen als nach kaudal gegen das Mittelhirn. Wie bereits im Skript Anatomie 2 beschrieben, kommt es während der Entwicklung zum Abkippen der Neuralrohrachse zwischen Mittelhirn und Zwischenhirn nach vorne um 60°. In Abb. 9, S. 18 sind die Strukturen des Zwischenhirns grau unterlegt. Das Zwischenhirn kann weiter unterteilt werden in:

– Thalamus,
– Hypothalamus,
– Epithalamus,
– Subthalamus.

Übrigens ...
Diese Einteilung resultiert aus der Lage der Organe während der Embryonalzeit.

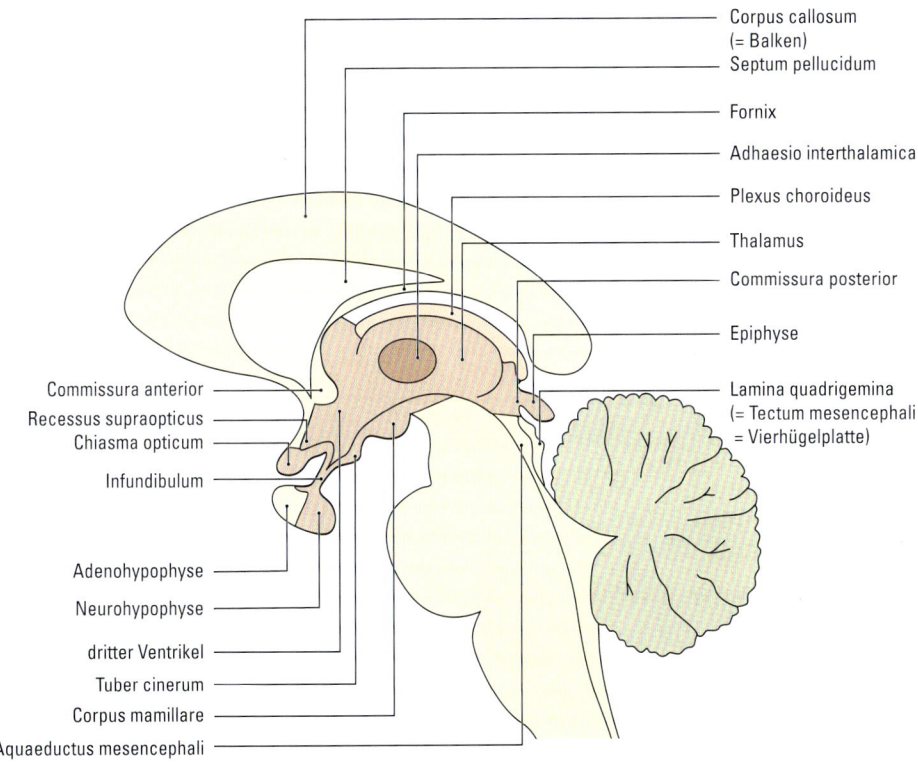

Corpus callosum (= Balken)
Septum pellucidum
Fornix
Adhaesio interthalamica
Plexus choroideus
Thalamus
Commissura posterior
Epiphyse
Lamina quadrigemina (= Tectum mesencephali = Vierhügelplatte)

Commissura anterior
Recessus supraopticus
Chiasma opticum
Infundibulum
Adenohypophyse
Neurohypophyse
dritter Ventrikel
Tuber cinerum
Corpus mamillare
Aquaeductus mesencephali

Abb. 9: Sagittalschnitt durch das Zwischenhirn

medi-learn.de/7-ana3-9

3.2   Thalamus

Der Thalamus wird auch als das „Tor zum Bewusstsein" bezeichnet, weil nahezu sämtliche sensible Informationen ihn durchlaufen, bevor sie im Großhirnkortex zum Bewusstsein gelangen. Die mediale Fläche bildet die Seitenwand des dritten Ventrikels, die laterale Thalamusfläche grenzt an die Capsula interna.

Merke!

Man unterscheidet zwei Arten von Thalamuskernen:
– Die spezifischen Thalamuskerne üben Einfluss auf einen speziellen Teil der Großhirnrinde aus.
– Die unspezifischen Thalamuskerne sind vor allem mit dem Hirnstamm verbunden und haben kaum direkte Verbindungen zum Großhirnkortex.

3.2.1 Spezifischer Thalamus (Palliothalamus)

Im spezifischen Thalamus kann man nach topografischen Gesichtspunkten verschiedene Kerne unterscheiden (s. Tab. 3, S. 19):

Diese Kerngebiete werden voneinander durch dünne „Lamellen" weißer Substanz getrennt. Wesentlich ist vor allem die ventrale Kerngruppe, die sich wiederum gliedert in:
– Ncl. ventralis anterior (NVA),
– Ncl. ventralis lateralis (NVL),
– Ncl. ventralis posterior (NVP).
Jedem Kerngebiet lässt sich ein Kortexareal zuordnen. Zwischen den Thalamuskernen und den entsprechenden Kortexarealen bestehen afferente und efferente Verbindungen.

Merke!

Der Tractus opticus enthält die visuelle Information der kontralateralen Gesichtsfeldhälfte und damit die Information der ipsilateralen Netzhauthälften beider Retinae.

Die Afferenzen des **Corpus geniculatum mediale** entstammen dem ipsilateralen unteren Hügel und sind Teil der Hörbahn. Die **Ncll. anteriores** stehen mit dem **limbischen System** in Verbindung. Die Afferenzen stammen z. T. aus dem **Fasciculus mamillothalamicus** (Vicqd'Azyr-Bündel). Efferent sind die vorderen Kerne vor allem mit dem Gyrus cinguli und dem Hippocampus verbunden. Sie sind Bestandteil des **Papez-Neuronenkreises**.

Kerngruppe	Projektion
anteriore Kerngruppe	Projektion ins limbische System
mediale Kerngruppe	Projektion zum Frontallappen
ventrale Kerngruppe	– NVA (Ncl. ventralis anterior) – prämotorische Rinde – NVL (Ncl. ventralis lateralis) – motorische Rinde – NVP (Ncl. ventralis posterior) – sensible Rinde • lateraler und medialer Teil
posteriore Kerngruppe	—
dorsale Kerngruppe	Projektion zu visuellen Rindenarealen
Corpus geniculatum laterale	Projektion in die Sehrinde des Okzipitallappens
Corpus geniculatum mediale	Projektion in die Hörbahn des Temporallappens

Tab. 3: Thalamische Kerngruppen und deren Projektion

3.2.2 Unspezifischer Thalamus (Truncothalamus)

Die unspezifischen Thalamuskerne sind **afferent** mit den Basalganglien, dem Kleinhirn sowie vor allem mit der Formatio reticularis (s. 1.3.3, S. 5) verbunden. Die **Efferenzen** ziehen zu den meisten anderen Thalamuskernen sowie zur Großhirnrinde.

Die Impulse des ARAS der Formatio reticularis gelangen als Afferenzen zum unspezifischen Thalamus. Dieser erregt mit seinen vielen Efferenzen die anderen (spezifischen) Thalamuskerne, die wiederum starke Verbindungen zum Kortex aufweisen. Damit wird fast der gesamte Kortex aktiviert.

> **Merke!**
>
> Die unspezifischen Thalamuskerne sind nur durch wenige (unspezifische) Fasern mit dem Großhirnkortex verbunden. Dabei führt die Erregung der unspezifischen Thalamuskerne zu einer unspezifischen Erregung des gesamten Kortex.

Bei einer Schädigung des Thalamus sind in aller Regel Motorik, Sensibilität und vegetative Funktionen der kontralateralen Körperhälfte gestört. Die Ausfallerscheinungen richten sich dabei nach den geschädigten Thalamuskerngebieten.

3.3 Hypothalamus

Der Hypothalamus bildet den Boden des dritten Ventrikels. Zu ihm gehören die
– Corpora mamillaria,
– das Tuber cinerum,
– das Infundibulum,
– die Neurohypophyse und
– die Eminentia mediana.

Funktionell ist der Hypothalamus das **höchste Integrationsorgan vegetativer Funktionen**. Dementsprechend sind die meisten Hypothalamuskerne efferent mit vegetativen Zentren in Hirnstamm und Rückenmark verbunden. Die Afferenzen stammen aus dem gesamten ZNS, insbesondere jedoch aus dem limbischen System.

Wie Abb. 10, S. 21 zeigt, kann man die Hypothalamuskerne in eine vordere, mittlere und hintere Kerngruppe einteilen.

Die Wirkungsweise des neurohypophysären Regelkreislaufs ist Bestandteil des Skripts Physiologie 2.

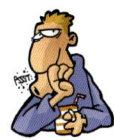

Tab. 4, S. 21 musst du übrigens nicht auswendig lernen. Lediglich das Fettgedruckte wurde im schriftlichen Physikum bisher gefragt.

3.3.1 Wichtige hypothalamische Faserverbindungen

Der Hypothalamus ist afferent und efferent sehr intensiv mit dem **limbischen System** verbunden.
– Der **Fornix** verbindet Hippocampus und Corpora mamillaria der gleichen Seite.
– Der **Fasciculus longitudinalis posterior** führt – überwiegend ungekreuzt – vorrangig efferente Fasern in den Hirnstamm und in das Seitenhorn des Rückenmarks.

3.4 Hypophyse

Die Hypophyse lässt sich embryologisch unterteilen in
– Hypophysenhinterlappen (HHL, Neurohypophyse) und
– Hypophysenvorderlappen (HVL, Adenohypophyse).

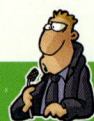
3. Wohin sendet das Cerebellum seine Efferenzen?

4. Wissen Sie, welche Fasern aus der Olive ins Kleinhirn kommen? Wie gelangen sie ins Kleinhirn?

5. Sagen Sie, welchen Kleinhirnstiel benutzen die Afferenzen zum Kleinhirn?

6. Nennen Sie bitte den Kleinhirnstiel, den die Efferenzen vom Kleinhirn benutzen!

7. Erläutern Sie bitte, was eine Rathke-Tasche ist!

8. Das Globus pallidum gehört zu den Basalganglien. Was hat es mit dem Zwischenhirn zu tun?

9. Beschreiben Sie, was der Lemniscus medialis ist und welche Aufgabe er hat!

10. Was ist der Lemniscus lateralis und nennen Sie seine Aufgaben!

11. Sagen Sie, was wird als „Tor des Bewusstseins" bezeichnet und warum?

---

1. Bitte nennen Sie die wichtigen Kerne im Kleinhirn!
Ncl. dentatus, Ncl. emboliformis, Ncl. globosus, Ncl. fastigii.

2. Erläutern Sie das efferente System der Kleinhirnrinde, von welchen Zellen stammen dessen Axone und wo enden sie mit welchem Einfluss?
Purkinje-Zellen sind die efferenten Zellen der Kleinhirnrinde, sie enden mit ihren inhibitorischen Axonen an den Kleinhirnkernen.

3. Wohin sendet das Cerebellum seine Efferenzen?
– Thalamus,
– Ncl. ruber,
– Ncll. vestibulares (über den unteren Kleinhirnstiel) und
– Formatio reticularis.

4. Wissen Sie, welche Fasern aus der Olive ins Kleinhirn kommen? Wie gelangen sie ins Kleinhirn?
Die Kletterfasern ziehen von der Olive über den Tractus olivocerebellaris und über den Pedunculus cerebellaris inferior ins Kleinhirn.

5. Sagen Sie, welchen Kleinhirnstiel benutzen die Afferenzen zum Kleinhirn?
Die Afferenzen zum Kleinhirn benutzen alle drei Kleinhirnstiele. Kommen sie aus dem Großhirn, erreichen sie das Kleinhirn über den mittleren Kleinhirnstiel, Fasern aus dem Rückenmark (spinocerebelläre Fasern) nutzen den unteren und oberen Kleinhirnstiel.

6. Nennen Sie bitte den Kleinhirnstiel, den die Efferenzen vom Kleinhirn benutzen!
Die Efferenzen des Kleinhirns bilden den Hauptanteil des oberen Kleinhirnstiels.

7. Erläutern Sie bitte, was eine Rathke-Tasche ist!
Eine Abspaltung des Rachendachs. Aus ihr entsteht die Adenohypophyse, die sich ventral an die Neurohypophyse anlegt.

8. Das Globus pallidum gehört zu den Basalganglien. Was hat es mit dem Zwischenhirn zu tun?
Der größte Teil des Globus pallidum sowie der Ncl. subthalamicus entwickeln sich aus dem Subthalamus des Zwischenhirns.

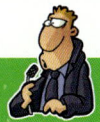
9. Beschreiben Sie, was der Lemniscus medialis ist und welche Aufgabe er hat!

Der Lemniscus medialis enthält die Vorderseitenstrang- und Hinterseitenstrangbahnen: Tractus spinothalamici, Tractus bulbothalamici.

Seine Aufgabe ist die Vermittlung der Tiefen- und Oberflächensensibilität.

10. Was ist der Lemniscus lateralis und nennen Sie seine Aufgaben!

Der Lemniscus lateralis enthält Projektions- und Reflexfasern der Hörbahn (Hörschleife).

11. Sagen Sie, was wird als „Tor des Bewusstseins" bezeichnet und warum?

Der Thalamus. Alle afferenten Bahnen mit Ausnahme der Riechbahn ziehen durch den Thalamus (das Tor), bevor sie im Kortex zum Bewusstsein gelangen.

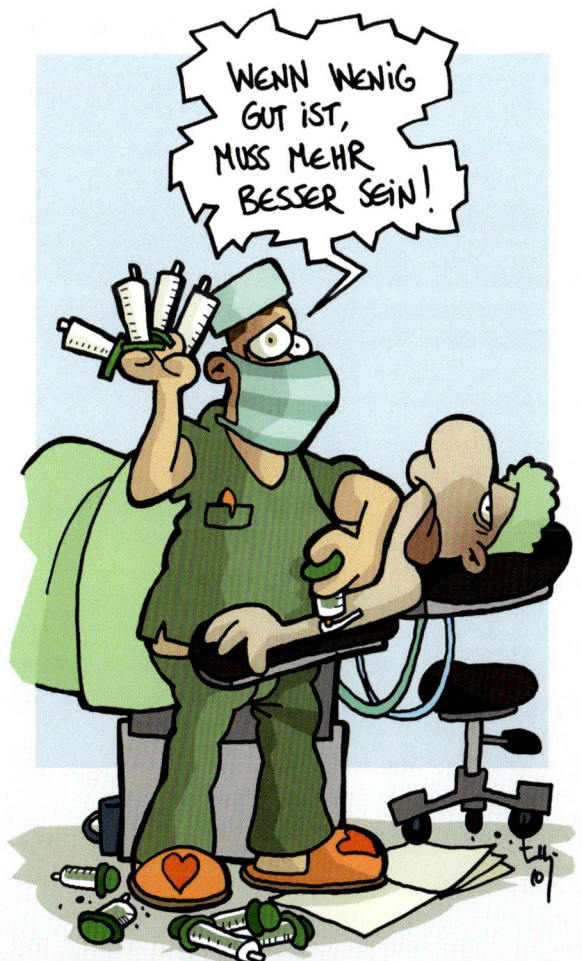

Pause

Ein paar Seiten hast du schon wieder geschafft!
Päuschen und weiter geht's!

Mehr Cartoons unter www.medi-learn.de/cartoons

Ihre Arbeitskraft ist Ihr Startkapital. Schützen Sie es!

DocD'or – intelligenter Berufsunfähigkeitsschutz für Medizinstudierende und junge Ärzte:

- Mehrfach ausgezeichneter Berufsunfähigkeitsschutz für Mediziner, empfohlen von den großen Berufsverbänden

- Stark reduzierte Beiträge, exklusiv für Berufseinsteiger und Verbandsmitglieder

- Versicherung der zuletzt ausgeübten bzw. der angestrebten Tätigkeit, kein Verweis in einen anderen Beruf

- Volle Leistung bereits ab 50 % Berufsunfähigkeit

- Inklusive Altersvorsorge mit vielen individuellen Gestaltungsmöglichkeiten

Lassen Sie sich beraten!

Nähere Informationen und unseren Repräsentanten vor Ort finden Sie im Internet unter www.aerzte-finanz.de

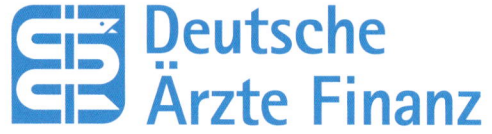

Deutsche Ärzte Finanz

Standesgemäße Finanz- und Wirtschaftsberatung

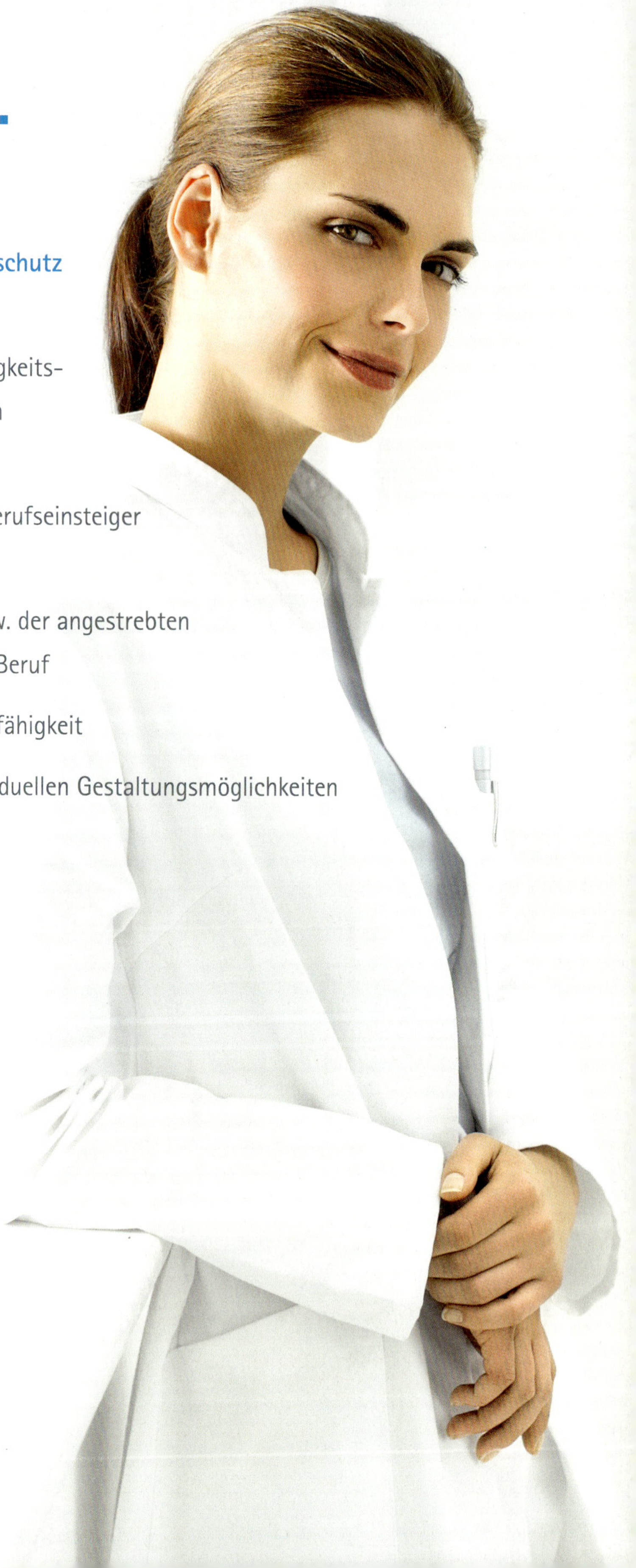

4 Großhirn (Telencephalon)

📊 Fragen in den letzten 10 Examen: 19

Das Großhirn ist der differenzierteste Teil des Gehirns. Es hat im Laufe der Entwicklung fast alle anderen Hirnteile überwachsen. Dieses Kapitel behandelt seine prüfungsrelevanten makroskopischen und funktionellen Fakten.

4.1 Makroskopie

Mit Hilfe der folgenden Abbildungen solltest du dir einen Überblick über die essentiellen makroskopischen Strukturen am Gehirn verschaffen. Damit lassen sich nämlich schon viele Fragen mit Bildbeilage beantworten.

Im Großhirn lassen sich vier Hemisphärenabschnitte unterscheiden:
– **Paleokortex** – ältester Abschnitt, beim Erwachsenen nur noch als Riechhirn,
– **Striatum** – nächstjüngerer Abschnitt,
– **Archikortex** – größte Struktur ist der Hippocampus und
– **Neokortex** – größter Teil der Großhirnrinde.
Histologisch lässt sich der Großhirnkortex in über 50 Rindenfelder oder **Areae** – die **Brodmann-Areae** – einteilen.

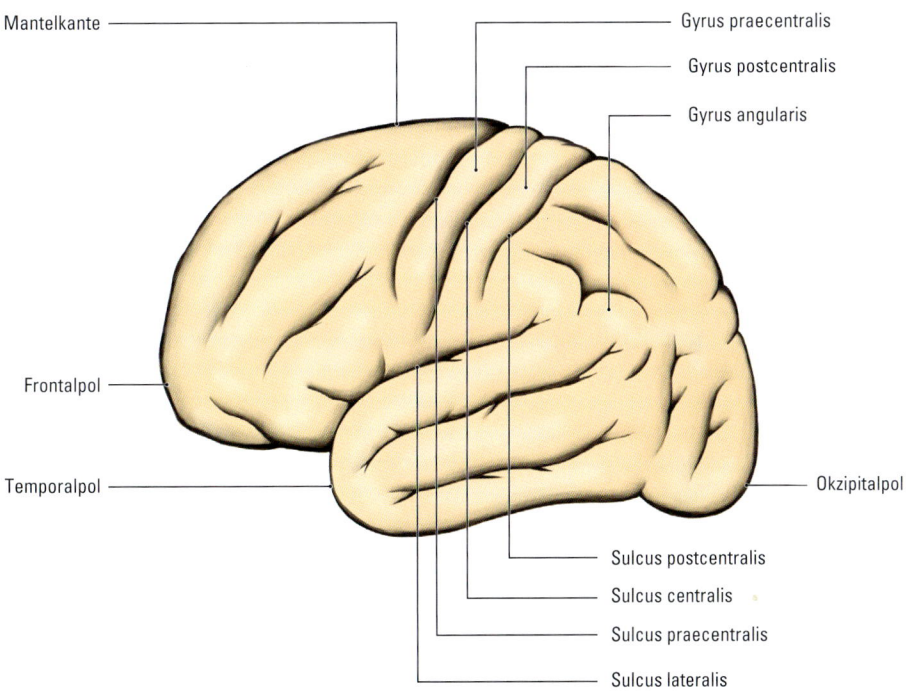

Abb. 11: Lateralansicht des Großhirns

medi-learn.de/7-ana3-11

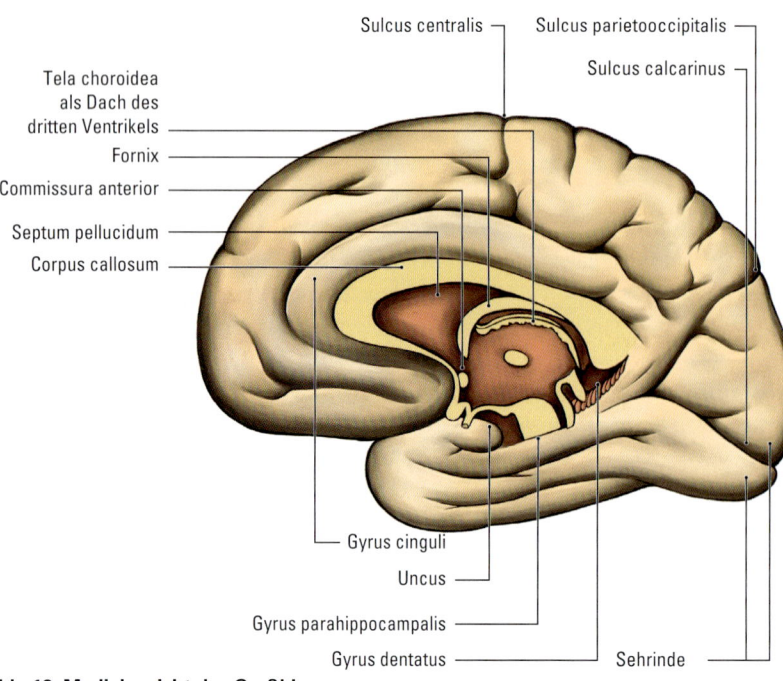

Sulcus centralis Sulcus parietooccipitalis

Sulcus calcarinus

Tela choroidea als Dach des dritten Ventrikels

Fornix

Commissura anterior

Septum pellucidum

Corpus callosum

Gyrus cinguli

Uncus

Gyrus parahippocampalis

Gyrus dentatus

Sehrinde

Abb. 12: Medialansicht des Großhirns

medi-learn.de/7-ana3-12

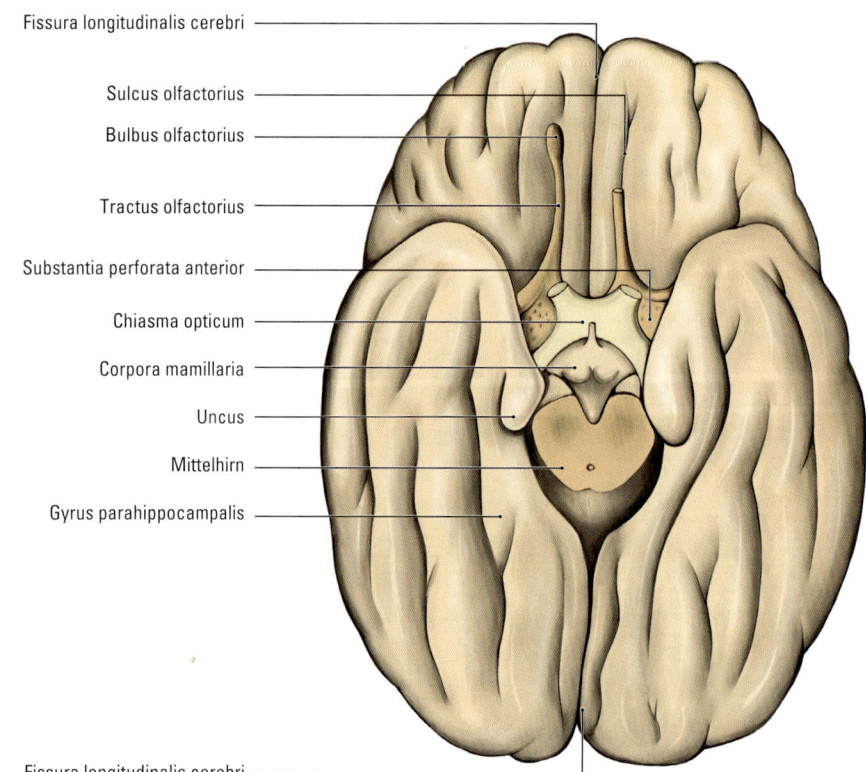

Fissura longitudinalis cerebri

Sulcus olfactorius

Bulbus olfactorius

Tractus olfactorius

Substantia perforata anterior

Chiasma opticum

Corpora mamillaria

Uncus

Mittelhirn

Gyrus parahippocampalis

Fissura longitudinalis cerebri

Abb. 13: Basalanschicht des Großhirns

medi-learn.de/7-ana3-13

4.2 Basalganglien

Basalganglien sind Kerne im Marklager des Großhirns. Dazu gehören
- das **Striatum** (bestehend aus **Ncl. caudatus** und **Putamen**) und
- das **Pallidum** (Globus pallidus).

Funktionell lassen sich der Ncl. subthalamicus und die Substantia nigra dazu zählen.

> **Übrigens …**
> Nach alter Nomenklatur werden Putamen und Pallidum als **Ncl. lentiformis** bezeichnet.

Der Ncl. caudatus liegt wie ein Schweif um das Putamen herum und bildet im oberen Teil zusammen mit dem Thalamus den Boden des Seitenventrikels und im unteren Teil das Ventrikeldach. Medial des Putamens liegt das Pallidum, bestehend aus zwei Segmenten. Wiederum medial davon trennt die **Capsula interna** das Pallidum vom Thalamus.

4.2.1 Striatum

Das Striatum besteht aus **Putamen** und **Ncl. caudatus**. Beide Teile entstammen einer gemeinsamen Anlage und werden durch die einsprossende Capsula interna getrennt. Funktionell ist das Striatum eine wichtige Schaltstelle motorischer Impulse.

Die **Afferenzen** stammen überwiegend aus der ipsilateralen Hirnhälfte von
- **Kortex** (vom motorischen, sensorischen und präfrontalen Assoziationskortex),
- **Substantia nigra** und
- **Thalamus**.

Die **Fibrae corticostriatales** wirken mit ihrem Transmitter **Glutamat** erregend auf das Striatum. Die **Fibrae nigrostriatales** wirken mit ihrem Transmitter **Dopamin** hemmend auf das Striatum.

Efferent ist das Striatum mit dem **Pallidum** und der **Substantia nigra** verbunden. Die striatalen Neurone wirken durch ihren Transmitter **GABA** hemmend in ihren Projektionsgebieten.

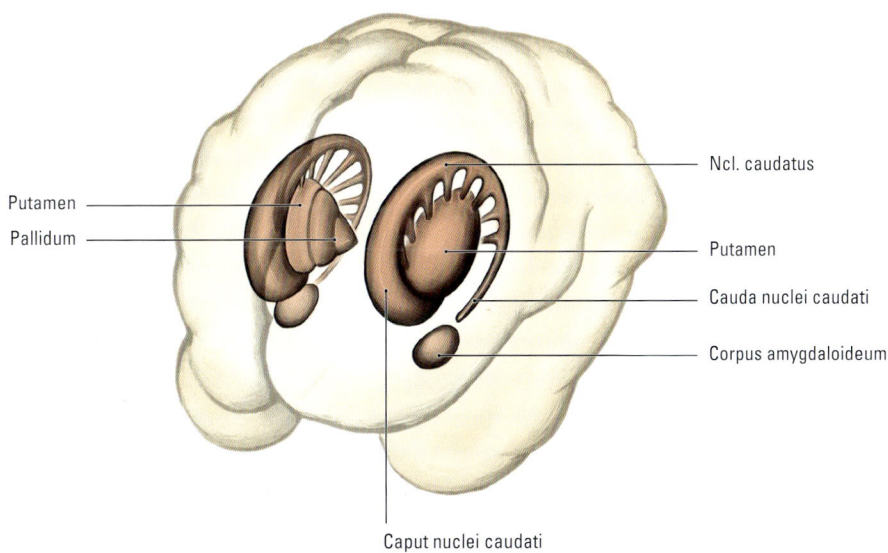

Putamen

Pallidum

Ncl. caudatus

Putamen

Cauda nuclei caudati

Corpus amygdaloideum

Caput nuclei caudati

Abb. 14: Lage der Basalganglien

medi-learn.de/7-ana3-14

Funktion: Über die kortikostriatalen Bahnen bekommt das Striatum vor allem motorische Impulse zugeleitet. Diese Bewegungsimpulse werden hier überwiegend **hemmend** bearbeitet. Einige Impulse werden jedoch auch **fördernd** bearbeitet.

> **Merke!**
>
> – Das Striatum kann Bewegungsimpulse ganz oder teilweise unterdrücken.
> – Dem Striatum wird auch der Nukleus accumbens zugeordnet. Er spielt eine zentrale Rolle im „Belohnungssystem" des Gehirns sowie bei der Entstehung von Sucht.

4.2.2   Pallidum

Das Pallidum stammt entwicklungsgeschichtlich zu großen Teilen vom Zwischenhirn ab und kann als funktioneller Antagonist des Striatums verstanden werden.
Die **Afferenzen** stammen von **Striatum, Ncl. subthalamicus** und **Thalamus**. Dabei wirken die Fasern aus dem Striatum hemmend auf das Pallidum.

Die **Efferenzen** laufen zum **Thalamus** (Ncl. ventralis anterior). Dieser Kern projiziert erregend in die motorische Hirnrinde. Hemmende Efferenzen laufen zum **Ncl. subthalamicus**.
Funktion: Das mediale Pallidumsegment wirkt **hemmend** auf motorische Impulse. Das laterale Pallidumsegment wirkt **fördernd** auf motorische Impulse.

> **Merke!**
>
> Das Pallidum wirkt eher bahnend für motorische Impulse.

4.2.3   Nucleus subthalamicus

Der Ncl. subthalamicus entstammt ebenfalls dem Zwischenhirn und liegt ventromedial des Pallidums. Afferent und efferent ist er v. a. mit dem Pallidum verbunden.
Funktion: Er **hemmt** Bewegungsimpulse.

4

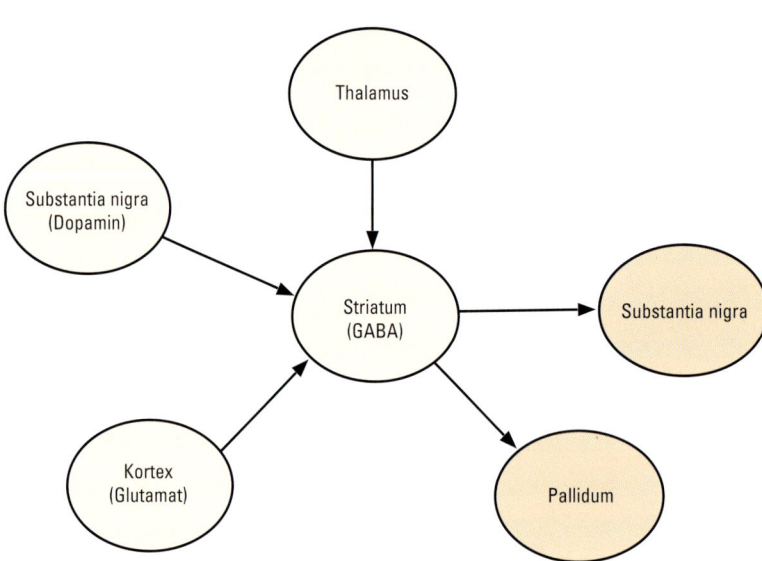

Abb. 15: Afferenzen und Efferenzen des Striatums

medi-learn.de/7-ana3-15

4

4.2.4   Claustrum

Diese dünne Schicht grauer Substanz liegt zwischen Striatum und Inselrinde. Ihre Funktion ist bisher nicht bekannt.

4.2.5   Vom Bewegungsimpuls zur Bewegung

Der Bewegungsantrieb entsteht im limbischen System und wird an den Assoziationskortex weitergeleitet. Von dort existieren **drei Wege**, die letztlich alle im Thalamus und anschließend im Motokortex enden. Von dort erfolgt die Weiterleitung der Impulse über die kortikonucleäre und/oder die kortikospinale Bahn. Abb. 16, S. 32 zeigt diese drei Wege.

> **Merke!**
>
> Die motorischen Impulse werden vom Kleinhirn fein abgestimmt und von den Basalganglien bahnend oder unterdrückend bearbeitet.

4.3   Paleokortex und Riechhirn

Der Paleokortex ist der älteste Teil der Hemisphären. Er liegt frontobasal und umfasst
– Bulbus olfactorius und Tractus olfactorius,
– Tuberculum olfactorium,
– Septum (NICHT das Septum pellucidum!) und
– kortikale Anteile des Corpus amygdaloideum.

Im **Bulbus olfactorius** werden die Filae olfactoriae auf das zweite Neuron umgeschaltet und über den **Tractus olfactorius** der Riechrinde (olfaktorischer Kortex) zugeleitet.

Das **Corpus amygdaloideum** (Mandelkern, Amygdala) ist ein Komplex grauer Substanz und liegt im Temporallappen rostral des Ncl. caudatus. Es ist ein Teil des limbischen Systems. Seine Funktion liegt in der
– **Modulation** vegetativer hypothalamischer Zentren,
– **Vermittlung** emotionaler Verhaltensweisen und
– **Speicherung** emotional betonter Gedächtnisinhalte.

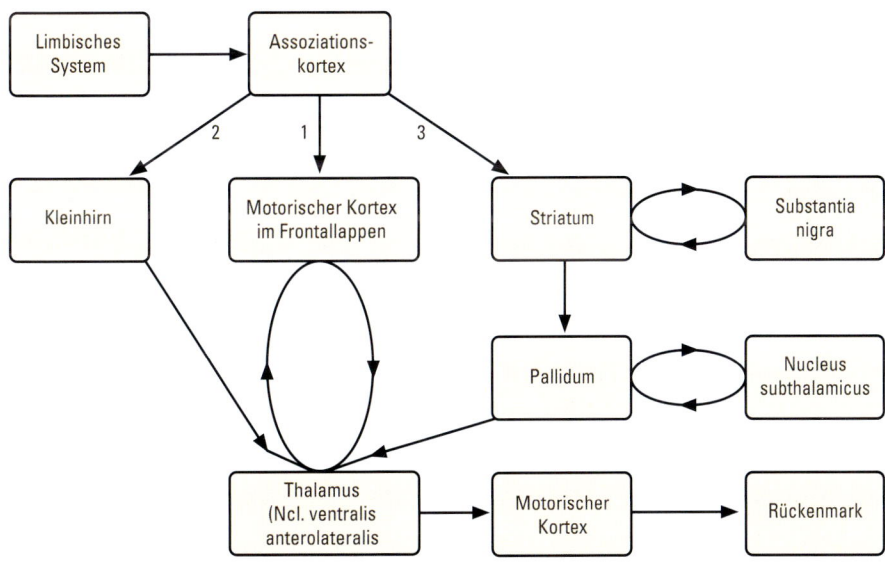

Die kortiko-thalamo-kortikale Neuronenschleife aus Weg 1 wird durch die beiden anderen Wege beeinflusst.

Abb. 16: Regulation der Motorik durch verschiedene Zentren   *medi-learn.de/7-ana3-16*

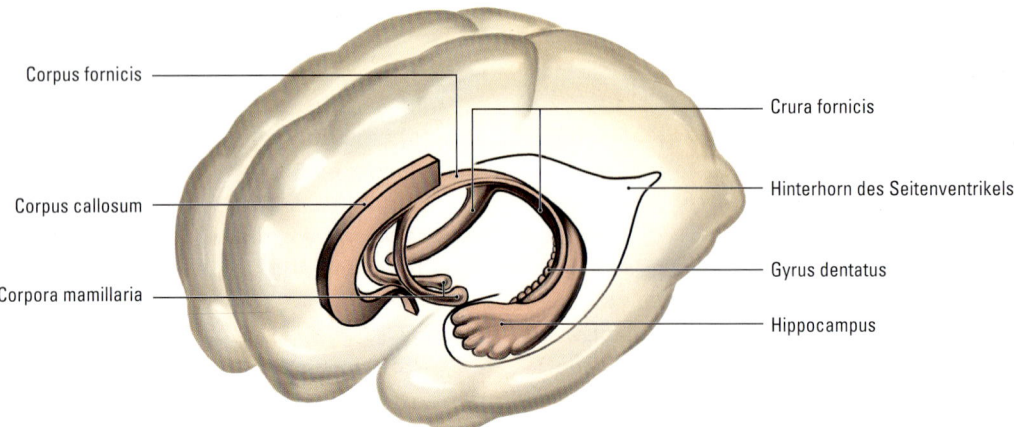

Abb. 17: Lage des Hippocampus und des Fornix

medi-learn.de/7-ana3-17

4

> **Merke!**
>
> Das Corpus amygdaloideum ist über die Stria terminalis mit dem Hypothalamus verbunden.

> **Merke!**
>
> – Paleo- und Archikortex werden auch als Allokortex bezeichnet.
> – Im Hippocampus werden Nervenzellen neu gebildet (adulte Neurogenese).

4.4   Archikortex und Gedächtnis

Der **Archikortex** wird zum Großteil vom **Hippocampus** gebildet. Die mikroskopische Rindenschichtung des Archikortex ist **dreischichtig**.
Die Lage des Hippocampus zeigt Abb. 17, S. 33. Seine **Afferenzen** stammen von der Regio entorhinalis (Impulse aus dem Riechhirn, Corpus amygdaloideum und Neokortex), die medial des Hippocampus im **Gyrus parahippocampalis** liegt. Weitere Afferenzen stammen aus dem **Thalamus** und **Gyrus cinguli**.
Die **Efferenzen** laufen fast alle im **Fornix** und enden größtenteils in den **Corpora mamillaria**. Dabei bildet sich der nach **Papez** benannte, in Abb. 18, S. 33 dargestellte Neuronenkreis.
Funktion: Der Papez-Neuronenkreis spielt für die **Überführung vom Kurz- ins Langzeitgedächtnis** eine entscheidende Rolle. Der Hippocampus als Bestandteil des limbischen Systems ist wesentlich am Zustandekommen von **Aggression, Affektverhalten, Bewusstsein und Motivation** beteiligt.

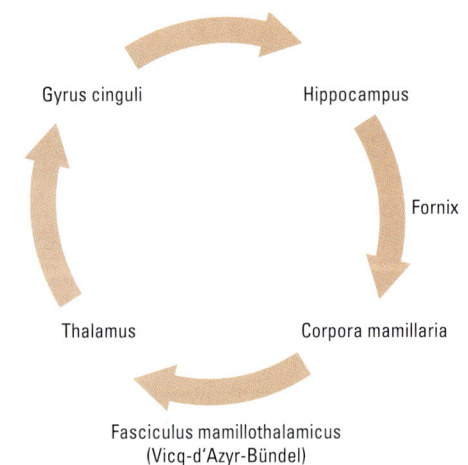

Abb. 18: Papez-Neuronenkreis

medi-learn.de/7-ana3-18

4.5   Limbisches System

Das limbische System ist der **Ort der Emotionen** im Gehirn. Es ist mit seinen Zentren nur sehr unklar definiert. Seine Funktion ergibt sich aus Tab. 6, S. 34. In der Regel werden folgende Strukturen zum limbischen System gezählt:

Bis auf den **Gyrus cinguli** wurden alle anderen Regionen bereits im vorangegangenen Text besprochen. Der Gyrus cinguli liegt direkt oberhalb des Balkens. Er beeinflusst **vegetative Parameter** nebst Nahrungsaufnahme sowie den **psycho-** und **lokomotorischen Antrieb**.

4.6   Neokortex

Der Neokortex wird dem Allokortex auch als **Isokortex** gegenübergestellt. Histologisch stellt er sich sechsschichtig dar. Er ist der jüngste und am höchsten organisierte Teil der Großhirnrinde.

Funktionell unterscheidet man **Primär-, Sekundär-** und **Assoziationsfelder**.

– **Primärfelder** sind sensorische Zentren, die ihre Afferenzen **interpretationsfrei** vom Thalamus empfangen und zum Bewusstsein bringen (z. B. Sehrinde, Hörrinde). Ein motorisches Primärfeld ist der **Gyrus praecentralis** (Motokortex).
– **Sekundärfelder** liegen neben ihren Primärfeldern und **verarbeiten integratorisch** die Sinneswahrnehmung aus dem primären Rindenfeld. Es erfolgt eine **Interpretation** des Wahrgenommenen.
– **Assoziationsfelder** sind keinem primären und sekundären Rindenfeld zugeordnet. Sie erhalten auch **KEINE Information aus dem Thalamus**. Afferent und efferent sind sie mit verschiedenen Primär- und Sekundärfeldern verbunden.

> **Merke!**
>
> – Für alle Arten von Sinneswahrnehmungen gibt es im Großhirn primäre Kortexareale.
> – Das motorische Sprachzentrum ist z. B. ein Assoziationsfeld.
> – Assoziationsfelder erhalten **KEINE** Information aus dem Thalamus.

Struktur	Funktion
Hippocampus mit Fornix	– Gedächtnis – Verhalten – Orientierung – Bewusstsein und – Motivation
Gyrus cinguli	– Vegetative Modulation – psycho- und lokomotorischer Antrieb
Gyrus parahippocampalis mit Regio entorhinalis	– Gedächtnis – Zuleitung von Sinnesinformationen zu anderen Teilen des limbischen Systems
Corpus amygdaloideum	– Affektverhalten – Affektmotorik – Beeinflussung vegetativer und sexueller Funktionen
Corpus mamillare	– Gedächtnis – Affektverhalten – Beeinflussung von Sexualfunktionen

Tab. 6: Strukturen des limbischen Systems und ihre Funktionen

4.6.1 Histologie des Neokortex

Im Neokortex gibt es zwei Arten von Neuronen: **Pyramidenzellen** und **Nicht-Pyramidenzellen**.

– **Pyramidenzellen** machen 85 % der Neurone der Großhirnrinde aus und wirken über ihre Transmitter Glutamat und Aspartat **exzitatorisch**. Sie bilden die Gesamtheit des kortikalen Efferenzsystems.

– **Nicht-Pyramidenzellen** wirken mit ihrem Transmitter GABA **inhibitorisch**.

Im Neokortex lassen sich histologisch sechs Schichten abgrenzen. Näheres erfährst du im Skript Histologie 2.

4.7 Frontallappen

Im Frontallappen liegt die **motorische** Rinde.

4.7.1 Gyrus praecentralis und Pyramidenbahn

Der Gyrus praecentralis (primär somatomotorische Rinde, Motokortex) nimmt die **Area 4** nach Brodmann ein. Von hier gelangen die Impulse zu den Hirnnervenkernen und ins Rückenmarkvorderhorn. Der Motokortex ist **somatotopisch** gegliedert. Dabei befinden sich die Areale für die untere Extremität im Interhemisphärenspalt.

Die **Afferenzen** stammen aus dem **Ncl. ventralis anterolateralis** des Thalamus, aus dem **Gyrus postcentralis** sowie aus der **prämotorischen Rinde**, die vor dem Gyrus praecentralis lokalisiert ist.

Die **Efferenzen** bilden große Teile des **Tractus corticonuclearis** sowie des **Tractus corticospinalis** (Pyramidenbahn). Beide Bahnen durchlaufen auf ihrem Weg nach kaudal die **Capsula interna**. Bei Schädigung der Pyramidenbahn kommt es zu einer schlaffen Parese im betroffenen **kontralateralen Körperareal**, die nach kurzer Zeit in eine spastische Parese übergeht.

Merke!

Der Gyrus praecentralis sorgt für die willkürmotorische Versorgung der kontralateralen Körperhälfte. Dabei handelt es sich vorrangig um die Feinmotorik.

4.7.2 Prämotorische Rinde und frontales Augenfeld

Die **prämotorische Rinde** entspricht der **Area 6** nach Brodmann. Sie ist afferent und efferent ähnlich verschaltet wie der Motokortex. Allerdings machen die **efferenten** Fasern einen großen Teil des **Tractus frontopontinus** aus.

Über die Versorgung der extrapyramidalen Zentren übt die prämotorische Rinde **direkten** Einfluss auf die Motorik aus.

Das **frontale Augenfeld** (frontales Blickzentrum) liegt vor der prämotorischen Rinde und initiiert **willkürliche Augeneinstellbewegungen** auf ein gewähltes Blickziel.

Merke!

Die unwillkürlichen, reflektorischen Augenbewegungen werden im Hirnstamm generiert.

4.7.3 Motorisches Sprachzentrum (Broca-Sprachzentrum)

Das motorische Sprachzentrum liegt im Bereich der Pars opercularis des Gyrus frontalis inferior. Hier werden **Wortlaut** und **Satzbau** geformt. Danach werden über Zwischenstationen die entsprechenden Muskelgruppen aktiviert.

4

Merke!

- Motorisches Sprachzentrum = Broca-Sprachzentrum
- Sensorisches Sprachzentrum = Wernicke-Sprachzentrum
- Das Broca-Zentrum existiert nur einseitig, in der dominanten Hemisphäre. Damit kann es nicht durch die Gegenseite kompensiert werden.
- Die Afferenzen stammen von der primären und sekundären Hörrinde.
- Die Efferenzen gelangen indirekt (über Basalganglien, Kleinhirn, Thalamus) zum Motokortex und von dort zu den Hirnstammkernen der für das Sprechen wichtigen Muskeln.

4.7.4 Präfrontale Rinde

Die präfrontale Rinde liegt vor dem prämotorischen Kortex und reicht bis zum Frontalpol. **Funktionell** spielt sie eine große Rolle für das **Kurzzeitgedächtnis**.

4.8 Parietallappen

Im Parietallappen liegen u. a. primäre und sekundäre **somatosensible** Rinde.

4.8.1 Gyrus postcentralis und primäre somatosensible Rinde

Der Gyrus postcentralis liegt direkt hinter dem Sulcus centralis und nimmt die **Area 1 – 3** nach Brodmann ein. Hier enden **sensibel-sensorische** Fasern aus der **kontralateralen Körperhälfte** in **somatotopischer** Gliederung. Afferenzen stammen aus dem Thalamus (Ncl. ventralis posterior), von den Vestibulariskernen und verschiedenen Kortexarealen. Die **Efferenzen** ziehen zum Thalamus, den sensiblen Trigeminuskernen, den Hinterstrangkernen sowie dem Rückenmark und können so sensible Reize **blockieren** oder **bahnen**.

Verlauf der protopathischen Sensibilität:

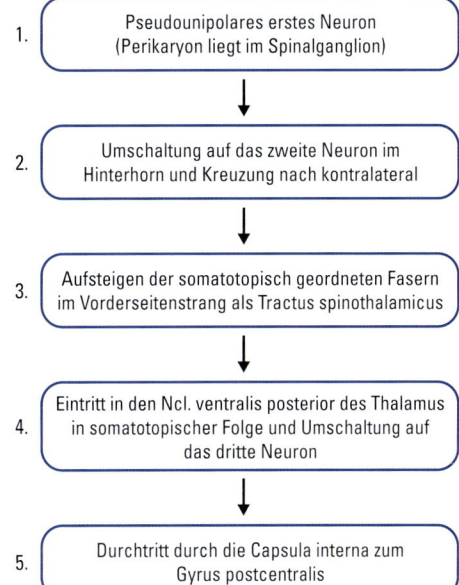

1. Pseudounipolares erstes Neuron (Perikaryon liegt im Spinalganglion)
2. Umschaltung auf das zweite Neuron im Hinterhorn und Kreuzung nach kontralateral
3. Aufsteigen der somatotopisch geordneten Fasern im Vorderseitenstrang als Tractus spinothalamicus
4. Eintritt in den Ncl. ventralis posterior des Thalamus in somatotopischer Folge und Umschaltung auf das dritte Neuron
5. Durchtritt durch die Capsula interna zum Gyrus postcentralis

Verlauf der epikritischen Sensibilität:

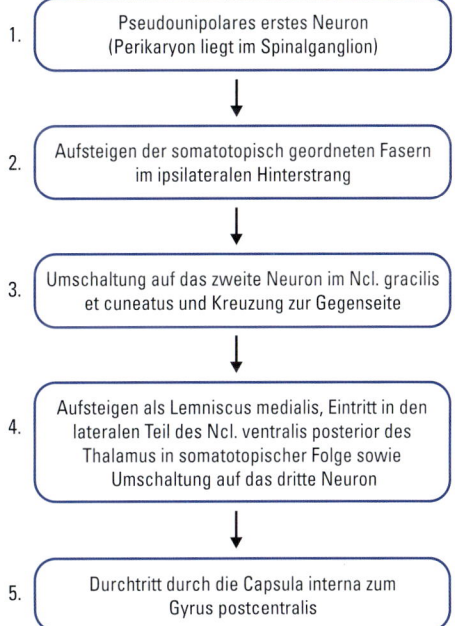

1. Pseudounipolares erstes Neuron (Perikaryon liegt im Spinalganglion)
2. Aufsteigen der somatotopisch geordneten Fasern im ipsilateralen Hinterstrang
3. Umschaltung auf das zweite Neuron im Ncl. gracilis et cuneatus und Kreuzung zur Gegenseite
4. Aufsteigen als Lemniscus medialis, Eintritt in den lateralen Teil des Ncl. ventralis posterior des Thalamus in somatotopischer Folge sowie Umschaltung auf das dritte Neuron
5. Durchtritt durch die Capsula interna zum Gyrus postcentralis

4.8.2   Sekundäre somatosensible Rinde

Dieses Kortexgebiet liegt dorsal des Gyrus postcentralis. Es nimmt die **Areae 5 und 7** nach Brodmann ein und ist **somatotopisch** geordnet. Hier werden die Reize der primären somatosensiblen Rinde **interpretiert**.

4.8.3   Gyrus angularis

Der Gyrus angularis liegt am Ende des Sulcus temporalis superior und nimmt die **Area 39** nach Brodmann ein. Er ist eine **wichtige Schaltstelle** zwischen **sekundärer Seh- und Hörrinde**, indem er visuelle Impulse mit dazu passenden sprachlichen Begriffen verknüpft.

4.8.4   Hinterer Parietallappen

Der hintere Parietallappen spielt bei der Orientierung im dreidimensionalen Raum eine entscheidende Rolle.

4.9   Okzipitallappen und visuelles System

Im Okzipitallappen befindet sich in erster Linie das visuelle System.

4.9.1   Sehbahn

Die Stationen der Sehbahn sind:

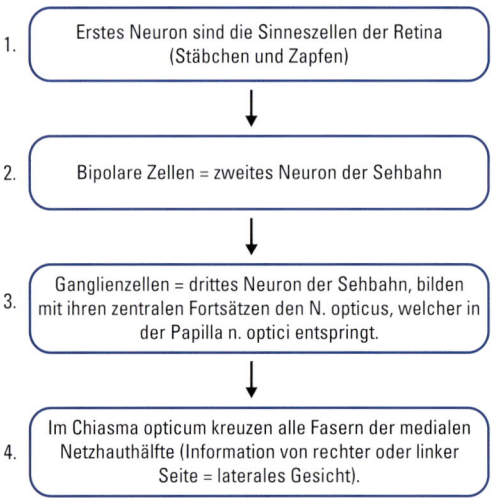

1. Erstes Neuron sind die Sinneszellen der Retina (Stäbchen und Zapfen)

2. Bipolare Zellen = zweites Neuron der Sehbahn

3. Ganglienzellen = drittes Neuron der Sehbahn, bilden mit ihren zentralen Fortsätzen den N. opticus, welcher in der Papilla n. optici entspringt.

4. Im Chiasma opticum kreuzen alle Fasern der medialen Netzhauthälfte (Information von rechter oder linker Seite = laterales Gesicht).

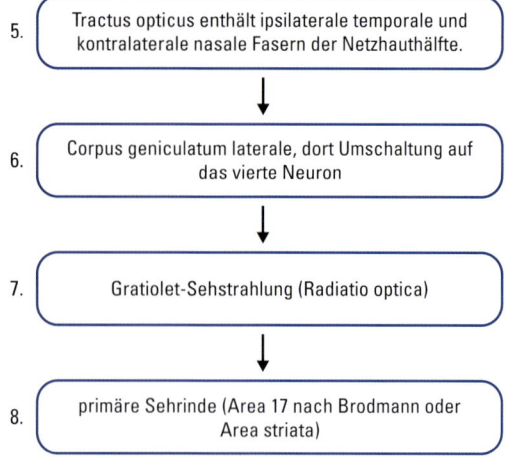

5. Tractus opticus enthält ipsilaterale temporale und kontralaterale nasale Fasern der Netzhauthälfte.

6. Corpus geniculatum laterale, dort Umschaltung auf das vierte Neuron

7. Gratiolet-Sehstrahlung (Radiatio optica)

8. primäre Sehrinde (Area 17 nach Brodmann oder Area striata)

> **Merke!**
>
> Im Verlauf der Sehbahn treten die ersten Myelinscheiden an den Axonen des N. opticus auf.

4

Abb. 19, S. 38 gibt den Verlauf der Sehbahn wieder und zeigt die Ausfallerscheinungen bei entsprechender Läsion.

4.9.2   Primäre Sehrinde

Die primäre Sehrinde liegt im Okzipitalpol, **Area 17** nach Brodmann. Sie befindet sich im Bereich des **Sulcus calcarinus** und wird auch **Area striata** genannt. Die Area striata wird in sechs Schichten eingeteilt. In Lamina IV (Lamina granularis interna) enden die Fasern der Radioatio optica überwiegend.
Ihre **Afferenzen** stammen in erster Linie vom **Corpus geniculatum laterale**, ihre **Efferenzen** laufen zur sekundären Sehrinde. In der primären Sehrinde gelangen die visuellen Reize zu **Bewusstsein**.

4.9.3   Sekundäre Sehrinde

Die sekundäre Sehrinde liegt hufeisenförmig um die primäre Sehrinde herum. Sie nimmt die **Areae 18** und **19** nach Brodmann ein.
Afferenzen erhält sie von der primären Sehrinde, **efferent** ist sie mit zahlreichen kortikalen

Arealen (z. B. frontales Augenfeld, Gyrus angularis, Colliculi superiores, Area praetectalis) verbunden.

Übrigens ...
Bei Läsion der sekundären Sehrinde kommt es NICHT zu Gesichtsfeldausfällen. Der Patient kann das Gesehene jedoch nicht mehr adäquat erkennend und zuordnend verarbeiten.

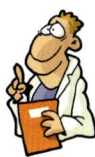

Merke!

Im Okzipitallappen liegen primäre und sekundäre Sehrinde.

4.10 Temporallappen und auditorisches System

Im Temporallappen liegen die primäre und die sekundäre **Hörrinde**. Abb. 20, S. 39 gibt den Verlauf der Hörbahn wieder.

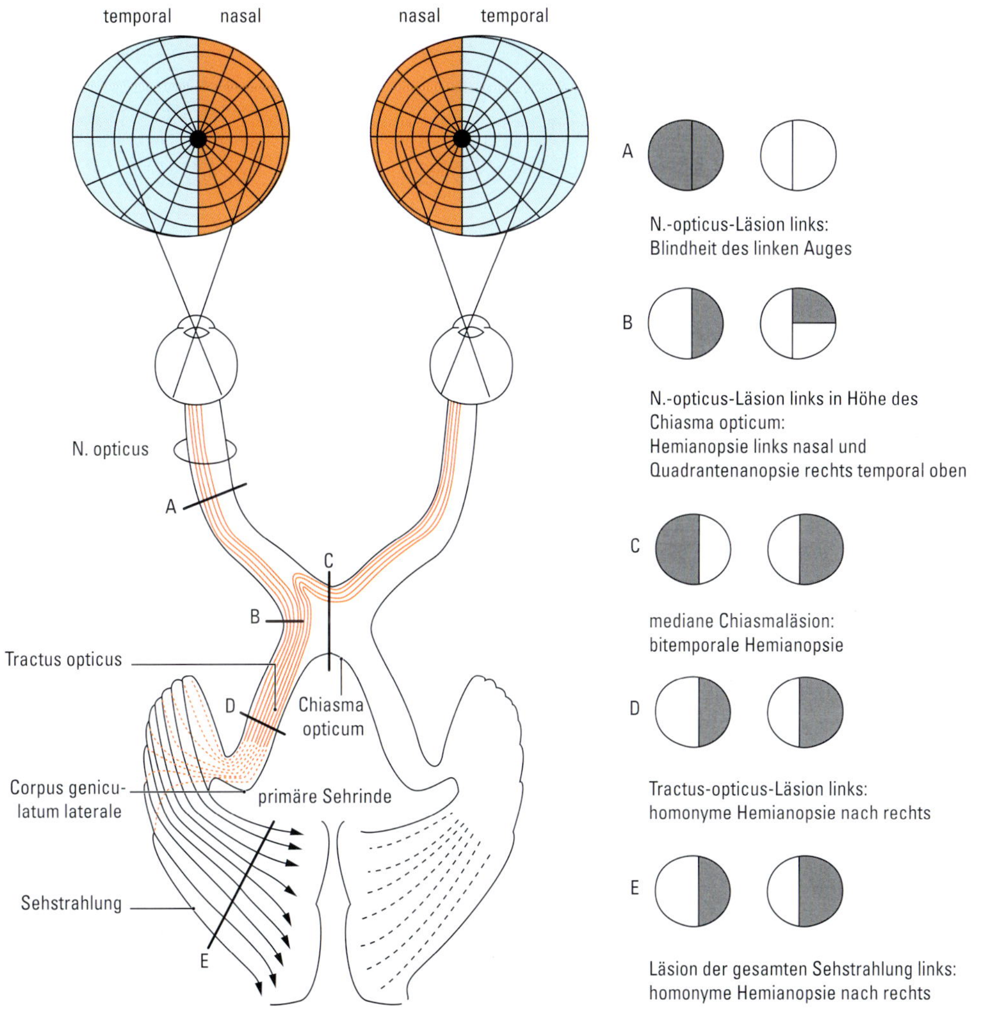

temporal   nasal   nasal   temporal

A

N.-opticus-Läsion links:
Blindheit des linken Auges

B

N.-opticus-Läsion links in Höhe des Chiasma opticum:
Hemianopsie links nasal und Quadrantenanopsie rechts temporal oben

N. opticus

A

C

C

mediane Chiasmaläsion:
bitemporale Hemianopsie

B

Tractus opticus

D

D

Chiasma opticum

Tractus-opticus-Läsion links:
homonyme Hemianopsie nach rechts

Corpus geniculatum laterale

primäre Sehrinde

E

Sehstrahlung

E

Läsion der gesamten Sehstrahlung links:
homonyme Hemianopsie nach rechts

Abb. 19: Verlauf der Sehbahn und Ausfallerscheinungen

medi-learn.de/7-ana3-19

4.10.1 Primäre Hörrinde

Die primäre Hörrinde liegt in der Tiefe des Temporallappens in den **Gyri temporales transversi** (Heschl-Querwindungen), **Area 41** nach Brodmann. Die wichtigste **Afferenz** ist die Hörbahn. Deren Fasern enden hier in **tonotopischer Anordnung,** d. h. jede Tonfrequenz hat einen eigenen Endigungsort in der primären Hörrinde. Hier gelangen ausschließlich **einzelne Frequenzen zu Bewusstsein.** Die **Efferenzen** ziehen zur sekundären Hörrinde.

4.10.2 Sekundäre Hörrinde und Wernicke-Sprachzentrum

Die sekundäre Hörrinde schließt sich nach lateral der primären Hörrinde an und nimmt die **Areae 42** nach Brodmann ein. Unmittelbar dahinter befindet sich die **Area 22.** Sie wird auch als **Wernicke-Sprachzentrum** (sensorisches Sprachzentrum) bezeichnet.

Die **Afferenzen** stammen von der primären Hörrinde sowie dem Gyrus angularis, **efferent** ist sie vor allem mit dem Broca-Sprachzentrum (motorisches Sprachzentrum) verbunden. Die **Funktion** der sekundären Hörrinde sowie des Wernicke-Sprachzentrums liegt in der **integrativen Verarbeitung** der in der primären Hörrinde wahrgenommenen Laute. Es werden somit Wörter, Melodien und Geräusche erkannt. Über die afferente Verbindung mit dem Gyrus angularis besteht eine wichtige Verbindung zwischen visuellem und auditorischem System. Erst durch diese Verbindung ist es möglich, gesehene Gegenstände zu benennen.

4.11   Inselrinde

Die Inselrinde liegt in der Tiefe, bedeckt von Temporal-, Frontal- und Parietallappen (Oper-

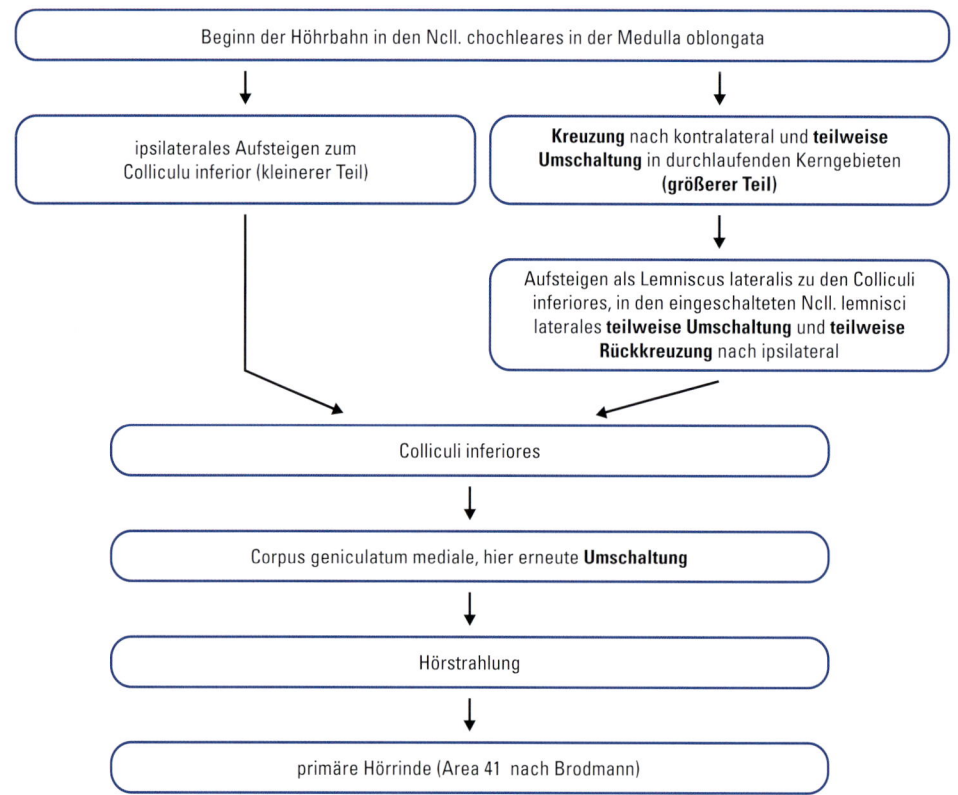

Abb. 20: Verlauf der Hörbahn   *medi-learn.de/7-ana3-20*

cula). Sie ist im Laufe der Entwicklung von den anderen Hirnlappen **überwachsen** worden und stellt einen wichtigen Teil der **viszerosensiblen Rinde** dar.

4.12 Bahnsysteme des Großhirns

Grundsätzlich unterscheidet man zwischen
- **Kommissurenfasern**: verbinden Areale beider Hemisphären miteinander, laufen zum größten Teil im Balken,
- **Projektionsfasern**: verbinden Kortex und subkortikale Gehirnteile (z. B. Basalganglien, Thalamus, Hirnstamm etc.), laufen größtenteils in der Capsula interna, aber auch in der Capsula externa und extrema,
- **Assoziationsfasern**: verbinden einzelne Areale (Gyri) einer Hemisphäre miteinander.

4.12.1 Balken (Corpus callosum)

Der Balken bildet das Dach des Seitenventrikels. In ihm verläuft der größte Teil der Kommissurenfasern. Dadurch werden die beiden Hemisphären miteinander verbunden. Praktisch lässt sich dies recht einfach am nachfolgenden Beispiel verdeutlichen:

Der rechte Okzipitallappen verarbeitet die Impulse des linken Gesichtsfelds und umgekehrt. Das Corpus callosum ermöglicht eine Integration **beider Gesichtsfelder zu EINEM Gesichtsfeld**.

4.12.2 Capsula interna

Die Capsula interna führt den größten Teil der Projektionsfasern. Sie verläuft zwischen Ncl. caudatus und Thalamus einerseits und Putamen sowie Pallidum andererseits. Man unterscheidet einen vorderen und einen hinteren Schenkel sowie ein Knie. Die auf- und absteigenden Fasern sind nach Systemen geordnet.

> **Merke!**
>
> - Die kortikospinalen Fasern laufen in somatotopischer Reihenfolge im Crus posterius der Capsula interna.
> - Die meisten Bahnen vom Kortex zu Thalamus, Basalganglien und Hirnstamm verlaufen durch die Capsula interna.

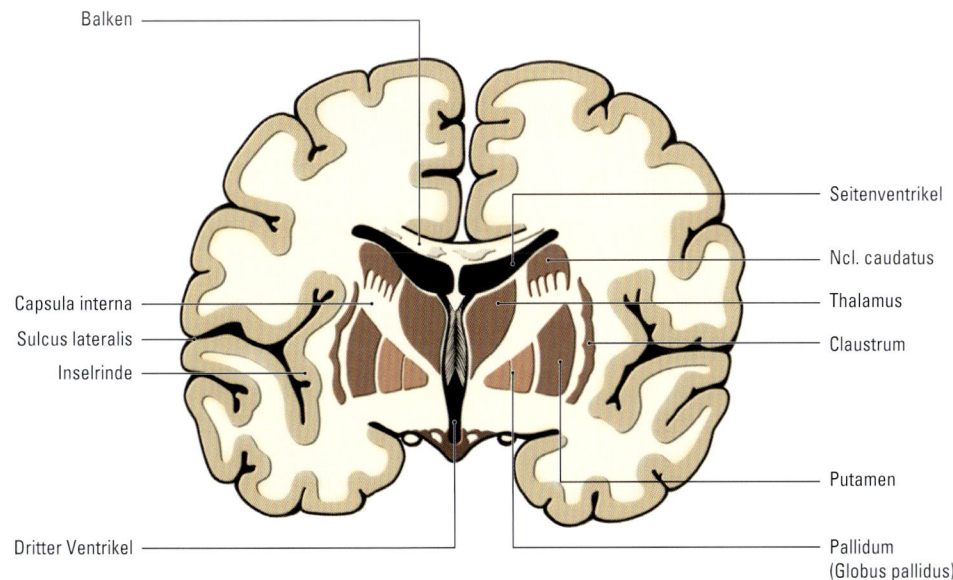

Balken — Seitenventrikel — Ncl. caudatus — Thalamus — Claustrum — Capsula interna — Sulcus lateralis — Inselrinde — Putamen — Dritter Ventrikel — Pallidum (Globus pallidus)

Abb. 21: Frontalschnitt durch das Großhirn   *medi-learn.de/7-ana3-21*

4.13   Schnittserien durch das Gehirn

Abb. 21, S. 40 gibt exemplarisch einen **Frontalschnitt** durch das Gehirn wieder. Du solltest sowohl im schriftlichen als auch im mündlichen Physikum in der Lage sein, einen **Horizontalschnitt** von einem **Frontalschnitt** zu unterscheiden und daran auch die Kernstrukturen zeigen zu können. Dabei gilt es zu beachten, dass die **Schnitthöhe** eine wichtige Rolle spielt – es sind nämlich nicht alle Strukturen in allen Schnittebenen vertreten.

Am besten kannst du das alles am Präparat lernen.

Zur besseren Orientierung kannst du dir unter **www.medi-learn.de/skr-telen** eine Art Bastelbogen herunterladen, der dir die Orientierung und das Benennen der Strukturen erleichtern soll.

4

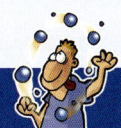

Um diese Rubrik bei der Fülle des vorangegangenen Kapitels nicht übermäßig auszudehnen, sind hier die Prüfungslieblinge kurz aufgezählt:

Zu den **Basalganglien** solltest du dir unbedingt die folgenden Fakten merken:
– Das **Striatum** (Ncl. caudatus und Putamen) erhält Afferenzen vom Kortex, der Substantia nigra und dem Thalamus. Die Efferenzen laufen zum Pallidum und zur Substantia nigra.
– Zwischen dem Caput nuclei caudati und dem Nukleus lentiformis liegt das Crus anterius der Capsula interna.
– Das **Putamen** enthält dopaminerge Afferenzen aus der Substantia nigra.
– Das Globus pallidus hat zahlreiche GABAerge **Efferenzen** zum Thalamus.
– Der **Nukleus lentiformis** besteht aus Putamen und Pallidum. Er grenzt an die Capsula interna und die Capsula externa.

Du solltest wissen, dass das **limbische System** auch als „emotionales Bewertungszentrum" bezeichnet wird.
Dazu gehören
– der Hippocampus mit Fornix (in den Hippocampus projizieren Fasern überwiegend aus der Septumregion über den Fornix),
– der Gyrus cinguli,
– der Gyrus parahippocampalis mit der Regio entorhinalis,
– das Corpus amygdaloideum und
– das Corpus mamillare.

Zu den **Rindenfelder** wird folgendes gerne gefragt:
– Der Gyrus praecentralis ist das primäre motorische Rindenfeld.

– Das motorische Sprachzentrum liegt im Bereich der Pars opercularis des Gyrus frontalis inferior.
– Der Gyrus postcentralis ist das primäre somatosensible Rindenfeld.

Punkte gibt es, wenn du folgendes zur **Sehbahn** weißt:
– Die Sehbahn verläuft über den Tractus opticus – Corpus geniculatum laterale – Gratiolet-Sehstrahlung – Area 17 (primäre Sehrinde).
– Die primäre Sehrinde liegt im Okzipitallappen an der medialen Hemisphärenseite.
– Die sekundäre Sehrinde umschließt die primäre Sehrinde hufeisenförmig.

Über die **Hörbahn** solltest du folgende Fakten parat haben:
– Die Hörbahn verläuft über die Cochlea – Ncl. olivaris sup. – Lemniscus lateralis – Colliculi inferiores – dort Kreuzung und danach Verlauf beidseits – Corpus geniculatum mediale – Hörstrahlung – primäre Hörrinde.
– Die primäre Hörrinde (Heschl-Querwindungen) erhält ihre Afferenzen (Hörstrahlung) überwiegend aus dem Corpus geniculatum mediale.

Sonstige Punktebringer solltest du dir gut merken:
– Die meisten Projektionsneurone der Großhirnrinde sind Pyramidenzellen.
– Die Capsula interna liegt medial des Nukleus lentiformis, lateral des Thalamus, enthält sowohl ab- als auch aufsteigende Fasern und zwischen den Fasern auch graue Substanz.
– Die Fasern der spezifischen Thalamuskerne projizieren überwiegend in die Lamina granularis interna (IV) des Gyrus postcentralis.

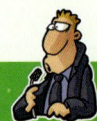

FÜRS MÜNDLICHE

Das Kapitel zum Großhirn nimmt „großen" Platz in der Prüfung ein. Zur Überprüfung deines Wissen kannst du dich nun mit folgenden Fragen aus den mündlichen Prüfungsprotokollen beschäftigen.

1. Sagen Sie, was sind Assoziationsfasern?

2. Und wissen Sie auch was Projektions-fasern sind?

3. Was verstehen sie unter Kommissuren-fasern?

4. Welche Teile werden als Striatum bezeich-net? Erläutern Sie, welche Beziehung das Striatum zur Substantia nigra hat!

5. Welcher Teil der Basalganglien wird entwicklungsgeschichtlich zum Dience-phalon gerechnet? Nennen Sie seine Aufgaben.

6. Was können Sie zum Verlauf der auf- und absteigenden Bahnen in der Capsula interna sagen und welche Areale verbinden sie?

7. Was ist Ihrer Meinung nach das limbische System?

8. Was denken Sie, was verbindet der Fornix?

9. Was ist der Papez-Neuronenkreis und was gehört Ihrer Meinung nach dazu?

10. Sagen Sie uns bitte, wo die primäre und sekundäre Sehrinde liegen?

11. Nennen Sie den Verlauf der Sehbahn!

12. Erläutern Sie die Aufgabe der primären und sekundären Sehrinde und welche Auswirkung hat deren Zerstörung?

13. Sagen Sie, wo liegt die primäre Hörrinde?

14. Nennen Sie die Aufgabe des primären und sekundären Hörzentrums (Hörrinde)!

15. Beschreiben Sie den Unterschied zwischen Wernicke- und Broca-Areal!

1. Sagen Sie, was sind Assoziationsfasern?
Assoziationsfasern verknüpfen einzelne Areale einer Hemisphäre miteinander.

2. Und wissen Sie auch was Projektions-fasern sind?
Projektionsfasern verbinden den Kortex mit subkortikalen Bereichen.

3. Was verstehen sie unter Kommissuren-fasern?
Kommissurenfasern verbinden Areale beider Hemisphären miteinander.

4. Welche Teile werden als Striatum bezeich-net? Erläutern Sie, welche Beziehung das Striatum zur Substantia nigra hat!
Striatum = Ncl. caudatus und Putamen. Das Striatum hat einen vorwiegend hem-menden Einfluss auf motorische Impulse. Die Substantia nigra hemmt über Dopamin das Striatum. Daher hemmt die Substantia nigra die Hemmung des Striatums (fördert motorische Impulse).

5. Welcher Teil der Basalganglien wird ent-wicklungsgeschichtlich zum Diencephalon gerechnet? Nennen Sie seine Aufgaben.
Das Pallidum (funkt. Antagonist zum Stria-tum), wirkt bahnend für motorische Impul-se und wird entwicklungsgeschichtlich zum Diencephalon gerechnet.

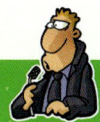
6. Was können Sie zum Verlauf der auf- und absteigenden Bahnen in der Capsula interna sagen und welche Areale verbinden sie?

Die Bahnen verbinden den Kortex mit den subkortikalen Zentren.

Absteigende Bahnen:
- kortikonucleäre Bahn im Genu,
- kortikospinale Bahn – Crus posterius – somatotope Gliederung.

Aufsteigende Bahnen:
- thalamokortikale Fasern.

7. Was ist Ihrer Meinung nach das limbische System?

Das limbische System ist ein funktionelles System, das der Integration viszeraler und emotionaler Prozesse dient. Es wird auch als „emotionales Bewertungszentrum" bezeichnet.

8. Was denken Sie, was verbindet der Fornix?

Der Fornix verbindet Hippocampus und Corpora mamillaria.

9. Was ist der Papez-Neuronenkreis und was gehört Ihrer Meinung nach dazu?

Der Papez-Neuronenkreis ist ein theoretisches Konstrukt, mit dem der Informationsfluss zwischen den Teilen des limbischen Systems erklärt werden soll. Er verläuft über Hippocampus – Fornix – Corpora mamillaria –Thalamus (über Vicq-d'Azyr-Bündel) – Gyrus cinguli – Hippocampus.

10. Sagen Sie uns bitte, wo die primäre und sekundäre Sehrinde liegen?

Im Okzipitallappen:
- Die primäre Sehrinde liegt an der medialen Hemisphärenseite,
- die sekundäre Sehrinde umschließt die primäre Sehrinde hufeisenförmig.

11. Nennen Sie den Verlauf der Sehbahn!

Tractus opticus – Corpus geniculatum laterale – Gratiolet-Sehstrahlung – Area 17 (primäre Sehrinde).

12. Erläutern Sie die Aufgabe der primären und sekundären Sehrinde und welche Auswirkung hat deren Zerstörung?

Primäre Sehrinde:
- Bewusstwerden der visuellen Impulse,
- bei Zerstörung Gesichtsfeldausfälle.

Sekundäre Sehrinde:
- Integration und Verarbeitung der wahrgenommenen visuellen Impulse,
- bei Zerstörung resultiert die visuelle Agnosie (Betroffene können das Gesehene nicht mehr verarbeiten).

13. Sagen Sie, wo liegt die primäre Hörrinde?

In den Heschl-Querwindungen (Gyri temporales transversi).

14. Nennen Sie die Aufgabe des primären und sekundären Hörzentrums (Hörrinde)!

Primäre Hörrinde:
- interpretationsfreies Bewusstwerden des Gehörten.

Sekundäre Hörrinde:
- integrative Verarbeitung, „Verstehen".

15. Beschreiben Sie den Unterschied zwischen Wernicke- und Broca-Areal!

Wernicke-Areal:
- sensorisches Sprachzentrum, hier erfolgt das Verständnis der Sprache.

Broca-Areal:
- motorisches Sprachzentrum, dient der Sprachbildung.

Pause

Kurze Pause &
dann auf zum letzten Kapitel!

Die **Blutversorgung** erfolgt über die **A. centralis retinae** aus der **A. ophthalmica**.

> **Merke!**
>
> Äste der A. und V. ophthalmica anastomosieren mit der A. und V. angularis am medialen Augenwinkel.

Der Schlemm-Kanal liegt im Kammerwinkel und bildet den zentralen Abflussweg für das Kammerwasser in die episkleralen Venen. Der Schutz des Auges erfolgt durch das Augenlid. Hier finden sich im inneren Bereich Talgdrüsen (Zeis- & Meibom-Drüsen).

6.1.2 Mikroskopie

Dieses Kapitel enthält nur die zum Verständnis nötigen Informationen. Weiterführende Details finden sich im Skript Histologie 2.

Die **Kornea** (Hornhaut) wirkt als Sammellinse und dient der Lichtbrechung (Brechkraft: 43 Dioptrien). Sie bündelt die Lichtstrahlen auf der Retina und sorgt damit für eine scharfe Abbildung.

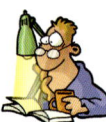

> **Merke!**
>
> Die Kornea ist völlig gefäßlos. Sie wird durch Tränenflüssigkeit und Kammerwasser ernährt.

Die **Sklera** (Lederhaut) stabilisiert den Augapfel. Sie ist fast lichtundurchlässig und enthält Blutgefäße.

Die **Choroidea** (Aderhaut) ist stark vaskularisiert und enthält zahlreiche Melanozyten. Sie versorgt die äußeren Netzhautschichten mit Blut.

Die **Retina** (Netzhaut) ist die innerste Wandschicht des Bulbus oculi. Sie dient der Lichtwahrnehmung. Die Netzhaut besteht aus zwei Anteilen:

– **Stratum pigmentosum** (Pigmentepithel), hier sind melaninhaltige Pigmentkörnchen eingelagert. Es stellt die Verbindung zwischen Choroidea und Retina her. Im Pigmentepithel wird Retinal (gehört zu den Carotinoiden) regeneriert. Es ist außerdem in der Lage, Teile der Stäbchen und Zapfen zu phagozytieren und spielt damit für deren Regeneration eine wichtige Rolle.

– **Stratum nervosum,** liegt dem Pigmentepithel von innen an und kann in drei neuronale Zellschichten gegliedert werden (s. Abb. 27, S. 52):
  - **Stratum neuroepitheliale** (äußerste Schicht); hier befinden sich die Photorezeptoren zur Lichtwahrnehmung
  - **Stratum ganglionare retinae** (mittlere Schicht);
  - **Stratum ganglionare n. optici** (innerste Schicht).

In diesen drei Nervenzellschichten sitzen die ersten drei Neurone der Sehbahn. Als Bruch-Membran bezeichnet man die Grenzmembran zwischen Choroidea und Pigmentepithel. Sie wirkt mit ihrem hohen Anteil an elastischen Fasern als Antagonist des M. ciliaris bei der Fernakkommodation.

> **Übrigens …**
>
> Aus dem ersten Gehirnbläschen stülpt sich das Augenbläschenpaar aus. Daraus entwickeln sich Netzhaut und Pigmentepithel. Der Augenbläschenstiel entspricht dem Sehnerv. Vom Augenbecher entwickelt sich der vordere Teil zur Pupille. Das innerste Blatt des Augenbechers bildet u. a. die Ganglienzellschicht der Retina. Choroidea, Sklera und Kornea sind mesenchymalen Ursprungs.

> **Merke!**
>
> Bei den Photorezeptoren unterscheidet man ca. 120 Millionen Stäbchen (hell-dunkel-Wahrnehmung) von ca. 6 Millionen Zapfen (Farbwahrnehmung).

Während am Rand der Retina vorwiegend die lichtempfindlichen Stäbchen vorkommen, befinden sich in der **Fovea centralis** AUSSCHLIEß-

6

LICH die weniger lichtempfindlichen Zapfen. Stäbchen und Zapfen geben ihre Impulse an die bipolaren Ganglienzellen des **Stratum ganglionare retinae** weiter. Von dort gelangen die Impulse zu den multipolaren Zellen des **Stratum ganglionare n. optici**. Dies sind die dritten Neurone der Sehbahn. Sie bilden mit ihren Axonen den N. opticus.

Die **Macula lutea** (gelber Fleck) liegt in der **Fovea centralis** und enthält ausschließlich Zapfen als Photorezeptoren. Hier ist jeder Zapfen mit **einer** Bipolarzelle und **einer** multipolaren Zelle verbunden. Daraus resultiert eine maximale Reizauflösung, sodass dies der Ort des schärfsten Sehens ist.

Die **Papilla n. optici** liegt ca. drei Millimeter medial der Macula lutea. Hier beginnt der N. opticus und es finden sich KEINE Photorezeptoren. Deshalb heißt diese Stelle auch **Blinder Fleck**.

Die **Iris** ist eine Ausstülpung der Uvea. Sie enthält mehr oder weniger Melanozyten und bestimmt damit die Augenfarbe. Funktionell reguliert sie den Lichteinfall:

- Die **Pupillenerweiterung** (Dilatation) erfolgt über den **sympathisch** innervierten M. dilatator pupillae.
- Die **Pupillenverengung** (Konstriktion) erfolgt über den **parasympathisch** innervierten M. sphincter pupillae.

Merke!

- Atropin und junge Maid machen die Pupille weit,
- altes Weib und Morphium machen sie eng wiederum.

Die **Linse** liegt direkt hinter der Pupille. Sie ist durchsichtig, frei von Nerven und Gefäßen sowie passiv verformbar. Durch die Verformung ändert sich ihre Brechkraft.

Merke!

- Eine starke Krümmung (höhere Brechkraft) ist für das Nahsehen,
- eine schwache Krümmung (geringere Brechkraft) für das Fernsehen erforderlich.

Im Inneren der Linse liegt der wenig verformbare **Linsenkern** (Ncl. lentis). Er ist von der verformbaren Linsenrinde umgeben. Im Alter schrumpft die Linsenrinde durch Wasserentzug. Dadurch kann die Linse nicht mehr so stark gekrümmt werden und es kommt zur **Altersweitsichtigkeit** (Presbyopie). Der **Ziliarkörper** (Corpus ciliare) ist eine kontraktile Ausstülpung der Uvea. Er dient der Aufhängung der Linse und ist mit ihr über die **Zonulafasern** verbunden. Der Ziliarkörper sezerniert aktiv das Kammerwasser in die hintere Augenkammer. Der M. ciliaris ist parasympathisch innerviert. An der Innenseite des Lides im Tarsus liegen die Meibom-Drüsen. Die Entzündung dieser Drüsen heißt Chalazion (Hagelkorn).

In den Haarschaft der Wimpern münden die Ausführungsgänge der Zeis-Drüsen. Die Entzündung dieser Drüsen heißt Hordeolum (Gerstenkorn).

Merke!

- Die Kontraktion des M. ciliaris führt zu einer Annäherung des Ziliarkörpers an die Linse. Damit kann sich die Linse stärker krümmen.
- Bei Erschlaffung des M. ciliaris werden die Zonula-fasern angespannt, die Linse wird abgeflacht.

Der **Glaskörper** (Corpus vitreum) besteht zu 99 % aus Wasser. Er ist zellfrei sowie gefäßlos und füllt als gallertige Masse zu 75 % das Augeninnere. Er hat den gleichen Brechungsindex wie das Kammerwasser (1,33 dpt) und trägt dazu bei, die Lichtstrahlen auf die Retina zu fokussieren.

6.1.3 Reflexe

Der **Lichtreflex** (Pupillenreflex) führt bei starkem Lichteinfall zur zunehmenden Verengung der Pupille und bei schwachem Lichteinfall zur zunehmenden Erweiterung der Pupille. Über diesen Reflex wird versucht, den Lichteinfall ins Augeninnere möglichst konstant zu halten.

> **Merke!**
>
> Bei Beleuchtung einer Pupille verengt sich auch die Pupille der Gegenseite.
> Bei Schädigung der Praetektalregion kommt es zur reflektorischen Pupillenstarre.

Zur **Akkomodation** (Naheinstellung) verengt sich die Pupille und die Linse krümmt sich stärker über die Konstriktion des M. ciliaris.

6.1.4 Schutzorgane des Auges

– Die **Orbita** (Augenhöhle) schützt das Auge vor mechanischen Reizen. Sie lässt Öffnungen für den Durchtritt von Nerven und Gefäßen.
– Die **Tunica conjunctiva** (Konjunktiva) ist von zahlreichen Gefäßen durchzogen und fixiert den Bulbus in der Orbita.
– Die **Tränendrüse** (Glandula lacrimalis) liegt über dem lateralen Lidwinkel in der Orbita. Sie produziert Tränenflüssigkeit und befeuchtet, reinigt, ernährt und schützt die vordere Bulbushälfte vor Austrocknung und Infektion.
– Die **Augenlider** bieten dem Auge mechanischen Schutz. Außerdem verteilen sie die Tränenflüssigkeit gleichmäßig auf der Horn- und Bindehaut.
– Die **Augenmuskeln** wurden bereits bei den Hirnnerven im Skript Anatomie 2 besprochen.

6.2 Ohr

Im Ohr liegen zwei Sinnesorgane, das **Hörorgan** und das **Gleichgewichtsorgan**. Man unterscheidet **äußeres Ohr, Mittelohr und Innenohr**. In diesem Skript beschränken wir uns auf die prüfungsrelevanten Aspekte des Mittel- und Innenohrs.

6.2.1 Mittelohr

Das Mittelohr besteht in erster Linie aus der **Paukenhöhle** (Cavum tympani). Dies ist ein lufthaltiger, mit isoprismatischem Epithel ausgekleideter Hohlraum. Er wird nach lateral durch das Trommelfell vom äußeren Gehörgang abgegrenzt. Nach medial besteht über das ovale und das runde Fenster eine Verbindung zum Innenohr. Nach vorn setzt sich die Paukenhöhle in die Tuba auditiva fort. Der wichtigste Inhalt der Paukenhöhle sind die **Gehörknöchelchen** (Ossicula auditoria). Die Funktion von **Hammer, Amboss und Steigbügel** besteht in der möglichst verlustarmen Schallübertragung von der Luft des äußeren Gehörgangs auf die Perilymphe des Innenohrs. Abb. 29, S. 57 zeigt den Weg der Schallübertragung vom äußeren Ohr auf das Innenohr.

> **Merke!**
>
> – Das ovale Fenster dient der Schallwellenaufnahme.
> – Das runde Fenster dient der „Abstrahlung" bereits wahrgenommener Schallwellen.

Die **Tuba auditiva** (Ohrtrompete) verbindet die Paukenhöhle mit dem Nasopharynx. Sie dient der Belüftung des Mittelohrs und dem Druckausgleich zwischen Mittelohr und äußerer Atmosphäre. Weiterhin kann durch die Tuba auditiva Sekret aus der Paukenhöhle abfließen.

> **Merke!**
>
> Die Tuba auditiva verbindet die Paukenhöhle mit dem Nasopharynx.

6

Übrigens …

- Bei Verschluss der Ohrtrompete kann es leicht zu einer bakteriellen Besiedelung der Paukenhöhle mit eitriger Mittelohrentzündung kommen. Durch die Paries tegmentalis der Paukenhöhle kann sich diese zu den Hirnhäuten und dem Temporallappen ausbreiten.
- Durch die Paries mastoideus (hintere Wand) der Paukenhöhe kann eine Mittelohrentzündung eine Thrombose des Sinus sigmoideus hervorrufen.
- Ohrspülungen können zu Hustenreiz oder Erbrechen durch Reizung von Vagusfasern führen.
- Bei der Otoskopie erscheint am Trommelfell ein Lichtreflex am vorderen unteren Quadranten.

6.2.2   Innenohr

Das Innenohr ist ein flüssigkeitsgefülltes Gangsystem. Es wird untergliedert in:
- **knöchernes Labyrinth** (mit Perilymphe gefüllt),
- **häutiges Labyrinth** (liegt innerhalb des knöchernen Labyrinths, ist mit Endolymphe gefüllt).

Die arterielle Gefäßversorgung des Innenohres erfolgt über die A. labyrinthi, einem Ast der A. basilaris. Seine Anatomie zeigt Abb. 29, S. 57.

Knöchernes Labyrinth: Zentral liegt hier das Vestibulum (Vorhof). Das knöcherne Labyrinth steht über das ovale Fenster mit dem Mittelohr in Kontakt. Nach einer Seite ist es mit der

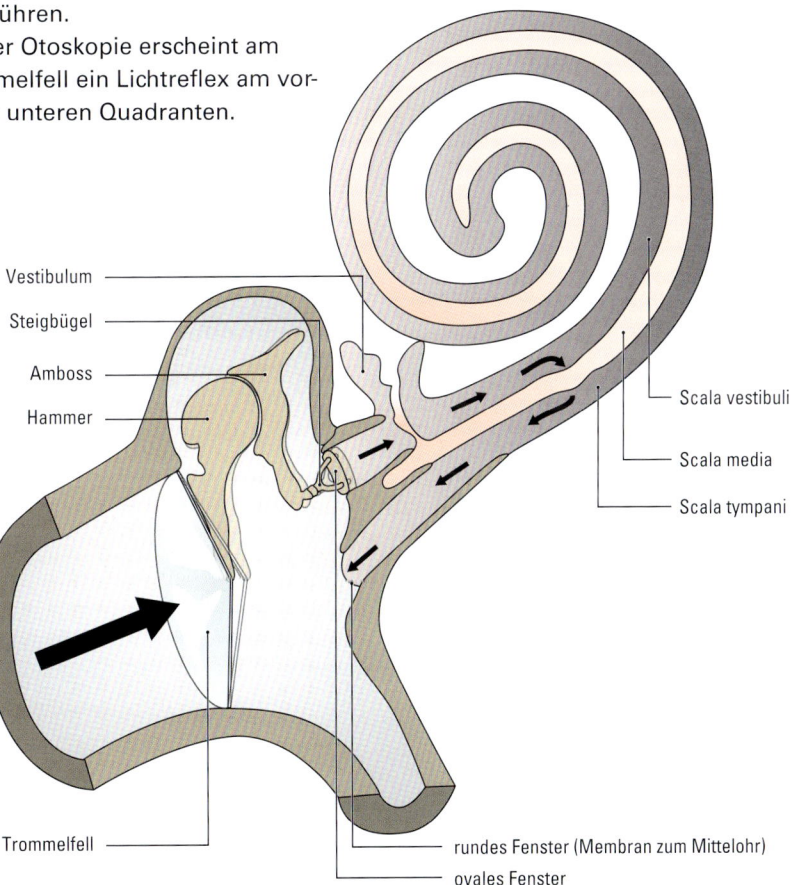

Vestibulum
Steigbügel
Amboss
Hammer

Scala vestibuli
Scala media
Scala tympani

Trommelfell
rundes Fenster (Membran zum Mittelohr)
ovales Fenster

Abb. 28: Schallübertragung

medi-learn.de/7-ana3-28

knöchernen Schnecke (Cochlea), nach der anderen Seite mit den drei knöchernen Bogengängen (Canales semicirculares) verbunden. Die drei Bogengänge stehen senkrecht aufeinander und bilden so die drei Raumebenen ab. Das knöcherne Skelett der Cochlea wird **Modiolus** genannt. Hier liegen die Zellkörper des ersten Neurons, welche die Erregung vom Innenohr zur Großhirnrinde leiten.

Membranöses (häutiges) Labyrinth: Das häutige Labyrinth liegt innerhalb des knöchernen Labyrinths. Im Bereich des knöchernen Vestibulums liegt zum einen der membranöse Sacculus, der mit dem **Ductus cochlearis** (Schne-

ckengang) in Verbindung steht. Zum anderen liegt dort der **Utriculus**, von dem die drei häutigen Bogengänge abgehen.

Es können also zwei funktionell völlig unterschiedliche Anteile unterschieden werden:
– kochleärer Anteil (Ductus cochlearis zur Hörwahrnehmung),
– vestibulärer Anteil (Sacculus, Utriculus, Ductus semicirculares zur Lage- und Bewegungswahrnehmung).

Der Ductus cochlearis (mit Endolymphe gefüllt) trennt die obenliegende Scala vestibuli von der Scala tympani. Beide gehen am Helicotrema ineinander über und sind mit Perilym-

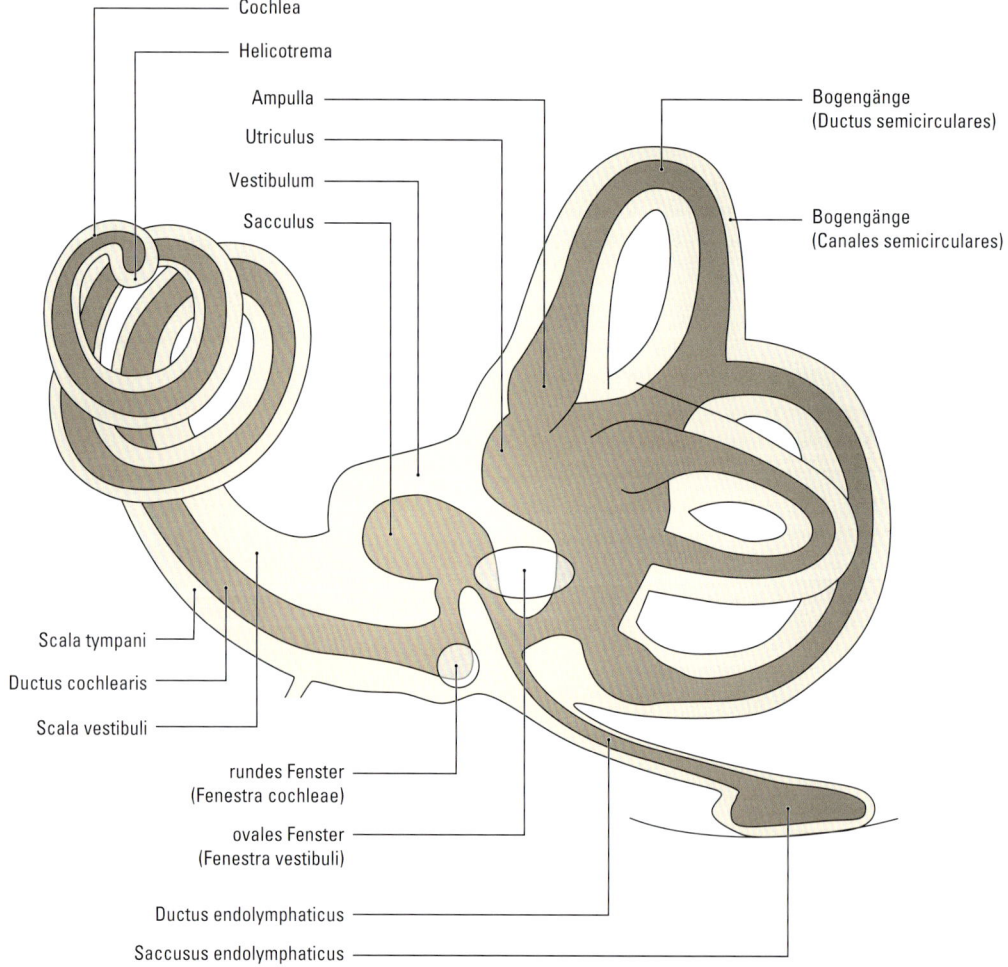

Cochlea
Helicotrema
Ampulla
Utriculus
Vestibulum
Sacculus

Bogengänge
(Ductus semicirculares)

Bogengänge
(Canales semicirculares)

Scala tympani
Ductus cochlearis
Scala vestibuli
rundes Fenster
(Fenestra cochleae)
ovales Fenster
(Fenestra vestibuli)
Ductus endolymphaticus
Saccusus endolymphaticus

Abb. 29: Labyrinthsystem

medi-learn.de/7-ana3-29

6

phe gefüllt. Während die Scala vestibuli mit dem Vestibulum in Verbindung steht, endet die Scala tympani am runden Fenster blind.

6.2.3 Hörvorgang

Die Schallwellen werden von der Gehörknöchelchenkette am ovalen Fenster durch den Steigbügel auf die Perilymphe übertragen. Die Schwingung setzt sich in der Scala vestibuli fort und läuft in Richtung Helicotrema. Dort läuft die Schwingung in der Scala tympani weiter und endet blind am runden Fenster. Paralell dazu wird durch die Schwingung der Perilymphe der Scala vestibuli der Ductus cochlearis in Schwingung versetzt. Dieser überträgt somit die Schwingung der Scala vestibuli noch vor Erreichen des Helicotremas auf die Scala tympani (s. Abb. 29, S. 57).
Zwischen Scala vestibuli und Ductus cochlearis liegt die **Reissner-Membran** (s. a. Skript Histologie 2). Die im Ductus cochlearis befindliche Endolymphe lässt sich nicht weiter komprimieren, deshalb lenkt die Schallwelle aus der Scala vestibuli die Reissner-Membran und simultan die **Basilarmembran** gegen die **Tektorialmembran** aus. Durch diese Auslenkung werden die auf der Basilarmembran befindlichen **äußeren Haarzellen** abgeschert, was in diesen ein Aktionspotential auslöst. Im Weiteren kommt es zur Aktivierung der **inneren Haarzellen**. Diese Impulse machen den wesentlichen Teil der akustischen Information des N. vestibulocochlearis aus.
Mehr zum Hörvorgang findest du im Skript Physiologie 3.

6.2.4 Gleichgewichtsorgan

Sacculus und Utriculus sind für die Wahrnehmung **linearer Beschleunigung** zuständig, während die Bogengänge für die **Drehbeschleunigung** des Kopfes zuständig sind.
Sacculus und Utriculus enthalten an bestimmten Stellen Sinnesfelder – **Maculae**. Macula sacculi und Macula utriculi stehen senkrecht aufeinander. Auf den Maculae befinden

sich Sinneszellen mit Zilien, die in eine gallertige Membran einstrahlen. Auf der Membran (Otolithenmembran) befinden sich Calciumkarbonatkristalle (Otolithen). Bei jeder Beschleunigung des Kopfes führen die Otolithen durch ihre Trägheit zu einer scherkraftartigen Verschiebung der Otolithenmembran und damit zu einer Ablenkung und Erregung der Sinneszellen.
Die **Crista ampullaris** ist das Sinnesorgan der **Bogengänge**. Sie liegt jeweils in der Ampulle eines Bogengangs. Die Cristae ampullares sind wesentlich höher als die Maculae. Statt in die Otolithenmembran sind die Zilien der Sinneszellen in die gallertige Cupula eingebunden. Die **Cupula** besitzt das gleiche spezifische Gewicht wie die Endolymphe, unterliegt damit also nicht der Schwerkraft. Bei Kopfdrehung wird die Crista ampullaris gegen die aufgrund der Massenträgheit noch stehende Endolymphe ausgelenkt. Es kommt zum Abbiegen der Cupula und damit der Zilien, wodurch die Sinneszellen erregt werden.
Die Informationen aus dem Vestibularorgan führen zu reflektorischen Korrekturbewegungen von Rumpf, Extremitäten und Augen.
Mehr zur Funktion des Gleichgewichtsorgans findest du im Skript Physiologie 3.

6

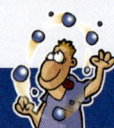
Zum Abschluss findest du hier die Kapitel 5 + 6 zusammgefasst.

Zum **Ventrikelsystem** solltest du wissen, dass jeder Ventrikel einen Plexus choroideus besitzt. Außerdem ist es hilfreich, die Nachbarstrukturen und die Ventrikelwände zu kennen. Damit lassen sich die Fragen mit Bildbeilage gut beantworten.

– Vorder- und Hinterhorn des Seitenventrikels besitzen keinen Plexus choroideus.
– Der Sulcus calcarinus senkt sich als Calcar avis in das Hinterhorn der Seitenventrikel ein.

Gern wird auch nach den drei großen **hirnversorgenden Arterien** gefragt.

– Die A. cerebri anterior versorgt den Frontal- und Parietallappen medialseits (s. IMPP-Bild 1, S. 62).
– Die A. cerebri media versorgt den Frontal- und Parietallappen (lateralseits) sowie die Basalganglien.
– Die A. cerebri posterior versorgt den Okzipitallappen sowie Teile des Temporallappens. A. vertebralis und A. basilaris versorgen Rückenmark, Hirnstamm und Kleinhirn. Mehrfach wurde auch nach dem Verlauf der A. vertebralis gefragt.

Neurohypophyse (HHL), Area postrema, Eminentia mediana (Infundibulum), Epiphyse, Subfornikalorgan, Subkommissuralorgan besitzen KEINE **Blut-Hirn-Schranke**.

Zu den **Sinus** gibt Abb. 25, S. 50 den meisten Aufschluss zur Beantwortung der Examensfragen. Häufig wurde auch nach Beziehungen von Nachbarorganen zu Sinus gefragt. Deshalb merk dir bitte, dass

– die Cellulae mastoideae enge Beziehungen zum Sinus sigmoideus haben und
– zum Sinus cavernosus die A. carotis interna, der N. abducens, der N. oculomotorius, der N. trochlearis, der N. ophthalmicus und der N. maxillaris in enger topografischer Beziehung stehen.

Die Prüfungslieblinge zum Thema Auge stehen bereits im Skript Anatomie 2. Deshalb beziehen sich die nachfolgenden Prüfungslieblinge nur auf das Thema **Ohr**. Merke dir bitte unbedingt die folgenden Fakten!

– Das Promontorium erhebt sich zwischen Fenestra vestibuli und Fenestra cochleae und wird durch die Basalwindung der Schnecke aufgeworfen. Nach vorne läuft das Promontorium gegen den Canalis musculotubarius aus.
– Das Promontorium hat Beziehung zur Paries labyrinthicus des Cavum tympani.
– Das Fenestra vestibuli hat enge Beziehung zur Paries labyrinthicus des Cavum tympani.
– Die Basilarmembran trennt Ductus cochlearis von Scala tympani.
– Die Reissner-Membran trennt Scala vestibuli und Ductus cochlearis.
– Die Tuba auditiva verbindet Paukenhöhle (Mittelohr) und Nasopharynx miteinander.
– Die apikale Windung der Schnecke ist der Paukenhöhle abgewandt.
– Der Schall wird über Malleus, Incus und Stapes auf das Fenestra vestibuli übertragen.
– Ductus cochlearis = membranöser Schneckengang; der Ductus cochlearis ist mit Endolymphe gefüllt und beginnt an der Basis der Cochlea, um blind im Helicotrema zu enden.
– Der M. stapedius wird durch den N. facialis innerviert.
– Die Perikaryen der Neurone, die die Erregung von den Sinneszellen der Cristae ampullares weiterleiten, liegen im inneren Gehörgang.

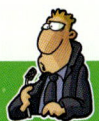

Auf gehts zum letzten Teil dieses Skriptes. Ein paar Fragen noch zu den vorherigen beiden Kapiteln aus den mündlichen Prüfungsprotokollen – dann kannst du dich erstmal erholen.

1. Erläutern Sie, wo Liquor produziert und wo wird er resorbiert wird?

2. Sagen Sie, was ist Liquor und wozu dient er?

3. Welche Hirnhäute kennen Sie?

4. Kennen Sie Unterschiede zwischen Rückenmark und Gehirn im Bezug auf die Hirnhäute?

5. Beschreiben Sie, was beim Verschluss der A. carotis interna geschieht?

6. Welche Gefäße versorgen Ihrer Meinung nach die Hirnhäute?

7. Sagen Sie, was sind Sinus?

8. Erklären Sie, wie das Blut aus dem Gehirn zum Herz gelangt!

9. Beschreiben Sie den Verlauf der Sehbahn!

10. Nennen Sie bitte die Augenmuskeln und den dazugehörenden, innervierenden Nerven!

11. Beschreiben Sie bitte den Verlauf der Hörbahn!

12. Wissen Sie, welcher Nerv den M. stapedius innerviert?

13. Was wissen Sie über die Tuba auditiva?

---

1. Erläutern Sie, wo Liquor produziert und wo wird er resorbiert wird?
Produziert wird Liquor in allen vier Ventrikeln, resorbiert im äußeren Liquorraum im Rückenmark und durch die Arachnoidalzotten.

2. Sagen Sie, was ist Liquor und wozu dient er?
Liquor ist ein Ultrafiltrat des Bluts. Er reduziert das auf den Knochen wirkende Gewicht des Gehirns auf 50 g.

3. Welche Hirnhäute kennen Sie?
– Dura mater,
– Arachnoidea,
– Pia mater.

4. Kennen Sie Unterschiede zwischen Rückenmark und Gehirn im Bezug auf die Hirnhäute?
Ja, im RM gibt es einen Epiduralraum, im Gehirn nicht. Dort ist die Dura mit dem Periost verwachsen.

5. Beschreiben Sie, was beim Verschluss der A. carotis interna geschieht?
Der Ausfall kann z.T. durch den Circulus arteriosus Willisii mit Blut aus den anderen Arterien ausgeglichen werden.

6. Welche Gefäße versorgen Ihrer Meinung nach die Hirnhäute?
Die Aa. meningeae. Die A. meningea media ist die größte und zieht durch das Foramen spinosum.

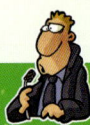
7. Sagen Sie, was sind Sinus?
Duraduplikaturen, venöse Blutleiter ohne den typischen Wandbau einer Vene, d. h. klappenlos.

8. Erklären Sie, wie das Blut aus dem Gehirn zum Herz gelangt!
Aus dem Gehirn in die Hirnvenen, von dort in die Sinus und von da in die V. jugularis interna, von dort zur V. cava superior und ins rechte Herz.

9. Beschreiben Sie den Verlauf der Sehbahn!
Die Sehbahn verläuft über Tractus opticus – Corpus geniculatum laterale – Gratiolet-Sehstrahlung – Area 17 (primäre Sehrinde).

10. Nennen Sie bitte die Augenmuskeln und den dazugehörenden, innervierenden Nerven!
– Der N. oculomotorius innerviert die Mm. rectus superior, rectus medialis, rectus inferior sowie obliquus inferior.
– Der N. trochlearis innerviert den M. obliquus superior.
– Der N. abducens innerviert den M. rectus lateralis.

11. Beschreiben Sie bitte den Verlauf der Hörbahn!
Die Hörbahn verläuft über Cochlea – Ncl. olivaris superior – Lemniscus lateralis – Colliculi inferiores, dort Kreuzung und danach Verlauf beidseits – Corpus geniculatum mediale – Hörstrahlung – primäre Hörrinde.

12. Wissen Sie, welcher Nerv den M. stapedius innerviert?
Der M. stapedius wird durch den N. facialis innerviert.

13. Was wissen Sie über die Tuba auditiva?
Die Tuba auditiva verbindet die Paukenhöhle mit dem Nasopharynx. Sie ist mit respiratorischem Epithel ausgekleidet.

So, jetzt hast du's geschafft!
Damit bist du im Physikum gut für das Thema ZNS gerüstet. Bleibt mir also nur noch eins: Dir viel Erfolg fürs Physikum und dein weiteres Studium zu wünschen.

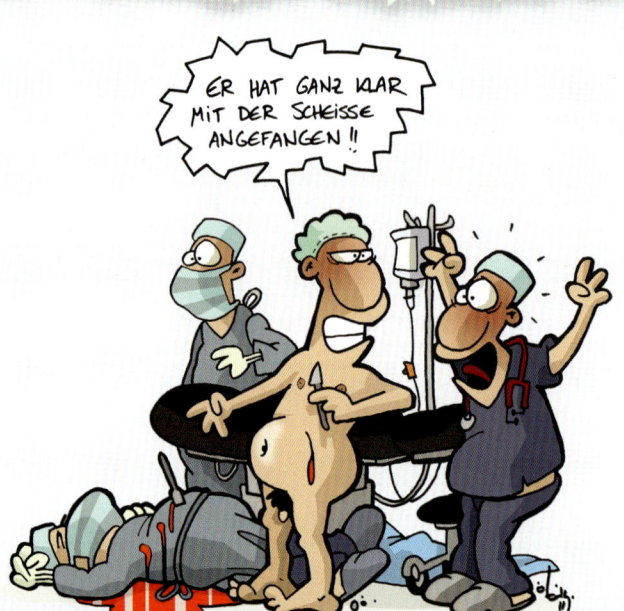

Pause

Geschafft! Hier noch ein kleiner Cartoon als Belohnung ...

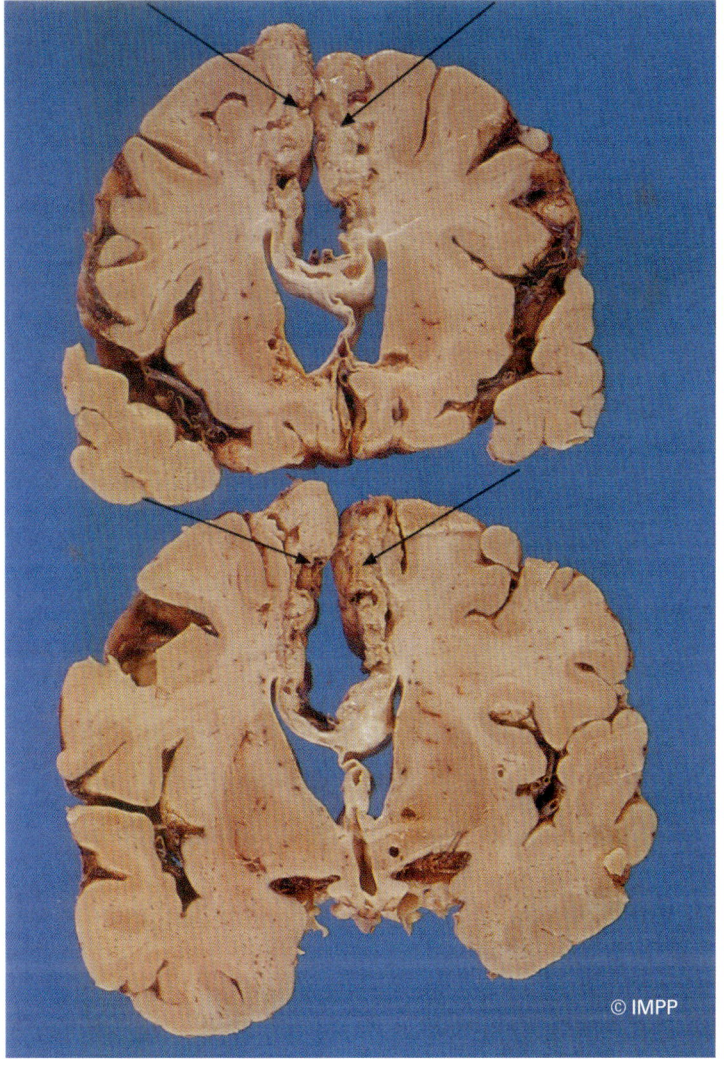

Diese Abbildung zeigt zwei Frontalschnitte durch das Gehirn. Die Pfeile zeigen auf Gebiete, in denen es zu Gewebsnekrosen aufgrund von Durchblutungsstörungen gekommen ist. Dabei handelt es sich am wahrscheinlichsten um Durchblutungsstörungen in den Gebieten der Aa. cerebri anteriores.

Anhang

IMPP-Bild 1: Frontalschnitte durch das Gehirn

medi-learn.de/7-ana3-impp1

Index

Index

Index

Feedback

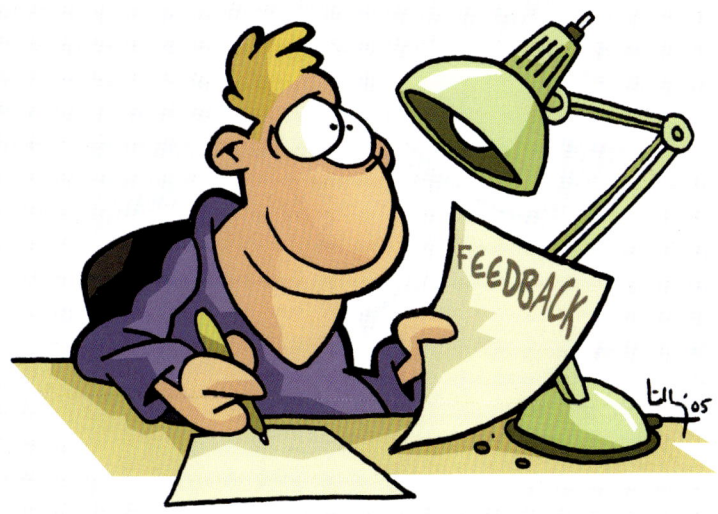

Deine Meinung ist gefragt!

Es ist erstaunlich, was das menschliche Gehirn an Informationen erfassen kann. Slbest wnen kilene Fleher in eenim Txet entlheatn snid, so knnsat du die eigneltchie Iofnrmotian deoncnh vershteen – so wie in dsieem Text heir.

Wir heabn die Srkitpe mecrfhah sehr sogrtfältg güpreft, aber vilcheliet hat auch uesnr Girehn – so wie deenis grdaee – unbeswust Fheler übresehen. Um in der Zuuknft noch bsseer zu wrdeen, bttein wir dich dhear um deine Mtiilhfe.

Sag uns, was dir aufgefallen ist, ob wir Stolpersteine übersehen haben oder ggf. Formulierungen verbessern sollten. Darüber hinaus freuen wir uns natürlich auch über positive Rückmeldungen aus der Leserschaft.

Deine Mithilfe ist für uns sehr wertvoll und wir möchten dein Engagement belohnen: Unter allen Rückmeldungen verlosen wir einmal im Semester Fachbücher im Wert von 250 Euro. Die Gewinner werden auf der Webseite von MEDI-LEARN unter www.medi-learn.de bekannt gegeben.

Schick deine Rückmeldung einfach per E-Mail an support@medi-learn.de oder trag sie im Internet in ein spezielles Formular für Rückmeldungen ein, das du unter der folgenden Adresse findest:

www.medi-learn.de/rueckmeldungen

Deine Meinung ist gefragt!

Es ist erstaunlich, was das menschliche Gehirn an Informationen erfassen kann. Slbest wnen kilene Fleher in eenim Txet entlheatn snid, so knnsat du die eigneltchie Iofnrmotian deoncnh vershteen – so wie in dsieem Text heir.

Wir heabn die Srkitpe mecrfhah sehr sogrtfältg güpreft, aber vilcheliet hat auch uesnr Girehn – so wie deenis grdaee – unbeswust Fheler übresehne. Um in der Zuuknft noch bsseer zu wrdeen, bttein wir dich dhear um deine Mtiilhfe.

Sag uns, was dir aufgefallen ist, ob wir Stolpersteine übersehen haben oder ggf. Formulierungen verbessern sollten. Darüber hinaus freuen wir uns natürlich auch über positive Rückmeldungen aus der Leserschaft.

Deine Mithilfe ist für uns sehr wertvoll und wir möchten dein Engagement belohnen: Unter allen Rückmeldungen verlosen wir einmal im Semester Fachbücher im Wert von 250 Euro. Die Gewinner werden auf der Webseite von MEDI-LEARN unter www.medi-learn.de bekannt gegeben.

Schick deine Rückmeldung einfach per E-Mail an support@medi-learn.de oder trag sie im Internet in ein spezielles Formular für Rückmeldungen ein, das du unter der folgenden Adresse findest:

www.medi-learn.de/rueckmeldungen